REVISÃO
EM
OFTALMOLOGIA
PERGUNTAS E RESPOSTAS COMENTADAS

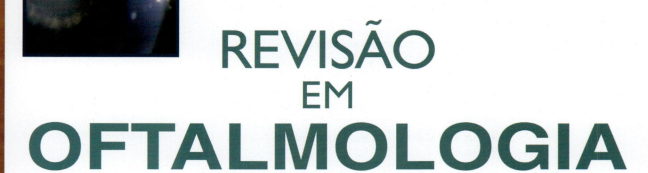

REVISÃO EM OFTALMOLOGIA

PERGUNTAS E RESPOSTAS COMENTADAS

SEGUNDA EDIÇÃO

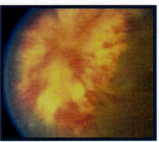

KENNETH C. CHERN, MD
Ophthalmic Consultants of Boston
Tufts/New England Medical Center
Boston, Massachusetts

KENNETH W. WRIGHT, MD
Director of Pediatric Ophthalmology
Cedars-Sinai Medical Center
Clinical Professor of Ophthalmology
Keck School of Medicine
University of Southern California
Los Angeles, California

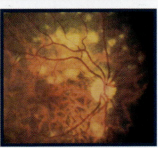

Revisão Técnica
LEONARDO TEIXEIRA CARNEIRO LINS
Especialização em Oftalmologia pelo Instituto Benjamin Constant, RJ
Subespecialização em Cirurgia Plástica Ocular pelo
Hospital de Ipanema, RJ
Membro do Corpo Clínico e Cirúrgico da Barra Eye Clinic –
Clínica Cirúrgica de Olhos, RJ

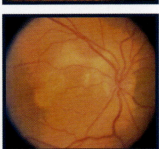

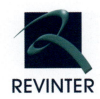

REVINTER

Revisão em Oftalmologia – Perguntas e Respostas Comentadas, Segunda Edição
Copyright © 2008 by Livraria e Editora Revinter Ltda.

ISBN 978-85-372-0124-4

Todos os direitos reservados.
É expressamente proibida a reprodução
deste livro, no seu todo ou em parte,
por quaisquer meios, sem o consentimento
por escrito da Editora.

Tradução:
EDIANEZ CHIMELLO (Caderno Zero e Capítulos 1 ao 6)
Tradutora, SP

RAYMUNDO MARTAGÃO GESTEIRA (Capítulos 7 ao 12)
Médico, RJ

Revisão Técnica:
LEONARDO TEIXEIRA CARNEIRO LINS
Especialização em Oftalmologia pelo Instituto Benjamin Constant, RJ
Subespecialização em Cirurgia Plástica Ocular pelo Hospital de Ipanema, RJ
Membro do Corpo Clínico e Cirúrgico da Barra Eye Clinic – Clínica Cirúrgica de Olhos, RJ

Nota: A medicina é uma ciência em constante evolução. À medida que novas pesquisas e experiências ampliam os nossos conhecimentos, são necessárias mudanças no tratamento clínico e medicamentoso. Os autores e o editor fizeram verificações junto a fontes que se acredita sejam confiáveis, em seus esforços para proporcionar informações acuradas e, em geral, de acordo com os padrões aceitos no momento da publicação. No entanto, em vista da possibilidade de erro humano ou mudanças nas ciências médicas, nem os autores e o editor nem qualquer outra parte envolvida na preparação ou publicação deste livro garantem que as instruções aqui contidas são, em todos os aspectos, precisas ou completas, e rejeitam toda a responsabilidade por qualquer erro ou omissão ou pelos resultados obtidos com o uso das prescrições aqui expressas. Incentivamos os leitores a confirmar as nossas indicações com outras fontes. Por exemplo e em particular, recomendamos que verifiquem as bulas em cada medicamento que planejam administrar para terem a certeza de que as informações contidas nesta obra são precisas e de que não tenham sido feitas mudanças na dose recomendada ou nas contra-indicações à administração. Esta recomendação é de particular importância em conjunto com medicações novas ou usadas com pouca freqüência.

Título original:
Ophthalmology – A Question and Answer Book, Second Edition
Copyright © by Lippincott Williams & Wilkins

Livraria e Editora REVINTER Ltda.
Rua do Matoso, 170 – Tijuca
20270-135 – Rio de Janeiro – RJ
Tel.: (21) 2563-9700 – Fax: (21) 2563-9701
livraria@revinter.com.br – www.revinter.com.br

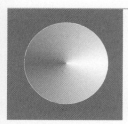

Dedicatória

Aos residentes e companheiros que treinamos durante muitos anos. Que o conhecimento e as habilidades adquiridos pelos leitores possam auxiliá-los satisfatoriamente na prestação de serviços aos milhares de pacientes que eles irão tratar e ajudar.

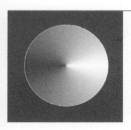

Agradecimentos

Qualquer livro semelhante ao presente texto envolve o trabalho e os esforços de muitas pessoas, e a cada uma delas somos extremamente gratos. Em especial, agradecemos a assistência dos fotógrafos do Departamento de Oftalmologia da *Cleveland Clinic Foundation*, Tami Fecko, Michael Kelly, Deborah Ross e Pam Vargo, por terem elaborado a maioria das fotografias clínicas aqui exibidas.

Nosso trabalho não teria sido possível sem o tempo e as contribuições dos muitos autores envolvidos. Nesta segunda edição, queremos agradecer aos oftalmologistas que serviram como instrumento de realização da primeira edição.

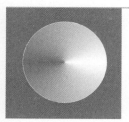

Prefácio

A oftalmologia é uma especialidade médica vasta e em constante expansão. A cada dia, mais e mais se descobre e se esclarece neste campo. Existe um conjunto tão significativo de conhecimentos que fica difícil discernir o que é mais importante saber. Elaboramos este livro como meio de auto-avaliação do que já se sabe a respeito. Ao responder às perguntas, o leitor estará aplicando e assimilando uma grande variedade de informações. Isto poderá ajudá-lo a identificar pontos fracos que necessitem de estudo mais profundo. Esperamos que este formato seja útil e educativo. Tentamos afastar-nos do esotérico e trivial, enfatizando as doenças normalmente encontradas e importantes, as quais é preciso saber reconhecer. O presente volume não pretende ser definitivo, mas sim um complemento aos textos e revistas especializados, como parte de um programa estruturado de estudos. Por isto, as explicações são breves e concisas.

Tentamos incluir, em cada seção, uma série de apresentações de casos clínicos envolvendo pacientes e cenários que o leitor poderá encontrar em sua clínica. Esperamos que estes relatos estimulem o leitor na busca do diferencial que ele esteja almejando atingir.

Estamos cientes e respeitamos a posição do *American Board of Ophthalmology* (ABO) em continuar a assegurar a qualificação e certificação de oftalmologistas, bem como o papel que os exames orais e escritos exercem neste contexto. Todos os esforços foram feitos para assegurar a não-duplicação, neste texto, de nenhum material dos exames escritos ou orais. É inevitável que alguns dos tópicos desta obra também possam estar cobertos pelos exames do *Ophthalmology Knowledge Assessment Program*, administrado pelo ABO, mas isto ocorre simplesmente pelo fato de estes temas possuírem relevância suficiente para assegurar a sua inclusão em qualquer texto abrangente de oftalmologia.

Esperamos que as muitas horas dedicadas à montagem deste livro possam fornecer ao leitor uma base igualmente significativa de enriquecimento e expansão do seu conhecimento neste campo da medicina.

Kenneth C. Chern
Kenneth W. Wright

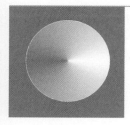

Colaboradores

Kenneth C. Chern, MD
Department of Ophthalmology
Tufts/New England Medical Center
Boston, Massachusetts;
Ophthalmic Consultants of Boston
Beverly, Massachusetts

Monica Evans, MD
Ocular Pathology Fellow
University of Southern California;
Ophthalmologist
Doheny Eye Institute
Los Angeles, California

Laura Fine, MD
Ophthalmic Consultants of Boston
Boston, Massachusetts

Nicoletta Fynn-Thompson, MD
Fellow, Cornea and Anterior Segment
Department of Ophthalmology
New England Eye Center, Tufts University
Boston, Massachusetts

Supriya Goyal, MD
Fellow, Glaucoma
Department of Ophthalmology
New England Eye Center, Tufts University
Boston, Massachusetts

Wendy Lee, MD
Assistant Professor
Department of Ophthalmology
Bascom Palmer Eye Institute
University of Miami School of Medicine
Miami, Florida

Jason Rothman, MD
Fellow, Cornea and Anterior Segment
Department of Ophthalmology
New England Eye Center, Tufts University
Boston, Massachusetts

Kenneth W. Wright, MD
Director, Wright Foundation for Pediatric
   Ophthalmology
Clinical Professor of Ophthalmology
Keck School of Medicine
University of Southern California;
Director, Pediatric Ophthalmology
Cedars-Sinai Medical Center
Los Angeles, California

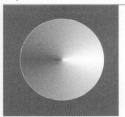

Sumário

1. Fundamentos 1
2. Embriologia e Anatomia 15
3. Óptica 29
4. Neuroftalmologia 49
5. Pediatria e Estrabismo 81
6. Cirurgia Plástica 119
7. Patologia 153
8. Uveíte 175
9. Glaucoma 201
10. Córnea 233
11. Cristalino/Cataratas 273
12. Retina e Vítreo 291

Índice Remissivo 326

REVISÃO
EM
OFTALMOLOGIA
PERGUNTAS E RESPOSTAS COMENTADAS

Fundamentos

PERGUNTAS

1. Em uma distribuição Gaussiana, que porcentagem de dados é abrangida dentro de 2 desvios-padrão da média?
   A) 50%
   B) 68,3%
   C) 95,5%
   D) 99,7%

2. A curva tensional diária obtida em um paciente revelou as seguintes medições: 16, 17, 18, 18, 19, 20, 21, 23. Qual é a PIO média/moda/mediana?

	Média	Moda	Mediana
A)	18,5	18,5	18,5
B)	18,0	18,5	19,0
C)	19,0	18,0	18,5
D)	19,0	18,5	18,0

3. A Figura 1-1 mostra o gráfico de análise dos dados evolutivos de uma doença específica comparando o tratamento A ao tratamento B. Qual das conclusões a seguir é válida?
   A) O tratamento A continua a ser melhor que o tratamento B.
   B) O resultado dos 2 tratamentos em 4 anos é comparável.
   C) O tratamento B resulta em perda inicial maior de acuidade visual, mas com estabilização nesse nível.
   D) O curso natural da doença é a perda da visão.

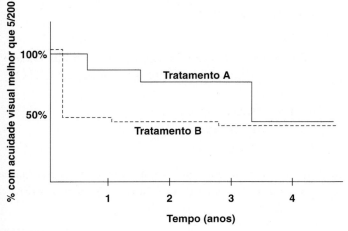

FIGURA 1-1.

Perguntas 4-5

Você está testando a visão de um paciente com um olho cego. Em 5 de 15 vezes, ele diz ver uma luz, quando na verdade a luz está apagada. Em 2 de 10 vezes ele diz que a luz está apagada, quando na verdade ela está acesa.

4. Qual é o número de respostas verdadeiro-positivas para este paciente?
   A) 2
   B) 10
   C) 8
   D) 5

5. Qual é a sensibilidade e a especificidade desse teste?
   A) 80%, 66,7%
   B) 61,5%, 20%
   C) 83,3%, 56%
   D) 33,3%, 20%

6. No estudo da Retinopatia Diabética a hipótese nula é aquela na qual não há diferença entre fotocoagulação e não fotocoagulação para a retinopatia diabética proliferativa. Na verdade, a diferença é significativa. Se aceitarmos a hipótese nula e concluirmos que a fotocoagulação não faz diferença em RDP, este será um exemplo de:
   A) erro tipo I
   B) erro tipo II
   C) erro de amostragem
   D) poder

7. Para a análise apropriada dos dados visando assegurar que as conclusões NÃO são obtidas de variáveis confundidoras, qual teste seria o mais apropriado?
   A) Teste ANOVA
   B) Teste *t* de Student
   C) Teste do qui-quadrado
   D) Análise multivariada

8. Um estudo prospectivo é elaborado de modo que nem o paciente nem o médico sabem se o paciente está recebendo tratamento ou placebo. Que tipo de estudo é esse?
   A) Estudo longitudinal
   B) Estudo único mascarado
   C) Estudo de controle de caso
   D) Estudo duplo-cego

9. Um estudo foi conduzido e examinou se os pacientes portadores de ARMD e CNVM apresentavam evidência de fotocoagulação anterior a *laser*. Foram compilados os registros de todos os pacientes com diagnóstico de ARMD e CNVM nos últimos 5 anos. Que tipo de estudo é esse?
   A) Estudo prospectivo
   B) Estudo retrospectivo
   C) Estudo longitudinal
   D) Estudo de coortes

10. O valor de *p* de um estudo é calculado como $p < 0,03$. O que isso indica?
    A) Que a incidência da doença é de 3%.
    B) Que a probabilidade de ocorrerem resultados casuais é de 3%.
    C) Que existe um intervalo de confiança de 3%.
    D) Que 3% dos dados foram tendenciosos.

11. Em uma conferência, o palestrante informa que a acuidade visual de 5 entre 5 pacientes usando um novo colírio melhorou de 20/50 para 20/20. Esses resultados podem ser ocasionados por pontos fracos no estudo, EXCETO:
A) tendenciosidade de seleção
B) ausência de grupo de controle
C) falta de significância
D) pesquisadores informados

12. Todas as opções a seguir são meios de se aumentar o volume de absorção do medicamento de um colírio, EXCETO:
A) administração anterior de anestésico tópico
B) oclusão do ducto nasolacrimal
C) fechamento do olho após a administração das gotas
D) aumento das características hidrofílicas do medicamento

13. Todos os medicamentos a seguir teriam uma absorção maior no olho na forma de pomada, em vez de instilação de gotas, EXCETO:
A) tetraciclina
B) cloranfenicol
C) fluorometolona
D) penicilina

14. A mitomicina C tem sido usada em todas as situações a seguir, EXCETO:
A) proliferação vitreorretiniana pós-vitrectomia
B) fibrose da conjuntiva pós-trabeculectomia
C) recorrência de pterígio
D) formação de névoa no estroma após PRK

15. Todos os efeitos a seguir são observados quando se usa um agonista colinérgico de ação direta, EXCETO:
A) miose
B) aumento na tensão zonular
C) aumento da permeabilidade à drenagem do fluxo
D) tração na retina periférica

16. A lista de medicamentos de um paciente inclui o medicamento X. O paciente vai ser submetido a uma trabeculectomia e a uma extração de catarata sob anestesia geral. O anestesiologista hesita em usar succinilcolina. Que medicamento X seria esse?
A) Levobunolol
B) Pilocarpina
C) Iodeto de Ecotiofato (Phospholine Iodide®)
D) Dorzolamida (Trusopt®)

17. Qual resposta está em ordem decrescente em relação à recuperação midriática?
A) Homatropina, escopolamina, ciclopentolato, tropicamida
B) Atropina, homatropina, tropicamida, ciclopentolato
C) Tropicamida, homatropina, ciclopentolato, escopolamina
D) Atropina, escopolamina, homatropina, tropicamida

18. Qual mediador inflamatório NÃO é afetado em sua produção pelo uso de antiinflamatórios não-esteróides como (AINE) diclofenaco e cetorolaco?
A) Leucotrieno
B) Tromboxano
C) Prostaglandina
D) Prostaciclina

19. A via do mecanismo de ação da ciclosporina tópica (Restasis) é a:
A) prevenção da degranulação de mastócitos
B) supressão de células T
C) inibição do fator de crescimento vascular endotelial
D) ruptura da parede das células bacterianas

20. Todos os efeitos colaterais a seguir podem ser observados com o uso de apraclonidina, EXCETO:
A) boca seca
B) queda da pálpebra
C) branqueamento da conjuntiva
D) letargia

21. Qual das substâncias a seguir pode ser responsável por depósitos negros na conjuntiva?
A) Pilocarpina
B) Epinefrina
C) Dipivefrina (Propine)
D) Ectiofato

22. Todos os efeitos colaterais a seguir podem ser observados com o uso de um análogo de prostaglandina, EXCETO:
A) uveíte anterior
B) edema macular cistóide
C) esclerite necrosante
D) crescimento dos cílios

23. Qual dos betabloqueadores tópicos a seguir seria o mais adequado para alguém com doença broncoconstritiva moderada?
A) Timolol
B) Betaxolol
C) Metilpranolol
D) Levobunolol

24. Todos os efeitos a seguir podem ser associados ao uso de dorzolamida, EXCETO:
A) gosto metálico
B) formigamento nas mãos e nos pés
C) erupção cutânea
D) neurite óptica

25. Em um paciente susceptível, qual das substâncias tópicas a seguir causaria maior aumento na PIO?
A) Dexametasona
B) Fluorometolona
C) Prednisolona
D) Loteprednol etabonato (Lotemax)

26. Que porcentagem de pacientes em terapia com dosagens de média a alta de dexametasona tópica durante 6 semanas desenvolverá PIO elevada?
A) 20%
B) 42%
C) 66%
D) 83%

27. A ciprofloxacina tem boa penetração antibacteriana contra todos os organismos a seguir, EXCETO:
A) *Haemophilus*
B) *Pseudomonas*
C) *Staphylococcus*
D) *Streptococcus*

28. Que porcentagem de pacientes sensíveis à penicilina apresentará reatividade cruzada às cefalosporinas?
A) 10%
B) 20%
C) 30%
D) 40%

29. Considera-se como contra-indicação relativa ao uso de um inibidor da anidrase carbônica a alergia a qual dos medicamentos a seguir?
A) Sulfonamidas
B) Penicilina
C) Corante de iodo
D) Codeína

30. Um paciente alérgico ao latanoproste (Xalatan) teria menos probabilidade de sofrer reação alérgica cruzada a:
A) unoprostona isopropílica (Rescula)
B) travoproste (Travatan)
C) bimatoproste (Lumigan)
D) tartarato de brimonidina (Alphagan)

31. Qual medicamento e efeito colateral não combinam?
A) Ciprofloxacina – placas epiteliais
B) Pilocarpina – dor na sobrancelha
C) Cerotolac trometamina (Acular) – sensação de ferroada
D) Metazolamida – febre

32. A natamicina pode ser eficaz no combate a todos os agentes infecciosos a seguir, EXCETO:
A) *Aspergillus*
B) *Candida albicans*
C) *Fusarium*
D) *Mucor*

33. As substâncias consideradas eficazes no tratamento da *Acanthamoeba* incluem todas as mencionadas a seguir, EXCETO:
A) neomicina
B) poliexametileno biguanida
C) propamidina
D) trifluridina

34. Qual das características a seguir não é desejável na elaboração de um viscoelástico?
A) Isosmose
B) Hidrofilia
C) Inércia
D) Transparência

35. Qual é a duração do efeito anestésico da proparacaína tópica?
A) 5 minutos
B) 10 minutos
C) 15 minutos
D) 20 minutos

36. Qual combinação de medicamento e mecanismo de ação está correta?
A) Cromolina sódica (Crolom) – AINE
B) Levocabastina (Livostin) – inibidor da prostaglandina
C) Lodoxamida trometamina (Alomide) – estabilizador de mastócitos
D) Diclofenaco sódico (Voltaren) – anti-histamínico

37. Qual das afirmações a seguir, sobre a córnea, é FALSA?
A) O oxigênio para a nutrição das células epiteliais é fornecido pelo filme lacrimal
B) As células endoteliais bombeiam água ativamente para o humor aquoso a fim de que não haja edema na córnea (deturgência)
C) A membrana de Descemet é composta por duas camadas: uma camada fetal em faixas e uma camada depositada posteriormente que não se apresenta em faixas
D) A membrana de Bowman é uma membrana basal verdadeira produzida pelas células epiteliais basais

38. Qual componente do filme lacrimal é o mais espesso?
A) Faixa marginal
B) Camada de lipídios
C) Camada aquosa
D) Camada de glicoproteínas

39. Qual das estruturas a seguir está envolvida no mecanismo reflexo do lacrimejamento?
A) Glândula de Wolfring
B) Glândula de Krause
C) Glândula lacrimal
D) Glândula meibomiana

40. Quais são os principais nervos que participam da inervação corneana?
   A) Nervos ciliares anteriores curtos
   B) Nervos ciliares anteriores longos
   C) Nervos ciliares posteriores curtos
   D) Nervos ciliares posteriores longos

41. Qual das associações a seguir é FALSA?
   A) Cicatrização de ferimento no estroma – colágeno tipo I
   B) Memb rana de Descemet – colágeno tipo I V
   C) Vítreo – colágeno tipo II
   D) Cápsula do cristalino – colágeno tipo IV

42. Qual dos volumes mencionados a seguir mais se aproxima da produção normal de humor aquoso?
   A) 2 µl/min
   B) 4 µl/min
   C) 6 µl/min
   D) 8 µl/min

43. Qual dos eletrólitos mencionados a seguir é encontrado no humor aquoso na metade da concentração no plasma?
   A) Na^+, K^+
   B) Ca^{2+}, PO_4^{2-}
   C) Cl^-, HCO_3^-
   D) Cu^{2+}, Zn^{2+}

44. Todas as substâncias mencionadas a seguir, ao serem encontradas na câmara anterior, indicam rompimento da barreira hematoaquosa, EXCETO:
   A) pigmento
   B) fibrina
   C) leucócitos
   D) proteína

45. Qual das substâncias mencionadas a seguir, ao se acumular no cristalino, leva à formação da catarata castanha?
   A) Cristalina de alto peso molecular
   B) Cristalina alfa
   C) Cristalina gama
   D) Proteína não solúvel em água

46. Qual das substâncias mencionadas NÃO participa do mecanismo de proteção contra a oxidação no cristalino?
   A) Glutationa peroxidase
   B) Vitamina A
   C) Superóxido dismutase
   D) Catalase

47. Qual dos quadros a seguir NÃO está associado à redução na concentração de hialuronato no vítreo?
   A) Hemorragia no vítreo
   B) Hiperopia (hipermetropia)
   C) Diabetes
   D) Afacia

48. Quanto tempo leva para um fotorreceptor renovar seu segmento externo?
   A) 1 hora
   B) 1 dia
   C) 10 dias
   D) 100 dias

49. Qual das características do epitélio pigmentar da retina (EPR) NÃO está correta?
   A) Função de bomba ativa de Na^+–K^+ na superfície basal para manter o gradiente de íons na matriz do interfotorreceptor
   B) Contribuição para a barreira hematorretiniana
   C) Contribuição para aderência da retina sensorial
   D) Envolvimento na isomerização da vitamina A

50. Qual é a diferença dos bastonetes em comparação aos cones quanto à sensibilidade à luz?
   A) Sensibilidade igual
   B) 10 vezes mais sensíveis
   C) 1.000 vezes mais sensíveis
   D) 10.000 vezes mais sensíveis

☑ RESPOSTAS

1. C) 95,5%

A distribuição Gaussiana descreve uma curva normal. Quando demonstrada em um gráfico, ela assume a forma de uma curva em sino. A média fica no centro da distribuição. A média ± 1 Desvio Padrão (DP) abrangerá 68,3% de todos os itens, ±2 DP = 95,5% e ±3 DP = 99,7% (Fig. 1-2).

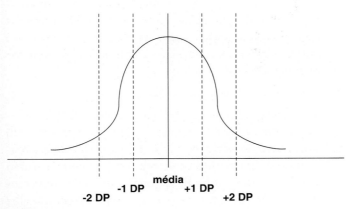

FIGURA 1-2.

2. C) 19,0, 18,0, 18,5

Para calcular a *média*, a soma dos valores dos dados é dividida pelo número total de valores, ou seja, 152/8 = 19. A *moda* é o valor que aparece com mais freqüência nos dados, ou seja, 18. Se mais de um número aparecer mais freqüentemente, os dados poderão ser chamados de *bimodais*, *trimodais*, e assim por diante. A *mediana* é o número do meio quando os valores estão distribuídos do mais baixo para o mais alto. Neste caso, temos 8 valores; a mediana será a média entre o 4º e 5º pontos de dados, ou seja: (18 + 19)/2 = 18,5.

3. B) O resultado dos dois tratamentos em 4 anos é comparável.

A análise do gráfico demonstra a porcentagem de pacientes que atingem um parâmetro específico (neste caso, a acuidade visual de 5/200 ou melhor) no decorrer do tempo. À medida que o tempo progride, mais pacientes apresentam acuidade visual inferior a 5/200 e apresentando-se fora da análise. Em qualquer ponto determinado no tempo, os dois tratamentos podem ser comparados buscando-se a diferença na posição das linhas. O resultado dos 2 tratamentos é aproximadamente o mesmo em 4 anos. Os dados não podem ser extrapolados para resultados a longo prazo. O curso natural da doença não é avaliado neste estudo, pois ambos os grupos receberam tratamento.

4. C) 8

O quadro a seguir divide as respostas do paciente de acordo com a condição de luz acesa ou apagada e de o paciente "ver" ou não a luz.

		Luz	
		ACESA	APAGADA
Resposta do paciente	ACESA	8 (VP)	5 (FP)
	APAGADA	2 (FN)	10 (VN)

VP = verdadeiro-positivo, FP = falso-positivo, FN = falso-negativo, VN = verdadeiro-negativo

O número de respostas verdadeiro-positivas é o número de vezes em que o paciente viu a luz quando ela estava realmente acesa. Isso ocorreu 8 vezes.

5. A) 80%, 66,7%

Sensibilidade e especificidade são índices da confiabilidade do paciente quanto a um teste em especial. Taxas mais altas de sensibilidade e de especificidade indicam um paciente muito confiável e são calculadas da seguinte maneira:
Sensibilidade = VP/(VP + FN) = 8/(8 + 2) = 80%
Especificidade = VN/(VN + FP) = 5/(5 + 10) = 66,7%
Valor prognóstico positivo = VP/(VP + FP)
Valor prognóstico negativo = VN/(VN + FN)

6. B) Erro tipo II.

Os erros podem acontecer em relação à hipótese nula (H_o), que declara que não existe diferença entre o grupo de controle e o grupo de intervenção. Se a hipótese nula for rejeitada quando, de fato, os resultados ocorreram por acaso, isso receberá o nome de *erro tipo I* ou *erro alfa*. Ao se aceitar a hipótese nula quando, de fato, houver uma diferença, isso receberá o nome de *erro tipo II* ou *erro beta*. O poder do estudo é –beta, ou a habilidade do estudo em detectar uma diferença quando ela realmente está presente. O erro de amostragem é um vício dos dados secundário ao uso de uma população não-representativa.

7. D) Análise multivariada.

Quando muitos fatores podem afetar uma variável, todos eles devem ser examinados. O teste ANOVA (*analysis of variance*) determina se as médias das distribuições normais são idênticas. O teste *t* de Student determina se as médias de duas populações normais estão suficientemente afastadas uma da outra para se concluir que as distribuições são diferentes. O teste do qui-quadrado determina se mais de 2 populações da amostra podem ser consideradas como sendo iguais.

8. D) Estudo duplo-cego.

9. B) Estudo retrospectivo.

Há dois tipos de estudo: o retrospectivo (de observação) e o prospectivo (de experimentação). No tipo *retrospectivo*, ou *de casos e de controles*, pode-se usar um relato de caso a uma série de casos. Neste tipo de estudo os pacientes são considerados em um único momento no tempo e examinados quanto a uma variável que ocorreu antes da data do exame. Em um estudo *prospectivo, longitudinal* ou *estudo de coortes*, os pacientes são inscritos e, a seguir, acompanhados quanto ao desenvolvimento de resultados para uma variável. Os estudos prospectivos, nos quais nem o investigador nem o paciente sabem se o paciente está recebendo tratamento ou placebo, são os melhores para se eliminar a tendenciosidade. Esse processo é conhecido como *estudo duplo-cego, controlado por placebo*.

10. B) Que a probabilidade de ocorrerem resultados casuais é de 3%.

O valor de *p*, também chamado de *nível de significância,* é uma medida da probabilidade de que os resultados ocorreram só por acaso. Por exemplo, *p* < 0,03 significa que se uma experiência for realizada 100 vezes, ela terá o mesmo resultado em 97 vezes e um resultado diferente em 3 vezes, devido ao acaso.

11. C) Falta de significância.

Com o estudo de pequenos casos, os resultados devem ser cuidadosamente avaliados, pois os erros podem ser introduzidos em virtude da pequena amostra. A tendenciosidade de seleção significa a definição de critérios que eliminem os casos que não apresentam os resultados desejados. Um grupo-controle ajuda a determinar se os resultados se devem aleatoriamente ou à tendenciosidade de seleção. Os pesquisadores não deverão ter conhecimento sobre qual olho recebeu o colírio, para evitar ser tendencioso ao testar o olho que recebeu o medicamento. Se todos os 5 pacientes melhoraram, isso poderá ser considerado como um resultado significativo. Os valores de *p* podem ser calculados, mas não são significativos quando o número de casos é pequeno.

12. D) Aumento das características hidrofílicas do medicamento.

As formas de se aumentar a absorção do medicamento incluem a redução do bombeamento nasolacrimal, a diminuição do intervalo entre as gotas e aumentando-se a solubilidade aos lipídios para facilitar a penetração na córnea. Um anestésico tópico rompe a integridade epitelial, permitindo a absorção de um volume maior do medicamento.

13. D) Penicilina.

Os medicamentos administrados em forma de pomada exigem solubilidade alta de lipídios e alguma solubilidade em água. Níveis mais altos no humor aquoso são atingidos com todos os medicamentos citados, exceto a penicilina. A penicilina tem penetração pouco satisfatória na barreira hematoaquosa, envolvendo transporte ativo para tal objetivo.

14. A) Proliferação vitreorretiniana pós-vitrectomia.

A mitomicina C é uma substância antifibrótica e quimioterapêutica de grande potência. Mesmo em pequenas doses, essa substância é tóxica ao endotélio da córnea e a outras estruturas intra-oculares e tem sido usada somente na superfície externa do olho.

15. B) Aumento na tensão zonular.

Os colinérgicos de ação direta (acetilcolina, carbacol, pilocarpina) estimulam o receptor pós-sináptico, provocando a contração do esfíncter da íris; contração das fibras circulares do músculo ciliar, causando relaxamento da tensão zonular; contração das fibras longitudinais dos músculos ciliares, que retraem o esporão escleral e abrem a malha trabecular; e contração dos músculos ciliares, podendo causar laceração da retina.

16. C) Iodeto de ecotiofato (Phospholine Iodide®).

Todas as substâncias listadas são medicamentos contra o glaucoma. A succinilcolina é uma substância despolarizante usada na indução da anestesia. Qualquer medicamento que possa retardar a atividade da colinesterase prolongará a paralisia respiratória e tornar-se-á perigosa. O iodeto de ecotiofato é um inibidor irreversível da colinesterase, cujo efeito pode persistir vários dias após a suspensão do medicamento. O levobunolol é um betabloqueador não-seletivo; a pilocarpina atua como colinérgico de ação direta e a dorzolamida é um inibidor da anidrase carbônica.

17. D) Atropina, escopolamina, homatropina, tropicamida.

A recuperação midriática em olhos normais é a seguinte: atropina (7-10 dias), escopolamina (3-7 dias), homatropina (1-3 dias), ciclopentolato (1 dia) e tropicamida (6 horas).

18. A) Inibidor do receptor de leucotrieno.

Os fosfolipídios são metabolizados em mediadores pró-inflamatórios, como indicado na Figura 1-3. Os corticosteróides bloqueiam a via metabólica no mais alto nível, prevenindo a formação de todos os mediadores. Os antiinflamatórios não-esteróides (AINEs) bloqueiam a via da ciclooxigenase, eliminando a produção de prostaglandinas, prostaciclina e tromboxano. A via da lipoxigenase ainda fica em atividade e resulta na formação de leucotrienos.

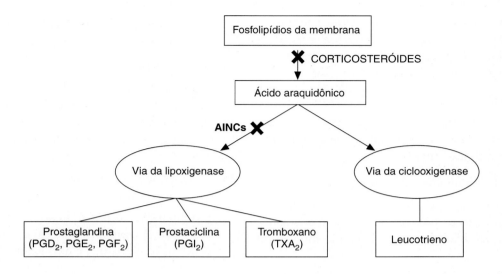

FIGURA 1-3.

19. B) Supressão de células T.

    A ciclosporina é uma substância imunossupressora potente que atua suprimindo as células T. Isso ajuda em muitas doenças da superfície ocular, desde a ceratoconjuntivite atópica até a secura dos olhos por rejeição a enxertos.

20. B) Queda da pálpebra.

    Os efeitos colaterais da apraclonidina (um agonista α_2-adrenérgico) incluem o branqueamento da conjuntiva, a retração da pálpebra, boca seca, letargia e alergia. As reações cardiovasculares ou respiratórias são extremamente raras.

21. B) Epinefrina.

    Os derivados oxidativos da epinefrina podem produzir depósitos negros na conjuntiva, conhecidos como depósitos de *adrenocromo*. Embora possam ser confundidos com corpos estranhos ou melanoma, eles são inofensivos. A dipivefrina é um composto conjugado de epinefrina fragmentado por esterases da córnea em formas ativas. Os depósitos de adrenocromo raramente são formados com essa preparação.

22. C) Esclerite necrosante.

    Os análogos da prostaglandina possuem propriedades pró-inflamatórias que atuam em pacientes susceptíveis. A hiperemia da conjuntiva é observada com freqüência; entretanto, uma inflamação mais grave, como a esclerite necrosante, não é resultado da prostaglandina e a etiologia sistêmica deverá ser considerada. Com esses análogos, observa-se o crescimento dos cílios em intensidade variada

23. B) Betaxolol.

    Todas as substâncias listadas são antagonistas dos receptores β-adrenérgicos. Entretanto, o betaxolol é β_1-seletivo, representando a melhor escolha para pacientes com desordens pulmonares. Todas as demais substâncias mencionadas são β_1 e β_2 não-seletivas. Todas essas substâncias são contra-indicadas para pacientes portadores de asma ou DPOC grave.

24. D) Neurite óptica.

    Os efeitos colaterais associados à dorzolamida incluem muitos dos efeitos colaterais sistêmicos da acetazolamida, como formigamento nas mãos, pés ou lábios, gosto metálico de bebidas carbonadas, mal-estar, anorexia, perda de peso, náuseas, sonolência e depressão. Além disso, pode-se observar uma reação alérgica na pele. A incidência de efeitos colaterais com terapia tópica é menor que aquela observada com a administração sistêmica.

25. A) Dexametasona.

    O potencial de aumento da PIO, em ordem decrescente, é: dexametasona > prednisolona > loteprednol etabonato > fluorometolona > hidrocortisona > tetraidrotriancinolona.

26. B) 42%

    A elevação da PIO induzida por esteróides pode ocorrer com a administração tópica, sistêmica ou periocular. Após 6 semanas de terapia, 42% dos pacientes desenvolve pressões acima de 20 mmHg, e 6% desenvolvem pressões superiores a 31 mmHg.

27. D) *Streptococcus.*

    A ciprofloxacina tem atividade bacteriana gram-positiva e gram-negativa de amplo espectro, pois interfere na girase do DNA; entretanto, relatos recentes têm informado a resistência crescente dos estreptococos a essa substância.

28. A) 10%

    As reações alérgicas incluem alergia local, erupção, prurido, urticária, doença broncoconstritiva e reações anafiláticas que podem ser fatais. Uma história significativa de alergia grave às penicilinas é contra-indicação à administração de cefalosporina. Cerca de 10% dos pacientes alérgicos à penicilina apresentarão reação cruzada, tornando perigoso o uso de cefalosporinas em alguns casos.

29. A) Sulfonamidas.

Os inibidores da anidrase carbônica são semelhantes às sulfonamidas em termos de estrutura química, podendo ocorrer reações alérgicas cruzadas.

30. D) Tartarato de brimonidina (Alphagan).

A unoprostona isopropílica, o travoproste e o bimatoproste são todos análogos da prostaglandina, como o latanoproste, e existe sensibilidade cruzada crescente entre essas substâncias.

A brimonidina está em uma classe diferente e uma reação alérgica ao latanoproste não seria indicativa de uma possível alergia à brimonidina.

31. D) Metazolamida – febre.

Todas as combinações de medicamentos e efeitos colaterais estão corretas, com exceção de metazolamida e febre. Os efeitos colaterais dos inibidores da anidrase carbônica incluem, principalmente, formigamento dos dedos das mãos e dos pés, letargia, anorexia, depressão e perda de peso. Febre, taquicardia, delírio e boca seca são sinais de toxicidade anticolinérgica de medicamentos como a atropina.

32. D) *Mucor.*

A natamicina está disponível como solução oftálmica tópica a 5%. Essa substância é ativa contra fungos filamentosos que incluem *Aspergillus, Cephalosporium, Curvularia, Fusarium, Penicillium* e *Candida albicans*. O *Mucor* é mais bem tratado com anfotericina B.

33. D) Trifluridina.

O *Acanthamoeba* é um parasita que habita o solo, a água e o ar e pode estar associado a soluções para lentes de contato feitas em casa, a piscinas não desinfectadas adequadamente e a trauma. Nenhum medicamento isolado é eficaz no tratamento. As substâncias atualmente usadas incluem: neomicina, natamicina, miconazol, propamidina, dibromopropamidina, poliexametileno biguanida e clorexidina. A trifluridina é um análogo de nucleosídeo usado para infecções virais.

34. B) Hidrofilia.

Os viscoelásticos resistem ao fluxo e à deformação. Eles facilitam a manipulação dos tecidos e mantêm o espaço intra-ocular. Para a aplicação dentro do olho, eles devem ser inertes, isosmóticos, estéreis, não-piogênicos, não-antigênicos e opticamente transparentes. Atualmente, muitos viscoelásticos são preparações de metilcelulose ou de hialuronato sódico.

35. D) 20 minutos.

A proparacaína é um anestésico tópico de éster, com efeito durante cerca de 20 minutos. Na forma injetável, a lidocaína se mantém ativa durante 1 a 2 horas, a mepivacaína dura de 2 a 3 horas e a bupivacaína (Marcaína) dura até 8 horas.

36. C) Lodoxamida trometamina (Alomide) – estabilizador de mastócitos.

A combinação correta é: lodoxamida e estabilizador de mastócitos. A cromolina também é estabilizadora de mastócitos. A levocabastina é uma substância anti-histamínica. Diclofenaco é um antiinflamatório não-esteróide (AINE) (junto com cetorolaco e ibuprofeno). Recentemente foram liberados os inibidores da prostaglandina para reduzir a PIO.

37. D) A membrana de Bowman é uma membrana basal verdadeira produzida pelas células epiteliais basais.

A membrana de Bowman NÃO é, na verdade, uma membrana basal; trata-se de uma coleção organizada e compacta de fibras de colágeno do estroma anterior, não é produzida pelo epitélio e não possui os anexos típicos de membranas basais das células. O oxigênio para a córnea é derivado da difusão do filme lacrimal ou do humor aquoso. O humor aquoso fornece oxigênio para o endotélio, enquanto o epitélio é alimentado pelo filme lacrimal. A transparência e a deturgência da córnea são mantidas por bombeamento ativo de água pelo endotélio e pela evaporação desse filme. O epitélio e a camada de lipídios do filme fornecem barreiras à perda da água da córnea. A membrana de Descemet recebe, constantemente, material das células endoteliais. Pode-se distinguir uma camada fetal do material adicionado após o nascimento por seu padrão estriado.

38. C) Camada aquosa.

O filme lacrimal consiste em uma camada anterior de lipídios, uma fase aquosa média e uma camada posterior de mucina (Fig. 1-4). Ele tem 7 μl de espessura e a fase aquosa é a mais espessa. A camada de lipídios é produzida pelas glândulas meibomianas e pelas glândulas de Zeis. A camada aquosa é produzida pelas glândulas de Krause e de Wolfring. A camada de mucina é produzida pelas células caliciformes.

39. C) Glândula lacrimal.

As glândulas lacrimais acessórias são os secretores básicos e incluem as glândulas de Krause e de Wolfring. A glândula principal no mecanismo reflexo é a lacrimal. A estimulação do primeiro ramo do nervo trigêmeo pode induzir a

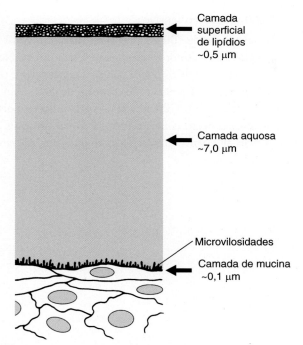

FIGURA 1-4. Segundo Wright K. Textbook of ophthalmology-Baltimore: Williams & Wilkins, 1997.

formação de lágrimas através de arco reflexo. As glândulas meibomianas secretam fluido oleoso para a camada de lipídios.

40. D) Nervos ciliares posteriores longos.

A inervação da córnea é feita através do primeiro ramo do nervo trigêmeo. Cerca de 70 a 80 ramificações dos nervos ciliares posteriores longos penetram na periferia da córnea após perderem sua bainha de mielina, 1 a 2 mm antes do limbo.

41. A) Cicatrização de ferimento do estroma – colágeno tipo I.

Embora o colágeno tipo I esteja presente no estroma, ele está associado à estrutura normal. O colágeno tipo III está associado à cicatrização de ferimento do estroma. O colágeno tipo IV é produzido pelas células endoteliais, sendo responsável pelo espessamento da membrana de Descemet. A cápsula do cristalino é acelular e está associada ao colágeno tipo IV e às glicoproteínas. A origem do colágeno do vítreo ainda não está totalmente esclarecida, mas acredita-se que seja resultante do colágeno tipo II.

42. A) 2 µl/min

O humor aquoso penetra na câmara posterior por meio de difusão, ultrafiltração e produção ativa pelo epitélio não pigmentado do corpo ciliar. A taxa de formação em seres humanos é de 2 µl/min.

43. B) Ca^{2+}, PO_4^{2-}

Apenas o cálcio e o fósforo estão em concentrações próximas à metade daquelas do plasma. Sódio, potássio, magnésio, ferro, zinco e cobre apresentam concentrações que se aproximam daquelas encontradas no plasma. Cloreto e bicarbonato apresentam concentrações variando de 20% a 30% acima ou abaixo dos níveis plasmáticos.

44. A) Pigmento.

A barreira hematoaquosa mantém o humor aquoso como um ultrafiltrado livre de células e de proteínas. Os glóbulos brancos, os vermelhos e a fibrina não estão normalmente presentes no humor aquoso e as proteínas podem ser visíveis como um clarão no interior dessa estrutura. Os pigmentos podem ser liberados da íris posterior em um quadro semelhante ao da síndrome da dispersão de pigmentos e não indica, necessariamente, o rompimento dessa barreira.

45. D) Proteína não-solúvel em água.

As proteínas do cristalino podem ser separadas em 2 conjuntos: as solúveis e as não-solúveis em água. As primeiras são compostas na maior parte de cristalinas. A cristalina HM é elaborada com ambos os elementos constituintes alfa e beta. Com o acúmulo da fração não-solúvel em água, o núcleo do cristalino pode se tornar acentuadamente castanho. O volume do acúmulo se relaciona ao grau de opacificação.

46. B) Vitamina A.

Os radicais livres são espécies altamente reativas que podem levar à lesão das fibras do cristalino e à opacificação subseqüente. Além da superóxido dismutase, da glutationa e da catalase, as vitaminas C e E podem oferecer proteção contra o dano oxidativo. A vitamina A é essencial à retina e está envolvida na transdução fotorreceptora da luz.

47. B) Hiperopia (hipermetropia).

Várias alterações bioquímicas ocorrem no vítreo com a idade e a doença. Entre as causas da concentração reduzida de hialuronato estão: sinérese, miopia, afacia, diabetes melito e lesões como hemorragias, inflamação ou cirurgia.

48. C) 10 dias

Uma das funções mais importantes do epitélio pigmentar da retina é a fagocitose dos segmentos externos do fotorreceptor. Cada fotorreceptor renova seu segmento externo a cada 10 dias.

49. A) Função de bomba ativa de Na^+-K^+ na superfície basal para manter o gradiente de íons na matriz do interfotorreceptor.

O RPE tem várias funções, incluindo-se o desenvolvimento de fotorreceptores durante a embriogênese; a manutenção da barreira externa hematorretina; a manutenção do ambiente do espaço sub-retinal; a aderência da retina sensorial subjacente; o transporte seletivo de metabólitos para e da retina; a absorção, transporte, armazenamento, metabolismo e isomerização da vitamina A; a fagocitose das pontas dos segmentos externos do fotorreceptor e a absorção de luz difusa por grânulos de melanina. A bomba de Na^+–K^+ dependente da ATP pode ser encontrada na superfície apical da célula.

50. C) 1.000 vezes mais sensível.

Os bastonetes são de 100 a 1.000 vezes mais sensíveis à luz que os cones, permitindo visão melhor à penumbra. Nesse nível de luminosidade os cones não se desencadeiam; portanto, o mundo aparecerá como sombras de cinza. A resolução fina de detalhes é dificultada nessas condições, pois os bastonetes não ficam concentrados na fóvea, como os cones. A mais alta concentração de bastonetes fica, na verdade, na 20° da fóvea.

Anotações

Anotações

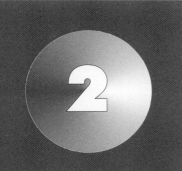

Embriologia e Anatomia

□ PERGUNTAS

1. Em que estágio do desenvolvimento (dia) as fossas ópticas aparecem no embrião?
   A) Dia 17
   B) Dia 23
   C) Dia 27
   D) Dia 33

2. Em que dia se fecha a fissura embriônica?
   A) Dia 17
   B) Dia 23
   C) Dia 27
   D) Dia 33

3. Qual dos defeitos a seguir NÃO resulta de uma falha de fechamento da fissura óptica?
   A) Coloboma do nervo óptico
   B) Coloboma da pálpebra
   C) Coloboma da íris
   D) Coloboma coroidal

Perguntas 4-14 Combine a estrutura com o tecido embriônico que lhe dá origem.

   A) Mesoderma
   B) Crista neural
   C) Ectoderma neural
   D) Ectoderma superficial

4. Cristalino

5. Endotélio da córnea

6. Músculos extra-oculares

7. Epitélio do pigmento da retina

8. Epitélio da córnea

9. Glândula lacrimal

10. Canal de Schlemm

11. Coróide

12. Esfíncter da pupila

13. Camada não-pigmentada do corpo ciliar

14. Sistema nasolacrimal

Perguntas 15-17 Combine as estruturas embriônicas do vítreo com suas contrapartes adultas.

   A) Zônulas
   B) Remanescentes do canal hialóide
   C) Corpo vítreo
   D) Nenhum dos anteriores

15. Vítreo primário

16. Vítreo secundário

17. Vítreo terciário

18. As estruturas a seguir são todas remanescentes do sistema hialóide vascular, EXCETO:
    A) mancha de Mittendorf
    B) leucoma corneano
    C) membrana pupilar persistente
    D) papila de Bergmeister

19. Qual das afirmações a seguir é verdadeira sobre o vítreo?
    A) O colágeno é o principal componente estrutural.
    B) Seus anexos mais poderosos estão na base do vítreo, no nervo óptico e nos vasos da retina.
    C) O descolamento posterior do vítreo resulta do colapso e da contração de fibras de colágeno, o que ocorre com a idade.
    D) Todas as anteriores.

20. Qual das afirmações a seguir sobre mielinização do nervo óptico é FALSA?
    A) A mielinização começa durante o sétimo mês de gestação.
    B) A mielinização é concluída após o nascimento.
    C) A mielinização progride em sentido posterior a partir da lâmina cribrosa.
    D) A mielinização permite a transmissão mais rápida dos impulsos dos nervos.

21. Qual das afirmações a seguir sobre o canal óptico é verdadeira?
    A) Ele tem entre 8 e 10 mm de comprimento.
    B) Ele está localizado dentro da asa menor do esfenóide.
    C) Os nervos simpáticos passam por esse canal.
    D) Todas as anteriores.

22. Qual dos ossos a seguir NÃO faz parte do assoalho orbital?
    A) Maxilar
    B) Lacrimal
    C) Zigomático
    D) Palatino

23. A parede medial da órbita inclui:
    A) osso etmóide, forame etmoidal anterior, forame infra-orbital
    B) osso lacrimal, fissura orbital superior, forame zigomaticotemporal
    C) linha de sutura frontoetmoidal, forame etmoidal posterior, crista lacrimal posterior
    D) osso lacrimal, crista lacrimal anterior, forame supra-orbital

24. Qual das afirmações a seguir sobre o tubérculo orbitário lateral é VERDADEIRA?
    A) O tubérculo está localizado na junção dos ossos frontal e maxilar.
    B) O tubérculo fixa-se completamente no osso maxilar.
    C) O tubérculo é o sítio do anexo primário do tendão cantal lateral, do ligamento de Whitnall e do ligamento de Lockwood.
    D) Os anexos entre o reto lateral e o tubérculo servem como apoio ao ligamento do reto lateral.

Perguntas 25-29 Por qual forame passa cada uma das estruturas a seguir?

    A) Fissura orbitária superior
    B) Fissura orbitária inferior
    C) Canal óptico
    D) Nenhuma das anteriores.

25. Artéria etmoidal posterior

26. Nervo troclear

27. Nervo maxilar

28. Artéria oftálmica

29. Veia orbitária superior

30. Todos os músculos extra-oculares recebem suprimento sanguíneo da artéria oftálmica, EXCETO:
    A) Reto lateral
    B) Oblíquo superior
    C) Oblíquo inferior
    D) Reto medial

31. Todas as afirmações a seguir são verdadeiras sobre a bomba lacrimal e o mecanismo de drenagem lacrimal, EXCETO:
    A) a evaporação é responsável por cerca de 10% da eliminação das lágrimas nos jovens
    B) a contração do músculo orbicular fornece pressão positiva no saco lacrimal, atraindo as lágrimas para o nariz
    C) quando as pálpebras se abrem, produz-se pressão negativa no saco, mantida pela válvula de Rosenmüller
    D) a maioria das lágrimas é eliminada por meio do ponto da pálpebra inferior, em vez de por meio do ponto da pálpebra superior

32. Qual das afirmações a seguir é FALSA ao se descrever a órbita em adultos?
    A) A órbita tem um volume de 30 ml.
    B) A largura máxima é de 1 cm atrás da margem orbitária anterior.
    C) A profundidade da órbita é de, em média, 50 mm a partir da entrada orbitária até o ápice.

D) As paredes mediais são paralelas e margeiam a cavidade nasal, as células aéreas do etmóide e o seio do esfenóide, posteriormente.

33. Qual das estruturas a seguir NÃO é um ramo da porção oftálmica do nervo trigêmeo?
    A) Nervo supratroclear
    B) Nervo lacrimal
    C) Nervo ciliar longo
    D) Nervo zigomaticofacial

34. Quais das estruturas ósseas a seguir contêm o saco nasolacrimal?
    A) Lacrimal, etmóide
    B) Maxilar, etmóide
    C) Nasal, lacrimal
    D) Lacrimal, maxilar

35. Que tipo de epitélio reveste o saco lacrimal, o ducto e os canalículos?
    A) Epitélio escamoso estratificado
    B) Epitélio colunar pseudo-estratificado
    C) Epitélio cuboidal
    D) Epitélio colunar estratificado com cobertura de células caliciformes .

36. No nariz, onde se abre o ducto nasolacrimal?
    A) Acima do turbinado inferior
    B) Através da válvula de Rosenmüller
    C) Através de um óstio parcialmente coberto por uma dobra de mucosa (válvula de Hasner)
    D) No meato superior

37. A "linha cinzenta" da pálpebra é:
    A) a junção mucocutânea da margem da pálpebra
    B) a localização dos orifícios da glândula meibomiana
    C) o músculo de Riolan
    D) posterior ao tarso

38. Uma incisão de espessura total na pálpebra superior a 11 mm da margem palpebral superior, sobre a pupila do caucasiano, estaria próxima a cada uma das estruturas a seguir, EXCETO:
    A) músculo tarsal superior
    B) arcada arterial periférica
    C) glândulas de Moll
    D) gordura orbitária

39. Qual das estruturas a seguir NÃO é uma membrana basal verdadeira?
    A) Lâmina limitante posterior da córnea (membrana de Descemet)
    B) Lâmina basilar da corióide (membrana de Bruch)
    C) Cápsula do cristalino
    D) Lâmina limitante anterior da córnea (membrana de Bowman)

40. Qual das estruturas a seguir divide a glândula lacrimal em 2 lobos?
   A) Músculo orbicular
   B) Tarso
   C) Ligamento de Whitnall
   D) Aponeurose do levantador

41. Qual músculo se origina do anel tendíneo comum (anel de Zinn)?
   A) Oblíquo superior
   B) Elevador da pálpebra
   C) Reto lateral
   D) Oblíquo inferior

42. Qual músculo se insere o mais posterior possível em relação ao limbo?
   A) Reto medial
   B) Reto superior
   C) Reto inferior
   D) Oblíquo superior

43. Qual das afirmações a seguir sobre a estrutura do cristalino é FALSA?
   A) A sutura em Y representa as extremidades das fibras do cristalino
   B) Os núcleos do cristalino estão concentrados próximo ao equador
   C) As fibras do cristalino no núcleo continuam a se dividir por toda a vida
   D) A sutura anterior em Y tem orientação ascendente

44. Qual das declarações a seguir sobre as células de Müller é FALSA?
   A) Trata-se de células gliais modificadas que fornecem uma estrutura de suporte aos elementos neurais na retina
   B) Seus núcleos ficam na camada nuclear externa
   C) Seus processos basais se estendem para fora, para formar a superfície interna da retina (membrana limitante interna)
   D) Os processos celulares apical ou externo se estendem para além da camada nuclear externa, onde são ligados aos fotorreceptores por um sistema de barras terminais que formam a membrana limitante externa

45. Qual das declarações a seguir sobre o epitélio pigmentar da retina (EPR) é FALSA?
   A) O EPR se entrelaça aos processos apicais dos segmentos do bastonete e do cone
   B) O EPR se adere compactamente à membrana de Bruch
   C) O EPR forma a barreira hematorretiniana interna
   D) As células do EPR são mais altas e contêm maior concentração de pigmento na mácula

46. Todas as declarações a seguir sobre a camada interna da lâmina coróide coriocapilar estão corretas, EXCETO:
   A) Ela se comunica livremente com os capilares do disco óptico
   B) Ela está disposta em padrão segmentar que varia com a localização
   C) O endotélio possui poros em tamanho suficiente para permitir que moléculas maiores, incluindo proteínas, escapem para o espaço extravascular
   D) Ela representa fonte importante de nutrição para o EPR e segmentos externos da retina

47. Qual das seguintes estruturas é encontrada na camada plexiforme interna?
   A) Axônios de células ganglionares
   B) Axônios de células amácrinas
   C) Sinapses dos fotorreceptores
   D) Plataformas das células de Müller

48. Em quantos graus a fóvea está deslocada em relação ao nervo óptico?
   A) 15°
   B) 23°
   C) 10°
   D) 6°

49. Qual é o diâmetro da veia da retina ao cruzar a borda da cabeça do nervo óptico?
   A) 80 μm
   B) 120 μm
   C) 160 μm
   D) 200 μm

50. A úvea está anexa a todos os sítios a seguir, EXCETO:
   A) *Ora serrata*
   B) Veias do vórtice
   C) Esporão da esclera
   D) Vasos ciliares longos posteriores

☑ RESPOSTAS

1. B) Dia 23
2. D) Dia 33

   As fossas ópticas aparecem pela primeira vez no 23° dia de gestação (Fig. 2-1). A evaginação da vesícula óptica ocorre no 25° dia, com a indução do cristalino no 28° dia. O fechamento da fissura óptica ocorre no 33° (Fig. 2-2). Esse fechamento permite a pressurização do globo.

   A fissura óptica se fecha aproximadamente no 33° dia de gestação. Ela começa a meio caminho entre o nervo óptico e a íris e se fecha em sentido ascendente (*zips up*), em ambas as direções: anterior e posterior. A fissura está localizada na parte inferior do globo e íris inferior correspon-

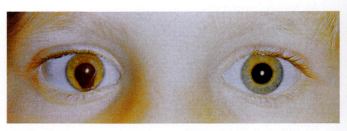

FIGURA 2-3.

dente (Fig. 2-3). Colobomas da coróide e do nervo óptico podem ser visualizados se houver falha do fechamento apropriado da fissura. Os colobomas da pálpebra não resultam dessa falha de fechamento da fissura (Tabela 2-1).

3. B) Coloboma da pálpebra
4. D) Ectoderma superficial
5. B) Crista neural
6. A) Mesoderma
7. C) Ectoderma neural

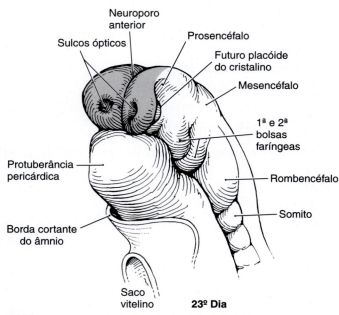

FIGURA 2-1. Segundo Wright K. Textbook of ophthalmology. Baltimore: Williams & Wilkins, 1997.

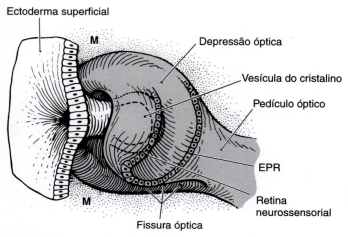

FIGURA 2-2. Segundo Wright K. Textbook of ophthalmology. Baltimore: Williams & Wilkins, 1997.

TABELA 2-1. Derivação Embrionária de Estruturas Oculares

Tecido embrionário	Estruturas
Mesoderma	Músculos extra-oculares
	Esclera (pequena área temporal)
	Endotélio vascular
	Canal de Schlemm
	Sangue
Crista neural	Estroma e endotélio da córnea
	Malha trabecular
	Estroma da íris
	Estroma do corpo ciliar
	Músculos ciliares
	Esclera
	Cartilagens e ossos orbitários
	Tecido conjuntivo dos músculos extra-oculares
Ectoderma neural	Epitélio posterior da íris
	Esfíncter e dilatador da pupila
	Epitélio ciliar
	Retina neural
	Epitélio pigmentar da retina
	Nervo óptico
Ectoderma superficial	Glândula lacrimal
	Pálpebras, pestanas e estruturas epidérmicas
	Epitélio da conjuntiva
	Epitélio da córnea

8. D) Ectoderma superficial

9. D) Ectoderma superficial

10. A) Mesoderma

11. B) Crista neural

12. C) Ectoderma neural

13. C) Ectoderma neural

14. D) Ectoderma superficial

   Com 6 semanas, um cordão ectodérmico é enterrado no mesoderma entre os processos nasais lateral e maxilar. Esse cordão forma um canal entre a margem da pálpebra e meato inferior durante o 3º mês embrionário. Defeitos nesse processo podem resultar em uma obstrução lacrimal na valva de Hasner ou, mais raramente, em canalículos ou pontos lacrimais.

15. B) Remanescentes do canal hialóide

16. C) Corpo vítreo

17. A) Zônulas

   Os remanescentes do sistema hialóide, incluindo o canal hialóide, os vasos hialóides e as porções posteriores da túnica vascular do cristalino fazem parte do vítreo primário (Fig. 2-4). O vítreo secundário se transforma, por fim, no corpo vítreo principal. O vítreo terciário é a porção do vítreo mais periférica e está envolvida com o desenvolvimento do aparelho zonular.

18. B) Leucoma corneano

   Os restos do sistema da vasculatura hialóide incluem a mancha de Mittendorf na face posterior do cristalino, as papilas de Bergmeister na cabeça do nervo óptico, e a membrana pupilar persistente. Na anomalia de Peter pode-se observar um leucoma corneano, mas isso representa uma anormalidade na clivagem do segmento anterior.

19. D) Todas as anteriores

   O vítreo é constituído de 98% de água e 0,1% de colóides. O resto da matéria sólida consiste em íons e solutos de baixo peso molecular. Os dois componentes estruturais principais são o colágeno e o ácido hialurônico. Seus anexos mais fortes ficam localizados na base do vítreo (escancarando a *ora serrata*), nervo óptico e vasos da retina. O colapso e a contração das fibras de colágeno, que ocorrem com a idade, formam bolsas de fluido no vítreo e a reorganização dessa estrutura para formar descolamentos do vítreo posterior (*floaters*).

20. C) A mielinização progride em sentido posterior a partir da lâmina cribrosa.

   A mielinização do nervo óptico começa no 7º mês de gestação e se completa cerca de 1 mês após o nascimento. O processo se inicia no quiasma e progride em direção à lâmina cribrosa.

21. D) Todas as anteriores.

   O canal óptico contém o nervo óptico, a artéria oftálmica e os nervos simpáticos. A fissura orbital superior é separa-

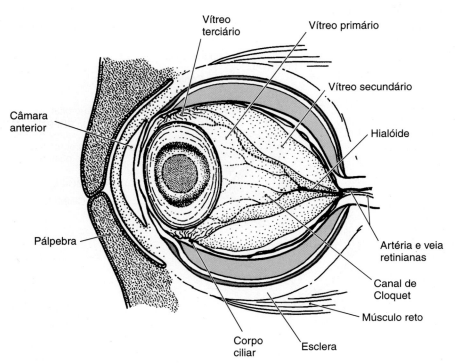

FIGURA 2-4. Segundo Wright K. Textbook of ophthalmology. Baltimore: Williams & Wilkins, 1997.

da do canal óptico pelo suporte óptico ósseo. O canal varia entre 8 e 10 mm de comprimento e no forame óptico geralmente mede menos de 6,5 mm de diâmetro.

22. B) Lacrimal

O assoalho orbital é composto de contribuições de 3 ossos: maxilar, zigomático e palatino (Fig. 2-5). O osso lacrimal faz parte da parede orbital medial.

23. D) Linha de sutura frontoetmoidal, forame etmoidal posterior, crista lacrimal posterior.

O forame infra-orbitário fica na face anterior da maxila; o forame zigomaticotemporal fica na borda orbitária lateral; o forame supra-orbitário fica no osso frontal; a fissura orbitária superior separa o teto e as paredes laterais da órbita.

24. D) Os anexos entre o reto lateral e o tubérculo servem como apoio ao ligamento do reto lateral.

O tubérculo marginal-órbitário (tubérculo de Whitnall) está inteiramente localizado no osso zigomático, cerca de 2 mm abaixo da linha da sutura frontozigomática. O ligamento suspensor do bulbo do olho (ligamento de Lockwood) atua como um sistema de suspensão para o globo. Ele se liga na região medial à parede orbitária medial, atrás da crista lacrimal posterior. Lateralmente, ele adere ao retináculo lateral, que se liga ao tubérculo orbital lateral. O ligamento de Whitnall é o ligamento transverso superior que surge da bainha compactada e da porção anterior do músculo levantador. Lateralmente, o ligamento de Whitnall se liga cerca de 10 mm acima do tubérculo orbital lateral ao osso frontal e à cápsula da glândula lacrimal.

Esse ligamento envia algumas extensões aos retináculos medial e lateral.

O apoio ao ligamento do reto lateral, o tendão cantal lateral, o corno lateral da aponeurose do elevador e o ligamento de Lockwood aderem ao retináculo lateral, que por sua vez se liga ao tubérculo orbitário lateral.

25. D) Nenhuma das anteriores.
26. A) Fissura orbitária superior.
27. B) Fissura orbitária inferior.
28. C) Canal óptico
29. A) Fissura orbital superior

A Figura 2-6 mostra a órbita posterior. Os ossos com legenda são os seguintes: E = etmóide, F = frontal, L = lacrimal, M = maxilar, S = esfenóide, Z = zigomático.

30. A) Reto lateral

Os ramos musculares inferior ou superior da artéria oftálmica fornecem todo ou parte do suprimento sanguíneo a todos os músculos extra-oculares, exceto o reto lateral. O sangue para esse músculo é fornecido por um único vaso derivado da artéria lacrimal. Cada músculo reto, exceto o reto lateral, recebe 2 artérias ciliares anteriores que se comunicam com o principal círculo de arteríolas do corpo ciliar.

31. C) Quando as pálpebras se abrem, produz-se pressão negativa no saco, mantida pela válvula de Rosenmüller.

De acordo com a ação de bombeamento lacrimal descrita por Rosengren-Doane, a contração do músculo orbicular fornece pressão positiva no saco lacrimal, forçando as

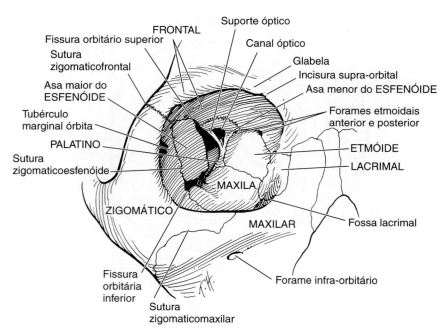

FIGURA 2-5. Segundo Wright K. Textbook of ophthalmology. Baltimore: Williams & Wilkins, 1997.

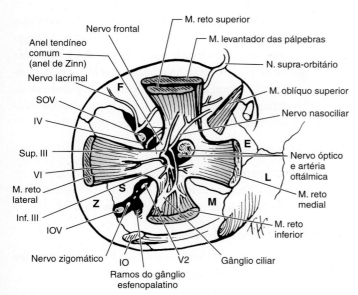

FIGURA 2-6. Segundo Wright K. Textbook of ophthalmology. Baltimore: Williams & Wilkins, 1997.

lágrimas para o nariz por meio da prega espiral (Válvula de Hasner). Quando as pálpebras se abrem e se movem lateralmente, produz-se pressão negativa no saco lacrimal, que é mantida por essa válvula. Quando as pálpebras se abrem completamente, os pontos lacrimais distendem-se e a pressão negativa força as lágrimas para o interior das ampolas e dos canalículos. A evaporação é responsável por 10% a 20% da eliminação das lágrimas nos jovens e nos adultos mais velhos, respectivamente. Cerca de 60% das lágrimas drenam através do ponto inferior.

32. C) A profundidade da órbita é de, em média, 50 mm a partir da entrada orbitária até o ápice.

    A profundidade da órbita varia de 40 a 45 mm a partir da entrada orbitária até o ápice. A distância até o ápice se tor-

na importante na dissecção ou excisão de um tumor na órbita posterior ou no reparo de uma fratura extensa do assoalho orbitário.

33. D) Nervo zigomaticofacial

    O nervo trigêmeo se divide em 3 segmentos: oftálmico (V1), maxilar (V2) e mandibular (V3). O nervo oftálmico se divide em 3 ramos: nasociliar, frontal e lacrimal. O nervo frontal, um ramo do segmento oftálmico (V1), se divide em nervos supra-orbital e supratroclear. O segmento maxilar (V2) se divide em nervos infra-orbital, zigomático e alveolar superior. Os nervos zigomaticofacial e zigomaticotemporal são ramos do nervo zigomático (V2). A Figura 2-7 mostra um diagrama dos 3 segmentos do nervo trigêmeo e os vários ramos nervosos.

34. D) Lacrimal, maxilar

    A fossa do saco lacrimal é margeada pela crista lacrimal anterior do osso maxilar e pela crista lacrimal posterior do osso lacrimal. Em uma dacriocistorrinostomia (DCR), a ostomia é criada na linha da sutura maxilolacrimal, localizada na fossa do saco lacrimal.

35. B) Epitélio colunar pseudo-estratificado

    Esse epitélio é semelhante ao encontrado no sistema respiratório superior. Além disso, as paredes do sistema nasolacrimal contêm quantidades significativas de colágeno, tecido elástico e tecido linfóide.

36. C) Através de um óstio parcialmente coberto por uma dobra de mucosa (válvula de Hasner)

    O ducto lacrimal se estende para o interior do meato inferior, 3 a 5 mm antes de se abrir na válvula membranosa de Hasner (Fig. 2-8). O seio maxilar, as células aéreas do etmóide médio e as células aéreas do etmóide anterior penetram no nariz ao nível do meato médio. As células aé-

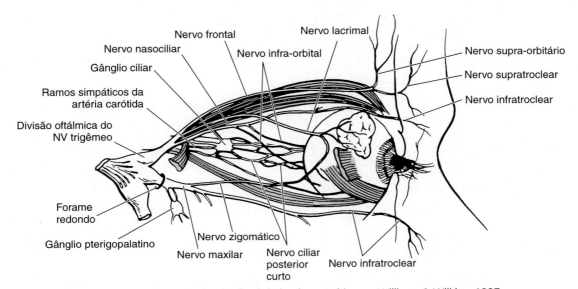

FIGURA 2-7. Segundo Wright K. Textbook of ophthalmology. Baltimore: Williams & Wilkins, 1997.

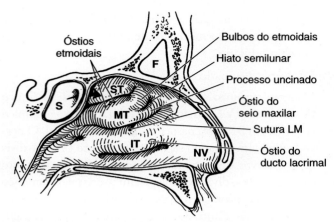

FIGURA 2-8. F = seio frontal; IT = turbinado inferior; MT = turbinado médio; S = seio do esfenóide; ST = turbinado superior. Segundo de Wright K. Textbook of ophthalmology. Baltimore: Williams & Wilkins, 1997.

reas do etmóide posterior drenam o nariz pelo meato superior. O recesso esfenoetmoidal recebe as aberturas do seio do esfenóide.

37. C) O músculo de Riolan

A linha cinzenta corresponde à camada do músculo orbicular da pálpebra, o músculo de Riolan.

38. C) Glândulas de Moll

Uma incisão de espessura total na pálpebra superior, 11 mm acima da margem da pálpebra, envolveria a pele, o orbicular, a gordura orbitária e a aponeurose do levantador. A incisão também pode passar pela arcada arterial periférica, pelo músculo tarsal superior e pela conjuntiva. As glândulas lacrimais acessórias de Wolfring estão localizadas ao longo da margem orbitária de cada tarso. As glândulas lacrimais acessórias de Krause estão localizadas nos fórnices, a maioria na porção lateral do fórnice superior. As glândulas de Moll estariam localizadas o mais longe possível dessa incisão, pois ficam na margem da pálpebra (Fig. 2-9).

39. D) Membrana de Bowman

Essa membrana representa uma camada compacta de colágeno na face anterior do estroma da córnea (Fig. 2-10). Ela não é uma membrana basal verdadeira.

40. D) Aponeurose do levantador

A glândula lacrimal é dividida em dois lobos pela extensão lateral da aponeurose do levantador.

41. C) Reto lateral

Os músculos retos laterais se originam do anel tendíneo comum (anel de Zinn) (Fig. 2-11). O músculo oblíquo superior e o levantador da pálpebra se originam acima do anel. O músculo oblíquo inferior tem sua inserção medial na maxila.

42. D) Oblíquo superior

Os músculos retos se inserem ao longo da espiral de Tillaux, o reto medial sendo o mais próximo ao limbo (5,5 mm) e o reto superior sendo o mais distante (7,9 mm). Os músculos oblíquos superior e inferior se inserem posteriormente ao equador. O oblíquo superior se insere no globo em um

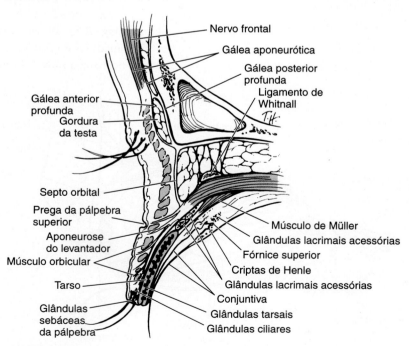

FIGURA 2-9. Segundo Wright K. Textbook of ophthalmology. Baltimore: Williams & Wilkins, 1997.

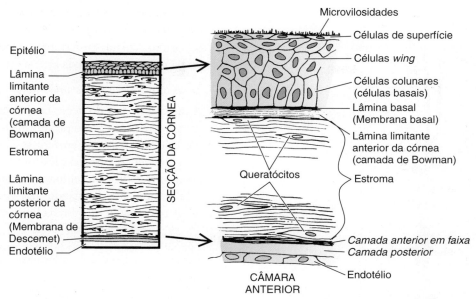

FIGURA 2-10. Segundo Wright K. Textbook of ophthalmology. Baltimore: Williams & Wilkins, 1997.

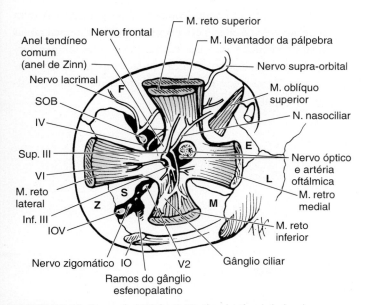

FIGURA 2-11. Segundo Wright K. Textbook of ophthalmology. Baltimore: Williams & Wilkins, 1997.

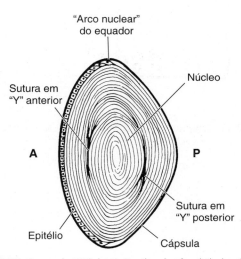

FIGURA 2-12. Segundo Wright K. Textbook of ophthalmology. Baltimore: Williams & Wilkins, 1997.

arco longo, com as fibras anteriores próximas à inserção do reto superior.

43. C) As fibras do cristalino no núcleo continuam a se dividir por toda a vida.

    O cristalino (Fig. 2-12) é formado pela divisão sucessiva e alongamento de fibras de cristalino a partir do ectoderma embriogênico de superfície. Os núcleos são encontrados em um arco próximos ao equador do cristalino. A divisão de epitélio do cristalino na periferia adiciona continuamente fibras ao núcleo durante toda a vida. As extremidades das fibras de cristalino alongadas se encontram anterior e posteriormente, formando suturas em Y. A sutura anterior é vertical, enquanto a posterior é invertida (Fig. 2-13).

44. B) Seus núcleos ficam na camada nuclear externa.

    Os núcleos das células de Müller ficam na camada nuclear interna, enquanto os núcleos dos fotorreceptores ficam na camada nuclear externa.

45. C) Eles formam a barreira hematorretiniana interna.

    As células dos EPRs formam a barreira hematorretiniana externa; a barreira hematorretiniana interna é formada pelo endotélio que reveste os vasos sangüíneos da retina.

46. A) Ela se comunica livremente com os capilares do disco óptico.

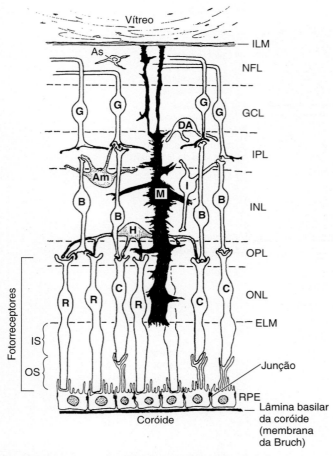

FIGURA 2-13. Segundo Wright K. Textbook of ophthalmology. Baltimore: Williams & Wilkins, 1997.

A lâmina coriocapilar não se comunica livremente com os capilares do disco óptico. A circulação coroidal provém das artérias ciliares posteriores; o disco óptico e as arteríolas da retina são ramos da artéria oftálmica.

47. B) Axônios das células amácrinas.

A camada fibrosa do nervo contém os axônios das células ganglionares. A camada plexiforme interna possui axônios das células bipolares e amácrinas e as sinapses das células ganglionares. A camada plexiforme externa possui conexões entre os fotorreceptores, as células horizontais e as células bipolares. As plataformas *footplates* das células de Müller formam a membrana limitante interna.

48. A) 15°

Essa informação é útil na localização da mancha cega em campos visuais.

49. B) 120 μm

50. A) *Ora serrata*

A retina fica anexa à *ora serrata* e ao nervo óptico. A úvea se relaciona anexa ao nervo óptico, ao esporão escleral, às veias do vórtice e aos vasos ciliares posteriores longo e curto. Essa diferença anatômica ajuda a separar os descolamentos de coróide dos descolamentos da retina na ultra-sonografia.

Anotações

Anotações

3

Óptica

PERGUNTAS

1. À distância de 6 metros, as menores letras que uma criança consegue ler ficam na linha 20/60. Você pede para ela andar em direção ao gráfico. Quanto ela andará antes de conseguir ler a linha 20/20?
   A) 4,5 m
   B) 2,10 m
   C) 4,0 m
   D) 1,5 m

2. Um adulto tem diplopia e hipertropia esquerda de 6Δ. Qual combinação de prismas em seus óculos o ajudaria a alinhar as duas imagens?

	OD	OS
A)	3Δ base para cima	3Δ base para cima
B)	6Δ base para baixo	Nada
C)	4Δ base para baixo	2Δ base para baixo
D)	3Δ base para cima	3Δ base para baixo

3. Um paciente com paralisia do VI nervo craniano apresenta esotropia para longe de 8Δ. A que distância ficarão, uma da outra, as imagens de uma luz de fixação há 6 metros?
   A) 48 cm
   B) 8 cm
   C) 24 cm
   D) 36 cm

4. Um prisma de 6Δ base para fora e outro de 8Δ base para baixo são substituídos por um único prisma. Qual é o poder desse prisma?
   A) 10Δ
   B) 14Δ
   C) 7Δ
   D) 2Δ

5. Uma lente +10,00 D é posicionada como na Figura 3-1. Dois feixes a *laser* são apontados paralelos ao eixo da lente: um deles 8 mm acima do eixo e o outro 11 mm abaixo desse eixo. A que distância depois da lente os feixes se cruzam?
   A) 10 cm
   B) 8 cm
   C) 9,5 cm
   D) 19 cm

Perguntas 6-7

6. Um objeto está localizado 20 cm à esquerda de uma lente –2,00 D. Onde está localizada a imagem?
   A) 20 cm à direita da lente
   B) 50 cm à direita da lente
   C) 33 cm à esquerda da lente
   D) 14 cm à esquerda da lente

7. Que tipo e orientação tem essa imagem?
   A) Virtual, invertida
   B) Real, invertida
   C) Virtual, direita
   D) Real, direita

Perguntas 8-9

A fonte de luz e os anteparos mostrados na Figura 3-2 são usados para determinar o poder de uma lente desconhecida. Quando o anteparo está a 16 cm da lente, observa-se uma linha de 45°. Quando a tela é movida para 50 cm, a linha está a 135°.

8. A que distância da lente está o círculo visto na tela?
   A) 20 cm
   B) 25 cm
   C) 33 cm
   D) 37 cm

9. Qual é a prescrição dessa lente?
   A) +2,00 + 4,00 × 135°
   B) +6,00 – 4,00 × 135°
   C) +2,00 + 6,00 × 45°
   D) +6,00 – 2,00 × 45°

10. Temos duas lentes +2,00 D. Quão distantes elas devem ficar uma da outra para que um objeto no infinito seja focalizado 1 m à direita da segunda lente?

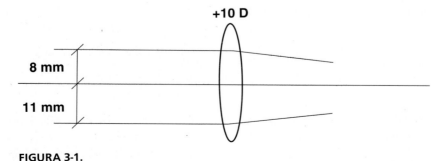

FIGURA 3-1.

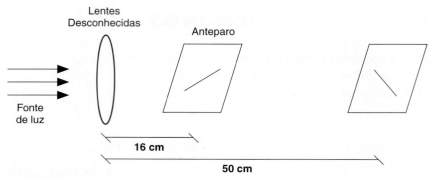

FIGURA 3-2.

A) 1,0 m
B) 0,5 m
C) 1,5 m
D) 0,75 m

11. Um objeto distante 25 cm de uma lente +12,00 D é movido 15 cm em direção à lente. A que distância a imagem se move para longe da lente?
    A) 12,5 cm
    B) 37,5 cm
    C) 20 cm
    D) 7,5 cm

12. Um objeto de 15 cm está 25 cm à esquerda de uma lente −2,00 D. Qual o tamanho da imagem resultante?
    A) 17 cm
    B) 10 cm
    C) 7,5 cm
    D) 25 cm

13. Sem correção, uma criança se queixa de que objetos mais próximos que 33 cm ficam turvos. A refração cicloplégica mediu +6,00 D esférico OU. Quanto de acomodação tem essa criança?
    A) 6,00 D
    B) 12,00 D
    C) 3,00 D
    D) 9,00 D

Perguntas 14-15

14. Qual é a amplitude de acomodação de um paciente com um ponto distante 20 cm atrás do olho e um ponto próximo no infinito?
    A) 5 D
    B) 1 D
    C) 4 D
    D) 2,5 D

15. Que adição para perto é necessária para a prescrição de distância corrigida desse paciente, de modo que, a 40 cm, ele use metade de sua amplitude de acomodação?

    A) +2,50 D
    B) +1,75 D
    C) +2,00 D
    D) Não é necessário nenhuma adição para perto

16. Ao olhar para um objeto a 25 cm, um paciente apresenta esotropia de 30Δ. Com óculos +3,00 D, sua esotropia diminui para 15Δ. Qual é o esodesvio de distância sem óculos?
    A) 6Δ
    B) 10Δ
    C) 18Δ
    D) 36Δ

17. Um telescópio de Galileu é construído com objetiva de +5,00 D e ocular de −10,00 D. Qual é a ampliação desse telescópio?
    A) ½×
    B) 50×
    C) 2×
    D) 5×

Perguntas 18-19

18. Você tem uma lente +10 D e outra +20 D. Você quer fazer uma ampliação de 2×. Qual é a distância necessária entre as lentes para produzir essa ampliação?
    A) 10 cm
    B) 15 cm
    C) 5 cm
    D) 25 cm

19. Quanto de acomodação é necessário para visualizar um objeto a 1 m na frente da lente +10 D?
    A) 2 D
    B) 10 D
    C) 5 D
    D) 8 D

20. Um prisma plástico de 10Δ e outro de vidro comum de 10Δ são submersos em água. Nessa condição, quanto de luz os prismas de plástico e de vidro desviam?

	Plástico	Vidro
A)	< 10Δ	< 10Δ
B)	< 10Δ	> 10Δ
C)	> 10Δ	< 10Δ
D)	10Δ	10Δ

21. Óculos para natação com prescrição são feitos com lentes plásticas plano-côncavas (n = 1,45). No ar, elas medem −2,00 D. Qual é o poder dos óculos quando usados sob a água (n$_{água}$ = 1,33)?
    A) −1,50 D
    B) −2,25 D
    C) −2,00 D
    D) −3,33 D

22. Um aquário tem 25 cm de profundidade. Visto de cima, visualiza-se uma rocha. A água (n = 1,33) é então removida e substituída por óleo de silicone (n = 1,40). Como a localização da rocha aparece quando visualizada através do ar, água e óleo?

	Mais próximo		Mais distante
A)	Óleo	Água	Ar
B)	Ar	Água	Óleo
C)	Ar	Óleo	Água
D)	Água	Óleo	Ar

23. Um objeto de 2 cm está a 10 cm de um espelho côncavo de 8,00 D. Qual é o tamanho da imagem resultante?
    A) 10 cm
    B) 20 cm
    C) 50 cm
    D) 80 cm

24. Uma lente intra-ocular de PMMA (n = 1,48) tem poder de +25 D quando medida submersa em água. Qual é o poder dessa lente no ar?
    A) 80 D
    B) 48 D
    C) 29 D
    D) 23 D

25. Um paciente com fácico é submetido à vitrectomia com substituição do fluido vítreo (n = 1,34) por óleo de silicone (n = 1,40). Que alteração ocorrerá em sua prescrição?
    A) Desvio miópico
    B) Desvio hipermetrópico
    C) Nenhuma alteração significativa na prescrição
    D) Não pode ser determinada com as informações fornecidas

Perguntas 26-27

26. Um objeto está a 100 cm de um espelho côncavo de +4 D. Que tipo e orientação de imagem são formados?
    A) Virtual, invertida
    B) Real, invertida
    C) Virtual, vertical
    D) Real, vertical

27. Onde a imagem fica localizada?
    A) 20 cm à direita do espelho
    B) 20 cm à esquerda do espelho
    C) 33 cm à direita do espelho
    D) 33 cm à esquerda do espelho

28. Um objeto está a 12,5 cm de uma lente +3D que, por sua vez, está a 10 cm de um espelho plano. Qual a distância que separa a imagem do objeto?
    A) 187,5 cm
    B) 100 cm
    C) 52,5 cm
    D) 22,5 cm

29. Você usa um teste duocromo para refinar a refração de um paciente. Ele diz que as letras vermelhas estão mais nítidas que as verdes. Esse paciente está:
    A) acomodando
    B) não-acomodando
    C) anisometrópico
    D) presbióptico

30. Você visualiza o reflexo a seguir (Fig. 3-3) ao executar uma retinoscopia em um paciente. O que é necessário para neutralizar esse reflexo?
    A) Girar o eixo 15° em sentido horário e acrescentar esfera positiva
    B) Girar o eixo 15° em sentido anti-horário e acrescentar esfera negativa
    C) Girar o eixo 15° em sentido anti-horário e acrescentar esfera positiva
    D) Girar o eixo 15° em sentido horário e acrescentar esfera negativa

31. Você mantém uma lente +1,00 D na frente de um paciente. A uma distância de trabalho de 67 cm, você observa

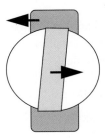

FIGURA 3-3.

movimento contrário com a estria orientada a 90° e movimento menos contrário com a estria orientada a 180°. Qual é a situação desse paciente?

A) Astigmatismo miópico simples

B) Astigmatismo miópico composto

C) Astigmatismo hipermetrópico simples

D) Astigmatismo hipermetróptico composto

32. Você executa uma retinoscopia em uma criança com ciclopegia. Com a faixa orientada verticalmente a 90°, você neutraliza o reflexo com uma lente −2,00 D (após subtrair a distância de trabalho) e com a estria horizontal, +3,00 D. Qual é a refração ciclopégica?

A) +3,00 − 2,00 × 180°

B) −2,00 + 3,00 × 90°

C) −2,00 + 5,00 × 180°

D) +3,00 − 5,00 × 180°

33. Uma paciente usa +3,00 + 2,25 × 60°. Se todo o astigmatismo dessa paciente for na córnea, qual será a medida de ceratometria dessa paciente?

A) 38,50 D a 120°, 43,75 D a 30°

B) 40,00 D a 60°, 42,25 D a 150°

C) 45,75 D a 30°, 48,00 D a 120°

D) 41,25 D a 150°, 43,50 D a 60°

34. Um paciente com ciclopegia não corrigida olha para uma grade de Amsler a 40 cm de distância. As linhas verticais são focalizadas nitidamente quando se mantém uma esfera +4,75 D em frente ao olho. As linhas horizontais são mais nítidas com a esfera +6,00 D. Qual é a distância de correção?

A) +4,75 + 1,25 × 180°

B) +2,25 + 3,75 × 90°

C) +2,25 + 1,25 × 180°

D) +1,25 + 2,50 × 90°

35. Um paciente com miopia −4,00 D tem adição para perto de +2,00 D em suas lentes. Que tipo de segmento bifocal minimizará o deslocamento da imagem?

A) Borda arredondada (ultex)

B) Borda chanfrada (*slab-off*)

C) Topo reto (*Biovis*)

D) Bifocal de Franklin (*Executive*)

36. Um paciente de 65 anos com hipermetropia é submetido à cirurgia de catarata no olho esquerdo. Após a cirurgia, ele apresenta refração de:

$$+4,00 + 0,50 \times 90$$
$$-2,25 + 1,00 \times 90$$

Bifocal progressiva, +2,50 de adição

Ele se queixa de dificuldade de ajuste aos novos óculos. Com cada olho testado individualmente, a acuidade é de 20/20. Qual dos recursos a seguir seria a melhor solução para seu problema?

A) Prisma

B) Lentes de contato

C) Bifocal topo reto (*Biovis*)

D) Refração cicloplégica

37. Um paciente usa a seguinte prescrição:

$$-1,00 + 2,00 \times 180°$$
$$-2,50 + 1,00 \times 90° \text{ Adição de } +3,00 \text{ OU}$$

O segmento bifocal está localizado 10 mm abaixo do centro óptico das lentes. Quanto de prisma relativo é induzido quando ele olha através do topo das lentes bifocais?

A) 1,50Δ direito base para cima

B) 2,00Δ esquerdo base para cima

C) 2,50Δ direito base para cima

D) 3,50Δ direito base para cima

38. Um paciente afácico usa lentes +10,00 D a uma distância de vértice de 10 mm. Que poder de lentes de contato deveria ser prescrito para adaptação em K's?

A) +9,0 D

B) +10,0 D

C) +11,0 D

D) +9,5 D

39. Um paciente tem K's de 42,00 D a 90°/40,00 D a 180° e refração de −1,50 + 0,50 × 90°. Uma lente de contato plana dura está ajustada no K mais plano. Qual sobre-refração é medida?

A) −1,00 + 1,50 × 180°

B) +1,50 − 0,50 × 90°

C) −0,50 + 0,50 × 180°

D) +0,50 + 1,50 × 90°

40. Qual alteração permitiria que uma lente de contato dura se adaptasse mais adequadamente à córnea?

A) Redução do diâmetro de 8,80 mm para 8,40 mm

B) Redução da curva de base de 8,20 m para 8,00 mm

C) Aumento da zona óptica de 8,20 mm para 8,40 mm

D) Aumento de poder de −3,00 D para −3,50 D

41. Qual das alterações únicas a seguir resulta na seleção de uma lente mais poderosa que a pretendida?

A) Uso da constante A de 116,8 em vez de 117,3

B) Comprimento axial medido como 20,5 mm em vez de 20,2 mm

C) Ceratometria média de 44,50 D em lugar de 44,00 D

D) Colocação da lente na câmara anterior e não no saco capsular

42. Um paciente usa lentes de contato bifocais esféricas em ambos os olhos. Todas as ocorrências a seguir podem ser esperadas com essas lentes, EXCETO:
    A) imagens múltiplas
    B) dificuldade sob luz fosca
    C) ofuscação com luzes frontais
    D) tamanhos diferentes de imagem entre os olhos

43. Que potência de lente é necessária para que um paciente com acuidade visual de 20/160 possa ler notícias de jornal sem acomodação?
    A) +5,00 D
    B) +8,00 D
    C) +10,00 D
    D) +12,50 D

44. Qual princípio óptico é a base para revestimentos anti-reflexo em óculos e lentes?
    A) Coerência
    B) Difração
    C) Interferência
    D) Polarização

45. Uma lente polarizada é orientada para eliminar o componente vertical da luz branca. Luz polarizada a 45° é projetada através da lente. Qual porcentagem da luz é transmitida através da lente?
    A) 0%
    B) 45%
    C) 50%
    D) 71%

46. Um paciente adquiriu óculos de sol com lentes azul-escuro. Qual das cores a seguir será a mais difícil de ser visualizada?
    A) Vermelho
    B) Azul
    C) Verde
    D) Roxo

47. Um paciente submetido a LASIK bilateral queixa-se de halos e clarões quando dirige à noite. Qual das medidas a seguir poderia melhorar esses sintomas?
    A) Uso de óculos polarizados
    B) Reduzir o diâmetro pupilar
    C) Ligar a luz de leitura interna do veículo
    D) Tratar com zona de ablação mais ampla

48. Olhando através do prisma inferior de uma lente de gonioscopia de Zeiss com 4 espelhos, você verá o seguinte na lâmpada de fenda (Fig. 3-4):

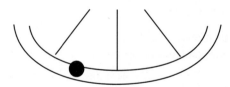

FIGURA 3-4.

Na rede trabecular, onde está localizado o corpo estranho?
    A) 11 horas
    B) 1 hora
    C) 7 horas
    D) 5 horas

49. Uma lesão está localizada de forma supratemporal em relação à fóvea do olho direito. O que o observador veria através de uma lente pan-retinal de Rodenstock (Fig. 3-5)?

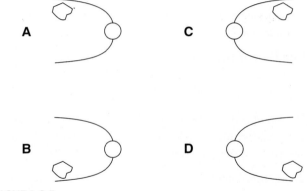

FIGURA 3-5.

50. Uma paciente tem bastões de Maddox vermelhos com os cilindros orientados horizontalmente sobre o olho esquerdo. O que ela vê quando focaliza uma luz branca de fixação à distância?

    A) Luz vermelha, linha horizontal branca
    B) Luz vermelha, linha vertical branca
    C) Luz branca, linha horizontal vermelha
    D) Luz branca, linha vertical vermelha

✓ RESPOSTAS

As fórmulas a seguir são essenciais para a solução de muitas das perguntas sobre óptica:

- Cálculo de poder da lente:
  D = poder da lente (dioptria), f = distância focal (cm)
  $$D = \frac{100\ cm}{f}$$

- Regra de Prentice:
  $$PD = h \times D$$
  PD = desvio do prisma (Δ), h = distância do centro óptico (cm),
  D = poder da lente (dioptria)

- Fórmula de vergência:
  $$U + D = V$$
  U = vergência do objeto, D = poder de lente, V = vergência de imagem

- Fórmula de eficiência da lente:
  $$D_2 = \frac{D_1}{1 - s \times D_1}$$
  D_1 = poder da lente antiga (dioptria), D_2 = poderes da lente (dioptria), s = distância do movimento da lente (metros) em direção ao olho.

- Poder de uma superfície esférica de refração:
  $$D = \frac{n_2 - n_1}{r}$$
  D = poder (dioptria), n_1, n_2 = índices de refração, r = raio da curvatura.

- Ampliação transversa:
  $$M = \frac{altura\ da\ imagem}{altura\ do\ objeto} = \frac{distância\ da\ imagem}{distância\ do\ objeto} = \frac{U}{V}$$
  M = ampliação, U = vergência do objeto, V = vergência da imagem

- Ampliação angular: (distância de referência = 25 cm)
  $$M = \frac{D}{4}$$
  M = ampliação, D = poder da lente

- Ampliação de telescópio:
  $$M = \frac{D_{ocular}}{D_{objetiva}}$$
  M = ampliação, D_{ocular} = poder da ocular, $D_{objetiva}$ = poder da objetiva

- Poder de reflexão de espelho esférico:
  $$D = \frac{100}{f} = \frac{200}{r}$$
  D = poder da lente (dioptria), f = distância focal (cm), r = rádio de curvatura (cm)

- Cálculo do poder IOL:
  $$D = A - 2{,}5\ (\text{distância axial}) - 0{,}9\ (\text{leitura média de K})$$
  D = poder de IOL, A = constante

1. C) 4,0 m

Uma letra na linha 20/20 subentende um ângulo visual de 5 minutos de arco quando visualizada a 4,0 m. À medida que nos movemos para mais perto de um objeto, subentende-se um ângulo de visão maior. Uma letra na linha 20/60 subentende 3 vezes o ângulo visual de uma letra 20/20. Usando-se triângulos semelhantes,

$$\frac{15\ arc\ min}{5\ arc\ min} = \frac{6{,}0\ m}{2{,}0\ m}$$

Portanto, a criança deverá avançar 4,0 m para ficar a aproximadamente 2,0 m da carta de leitura para visualizar as letras (Fig. 3-6).

2. D) 3Δ base para cima 3Δ base para baixo

Um desvio estrábico pode ser neutralizado orientando-se um prisma com poder apropriado com o ápice na mesma direção do desvio. Uma hipertropia esquerda de 6Δ pode ser corrigida com um prisma de 6Δ base para baixo na frente desse olho. O prisma pode ser dividido entre os

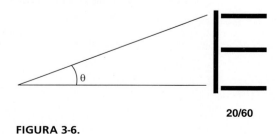
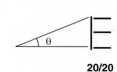

FIGURA 3-6.

olhos com 3Δ base para cima em frente ao olho direito e 3Δ base para baixo em frente ao olho esquerdo (Fig. 3-7).

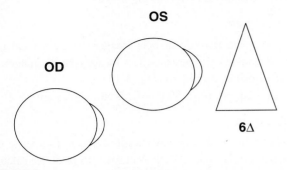

FIGURA 3-7.

3. A) 48 cm

   A *dioptria de prisma* é definida como a quantidade de desvio de uma luz pelo prisma, medida a 100 cm. Para cada 100 cm, a luz é desviada em 8 cm (Fig. 3-8). A 6 metros, 8Δ representa um desvio de 48 cm.

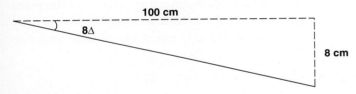

FIGURA 3-8.

4. A) 10Δ

   O poder do prisma pode ser representado por vetores que podem ser somados como esta entidade matemática. O vetor resultante é a hipotenusa de um triângulo retângulo com lados 6 e 8, o resultado é 10Δ base para baixo e para fora a 53° (Fig. 3-9).

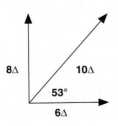

FIGURA 3-9.

5. A) 10 cm

   Todos os raios paralelos ao eixo da lente convergirão no segundo ponto focal cuja localização pode ser calculada como 100 cm/10 D = 10 cm. O resultado também pode ser obtido por meio da Regra de Prentice e traçando o raio (Fig. 3-10).

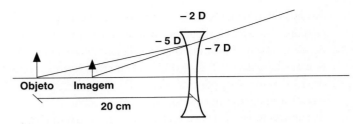

FIGURA 3-10.

6. D) 14 cm à esquerda da lente.

   As vergências estão indicadas na Figura 3-10.
   Vergência da luz penetrando na lente:
   $$U = \frac{100}{20 \text{ cm}} = -5 \, D$$
   Um sinal negativo indica raios de luz divergentes.
   Usando-se a equação de lente:
   $$U + D = V$$
   $$-5 + (-2) = -7$$
   Pode-se calcular a localização da imagem resultante:
   $$\frac{100}{v} = -7$$
   $$v = -14 \text{ cm}$$
   A imagem resultante fica 14 cm à esquerda da lente.

7. C) Virtual, direita

   Três raios de luz principais podem ser usados para localizar a posição e a orientação das imagens. Esses raios estão descritos aqui e mostrados na Figura 3-11 com as lentes convexas:
   1) Um raio através do ponto focal primário deixará a lente paralela ao eixo.
   2) Um raio paralelo ao eixo viajará através do ponto focal secundário.
   3) Um raio através do centro óptico da lente não será desviado.

   Para a lente côncava nessa pergunta, a imagem é virtual e direita. Pelo traçado do raio, ela pode ser encontrada do lado esquerdo do cristalino, criando assim a imagem virtual. Ao desenhar os outros raios principais a imagem pode ser demonstrada como sendo direita.

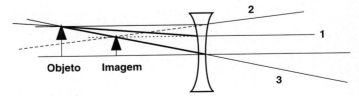

FIGURA 3-11.

8. B) 25 cm

9. B) +6,00 − 4,00 × 135°

No aparelho, os raios de luz paralelos são focalizados pelo cristalino na tela. O cristalino focaliza a luz em uma linha de 45° a 16 cm; portanto, o poder da lente no eixo de 45° (e meridiano de 135°) é +6,00 D. Da mesma forma, o eixo de 135° tem um poder de +2,00 D. Essas linhas representam cada extremidade do conóide de Sturm. O círculo de confusão menor fica na metade do caminho (em termos de dioptria), entre cada uma dessas linhas, ou a + 4,00 D. Isso corresponde a uma imagem na tela a 25 cm.

A Figura 3-12 mostra a cruz de poder correspondendo ao cristalino e, por isso, a prescrição: + 6,00 − 4,00 × 135°.

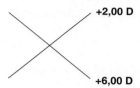

FIGURA 3-12.

10. C) 1,5 m

A melhor maneira de se abordar esse problema é usar vergências e trabalhar a partir de ambas as extremidades em direção ao centro. A vergência da luz penetrando na primeira lente é zero (0) (a partir do infinito). A luz que deixa a segunda lente está focalizada a 1 m (vergência + 1 D). Usando-se a equação de lente, as vergências de luz que deixam a primeira lente e entram na segunda podem ser calculadas como sendo +2 D e −1 D, respectivamente.

Uma vez que elas compartilham o mesmo plano intermediário de imagem, a distância entre as lentes é a soma das distâncias das 2 imagens (Fig. 3-13).

11. B) 37,5 cm

A distância percorrida pela imagem pode ser calculada medindo-se a diferença entre a localização da imagem em cada posição do objeto (Fig. 3-14).

A imagem move 50,0 − 12,5 cm = 37,5 cm

12. B) 10 cm

As vergências da luz penetrando e deixando a lente estão indicadas na Figura 3-15. A ampliação pode ser calculada como uma proporção entre a vergência que entra no cristalino e a que sai dele:

$$M = \frac{U}{V} = \frac{-4}{-6} = \frac{2}{3}$$

13. D) 9,00 D

Com acomodação máxima esta criança pode focalizar objetos a 33 cm (3 D). Na condição de portadora de hipermetropia não corrigida, a criança deve se acomodar através de 6,00 D de hipermetropia para ver claramente nesta distância. A acomodação adicional de 3,00 D é necessária para focalizar a 33 cm. A acomodação total é de 9,00 D.

14. A) 5 D

15. D) Nenhuma adição para perto é necessária

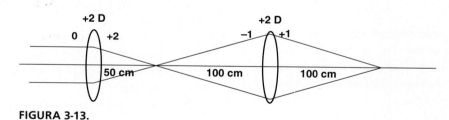

FIGURA 3-13.

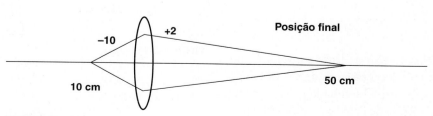

FIGURA 3-14.

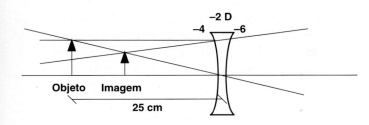

FIGURA 3-15.

O ponto distante e os pontos próximos correspondem a +5,00 D e plano; por isso, o paciente tem 5 D de acomodação. Com uma prescrição de +5,00 D de distância, ele terá os 2,50 D necessários de acomodação para focalizar a 40 cm (Fig. 3-16).

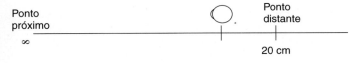

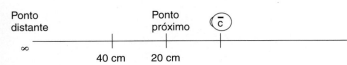

FIGURA 3-16

16. B) 10Δ

Usando-se o método do gradiente para calcular a proporção AC/A:

$$\frac{AC}{A} = \frac{\Delta_{sc} - \Delta_{cc}}{D_{sc} - D_{cc}} = \frac{30-15}{3-0} = 5\frac{\Delta}{D}$$

Para cada dioptria de acomodação, o paciente aumenta sua esotropia em 5Δ. À distância, ele acomoda 4 D a menos de 25 cm; portanto, seu desvio de distância não corrigido será de 30 − (4 × 5) = 10Δ.

17. C) 2×

Um telescópio de Galileu é construído com lentes convergentes e divergentes de tal modo que o ponto focal primário da lente da objetiva corresponde ao ponto focal secundário da lente do ocular. Como resultado, raios paralelos do infinito entrando pela objetiva surgem como raios paralelos da ocular. Ocorre assim a ampliação angular, que corresponde à proporção do poder da ocular dividido pelo poder da objetiva.

$$M_{angular} = \frac{Poder\ do\ ocular}{Poder\ da\ objetiva} = \frac{10}{5} = 2$$

18. B) 15 cm

Um telescópio astronômico é construído com 2 lentes convexas (*plus*) (Fig. 3-17). O ponto focal secundário da primeira lente (objetiva) corresponde ao ponto focal primário da segunda lente (ocular). Os pontos focais correspondentes de cada lente, neste caso, são 10 e 5 cm para um total de 15 cm. Às vezes o telescópio astronômico forma uma imagem invertida.

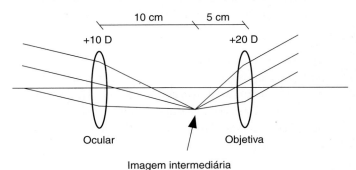

FIGURA 3-17.

19. C) 5 D

As vergências podem ser calculadas na Figura 3-18.

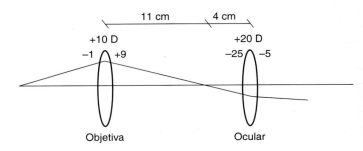

FIGURA 3-18.

     Plástico   *Vidro*

20 A) < 10Δ   < 10Δ

Considere a situação em que uma superfície do prisma é perpendicular ao feixe de luz (posição de Prentice), como mostrado na Figura 3-19. A refração de luz só ocorre na segunda superfície.

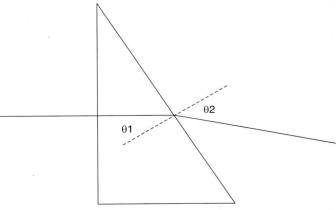

FIGURA 3-19.

A refração nessa interface obedece à Lei de Snell:

$$n_{plástico} \sin \theta_1 = n_{água} \sin \theta_2$$

Uma vez que $n_{água} > n_{ar}$, menos inclinação de luz ocorrerá na interface plástico-água que na interface plástico-ar, reduzindo efetivamente o poder prismático da lente. Uma lente de vidro terá a mesma redução no poder prismático.

21. C) −2,00 D

    Quando usados adequadamente, os óculos (Fig. 3-20) possuem uma superfície plana na interface água-plástico e, por isso, nenhum desvio de luz. O poder da prescrição é assentado na interface plástico-ar. Sob a água, esse compartimento ainda deverá conter ar; portanto, não há alteração na prescrição.

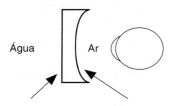

FIGURA 3-20.

Parece mais próxima   *Parece mais distante*

22. A) Óleo   Água   Ar

    Considere os 3 cenários:
    1. ar (n = 1,00)
       Não ocorre refração.
    2. água (n = 1,33)
       A refração ocorre na interface ar-água. A pedra parece mais próxima do que realmente está.
    3. óleo (n = 1,40).
       O índice mais alto de refração aumenta o grau de inclinação da luz, fazendo a pedra aparecer ainda mais próxima (Fig. 3-21).

23. A) 10 cm

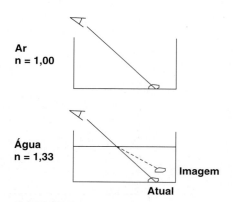

FIGURA 3-21.

Um espelho côncavo acrescenta mais vergência à luz que penetra, além de inverter o espaço do objeto e da imagem. As vergências estão indicadas na Figura 3-22. Similarmente a uma lente, a ampliação pode ser calculada usando-se as vergências de entrada e de saída do espelho.

$$M = \frac{U}{V} = \frac{-10}{-2} = 5$$

Entretanto, a imagem é 5× maior que o objeto de 2 cm, ou 10 cm de altura.

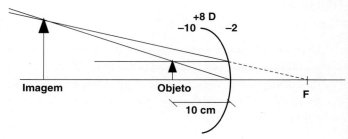

FIGURA 3-22.

24. A) 80 D

$$\frac{D_{ar}}{D_{água}} = \frac{n_{IOL} - n_{ar}}{n_{IOL} - n_{água}} = \frac{1,48 - 1,00}{1,48 - 1,33} = \frac{0,48}{0,15}$$

$$D_{ar} = \frac{0,48}{0,15} \times D_{água} = \frac{0,48}{0,15} \times 25 = 80\ D$$

25. A) Desvio miópico.

    O óleo de silicone tem um índice mais alto de refração que o vítreo, de modo que ocorre mais refração na interface do cristalino posterior. É o mesmo que ter um cristalino com mais poder de dioptria no olho. A prescrição resultante para o olho se torna mais miópica.

26. B) Real, invertida

27. D) 33 cm à esquerda do espelho

    Usando-se a fórmula de vergência:

    $$U + D = V$$

    $$-1 + 4 = +3$$

Uma vez que V é positiva, a imagem real fica localizada no mesmo lado do espelho quando o objeto é formado. Uma vez que U e V possuem sinais opostos, a imagem será invertida em comparação com o objeto.

A localização da imagem é $1/V = 1/3\ m = 0,33\ m$ à esquerda do espelho (Fig. 3-23).

O traçado do raio e os cálculos de vergência também permitem a determinação da resposta a essas perguntas. Lembre-se de que espelhos movem rapidamente a distância do objeto e da imagem. Portanto, a vergência *plus* "saindo" do espelho na verdade converge para a esquerda.

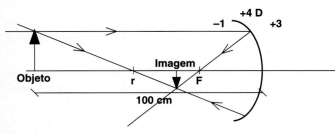

FIGURA 3-23.

28. A) 187,5 cm

    Este problema pode ser separado em cada componente óptico e estes podem ser considerados independentemente um do outro.

    A primeira lente (Fig. 3-24) produz uma imagem virtual (Imagem₁) 20 cm à esquerda da lente (e 30 cm à esquerda do espelho). Essa imagem se torna um objeto (Objeto₂) do espelho (Fig. 3-25).

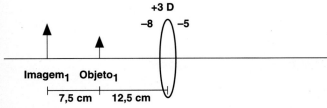

FIGURA 3-24.

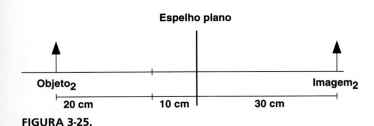

FIGURA 3-25.

A imagem (Imagem₂) do espelho se torna novamente o objeto (Objeto₃) na lente (Fig. 3-26). Observe que a luz agora viaja da direita para a esquerda, pois o espaço do objeto está à direita da lente.

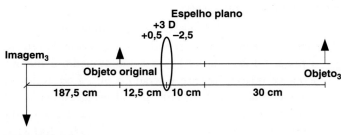

FIGURA 3-26.

A imagem final (Imagem₃) fica 200 cm à esquerda da lente e 187,5 cm do objeto inicial.

29. A) Acomodando.

    O teste do duocromo conta com o grau diferencial de refração sofrido pelos comprimentos de ondas de luz mais curtos ou mais longos. Ondas mais curtas (violeta, azul, verde) se inclinam mais que as ondas mais longas (laranja, vermelha) (Fig. 3-27). A diferença na refração entre vermelho e verde é de, aproximadamente, 0,50 D.

    Nesse caso, a porção vermelha do espectro é focalizada nitidamente na retina. O parâmetro final do teste do duocromo é o de focalizar a imagem na retina com ondas vermelhas posteriores e ondas verdes anteriores. Isso pode ser obtido adicionando-se lentes divergentes (ou removendo lentes convergentes) para mover a imagem mais para trás. O paciente tem, portanto, excesso de acomodação.

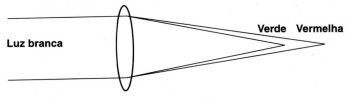

FIGURA 3-27.

30. D) Girar o eixo 15° em sentido horário e acrescentar esfera negativa.

    Entre os fenômenos observados com a retinoscopia demonstramos aqui o fenômeno de desalinhamento que ocorre quando a faixa e o seu reflexo estão fora do mesmo eixo. A faixa deverá ser girada 15° em sentido horário de modo a ficar paralela ao reflexo. À medida que se chega à neutralidade, o reflexo se torna mais amplo até preencher toda a pupila. Nesse caso de movimento contrário é necessária uma esfera negativa para neutralizar o reflexo.

31. B) Astigmatismo miópico composto

    O movimento contrário exige lentes côncavas para neutralizar o reflexo. A miopia é maior no meridiano de 180°, que é medido com a faixa orientada a 90°. A distância de trabalho de 67 cm corresponde a 1,50 D que precisa ser subtraída da lente em frente ao olho. A lente +1,00 D só compensa parcialmente essa distância. A remoção dessa lente ainda deixa a prescrição de miopia.

32. C) −2,00 + 5,00 × 180°

Com a faixa em orientação vertical e movendo-a para a esquerda e para a direita, o poder no meridiano de 180° (e o poder no eixo de 90°) está sendo avaliado, o mesmo acontece quando o feixe é girado a 90°. Essa avaliação pode ser representada na cruz de poderes na Figura 3-28.

O astigmatismo é a diferença entre as 2 lentes, ou +5,00 D. A prescrição final será: −2,00 + 5,00 × 180°.

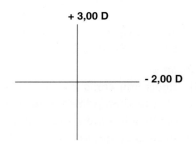

FIGURA 3-28.

33. D) 41,25 D a 150°, 43,50 D a 60°

A cruz de poder para a prescrição do paciente está desenhada na Figura 3-29. Lembre-se de que o poder do cilindro é de 90° a partir do seu eixo.

O 2,25 D de poder astigmático dos óculos é orientado no meridiano de 150° para corresponder ao meridiano escarpado da córnea. A única leitura de K orientada apropriadamente com a quantidade correta de astigmatismo é 41,25 D a 150°, 43,50 D a 60°.

34. C) +2,25 + 1,25 × 180°

Ao se focalizar um objeto a 40 cm, é necessária uma acomodação de 2,5 D. As lentes para longe seriam +2,25 D e +3,50 D, respectivamente. O poder de uma lente no meridiano horizontal é responsável pela focalização de linhas verticais. Isso corresponde ao cilindro +3,50 D com eixo a 90°. O poder do cilindro com eixo a 180° é de +2,25 D.

35. A) Borda superior arredondada (*ultex*).

O deslocamento da imagem é a diferença na localização da imagem de um objeto visto através de bifocal em comparação com a posição real. Isso é particularmente problemático para os pacientes. Tipos bifocais são selecionados para minimizar esse fenômeno. O deslocamento da imagem se deve ao efeito total prismático do cristalino e bifocal quando se olha através de um segmento de leitura. Com o segmento *round-up*, o prisma *base para cima* induzido pela lente côncava (*minus*) é aumentado pelo prisma *base para baixo* do bifocal. Os outros tipos bifocais (topo reto e de Franklin) possuem os centros ópticos próximos ao topo do segmento e neutralizam o prisma *base para baixo*.

Chamamos de *slab-off* o método de neutralizar o efeito prismático vertical das lentes para pacientes com anisometropia (Fig. 3-30).

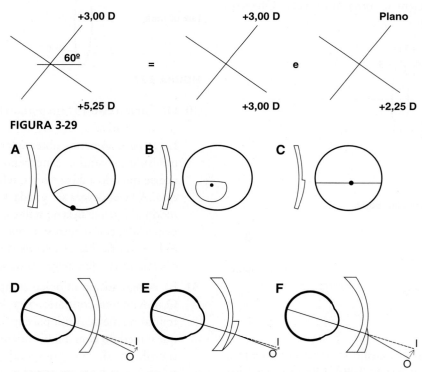

FIGURA 3-30. A = bifocal *round-top*; B = bifocal topo reto; C = bifocal *executive* (de Franklin); D = prisma induzido ao se olhar para fora do eixo; E = redução no prisma com bifocal topo reto ou *executive*; F = aumento em prisma com *round-top*.

36. B) Lentes de contato.

Este paciente sofre de *aniseikonia* (diferença em tamanho de imagem) em virtude da grande diferença de prescrição entre as lentes. O uso de lentes de contato reduziria a diferença no tamanho das imagens, que é maior devido à distância vértice dos óculos. O prisma seria útil se houvesse prisma induzido causando a dificuldade de usar o segmento bifocal. A alteração do tipo do segmento bifocal poderá ser útil se o paciente estiver com dificuldade de encontrar a zona correta para usar; entretanto, para longe, o bifocal não deverá interferir.

37. D) 3,50Δ base para cima direito.

As cruzes de poder mostradas na Figura 3-31 correspondem às lentes em seus óculos. Os prismas induzidos pelas bifocais são iguais em cada olho e se anulam entre si. Quando se olha para baixo, somente o poder no meridiano de 90° desvia a luz. A regra de Prentice é usada para calcular o efeito prismático das lentes:

OD: (+1,00 D) × (1,0 cm) = 1,00 Δ Base para cima
OS: (−2,50 D) × (1,0 cm) = 2,50 Δ Base para baixo

A combinação dos prismas resulta em 3,50 Δ base para cima sobre o olho direito.

38. C) +11,0 D

O ponto distante do olho está localizado 10 cm atrás do plano dos óculos (9 cm atrás da córnea) (Fig. 3-32). Uma lente colocada na córnea precisaria de um poder de 100/9 cm = +11,1 D para focalizar a luz nesse mesmo ponto.

A fórmula de eficiência também pode ser usada para determinar o mesmo resultado:

$$D_2 = \frac{D_1}{1 - s \times D_1} = \frac{10}{1 - (0,01)(10)} = \frac{10}{0,9} = 11$$

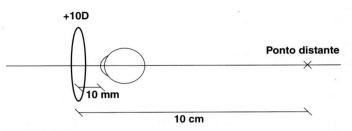

FIGURA 3-32.

onde D_1 e D_2 são as (dioptrias) antiga e nova, respectivamente, s é a distância na qual a lente se movimenta (metros) em direção ao olho.

39. A) −1,00 + 1,50 × 180°

A córnea é mais plana ao longo do meridiano de 90°, como mostrado na Figura 3-33 (astigmatismo a favor da regra (*with-the-rule*)). Uma lente de contato adaptada ao K mais plano criaria uma lente lacrimal côncava com 2 D de poder ao longo do meridiano de 90°.

Olhando as cruzes de poder para a sobre-refração, a resposta pode ser calculada como: −1,00 + 1,50 × 180° (Fig. 3-34).

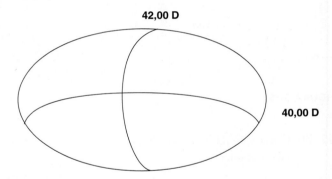

FIGURA 3-33.

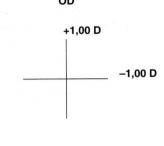

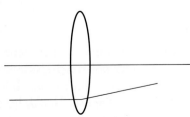

FIGURA 3-31.

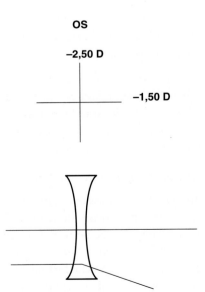

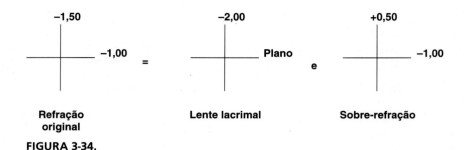

FIGURA 3-34.

40. B) Redução da base curva de 8,20 mm para 8,00 mm.

    A redução da base de curva torna a lente mais plana e favorece a adaptação mais justa. A diminuição do diâmetro da lente aumenta a mobilidade e prejudica a adaptação. O tamanho da zona óptica e do poder da lente não afetam o ajuste (Fig. 3-35).

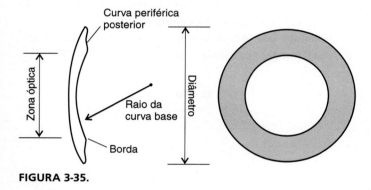

FIGURA 3-35.

41. D) Colocação da lente na câmara anterior em vez de no saco capsular.

    A fórmula de poder da lente depende do comprimento do eixo (em milímetros) e da ceratometria (em dioptrias), a saber:

    Poder da lente = A − 2,5 (extensão do eixo) − 0,9 (ceratometria média)

    Leituras de constante A mais altas, extensão de eixo reduzida ou ceratometria reduzida resultariam no cálculo de lentes mais fortes. O movimento de uma lente convexa (*plus*) mais para frente no olho e mais para longe do ponto focal também aumenta efetivamente seu poder.

42. D) Tamanhos diferentes de imagem entre os olhos.

    Lentes de contato bifocais asféricas possuem zonas concêntricas que se alternam entre prescrições de perto e de longe (Fig. 3-36). Ambas as imagens de perto e de longe são projetadas na retina simultaneamente. Uma vez que a luz é dividida em duas imagens, cada uma é ligeiramente mais opaca. A ofuscação pode resultar da região de transição entre as zonas circulares. Não se espera nenhuma disparidade de tamanho de imagem com o uso de lentes de contato.

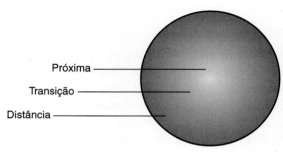

FIGURA 3-36.

43. B) +8,00 D

    A regra de Kestenbaum estabelece o poder de uma lente necessário para permitir que um paciente com visão reduzida leia notícias de jornal. O poder da lente é igual à recíproca da acuidade visual, ou seja, 160/20 = 8 D.

44. C) Interferência.

    Os revestimentos anti-reflexo se baseiam na interferência da luz para eliminar o reflexo de certos comprimentos de onda (Fig. 3-37). Revestimentos finos de plástico são colocados na superfície de uma lente de modo a refletir certos comprimentos de onda, ficando na metade do comprimento de onda fora da fase, com a luz refletida na primeira interface. A interferência destrutiva anula efetivamente esses comprimentos de onda.

    Difração é a inclinação dos raios de luz quando passam através de uma grade ou orifício pequeno. *Polarização* é a eliminação da energia luminosa que não vibra ao longo de um eixo em particular. *Coerência* é a medida do grau de uniformidade de um comprimento de onda.

45. D) 71%

    Usando-se um vetor para representar a luz (Fig. 3-38), um filtro de polarização pode eliminar o componente vertical do vetor. A intensidade da luz corresponde à magnitude do vetor. Por isso, 71% da luz são transmitidos através da lente. Isso pode parecer contra-intuitivo, mas os vetores não adicionam algebricamente (a menos que estejam ambos

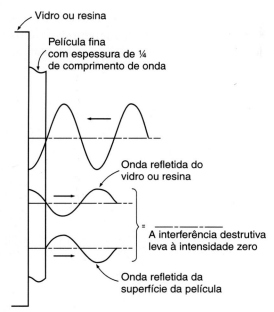

FIGURA 3-37. Reproduzido com autorização da American Academy of Ophthalmology, *Basic Clinical and Science Course, Section 3, Optics, Refraction and Contact Lens,* San Francisco, 1993-1994.

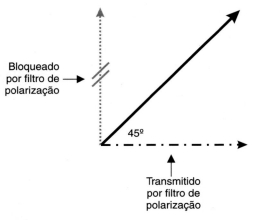

FIGURA 3-38.

orientados na mesma direção). Filtros de polarização com orientação perpendicular entre si não permitem a passagem de luz.

46. B) Azul.

    A lente azul bloqueará ao máximo os comprimentos de ondas azuis de luz e permitirá a transmissão de outras ondas. Essa propriedade é usada na fotografia de fundo, na qual a luz azul é projetada no olho. Um filtro na câmera bloqueia as ondas azuis refletidas, mas permite a transmissão da onda fluorescente verde que é registrada na película.

47. A) Uso de óculos polarizados.

    Os sintomas desse paciente são comuns após o procedimento LASIK. Esses efeitos colaterais são mais freqüentes com zonas de ablação pequenas e pupilas grandes. A luz de leitura provocará leve constrição da pupila. Óculos polarizados reduzem a ofuscação refletida, mas não são recomendados à noite, pois reduzem a quantidade de luz que penetra no olho e podem resultar em dilatação papilar mais significativa.

48. A) 11 horas

    A lente de gonioscopia de Zeiss permite a visualização do ângulo por meio de um espelho para direcionar a luz obliqüamente pela córnea (Fig. 3-39). Nessa visualização, o espelho reverte para cima e para baixo, mas não para a esquerda e para a direita.
    Olhando-se através do gonioprisma, visualiza-se o ângulo superior. O corpo estranho corresponde à posição de 11 horas.

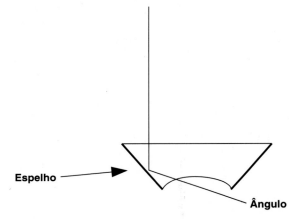

FIGURA 3-39.

49. D) A lente de Rodenstock é uma lente de contato pan-retinal. A superfície curva fica em contato com a córnea por meio de uma substância acopladora como a metilcelulose (Fig. 3-40). Nessa interface a refração é mínima. Uma lente convexa proporciona ampliação e resulta em imagem invertida e reversa.

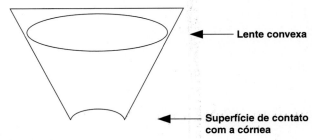

FIGURA 3-40.

50. D) Luz branca, linha vertical vermelha.

Os bastões de Maddox são cilindros de alto poder (Fig. 3-41). A luz é focalizada muito próxima aos bastões (perto demais para se poder ver); em vez disso, uma imagem virtual perpendicular a essas luzes é visível. O olho esquerdo vê uma linha vertical vermelha produzida pelo bastão de Maddox. O olho direito vê uma única luz branca.

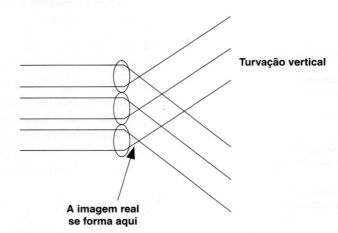

FIGURA 3-41.

N. do RT.: *A prescrição refracional considera apenas o grau cilíndrico de sinal positivo como é característico nos EUA. No Brasil utilizamos o formato de grau cilíndrico negativo. As duas formas estão corretas. A conversão pode ser feita, porém modificaria não só as refrações bem como as respostas, os comentários das respostas e, em alguns casos, o sentido da questão.*

Anotações

Anotações

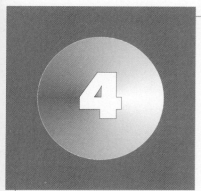

Neuroftalmologia

PERGUNTAS

1. Em uma RM ponderada em T2, o que apareceria com superintensidade?
   A) Gordura
   B) Sangue na carótida
   C) Osso
   D) Vítreo

2. Um homem de 30 anos sofreu um trauma no olho esquerdo no trabalho e se queixa de súbita perda de visão. Você observa que a melhor acuidade nesse olho é apenas uma percepção luminosa leve. O exame oftálmico está normal. Qual teste não se baseia na interpretação do paciente sobre as informações visuais?
   A) Lentes vermelhas/verdes
   B) Tambor de nistagmo optocinético
   C) Acuidade visual em 3D
   D) Visão de cores

3. Uma garota de 15 anos se apresentou com visão 20/30 OD. A investigação por TC mostrou uma anormalidade (Fig. 4-1). O achado mais IMPROVÁVEL seria:
   A) lesões pigmentadas na íris
   B) um ramo com o mesmo problema
   C) boa visão após ressecção cirúrgica da lesão
   D) propensão para desenvolver tumores do SNC

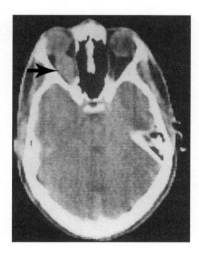

FIGURA 4-1.

4. Qual das opções a seguir NÃO distingue a neuropatia óptica da ambliopia?

   A) Teste de ofuscamento (*brightness test*)
   B) Verificação da visão de cores
   C) Filtros de densidade neutros
   D) Acuidade visual com letras lineares

Perguntas 5-10 (Figs. 4-2 a 4-6)

5. Em quais condições podem ser encontrados os corpos psamomatosos?

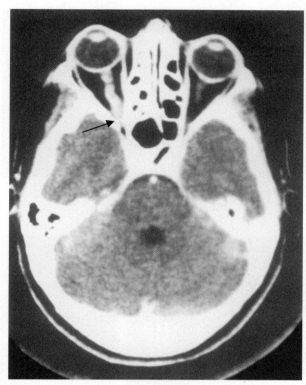

FIGURA 4-2. Segundo K. Wright: Textbook of ophtalmology. Baltimore: Williams & Wilkins, 1997.

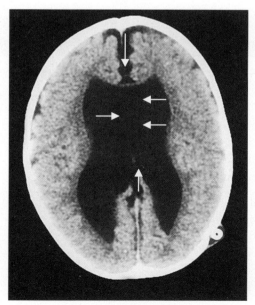

FIGURA 4-3. Segundo K. Wright: Textbook of ophtalmology. Baltimore: Williams & Wilkins, 1997.

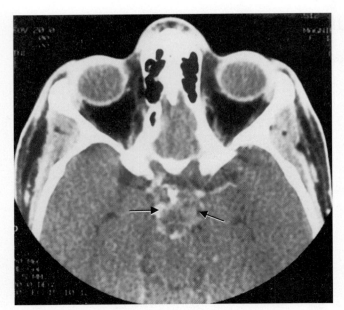

FIGURA 4-4. Segundo K. Wright: Textbook of ophtalmology. Baltimore: Williams & Wilkins, 1997.

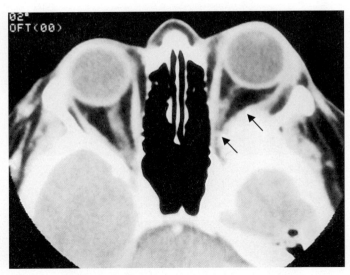

FIGURA 4-5. Segundo K. Wright: Textbook of ophtalmology. Baltimore: Williams & Wilkins, 1997.

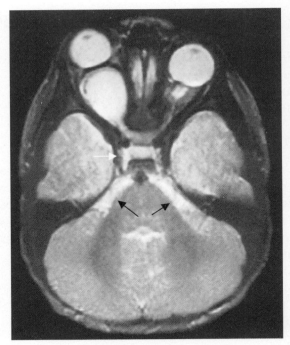

FIGURA 4-6. Segundo K. Wright: Textbook of ophtalmology. Baltimore: Williams & Wilkins, 1997.

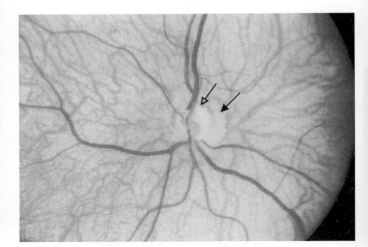

FIGURA 4-7. Segundo K. Wright: Textbook of ophtalmology. Baltimore: Williams & Wilkins, 1997.

A) Figura 4-2
B) Figura 4-6
C) Figura 4-3
D) Figura 4-4

6. Qual lesão pode ser encontrada em associação com o nervo óptico, ilustrado na Figura 4-7?
A) Figura 4-4
B) Figura 4-3
C) Figura 4-5
D) Figura 4-2

7. Qual lesão causou o defeito de campo visual mostrado na Figura 4-8?

A) Figura 4-6
B) Figura 4-2
C) Figura 4-4
D) Figura 4-3

8. A Figura 4-6 e as lesões da íris mostradas na Figura 4-9 são encontradas no mesmo paciente. Qual síndrome tem esse paciente?
A) Síndrome DeMorsier
B) Doença de von Recklinghausen
C) Síndrome de Down
D) Síndrome de Gradenigo

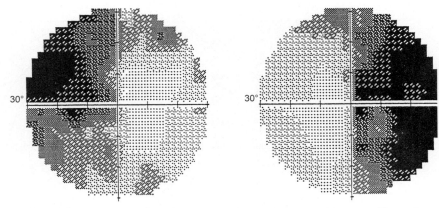

FIGURA 4-8. Segundo K. Wright: Textbook of ophtalmology. Baltimore: Williams & Wilkins, 1997.

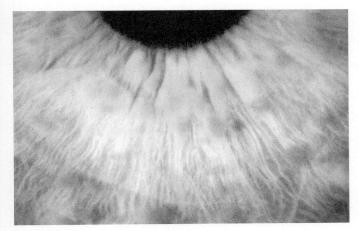

FIGURA 4-9.

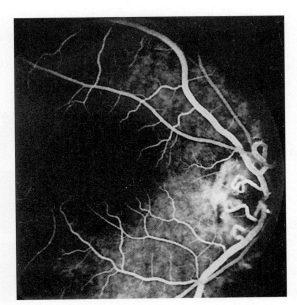

FIGURA 4-10. Segundo K. Wright: Textbook of ophtalmology. Baltimore: Williams & Wilkins, 1997.

9. Qual dos quadros a seguir pode precisar de suplementação de hormônios da pituitária?
   A) Figura 4-2
   B) Figura 4-5
   C) Figura 4-6
   D) Figura 4-3

10. Com qual dos quadros a seguir as alterações do nervo óptico, mostradas na Figura 4-10, são observadas com mais freqüência?
    A) Figura 4-6
    B) Figura 4-4
    C) Figura 4-2
    D) Figura 4-3

Perguntas 11-14

Um estudante caucasiano de 22 anos se apresenta com acuidade visual reduzida para 20/80 OU. Ele declara que sua visão do olho esquerdo começou a diminuir gradativamente nos últimos 3 meses. O olho direito foi afetado só recentemente. Seus campos visuais são mostrados na Figura 4-11.

11. Todas as situações a seguir são causas possíveis para esse quadro, EXCETO:
    A) ambliopia por álcool-tabaco
    B) neuropatia óptica hereditária de Leber
    C) toxoplasmose macular
    D) infartos occipitais bilaterais

12. Você suspeita de neuropatia óptica hereditária de Leber. Qual seria o melhor teste para confirmar essa suspeita?
    A) Investigação do cérebro por ressonância magnética (RM)
    B) Punção lombar
    C) Eletroforese sérica
    D) Análise de DNA

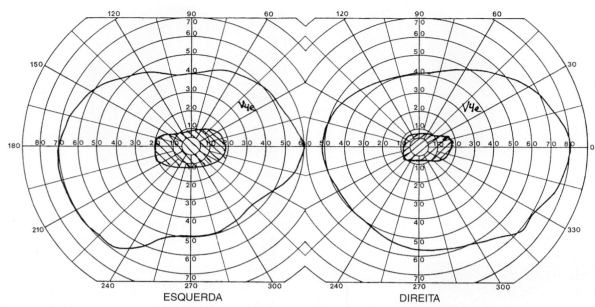

FIGURA 4-11. Segundo K. Wright: Textbook of ophtalmology. Baltimore: Williams & Wilkins, 1997.

13. Qual achado de fundo seria mais sugestivo da neuropatia de Leber?
    A) Atrofia óptica setorial
    B) Saliência (*drusen*) do nervo óptico
    C) Hiperemia do nervo óptico com capilares telangiectáticos
    D) Papiledema e estrela macular

14. Qual porcentagem dos filhos desse paciente será afetada?
    A) 40%
    B) Nenhuma
    C) 100%
    D) 16%

15. A neuropatia óptica pode ser causada pela ingestão de todas as substâncias a seguir, EXCETO:
    A) isoniazida
    B) metanol
    C) etambutol
    D) ganciclovir

16. Onde se localiza a lesão que produz o defeito de campo visual mostrado na Figura 4-12?
    A) Lobo temporal direito
    B) Lobo parietal direito
    C) Trato óptico direito
    D) Nervo óptico direito

17. Um senhor de 69 anos reclama de diplopia intermitente nos últimos 3 anos e nega quaisquer outras dificuldades sistêmicas. No início o exame parece normal. Pede-se que ele sustente o olhar à esquerda (Fig. 4-13A), mas ele demonstra dificuldade após 30 segundos (Fig. 4-13B) e após 60 segundos (Fig. 4-13C). Todas as afirmações a seguir são verdadeiras, EXCETO:
    A) ele tem mais probabilidade de desenvolver distireoidismo que uma pessoa normal nessa idade
    B) a falta de anticorpo do receptor de acetilcolina no sangue torna a miastenia grave um diagnóstico pouco provável
    C) a RM do cérebro é desnecessária

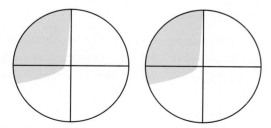

FIGURA 4-12. Segundo K. Wright: Textbook of ophtalmology. Baltimore: Williams & Wilkins, 1997.

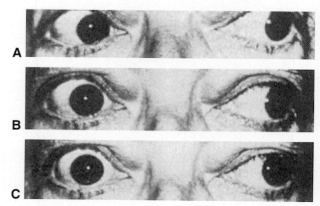

FIGURA 4-13A-C. Segundo R.H. Osher e J.S. Glaser. Am J Ophtalmol 1980;89:443-445.

D) ele tem pouca probabilidade (menos de 20%) de desenvolver fraqueza muscular sistêmica

18. Uma paciente de 35 anos foi encaminhada para avaliação de ptose e movimentos oculares anormais (Fig. 4-14). Você espera qualquer uma das condições a seguir, EXCETO:
    A) depósitos lenticulares policromáticos
    B) pupilas com reação lenta
    C) fotos de 10 anos atrás mostrando ptose bilateral
    D) ascendência franco-canadense

19. Uma paciente de 47 anos se apresenta com cefaléia e visão dupla. A Figura 4-15 mostra uma das RM sagitais da linha média. Ao exame, ela pode ter todos os quadros a seguir, EXCETO:
    A) paralisia do VI par craniano
    B) desvio oblíquo
    C) retração da pálpebra
    D) pupilas com reação satisfatória a um estímulo de perto, mas não à luz

20. O paciente mostrado na Figura 4-16 tem movimentos oculares verticais normais. O olho esquerdo desenvolveu nistagmo involuntário no olhar forçado à esquerda. Qual é a localização mais provável da lesão causadora desse problema?
    A) Formação reticulopontina paramediana à esquerda

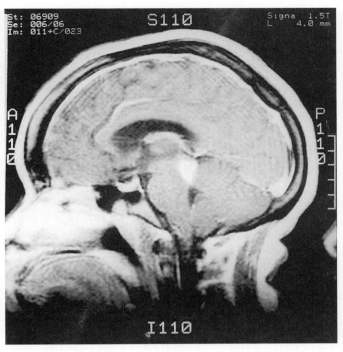

FIGURA 4-15. Segundo N.R. Miller: Walsh and Hoyt's clinical neuro-ophtalmology. Volume 2: Autonomic nervous and ocular motor systems. Fourth Edition. Baltimore: Williams & Wilkins, 1985.

B) Núcleo do III par craniano direito
C) Fascículo longitudinal medial esquerdo
D) Fascículo longitudinal medial direito

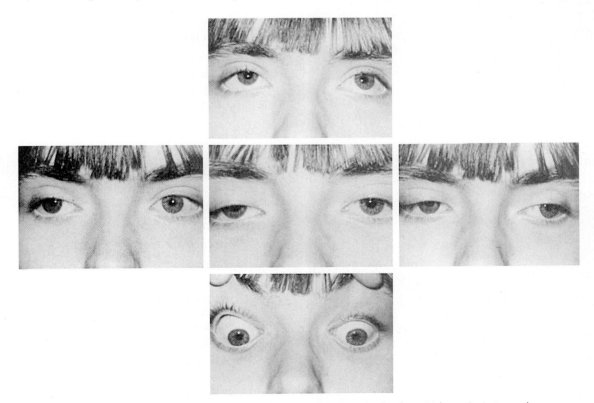

FIGURA 4-14. Segundo N.R. Miller: Walsh and Hoyt's clinical neuro-ophtalmology. Volume 2: Autonomic nervous and ocular motor systems. Fourth Edition. Baltimore: Williams & Wilkins, 1985.

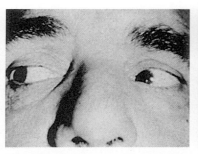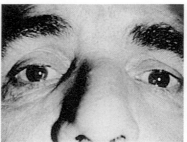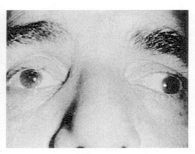

FIGURA 4-16. Segundo N.R. Miller: Walsh and Hoyt's clinical neuro-ophtalmology. Volume 2: Autonomic nervous and ocular motor systems. Fourth Edition. Baltimore: Williams & Wilkins, 1985.

21. A paciente mostrada nas Figuras 4-17, 4-18 e 4-19 tem movimentos oculares verticais normais. Onde seu problema pode estar localizado?
    A) Núcleo do VI par craniano direito
    B) Formação reticulopontina paramediana à esquerda
    C) Ambos os fascículos longitudinais mediais
    D) Fascículo do VI par craniano direito

22. Qual das afirmações a seguir sobre a inervação dos músculos extra-oculares é FALSA?

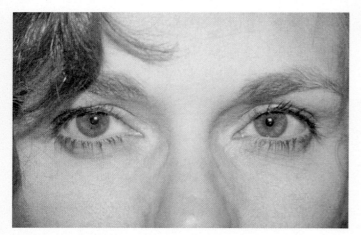

FIGURA 4-17. Olhar forçado à direita.

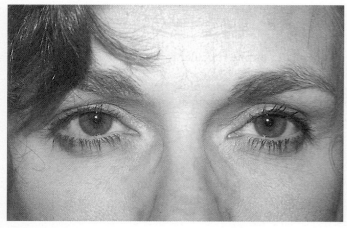

FIGURA 4-18. Posição primária.

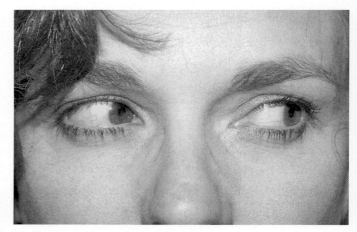

FIGURA 4-19. Olhar forçado à esquerda.

   A) O músculo levantador da pálpebra é inervado por um núcleo central fundido.
   B) O músculo oblíquo superior é inervado pelo núcleo ipsolateral do IV par.
   C) O músculo oblíquo inferior é inervado pelo núcleo ipsolateral do III par.
   D) O músculo reto superior é inervado pelo núcleo contralateral do III par.

23. Qual das condições a seguir poderia ser tratada eficientemente com a toxina botulínica (Botox)?
    A) Paralisia de Bell
    B) Espasmo hemifacial
    C) Miastenia grave
    D) Estrabismo em doença ocular associada à tireóide

Perguntas 24-26

Um paciente de 55 anos e vítima de um acidente automobilístico, vários dias atrás e se queixa de diplopia vertical intermitente desde o acidente. Sua acuidade monocular é de 20/20 em cada olho. A Figura 4-20 mostra o diagrama da motilidade desse paciente.

24. Se houver envolvimento de apenas um músculo, qual músculo ficaria paralisado?

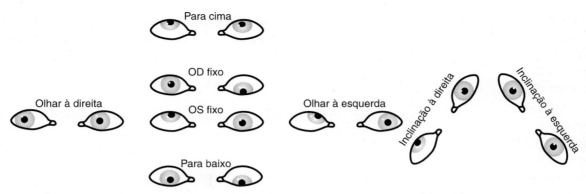

FIGURA 4-20. Segundo K. Wright: Textbook of ophtalmology. Baltimore: Williams & Wilkins, 1997.

A) Reto superior esquerdo
B) Oblíquo inferior direito
C) Oblíquo superior direito
D) Reto inferior esquerdo

25. O que poderia ser usado para medir a intensidade da torção sofrida por esse paciente?
    A) Bastões duplos de Maddox
    B) Teste de cobertura alternada com prismas
    C) Filtro vermelho e um foco de luz
    D) Filtros de densidade neutros

26. A verificação por meio do teste de cobrir-descobrir não mostra desvio (*ortotropia*), mas o teste de cobertura alternada mostra um desvio neutralizado com prisma de 12 D e base para baixo em frente ao olho direito. O que se pode dizer a esse paciente sobre seu quadro?
    A) A lesão resultante do acidente é temporária e se resolverá com o tempo.
    B) Os sintomas e achados não correspondem a nenhuma condição neurológica orgânica.
    C) Esse quadro já existia há muitos anos e só foi descoberto recentemente.
    D) O acidente causou danos bilaterais aos nervos.

Perguntas 27-35 Combinar cada descrição com a estrutura correspondente da Figura 4-21

27. Inerva o músculo abdutor primário do olho:
    A) estrutura A
    B) estrutura B
    C) estrutura D
    D) estrutura F

28. Fibras eferentes do músculo constritor da pupila:
    A) estrutura B
    B) estrutura A
    C) estrutura E
    D) nenhuma das anteriores

29. Informações visuais a partir da retina:
    A) estrutura A
    B) estrutura B
    C) estrutura C
    D) nenhuma das anteriores

30. Sensação na córnea:
    A) estrutura E
    B) estrutura D
    C) estrutura F
    D) estrutura A

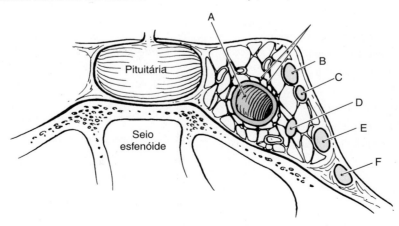

FIGURA 4-21. Segundo K. Wright: Textbook of ophtalmology. Baltimore: Williams & Wilkins, 1997.

31. Inerva o músculo oblíquo inferior:
    A) estrutura A
    B) estrutura C
    C) estrutura D
    D) estrutura B
32. Fecha a pálpebra:
    A) estrutura F
    B) estrutura B
    C) estrutura A
    D) nenhuma das anteriores
33. Fibras eferentes de controle do lacrimejamento:
    A) estrutura A
    B) estrutura F
    C) estrutura E
    D) nenhuma das anteriores
34. Penetra na órbita através da fissura orbital inferior:
    A) estrutura B
    B) estrutura F
    C) estrutura E
    D) estrutura D
35. Qual dos quadros a seguir teria duções (vergências) positivas forçadas?
    A) Miastenia grave
    B) Doença ocular tireoidiana
    C) Estrabismo concomitante
    D) Oftalmoplegia externa progressiva crônica

Perguntas 36-37

Um paciente diabético de 63 anos tem diplopia que piora na supraversão. As vergências são completas; entretanto, na supraversão o olho esquerdo só se eleva até a metade (Fig. 4-22). As pupilas e o restante do exame ocular são normais.

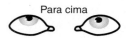

FIGURA 4-22. Segundo K. Wright: Textbook of ophtalmology. Baltimore: Williams & Wilkins, 1997.

36. Qual achado seria mais provável nesse exame?
    A) Retração da pálpebra superior direita
    B) Nistagmo à esquerda na supraversão
    C) Pupila esquerda miótica
    D) Postura com o queixo para baixo
37. O paciente é submetido à investigação por tomografia computadorizada. Onde estaria localizada a lesão causadora desse quadro?
    A) Tronco cerebral
    B) Ápice da órbita
    C) Seio cavernoso
    D) Junção das artérias carótidas interna e comunicante posterior

Perguntas 38-40 Combinar cada cenário a seguir com o sítio causador da fraqueza muscular

A) Miopatia primária
B) Junção neuromuscular
C) Axônio do nervo
D) Núcleo motor

38. Síndrome de Eaton-Lambert
39. Síndrome de Kearns-Sayre
40. Esclerose múltipla
41. Qual síndrome inclui paralisia do III par craniano, sensação contralateral reduzida e tremor contralateral nas extremidades?
    A) Síndrome de Benedikt
    B) Síndrome de Weber
    C) Síndrome de Nothnagel
    D) Síndrome de Tolosa-Hunt
42. Qual das opções a seguir NÃO é um exemplo de regeneração aberrante?
    A) Síndrome da retração de Duane
    B) Lágrimas de crocodilo
    C) Mioquimia oblíqua superior
    D) Síndrome de Marcus Gunn
43. Com qual das condições a seguir NÃO ocorre regeneração aberrante após lesão ao nervo oculomotor?
    A) Trauma
    B) Isquemia secundária a diabetes
    C) Compressão de tumor
    D) Aneurisma
44. Qual par craniano é lesado com mais freqüência em um traumatismo craniano fechado?
    A) III par craniano
    B) II par craniano
    C) IV par craniano
    D) VI par craniano

Perguntas 45-48

Selecione a resposta a seguir que corresponda ao achado indicado.

A) Paralisia diabética do III par craniano
B) Aneurisma
C) Ambos
D) Nenhuma das anteriores

45. É comum o envolvimento da pupila
46. Paralisia dolorosa do III par craniano
47. Resolução espontânea
48. Incapacidade de abduzir ou aduzir o olho
49. Um homem de 74 anos apresentou dificuldade para ler e fraqueza moderada no braço esquerdo no dia anterior.

Sua acuidade visual é 20/20 OU e seus campos visuais são mostrados nas Figuras 4-23 e 4-24. O que mais ele pode ter?
A) Nistagmo optocinético insatisfatório com o tambor girando para a esquerda
B) Nistagmo optocinético insatisfatório com o tambor girando para a direita
C) Alucinações visuais não formadas
D) Alucinações visuais formadas

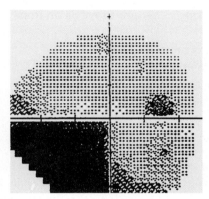

FIGURA 4-23.

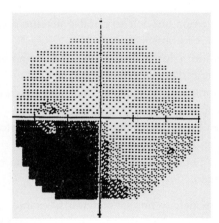

FIGURA 4-24.

50. Anormalidades do olhar vertical supranuclear podem ser vistas em todos os quadros a seguir, EXCETO em:
A) miastenia grave
B) doença de Parkinson
C) tumores na região pineal
D) ataxia-telangiectasia

51. O nistagmo para baixo pode ser o resultado de todas as situações a seguir, EXCETO:
A) uso freqüente de lítio
B) uma síndrome paraneoplásica
C) anormalidades da junção craniocervical
D) pinealoma

52. Um paciente se apresenta com irritação e injeção conjuntival do olho direito. Você encontra fraqueza orbicular direita, habilidade reduzida de franzir a testa do lado direito, leve anestesia da córnea direita e um pequeno esodesvio de ângulo no olhar à direita. Qual seria o teste mais útil?
A) Teste de Tensilon
B) TC para descartar presença de lesão parietal esquerda
C) Testes de função da tireóide
D) RM para avaliar o ângulo cerebelopontino direito

53. Qual é a causa usual do espasmo hemifacial?
A) Derrame
B) Olho seco
C) Estimulação do nervo facial por um vaso sanguíneo adjacente
D) Regeneração aberrante secundária à paralisia de Bell

54. Todas as afirmações a seguir são verdadeiras quanto aos defeitos aferentes da pupila (DAP), EXCETO:
A) em geral, as opacidades intermediárias não causam DAP relativos
B) o dano ao trato óptico pode resultar em DAP ipsolateral relativo por causa de uma decussação assimétrica no quiasma
C) a presença de DAP relativo sem qualquer perda visual identifica o dano ao tronco cerebral contralateral
D) a anisocoria nunca está diretamente associada a um DAP relativo

55. Um paciente busca avaliação oftalmológica porque um amigo disse a ele que "seus olhos não parecem normais" (Fig. 4-25). A anisocoria é mais bem observada no escuro

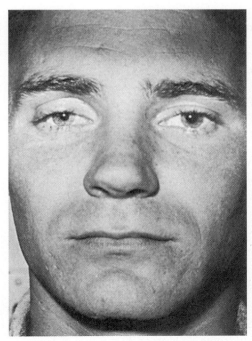

FIGURA 4-25. Segundo N.R. Miller: Walsh and Hoyt's clinical neuro-ophthalmology. Volume 2: Autonomic nervous and ocular motor systems. Fourth Edition. Baltimore: Williams & Wilkins, 1985.

que na presença de luz. Todas as afirmações a seguir são falsas, EXCETO:

A) nenhuma das pupilas deverá se contrair com a aplicação de pilocarpina a 0,1%

B) a lesão responsável poderia estar interrompendo o impulso neural, pois os neurônios formam sinapses no gânglio ciliar

C) a presença de déficit de abdução à direita indicaria lesão no seio cavernoso direito

D) a pupila direita se dilataria insatisfatoriamente após instilação de cocaína a 10%

Perguntas 56-57

Uma enfermeira de 33 anos que trabalha na sala de recuperação descobre que sua pupila direita é maior que a esquerda em vários milímetros. Ela nega diplopia, mas sofreu várias crises de cefaléia na semana anterior.

56. Os achados úteis no diagnóstico da etiologia dessa anisocoria incluem todas as opções a seguir, EXCETO:

A) ptose de 2 mm da pálpebra superior direita

B) defeito pupilar aferente relativo direito

C) pequena hipertropia direita desenvolvendo-se na infraversão (*downgaze*)

D) contração segmentar da íris direita

57. A pupila direita dessa paciente não reage à luz, o restante do exame é normal. O próximo passo diagnóstico seria:

A) uma gota de pilocarpina a 1% OU

B) uma gota de pilocarpina a 0,1% OU

C) arteriograma cerebral

D) revisão de fotografias antigas

58. Em qual gânglio ocorre a sinapse das fibras parassimpáticas em direção à glândula lacrimal?

A) Geniculado

B) Esfenopalatino

C) Ciliar

D) Cervical superior

59. Na via simpática para a pupila, onde se localiza o corpo celular do neurônio de segunda ordem?

A) Hipotálamo

B) Gânglio cervical superior

C) Centro cilioespinal de Budge (C8-T2)

D) Gânglio ciliar

Perguntas 60-64

Selecione a resposta a seguir que corresponda ao achado indicado.

A) Síndrome de Horner de primeira ordem

B) Síndrome de Horner de segunda ordem

C) Síndrome de Horner de terceira ordem

D) Todas as anteriores

60. Ausência de dilatação da pupila após instilação de cocaína a 10%

61. Ausência de dilatação da pupila após instilação de hidroxianfetamina a 1% (Paredrine)

62. Pupila afetada de tamanho menor

63. Dissecção da carótida

64. Tumor de Pancoast

65. Qual das opções a seguir é sinal da síndrome congênita de Horner?

A) Heterocromia da íris

B) Pupila miótica

C) Assimetria facial

D) Epífora unilateral

Perguntas 66-68

Você examina um paciente na UTI após cirurgia de revascularização cardíaca. A pupila direita está dilatada e não mostra reação à luz. Você movimenta o foco de luz para frente e para trás entre os olhos do paciente.

66. Caso ele tenha um defeito pupilar aferente no olho direito, o que seria observado?

A) Quando a luz brilhasse no olho esquerdo ocorreria dilatação da pupila desse olho.

B) Quando a luz brilhasse no olho direito ocorreria dilatação da pupila do olho esquerdo.

C) Quando a luz brilhasse no olho direito ocorreria constrição da pupila esquerda.

D) Nada pode ser determinado, pois o olho direito está dilatado.

67. Não existe defeito pupilar aferente. O exame ocular não é digno de nota. Qual medicamento em gotas instilado em ambos os olhos forneceria mais informações complementares?

A) Cocaína a 10%

B) Hidroxianfetamina a 1%

C) Pilocarpina a 0,1%

D) Fenilefrina a 2,5%

68. Você decide verificar a resposta térmica e irriga água gelada na orelha esquerda. Em qual direção ocorre a fase lenta do nistagmo?

A) Esquerda

B) Direita

C) Para cima

D) Para baixo

69. Qual é o mecanismo de ação do edrefônio (Tensilon®)?

A) Inibição da acetilcolinesterase

B) Liberação da acetilcolina (ACh) do terminal pré-sináptico
C) Adesão direta aos sítios de ACh no receptor
D) Prevenção da reabsorção da ACh

70. Qual é o mecanismo de ação da cocaína?
    A) Inibição da catecol-O-metiltransferase (COMT)
    B) Liberação de norepinefrina do terminal pré-sináptico
    C) Adesão direta aos sítios de norepinefrina no receptor
    D) Prevenção da reabsorção de norepinefrina

71. Qual é o mecanismo de ação da hidroxianfetamina (Paredrine)?
    A) Inibição da COMT
    B) Liberação de norepinefrina do terminal pré-sináptico
    C) Adesão direta aos sítios de norepinefrina no receptor
    D) Diminuição da reabsorção de norepinefrina

72. Qual é o antídoto para a crise causada por uma *overdose* de edrefônio (Tensilon®)?
    A) Atropina
    B) Dantrolene
    C) Epinefrina
    D) Verapamil

73. Qual das opções a seguir NÃO é uma característica da pupila de Adie?
    A) Movimento vermiforme da borda da íris
    B) Hipersensibilidade a medicamentos parassimpatomiméticos
    C) Dissociação à luz de perto
    D) Anisocoria mais acentuada no escuro

Perguntas 74-75

Uma paciente negra de 44 anos observou alteração de visão no dia anterior. Hoje, sua acuidade visual é de 20/20 OD e de 20/200 OE. Existe um defeito pupilar aferente relativo esquerdo e edema na cabeça do nervo óptico esquerdo. O restante do exame é normal.

74. Qual das opções a seguir é o dado da HPP (história patológica pregressa) MENOS útil?
    A) Hipertireoidismo tratado há 1 ano
    B) Episódio recente (1 mês) de entorpecimento no braço esquerdo
    C) Adenopatia do hilo em radiografia recente do tórax
    D) Hipertensão tratada durante 5 anos

75. Além disso, a paciente sente dor no movimento ocular. Qual é o melhor passo a seguir?
    A) RM
    B) Prednisona oral
    C) Metilprednisolona intravenosa
    D) Observação e repetição do exame em 1 mês

Perguntas 76-77

Uma paciente de 72 anos sofreu episódios de "visão turva" de 10 a 15 minutos de duração no olho direito na semana anterior. O exame do olho é normal.

76. Qual dos sinais a seguir presentes chamaria a atenção imediata para prevenir a perda visual permanente?
    A) Ruído na carótida direita
    B) Sensibilidade no couro cabeludo
    C) Pressão arterial de 170/95
    D) Sopro cardíaco

77. Essa paciente não apresentava nenhum dos achados relacionados na pergunta anterior e também negou cefaléia e entorpecimento ou fraqueza nas extremidades. Ela se lembrava de um episódio de visão dupla durante 10 minutos e, mais recentemente, tinha dificuldade em se alimentar no café da manhã, pois sentia a mandíbula cansada. Qual seria o próximo passo na avaliação?
    A) Exame da carótida com Doppler
    B) Níveis de anticorpos antifosfolipídeos
    C) Taxa de sedimentação de eritrócitos
    D) Nível de anticorpos do receptor de acetilcolina

Perguntas 78-79

Uma paciente de 28 anos apresentou diplopia na supraversão (Fig. 4-26). A RM do cérebro estava normal.

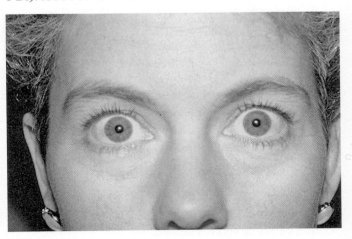

FIGURA 4-26.

78. Em comparação com a população normal é mais provável que ela desenvolva:
    A) proptose
    B) ptose fatigável
    C) oftalmoplegia não-fatigável
    D) todas as opções anteriores

79. Descobriu-se que a paciente sofria de hipertireoidismo e fora tratada com iodo radioativo. Posteriormente, ela passou a manifestar hipotireoidismo e foi tratada com levoti-

roxina sódica (Synthroid). Hoje, 6 meses depois, ela apresenta injeção conjuntival bilateral e um defeito pupilar aferente relativo direito. Qual é o passo mais apropriado a seguir no tratamento?
A) Investigação direta por TC coronal das órbitas
B) Testes de função da tireóide
C) Prednisona oral
D) Acompanhamento em 2 meses

80. A neuroinvestigação por imagens provavelmente seria normal em um indivíduo portador de qual das síndromes a seguir?
A) Doença de von Recklinghausen
B) Síndrome de Louis-Bar
C) Síndrome de Bourneville
D) Síndrome de Sturge-Weber

Perguntas 81-86 Selecione a facomatose que combine com o quadro apresentado

81. Convulsões
A) Síndrome de von Hippel-Lindau
B) Doença de Recklinghausen
C) Síndrome de Louis-Bar
D) Síndrome de Bourneville

82. Glaucoma
A) Síndrome de Wyburn-Mason
B) Síndrome de Sturge-Weber
C) Síndrome de Bourneville
D) Síndrome de Hippel-Lindau

83. Descolamento da retina
A) Síndrome de von Hippel-Lindau
B) Síndrome de Louis-Bar
C) Síndrome de Wyburn-Mason
D) Doença de von Recklinghausen

84. Hamartomas astrocíticos
A) Síndrome de Louis-Bar
B) Doença de von Recklinghausen
C) Síndrome de Sturge-Weber
D) Síndrome de von Hippel-Lindau

85. Incidência aumentada de feocromocitomas
A) Síndrome de Louis-Bar
B) Síndrome de von Hippel-Lindau
C) Síndrome de Sturge-Weber
D) Síndrome de Bourneville

86. Aplasia do timo
A) Síndrome de Wyburn-Mason
B) Síndrome de Sturge-Weber
C) Síndrome de Hippel-Lindau
D) Síndrome de Louis-Bar

87. As pulsações oculares podem ser vistas em todos os quadros a seguir, EXCETO em:
A) neurofibromatose
B) fístulas no seio carotidocavernoso
C) orbitoencefalocele
D) hemangioma capilar

88. Um paciente com esclerose múltipla poderia apresentar todas as opções a seguir, EXCETO:
A) déficit de campo visual bitemporal
B) formação de bainha venosa na retina
C) desvio oblíquo
D) amaurose

89. O sintoma de Uhthoff descreve:
A) a redução na visão com aumento na temperatura corporal
B) uma sensação de choque elétrico com flexão do pescoço
C) a incapacidade de distinguir feições
D) a capacidade de ver objetos em movimento, mas não aqueles estacionários

90. Uma paciente de 29 anos sofre de "enxaqueca" há muitos anos. Recentemente, ela manifestou episódios de "*flashes* luminosos para a direita" que afetam a visão periférica. As Figuras 4-27 e 4-28 mostram a perimetria automatizada. Qual seria o próximo passo?
A) RM cerebral
B) suspensão dos contraceptivos orais
C) administração de sumatriptan (Imitrex)
D) tela de Amsler

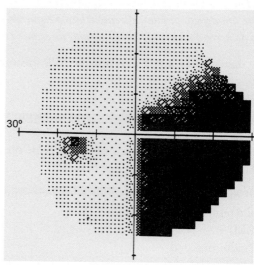

FIGURA 4-27.

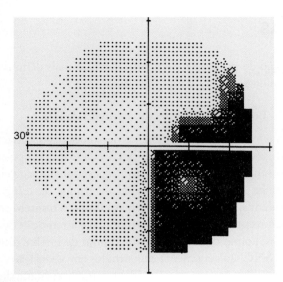

FIGURA 4-28.

91. Em um quadro de enxaqueca clássica, qual dos sinais a seguir NÃO seria esperado?
   A) Aura premonitória
   B) Luzes cintilantes
   C) Cefaléia
   D) Fraqueza e formigamento persistentes nas pernas

92. Qual das opções a seguir NÃO é um critério para o diagnóstico de pseudotumor cerebral (hipertensão intracraniana idiopática)?
   A) Composição normal do líquido cefalorraquidiano
   B) Pressão elevada de abertura na punção lombar
   C) Papiledema bilateral
   D) Estudos normais de neuroinvestigação por imagens

93. Qual das opções a seguir descreve o paciente típico portador de pseudotumor do cerebral?
   A) Mulher de 75 anos com história de ataque isquêmico transitório (AIT)
   B) Homem de 58 anos com personalidade do tipo A
   C) Mulher de 35 anos com sobrepeso
   D) Homem negro de 15 anos com dieta inadequada

94. Um paciente de 68 anos desenvolveu início súbito de vômitos, desequilíbrio e visão dupla. Ao exame, ele tinha hipertropia esquerda de 10 D e ataxia. Qual teste deverá ser solicitado?
   A) Arteriograma cerebral
   B) RM e arteriografia do cérebro
   C) Teste de Tensilon
   D) Ultra-sonografia da carótida

95. Pacientes com miastenia têm maior risco para todos os quadros a seguir, EXCETO para:
   A) timoma
   B) doença de Graves
   C) lúpus eritematoso sistêmico
   D) esclerose múltipla

96. Na doença ocular associada à tireóide, quais músculos são afetados com mais freqüência?
   A) Reto medial, reto inferior
   B) Reto superior, oblíquo inferior
   C) Reto lateral, oblíquo superior
   D) Oblíquo inferior, reto inferior

97. Um paciente portador de doença ocular associada à tireóide apresenta perda progressiva do campo visual. Todas as opções a seguir representam tratamentos possíveis, EXCETO:
   A) radioterapia
   B) descompressão cirúrgica da órbita
   C) descompressão da bainha do nervo óptico
   D) esteróides

98. Qual das afirmações a seguir representa uma conclusão para o estudo de descompressão na neuropatia óptica isquêmica (EDNOI)?
   A) 1/3 dos pacientes submetidos à descompressão da bainha do nervo óptico, apresentaram melhora na acuidade de 3 ou mais linhas em 6 meses
   B) O curso natural da neuropatia óptica isquêmica não-arterítica (NOINA) não-tratada é a perda progressiva do campo visual
   C) A eficácia da descompressão da bainha do nervo óptico é duvidosa, sendo necessários estudos complementares
   D) Os pacientes submetidos à descompressão da bainha do nervo óptico apresentaram melhora na acuidade visual em 6 meses, comparados ao grupo-controle

99. No estudo de tratamento da neurite óptica, qual terapia apresentou a taxa mais alta de recorrência?
   A) Prednisona oral isolada
   B) Metilprednisolona intravenosa isolada
   C) Metilprednisolona intravenosa e prednisona oral combinadas
   D) Observação

100. Qual das opções a seguir NÃO está envolvida com os movimentos verticais do olho?
   A) Campos oculares frontais
   B) Formação reticulopontina paramediana
   C) Núcleo intersticial de Cajal
   D) Núcleo troclear

☑ **RESPOSTAS**

1. D) Vítreo.

A RM permite definição excelente de partes moles pela variação de seqüências de pulso de radiofreqüência e medição do sinal resultante produzido pelo tecido. As investigações ponderadas em T1 e T2 são capazes de destacar estruturas pela intensidade do sinal gerado após o pulso magnético. A Tabela 4-1 mostra algumas diferenças entre imagens ponderadas em T1 e T2. Ar, sangue de movimento rápido e osso geralmente não produzem sinal e são, portanto, hipodensos na RM. Gordura e vítreo são opostos entre si nas imagens ponderadas tanto em T1 como em T2.

2. B) Tambor de nistagmo optocinético.

Vários testes podem ser usados para se determinar se um paciente tem perda visual funcional. Os testes diretos não exigem que o paciente responda verbalmente ou interprete as informações visuais. Dificilmente o paciente consegue fingir uma doença com testes como o de balançar um foco de luz, o de resposta ao nistagmo optocinético e o teste do espelho. Os testes indiretos se baseiam na coope-

TABELA 4-1. Intensidade Relativa de Sinal em RM Ponderada em T1 e T2

Tecido	Ponderada em T1	Ponderada em T2
Cérebro		
Substância branca	Brilhante	Moderadamente escuro
Substância cinza	Moderadamente escuro	Brilhante
LCR	Muito escuro	Muito brilhante
Placa de EM	Escuro	Brilhante
Infarto	Escuro	Brilhante
Tumor	Escuro	Brilhante
Abscesso	Escuro	Brilhante
Água	Muito escuro	Muito brilhante
Gordura	Brilhante	Escuro
Osso cortical	Escuro	Escuro
Ar em preto	Escuro	Muito brilhante
Cisto	Muito escuro	Brilhante
Tecido realçado		
com gadolínio		
Concentração baixa	Muito brilhante	Muito escuro
Concentração alta	Moderadamente escuro	Escuro
Músculo	Escuro	Escuro
Hematoma		
Agudo	Moderadamente escuro	Escuro
Subagudo	Borda brilhante	Brilhante
Crônico	Borda escura +/− centro brilhante	Borda escura +/− centro brilhante

Segundo Wright K. Textbook of ophthalmology. Baltimore: Williams & Wilkins, 1997.

ração do paciente e permitem medição mais definitiva da acuidade visual no olho "lesado".

3. C) Boa visão após ressecção cirúrgica da lesão.

Esta jovem tem um glioma no nervo ótico, cuja aparência é fusiforme na investigação por TC. De modo oposto, os meningiomas aparecem como espessamento paralelo da bainha do nervo óptico (sinal de trilhos de ferrovia) e podem apresentar calcificação associada. A única forma de remover um glioma do nervo óptico é a remoção do nervo. Gliomas do nervo óptico, nódulos de Lisch e tumores do SNC são geralmente encontrados em associação com a neurofibromatose tipo 1 (NF-1), que é hereditária de maneira autossômica dominante, de modo que o irmão da paciente poderia ter o mesmo problema.

4. D) Acuidade visual com letras lineares.

A neuropatia e a ambliopia óptica podem ambas ocorrer em crianças. Vários testes podem ajudar a distinguir entre essas 2 entidades. A sensação de ofuscamento é diminuída na neuropatia óptica, não na ambliopia. A verificação da visão de cores ajuda na diferenciação, pois a visão de cores não é afetada pela ambliopia, mas é reduzida na neurite óptica. Filtros de densidade neutros reduziriam a acuidade visual na neuropatia óptica, mas na ambliopia a acuidade realmente melhora. A acuidade visual testada por letras lineares é reduzida tanto na ambliopia como na neurite óptica.

5. A) Figura 4-2

6. B) Figura 4-3

7. C) Figura 4-4

8. B) Doença de von Recklinghausen.

9. D) Figura 4-3

10. C) Figura 4-2

Figura 4-2 = meningioma da bainha do nervo
Figura 4-3 = ausência de septo pelúcido
Figura 4-4 = craniofaringioma supra-selar
Figura 4-5 = meningioma da asa do esfenóide
Figura 4-6 = glioma do nervo óptico
Gliomas e meningiomas da bainha do nervo óptico podem ser prontamente diferenciados na TC em virtude de sua aparência (Fig. 4-29). O glioma produz dilatação fusiforme, enquanto o meningioma produz o sinal de trilhos de ferrovia. Gliomas, nódulos de Lisch (veja Fig. 4-9), ausência da asa do esfenóide, neurofibromas plexiformes e

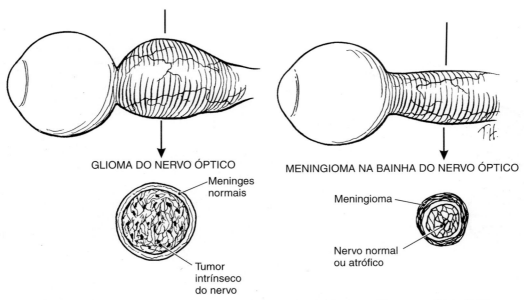

FIGURA 4-29. Segundo K. Wright: Textbook of ophtalmology. Baltimore: Williams & Wilkins, 1997.

lesões cutâneas café-com-leite são todas as manifestações de neurofibromatose, ou *doença de von Recklinghausen*.

Os meningiomas apresentam proliferação de células meningoteliais benignas em espirais. É comum o achado de corpos calcificados psamomatosos, que provocam danos pela compressão das estruturas adjacentes. As lesões da asa do esfenóide podem comprimir o nervo óptico e causar perda de campo visual. Atrofia óptica, proptose e vasos de derivação optociliar (Fig. 4-10) também podem ser encontrados nesse quadro.

Os craniofaringiomas supra-selares são encontrados mais freqüentemente em crianças e adultos jovens e derivam de resíduos da bolsa de Rathke. Eles se localizam próximo à pituitária e quiasma óptico e, com o crescimento, comprimem essas estruturas. Na Figura 4-8, uma hemianopsia bitemporal resultou dessa lesão. Essas lesões se mostram freqüentemente calcificadas e podem ser visualizadas prontamente na investigação por TC.

A ausência do septo pelúcido pode ser encontrada como parte da síndrome de DeMorsier (displasia septóptica) junto com a hipoplasia do nervo óptico (Fig. 4-7) e anormalidades da pituitária. Esses pacientes deverão ser submetidos a investigações de hormônios pituitários, pois podem exigir suplementação hormonal.

11. C) Toxoplasmose macular.

A *toxoplasmose macular* é uma infecção congênita que afeta a visão central desde o nascimento. Todos os demais quadros podem provocar escotomas centrais bilaterais adquiridos. Os infartos occipitais bilaterais seriam extremamente raros em um paciente tão jovem.

12. D) Análise de DNA.

13. C) Hiperemia do nervo óptico com capilares telangiectásicos.

14. B) Nenhuma.

A neuropatia óptica hereditária de Leber (LHON) é provocada por uma anormalidade no DNA mitocondrial. Várias mutações já foram identificadas, incluindo uma substituição de nucleotídeo na posição 11,778 do DNA mitocondrial codificado para subunidade 4 de desidrogenase NADH. Uma vez que o DNA mitocondrial somente é transmitido junto com a linha materna, os homens não podem transmitir a doença à sua prole.

Na fase aguda da LHON o nervo óptico se mostra hiperêmico e inchado com capilares telangiectáticos. O nervo aparece na angiografia com fluoresceína. Os estágios posteriores só podem manifestar a atrofia óptica.

15. D) Ganciclovir.

Vários medicamentos já foram associados à neuropatia óptica, entre eles a isoniazida e o etambutol, que são medicamentos antituberculose. O ganciclovir não tem registro de etiologia dessa neuropatia.

16. A) Lobo temporal direito.

O defeito de campo visual homônimo é causado por uma lesão posterior ao quiasma. A quadrantanopsia homônima súpero-temporal esquerda na Figura 4-30 é causada por lesão às fibras inferiores que devem obrigatoriamente se desviar através do lobo temporal para evitar os ventrículos (alça de Meyer).

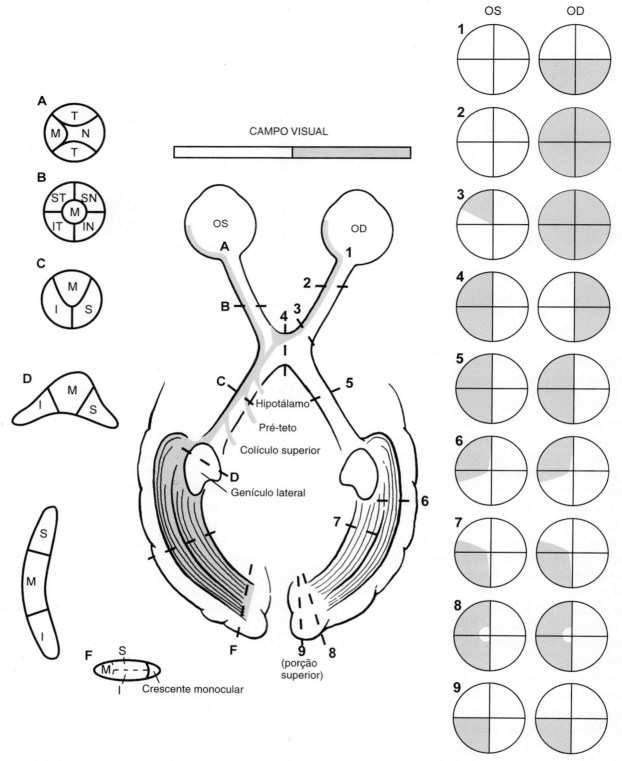

FIGURA 4-30. Segundo K. Wright: Textbook of ophtalmology. Baltimore: Williams & Wilkins, 1997.

17. B) A falta de anticorpo ao receptor de acetilcolina no sangue torna a miastenia grave um diagnóstico pouco provável.

    A Figura 4-13 demonstra oftalmoplegia fatigável, um sinal virtualmente patognomônico para miastenia grave. O paciente não demonstra fraqueza sistêmica e, por isso, confirma o diagnóstico de miastenia grave ocular.
    Os anticorpos ao receptor de acetilcolina sem qualquer envolvimento sistêmico são encontrados em cerca de 60% dos pacientes. O distiroidismo é mais comum em pacientes com miastenia grave. A verificação com Tensilon, e não a RM, deverá ser realizada. Quando o paciente apresenta miastenia grave ocular isolada por mais de 2 anos, há menos de 20% de chance de desenvolvimento da doença sistêmica.

18. B) Pupilas com reação lenta.

    A Figura 4-14 mostra oftalmoplegia generalizada e ptose, achados compatíveis com oftalmoplegia progressiva externa e crônica (OPEC) ou miastenia grave. Nenhum desses quadros afeta a reatividade das pupilas. Os depósitos lenticulares policromáticos são vistos na distrofia miotônica e os pacientes com distrofia oculofaríngea freqüentemente possuem ascendência franco-canadense. A OPEC pode ser encontrada nesses 2 quadros e os pacientes portadores de OPEC apresentam uma longa história de ptose com piora progressiva, que pode ser documentada em fotografias antigas. Essa paciente também poderia ter anormalidades de condução cardíaca e retinose pigmentar (Kearns-Sayre).

19. A) Paralisia do VI par.

    A RM mostra sinal anormal na área do mesencéfalo dorsal (Fig. 4-31, seta). Desvio oblíquo, retração da pálpebra (sinal de Collier) e dissociação da pupila à luz de perto são todos os sinais da síndrome do mesencéfalo dorsal de Parinaud. O VI par surge na ponte (Fig. 4-31, seta curva) e não deverá ser afetado por essa lesão.

20. D) Fascículo longitudinal medial direito.

    A Figura 4-32 mostra movimento horizontal normal do olho esquerdo e adução insatisfatória do olho direito. A combinação de adução anormal e nistagmo contralateral de abdução representa o quadro de oftalmoplegia internuclear. O dano ocorreu nos interneurônios que ligam o núcleo do VI par craniano e o núcleo do III par craniano (subdivisão do reto medial) que passa pelo fascículo longitudinal medial direito. A disfunção do III par craniano também poderia provocar a adução insatisfatória, mas este paciente não tem ptose, midríase ou envolvimento dos músculos reto superior, reto inferior ou oblíquo inferior.

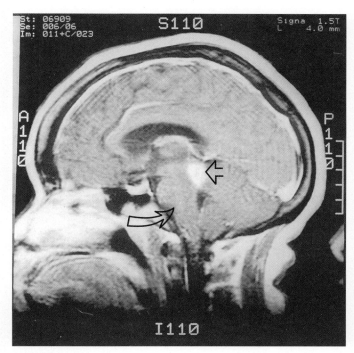

FIGURA 4-31.

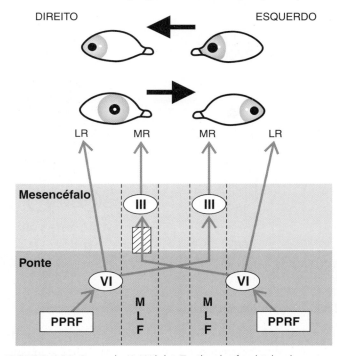

FIGURA 4-32. Segundo K. Wright: Textbook of ophtalmology. Baltimore: Williams & Wilkins, 1997.

O dano à formação reticulopontina paramediana esquerda resulta em paralisia do olhar à esquerda.

21. A) Núcleo do VI par craniano direito.

    As Figuras 4-17, 4-18 e 4-19 mostram um quadro de paralisia do olhar à direita. O núcleo do VI par craniano contém ambos os axônios e interneurônios do VI par craniano destinados ao subnúcleo do músculo reto medial contralateral através do fascículo longitudinal medial. Por isso, uma lesão desse núcleo produziria uma paralisia do olhar ipsilateral. O dano à formação reticulopontina paramediana esquerda resultaria em paralisia do olhar à esquerda. O dano a ambos os fascículos longitudinais mediais causaria oftalmoplegia internuclear bilateral. A lesão ao fascículo do VI par craniano direito produziria um déficit de abdução à direita.

22. B) O músculo oblíquo superior é inervado pelo núcleo ipsolateral do IV par.

Como mostrado na Figura 4-33, o músculo levantador da pálpebra é inervado por um núcleo central fundido. Portanto, a ptose unilateral como resultado de uma lesão nuclear não é possível. Os núcleos ipsolaterais inervam os músculos reto inferior, reto medial, oblíquo inferior e reto lateral. Os núcleos que controlam os músculos reto superior e oblíquo superior possuem projeções cruzadas. O músculo oblíquo superior é inervado pelo IV par *contralateral*.

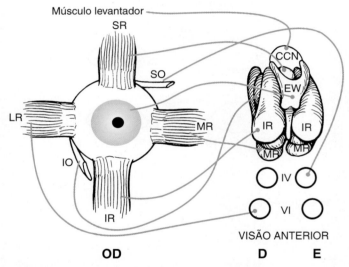

FIGURA 4-33. Segundo K. Wright: Textbook of ophtalmology. Baltimore: Williams & Wilkins, 1997.

23. B) Espasmo hemifacial.

A toxina botulínica produz um bloqueio de liberação de acetilcolina no terminal do nervo motor. Esse tratamento tem sido usado para estrabismo não-restritivo e para reduzir os espasmos musculares, como nos quadros de blefaroespasmo essencial e espasmo hemifacial. Na paralisia de Bell o músculo já está fraco e, por isso, a injeção da toxina botulínica não traria qualquer benefício. A fraqueza variável (miastenia grave) não seria ajudada pela paralisação de um músculo com essa toxina.

24. C) Oblíquo superior direito.

O teste de três etapas de Park pode ser usado para se determinar qual músculo está paralisado. O paciente tem hipertropia direita na posição primária que piora ao olhar à esquerda. A hipertropia também piora na inclinação da cabeça para a direita. Esse padrão indica paralisia do músculo oblíquo superior direito.

25. A) Bastões duplos de Maddox.

O bastão de Maddox transforma uma fonte pontual de luz e converte-a em uma linha reta. Com o bastão em frente a cada olho (em um modelo experimental), o paciente pode girar um dos bastões até que as linhas que ele vê em cada olho fiquem paralelas. A diferença nos eixos dos 2 bastões será o grau de torção. O teste de cobertura alternada permite a medição das tropias horizontal e vertical, mas não pode ser usado para torção.
Um filtro vermelho e um foco de luz diagnosticarão a diplopia vertical e horizontal, não a torção. Filtros de densidade neutros reduzem a luminosidade geral e podem ser úteis na avaliação de defeitos pupilares aferentes.

26. C) Esse quadro já existia há muitos anos e só foi descoberto recentemente.

As amplitudes de fusão vertical são úteis para a distinção entre paralisias do IV par congênitas e adquiridas. As amplitudes normais de fusão vertical ficam entre 3 e 5 D. Na paralisia congênita do IV par, o paciente pode desenvolver amplitudes de 10 a 25 D e grandes amplitudes de fusão vertical são indicação de desvio vertical de longa data, geralmente desde a infância. Se o teste de cobrir-descobrir mostrar que não há desvio e o teste de cobertura alternada revelar um desvio, isso significa presença de foria e indica amplitude de fusão. Nesse caso, o paciente tem hipertropia direita de 12 D, o que significa que a amplitude de fusão vertical tem pelo menos 12 D (muito acima do normal), indicando desvio de longa data. Embora o trauma seja a causa mais comum da paralisia adquirida do IV par, ele é também (freqüentemente coincidente) o desencadeador que permite que as paralisias congênitas se manifestem. Além de amplitudes de fusão vertical aumentadas, esses pacientes podem apresentar uma inclinação da cabeça para o lado contralateral, para reduzir a hipertropia. As fotografias antigas podem ser úteis para demonstrar essa característica.

27. C) Estrutura D (Fig. 4-34).

O músculo abdutor primário do olho é o reto lateral, inervado pelo VI par craniano.

28. A) Estrutura B.

Os neurônios parassimpáticos para o constritor da pupila percorrem seu trajeto com o III par craniano para o gânglio ciliar, onde formam sinapse e, então, se unem aos nervos ciliares curtos.

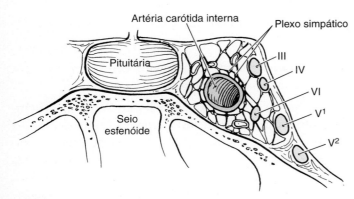

FIGURA 4-34. Segundo K. Wright: Textbook of ophtalmology. Baltimore: Williams & Wilkins, 1997.

29. D) Nenhuma das anteriores.

    O nervo óptico carrega as informações visuais a partir da retina. O II par craniano não é ilustrado nesta seção.

30. A) Estrutura E.

    A sensação corneana é fornecida pelos ramos do VI par.

31. D) Estrutura B.

    O músculo oblíquo inferior recebe inervação da divisão inferior do III par craniano.

32. D) Nenhuma das anteriores.

    O fechamento das pálpebras é causado pela ação dos músculos orbiculares controlados pelo VII par craniano. A abertura das pálpebras resulta da ação dos músculos levantadores das pálpebras (III par craniano) e do músculo de Müller (simpático).

33. D) Nenhuma das anteriores.

    O lacrimejamento é controlado por neurônios parassimpáticos que se estendem do núcleo salivatório superior ao longo do nervo intermediário, através do canal petroso maior. No gânglio pterigopalatino, os nervos formam sinapse e ramos pós-ganglionares se unem ao par craniano V2 para seguir caminho até a glândula lacrimal.

34. B) Estrutura F.

    A fissura orbitária superior transmite os ramos dos pares cranianos V1, III, IV e VI. O par craniano V2 penetra na órbita através da fissura orbital inferior.

35. B) Doença ocular associada à tireóide.

    Vergências positivas forçadas indicam um processo restritivo que pode ser causado pela doença ocular tireoidiana, fraturas do soalho orbitário, síndrome da aderência de gordura e síndrome de Brown, entre outras. As desordens da junção neuromuscular (miastenia) e do próprio músculo (OPEC) não causam restrição.

36. A) Retração da pálpebra superior direita.

    Este paciente tem uma divisão superior isolada da paresia do III par craniano, afetando o músculo reto superior esquerdo e o levantador das pálpebras. A causa mais provável desse quadro é uma neuropatia isquêmica diabética. O músculo levantador enfraquecido causaria uma ptose esquerda. Ele pode compensar isso com a superestimulação do músculo levantador para elevar a pálpebra esquerda, elevando, conseqüentemente, ainda mais a pálpebra direita. A elevação mecânica da pálpebra esquerda produzirá ptose paradoxal contralateral.

37. B) Ápice da órbita.

    O único local no qual poderia ocorrer uma paralisia de nervo da divisão superior oculomotora sem afetar os nervos cranianos complementares ou a divisão inferior do III par craniano é o ápice da órbita. Posteriormente a esse ápice, as divisões superior e inferior estão unidas e uma lesão compressiva seletiva para uma divisão seria muito improvável. A ptose unilateral não ocorre em lesões nucleares.

38. B) Junção neuromuscular.

    Acredita-se que a síndrome de Eaton-Lambert seja uma doença auto-imune semelhante à miastenia grave. Anormalidades de condução na junção neuromuscular levam à fraqueza e fadiga muscular. As manifestações oculares são menos comuns na síndrome em questão que na miastenia.

39. A) Miopatia primária.

    A OPEC e quadros relacionados, como a síndrome de Kearns-Sayre, apresentam anormalidades causadas por mutações no DNA mitocondrial. Nesses pacientes, a biopsia dos músculos demonstra "fibras vermelhas esfarrapadas". A síndrome de Kearns-Sayre também inclui: retinopatia pigmentar, anormalidades de condução cardíaca e outros achados sistêmicos.

40. C) Axônio do nervo.

    O processo da doença primária na esclerose múltipla é a desmielinização de axônios. A esclerose múltipla deverá ser considerada quando os sinais e sintomas não puderem ser localizados em uma única lesão.

41. A) Síndrome de Benedikt.

    A localização de uma lesão afetando o nervo oculomotor pode ser determinada pelos déficits neurológicos associados. Uma lesão nuclear oculomotora envolvendo também o pedúnculo cerebral ipsolateral provoca hemiparesia contralateral (*síndrome de Weber*). A paralisia do III par craniano com sensação contralateral reduzida e tremor contralateral (núcleo vermelho afetado) é a *síndrome de Benedikt*.

70 Capítulo 4 ■ NEUROFTALMOLOGIA

A *síndrome de Nothnagel* tem o envolvimento do *brachium conjunctivum* e ataxia cerebelar ipsilateral.

A *síndrome de Tolosa-Hunt*, causada por inflamação do seio cavernoso, envolve vários pares cranianos e o tratamento com corticosteróides apresenta resolução rápida.

42. C) Mioquimia oblíqua superior.

A mioquimia oblíqua superior é um episódio de contração espontânea do músculo oblíquo superior. Os pacientes podem experimentar uma leve sensação rotatória que persiste de segundos a minutos. A causa exata é desconhecida, mas carbamazepina ou propranolol têm se mostrado eficazes no tratamento.

43. B) Isquemia secundária ao diabetes.

O dano ao nervo oculomotor com trauma ou lesões de compressão pode causar regeneração aberrante. A neuropatia isquêmica não resulta nesse tipo de regeneração.

44. C) IV par craniano.

O nervo troclear tem o mais longo trajeto intracraniano e é o nervo mais freqüentemente lesado após um traumatismo craniano fechado. A paralisia do VI par craniano também pode resultar desse tipo de trauma. Qualquer condição que provoque aumento da pressão intracraniana (pseudotumor do cérebro, tumor, hidrocefalia) pode resultar em paralisia do VI par craniano.

45. B) Aneurisma.

Os aneurismas danificam os nervos por compressão extrínseca. As fibras parassimpáticas pupilomotoras que controlam as pupilas se encontram no aspecto externo do nervo oculomotor e são as primeiras a serem danificadas com a pressão externa. Os danos diabéticos microvasculares afetam as fibras centrais do nervo muito mais que as fibras externas e, como resultado, o envolvimento da pupila é menos comum (< 20%).

46. C) Ambos.

A paralisia do III par craniano causada por um aneurisma é quase que invariavelmente dolorosa; a paralisia provocada pelo diabetes pode ou não provocar dor.

47. A) Paralisia diabética do III par craniano.

As paralisias diabéticas dos nervos normalmente se resolverão em 2 a 4 meses, podendo permanecer algum dano residual. Se a paralisia não se resolver espontaneamente, deve-se investigar a possibilidade de um aneurisma.

48. D) Nenhuma das anteriores.

A incapacidade de abdução ou de adução do olho indica envolvimento de ambos os músculos reto medial (III par craniano) e reto lateral (VI par craniano). Seria muito incomum que lesões microvasculares diabéticas ou de compressão aneurismática envolvessem, simultaneamente, esses 2 nervos.

49. A) Nistagmo optocinético insatisfatório com o tambor girando para a esquerda.

Os campos visuais mostram hemianopsia homônima inferior esquerda. Esse déficit de campo, combinado com a hemiparesia esquerda, indica dano ao lobo parietal direito. A observação ipsolateral pode ser agudamente afetada por lesões parietais. Por isso, o paciente teria dificuldade em observar o tambor optocinético girando para a esquerda, resultando em nistagmo optocinético insatisfatório. Tipicamente, danos ao lobo occipital provocam alucinações visuais não formadas, enquanto as alucinações visuais formadas estão associadas a lesões ao lobo temporal.

50. A) Miastenia grave.

A miastenia grave pode produzir oftalmoplegia que imita anormalidades do olhar vertical supranuclear, mas a fisiopatologia está no receptor da acetilcolina. A doença de Parkinson, os tumores da região pineal (síndrome do mesencéfalo dorsal) e a ataxia-telangiectasia são desordens que podem causar paralisia do olhar supranuclear.

51. D) Pinealoma.

O nistagmo para baixo tem sido associado aos níveis de lítio, tanto terapêuticos como tóxicos. O quadro não se resolve necessariamente após a suspensão do medicamento. Há relatos de efeitos remotos de câncer (degeneração paraneoplásica cerebelar); a malignidade ginecológica e o carcinoma de células pequenas do pulmão) estão mais freqüentemente implicados. As anormalidades da junção craniocervical (tumor, siringe, malformações de Arnold-Chiari) podem ser descartadas com a RM. Os pinealomas ou outras lesões no mesencéfalo dorsal resultam na síndrome do mesencéfalo dorsal de Parinaud, cujas características incluem: nistagmo de contração-retração, paralisia da supraversão e dissociação à luz de perto.

52. D) RM para avaliar o ângulo cerebelopontino direito.

Esse paciente tem exposição da córnea como resultado de paralisia parcial do nervo facial direito (fraqueza orbicular, incapacidade de franzir a testa). A anestesia da córnea direita indica disfunção do nervo trigêmeo direito. Uma paralisia moderada do nervo abducente direito produziria esodesvio no olhar à direita. Esses 3 nervos cranianos estão muito próximos no ângulo cerebelopontino. A miastenia grave poderia produzir fraqueza facial e oftalmoplegia, mas não a anestesia da córnea. Os sinais da doença de Grave incluiriam: injeção da conjuntiva, irritação e oftalmoplegia, mas não a fraqueza facial. Uma lesão parietal poderia causar anestesia facial contralateral e fraqueza na porção inferior da face, mas a fraqueza da testa é sinal de disfunção periférica do nervo facial.

53. C) Estimulação do nervo facial por vaso sanguíneo adjacente.

O espasmo hemifacial é tipicamente causado por irritação do nervo facial ao sair do tronco cerebral. Raramente uma compressão por tumor pode causar esse quadro. O olho seco pode resultar em blefaroespasmo, mas não o espasmo da musculatura inferior da face. A regeneração aberrante do nervo facial pode resultar em contração muscular não apropriada, mas isso deverá seguir um padrão (ou seja, contração do orbicular no sorriso forçado).

54. B) O dano ao trato óptico pode resultar em um DAP relativo ipsolateral por causa de decussação assimétrica no quiasma.

O DAP relativo contralateral estaria presente se o trato óptico estivesse danificado, pois, relativamente, mais fibras nasais do olho contralateral se cruzam no quiasma. Cerca de 52% dos axônios do nervo óptico se cruzam no quiasma, enquanto 48% permanecem no sítio ipsolateral. Em geral, cataratas, hemorragia do vítreo e hifema não produzem DAP relativos, embora opacidades extremamente densas tenham sido informadas como causadoras de DAP relativos pequenos. O dano às fibras pupilomotoras depois que elas se separam das fibras visuais no mesencéfalo pode resultar em um DAP relativo contralateral sem perda visual, por causa da decussação assimétrica no quiasma. A anisocoria é causada por inserção pupilomotora eferente assimétrica. O dano pupilomotor eferente assimétrico não causa inserção assimétrica ao sistema pupilomotor eferente (núcleos de Edinger-Westphal) por causa de sua decussação dupla no quiasma e comissura posterior.

55. B) A lesão responsável poderia estar interrompendo o impulso neural, pois os neurônios formam sinapses no gânglio ciliar.

O paciente tem ptose e miose direita, ou a síndrome de Horner direita. Os axônios simpáticos passam através do gânglio ciliar, mas não formam sinapse. Um déficit de abdução à direita poderia representar uma paralisia do VI par craniano. A cadeia simpática pós-gangliônica e o VI par craniano viajam juntos somente no seio cavernoso. Por isso, uma lesão a esse seio seria mais provável se houvesse déficit de abdução. Na síndrome de Horner não existe supersensibilidade de desenervação parassimpática, de modo que nenhuma das pupilas deverá se contrair mediante a aplicação de pilocarpina diluída. A cocaína inibe a reabsorção da norepinefrina e provoca dilatação se a cadeia simpática estiver intacta. Na síndrome de Horner

não existe norepinefrina; por isso, não haverá dilatação das pupilas.

56. B) Defeito pupilar aferente relativo direito.

Um defeito pupilar aferente relativo nunca provoca anisocoria porque as decussações das fibras pupilares no quiasma e na comissura posterior asseguram inserção eferente igual a ambos os músculos do esfíncter da íris. A ptose da pálpebra superior direita e a hipertrofia direita na infraversão (*downgaze*) poderiam, ambas, representar sinais de disfunção do III par craniano (fraqueza do músculo levantador das pálpebras e reto inferior, respectivamente). A contração segmentar da íris é sinal do quadro de pupila tônica de Adie.

57. B) Uma gota de pilocarpina a 0,1% OU

Você suspeita que a anisocoria da paciente possa ser farmacológica por causa da falta de outros achados. Assim, a pupila direita da paciente não deverá se contrair mediante aplicação de pilocarpina a 1%. Entretanto, se você aplicar o medicamento e as pupilas se contraírem, a paciente ainda poderia ter ou a pupila tônica de Adie ou paralisia parcial do nervo oculomotor. Nesse ponto, será tarde demais para usar as gotas de pilocarpina a 0,1%. Por isso, a verificação quanto à supersensibilidade de desenervação (pilocarpina a 0,1%) deverá ser feita em primeiro lugar. O arteriograma cerebral será apropriado se a verificação indicar disfunção do III par craniano. As fotografias antigas são mais úteis quando há suspeita de anisocoria fisiológica.

58. B) Esfenopalatino.

Os corpos celulares primários do nervo parassimpático se localizam no núcleo salivatório superior. Seus axônios deixam o cérebro com o nervo intermediário (glossopalatino) para viajar com o VII par craniano através do gânglio geniculado e, a seguir, emergem da porção petrosa do osso esfenóide como o nervo petroso superficial maior. Esse nervo recebe, então, as fibras do simpático secundário e do nervo petroso profundo, penetrando no canal pterigóideo (canal vidiano). O nervo vidiano emerge do canal pterigóideo e penetra no gânglio esfenopalatino (pterigopalatino), onde as fibras primárias parassimpáticas formam sinapse e saem como fibras parassimpáticas secundárias. Essas fibras secretomotoras unem-se, então, ao nervo zigomático (um ramo da divisão maxilar do V par craniano), que envia um ramo comunicante que penetra na glândula lacrimal. Muitas referências declaram que esse ramo comunicante se une ao nervo lacrimal sensorial em direção à glândula lacrimal. Entretanto, nossas dissecações mostraram que esse ramo normalmente penetra diretamente na glândula lacrimal.

O gânglio geniculado é atravessado pelo VII par craniano e contém os corpos celulares que fornecem o sentido do paladar dos 2/3 anteriores da língua.

O gânglio ciliar fica no sítio intra-orbital, onde as fibras parassimpáticas primárias do núcleo de Edinger-Westphal formam sinapse com os nervos parassimpáticos secundários. As fibras parassimpáticas secundárias inervam o corpo ciliar e o músculo esfíncter da íris para fornecer acomodação e constrição da pupila.

Os corpos celulares das fibras simpáticas secundárias, que fornecem inervação ao músculo tarsal superior, ao músculo dilatador da pupila, aos vasos sanguíneos da face e às glândulas sudoríparas e da pele se localizam no gânglio cervical superior.

59. C) Centro cilioespinhal de Budge (C8-T2).

A via simpática consiste em uma cadeia de 3 neurônios. O primeiro vai do hipotálamo ao longo do tronco cerebral para formar sinapse na coluna intermediolateral da medula espinal, o centro cilioespinhal de Budge. O neurônio de segunda ordem deixa o tronco cerebral aproximadamente ao nível de T1 e se une à cadeia simpática cervical. No gânglio cervical superior, o neurônio de segunda ordem forma sinapse com o neurônio de terceira ordem, que caminha ao longo do plexo da carótida. Os ramos se unem à divisão oftálmica do nervo trigêmeo e passam através do gânglio ciliar para o nasociliar e nervos ciliares curtos (Fig. 4-35).

60. D) Todas as anteriores.

61. C) Síndrome de Horner de terceira ordem.

62. D) Todas as anteriores.

63. C) Síndrome de Horner de terceira ordem.

64. B) Síndrome de Horner de segunda ordem.

A síndrome de Horner é o resultado da interrupção da inserção simpática ao olho. A tríade clássica consiste em ptose, miose e anidrose. Testes farmacológicos com cocaína e hidroxianfetamina ajudam a localizar o neurônio específico interrompido que provoca o quadro (Tabela 4-2). A cocaína previne a reabsorção da norepinefrina para o terminal pré-sináptico da fenda sináptica. Com o simpático intacto, a cocaína aumenta a duração de permanência da norepinefrina nessa fenda, provocando dilatação pupilar. Na síndrome de Horner (de primeira, segunda e terceira ordem) há pouca atividade na fenda e, portanto, ausência de dilatação. A hidroxianfetamina causa a

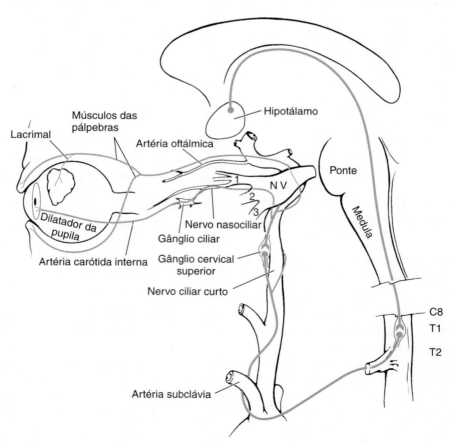

FIGURA 4-35. Segundo K. Wright: Textbook of ophtalmology. Baltimore: Williams & Wilkins, 1997.

TABELA 4-2. Avaliação de Anisocoria

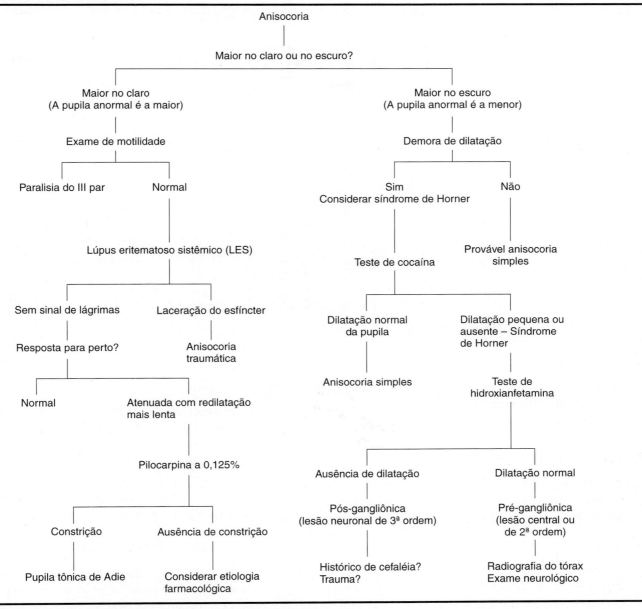

Segundo Wright K. Textbook of ophthalmology. Baltimore: Williams & Wilkins, 1997.

liberação da norepinefrina do terminal pré-sináptico.

Na síndrome de Horner de primeira ou de segunda ordem, esse quadro resulta em dilatação das pupilas. Se houver lesão ao neurônio de terceira ordem, ele será incapaz de liberar norepinefrina e a pupila permanecerá miótica.

Nessa síndrome, a localização da lesão também pode ser feita pelos achados associados. Um tumor de Pancoast no ápice do pulmão está muito próximo ao sítio onde o simpático deixa a medula. Uma cirurgia no pescoço pode romper porções da cadeia simpática cervical. A dissecção da carótida pode danificar o plexo simpático uma vez que este sobe ao longo da artéria.

65. A) Heterocromia da íris.

A inervação simpática desempenha papel importante no desenvolvimento da pigmentação da íris. A interrupção congênita do simpático para um dos olhos resultará na diminuição de pigmentação à íris ipsolateral em relação ao outro olho.

66. B) Quando a luz brilhasse no olho direito ocorreria dilatação da pupila do olho esquerdo.

A pupila dilatada não impede a detecção de um defeito pupilar aferente. Uma vez que os eferentes pupilares são bilateralmente iguais, a resposta consensual à luz pode ser usada em vez da resposta direta para se detectar um defei-

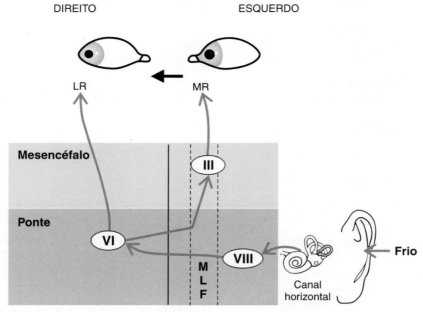

FIGURA 4-36. Segundo K. Wright: Textbook of ophtalmology. Baltimore: Williams & Wilkins, 1997.

to aferente. Se houver dano ao nervo óptico direito, ambas as pupilas dilatar-se-ão quando a luz balançar da esquerda para a direita.

67. C) Pilocarpina a 0,1%.

O diagnóstico diferencial de uma pupila dilatada inclui: midríase traumática, pupila de Adie e dilatação farmacológica. Lacerações ao esfíncter da íris ou um trauma cego estariam presentes em associação à midríase traumática. As duas outras possibilidades podem ser diferenciadas usando-se pilocarpina diluída. A pupila tônica de Adie é hipersensível às substâncias parassimpaticomiméticas e contrair-se-á mediante aplicação de pilocarpina a 0,1%. A condição aguda de Adie, pode não apresentar essa constrição e imitar uma dilatação farmacológica. Gotas de cocaína e de hidroxianfetamina são úteis para o diagnóstico de síndrome de Horner. A fenilefrina adere diretamente ao receptor pós-sináptico, causando dilatação.

68. A) Esquerda.

Recurso mnemônico COWS (*Cold-Opposite-Warm-Same ear*) (Fig. 4-36) – ajuda a dar a direção da fase rápida do nistagmo. Neste caso, a orelha esquerda é irrigada com água fria, de modo que a fase rápida irá em direção à direita. Conseqüentemente, a fase lenta do nistagmo irá para a esquerda. A irrigação bilateral com água fria produzirá nistagmo com a fase rápida para cima (Tabela 4-3).

69. A) Inibição da acetilcolinesterase.

Na miastenia há menos sítios receptores no terminal pós-sináptico, por causa do bloqueio por complexos imunes. O edrefônio é um inibidor anticolinesterase de curta duração. Ele prolonga a permanência da acetilcolina na fenda sináptica e, como resultado, os músculos se contraem com mais força.

70. D) Diminuição da reabsorção de norepinefrina.

TABELA 4-3. Estimulação Térmica do Vestíbulo

Direção do Movimento Ocular em Relação ao Lado Estimulado				
	Acordado (Nistagmo de reflexo – fase FAST)		**Comatoso** (Desvio tônico – sem nistagmo)	
	Unilateral	Bilateral	Unilateral	Bilateral
Água fria	Oposto	Para cima	Mesmo	Para baixo
Água morna	Mesmo	Para baixo	Oposto	Para cima

Segundo Wright K. Textbook of ophthalmology. Baltimore: Williams & Wilkins, 1997.

RESPOSTAS

71. B) Liberação de norepinefrina do terminal pré-sináptico.

Cocaína e hidroxianfetamina (Paredrine) são substâncias usadas no teste para identificar a síndrome de Horner. A cocaína bloqueia a reabsorção da norepinefrina da fenda sináptica, prolongando o efeito do neurotransmissor liberado. Na síndrome de Horner, a liberação de norepinefrina é pequena e, como resultado, a cocaína tem pouco efeito. Ao contrário, Paredrine provoca a liberação de norepinefrina do terminal pré-sináptico. Na síndrome de Horner de primeira e de segunda ordem a norepinefrina liberada do neurônio de terceira ordem causa dilatação da pupila. Na síndrome de terceira ordem, esse neurônio é lesado e não ocorre liberação de norepinefrina por Paredrine.

72. A) Atropina.

O Tensilon prolonga o efeito da acetilcolina na fenda sináptica, causando uma crise colinérgica (sudorese, náuseas e vômitos, salivação e febre). A atropina bloqueia os sítios do receptor de acetilcolina no terminal pós-sináptico.

73. D) Anisocoria mais acentuada no escuro.

A pupila tônica de Adie se mostra dilatada e fracamente reativa à luz. Mediante ofuscamento, a pupila contralateral se contrai e a anisocoria é mais pronunciada. Não se conhece a causa dessa desordem, mas ela pode ser causada por uma acomodação insatisfatória da cadeia parassimpática no gânglio ciliar. O movimento vermiforme da borda da íris ocorre por impulsos neurais não sincronizados que causam a contração segmentar do esfíncter da íris. Essas pupilas são hipersensíveis aos parassimpaticomiméticos e contrair-se-ão na presença de pilocarpina diluída. A pupila normal apresentará miose mínima mediante a pilocarpina diluída.

74. A) Hipertireoidismo tratado há 1 ano.

Essa paciente tem neuropatia ótica esquerda sem quaisquer sinais orbitais. A neuropatia óptica de compressão associada à oftalmopatia tireóidea deverá ser acompanhada pelos sinais típicos de proptose, quemose e retração da pálpebra.
Esclerose múltipla, sarcoidose e neuropatia óptica isquêmica anterior podem causar neuropatia óptica isolada e estar associadas ao entorpecimento dos braços, adenopatia do hilo e hipertensão, respectivamente.

75. A) RM.

Provavelmente essa paciente tem neurite óptica. A presença de placas periventriculares na RM aumenta o risco de a paciente evoluir para esclerose múltipla. O tratamento de pacientes de alto risco com metilprednisolona intravenosa (Solu-Medrol) diminui a taxa de desenvolvimento de es-

clerose múltipla nos 2 anos seguintes. Por isso, a observação não seria apropriada. O tratamento apenas com prednisona oral aumenta a taxa de recorrência de neurite óptica, sendo, portanto, contra-indicada.

76. B) Sensibilidade no couro cabeludo.

Em qualquer pessoa com mais de 55 anos que manifeste perda visual transitória deve-se considerar a presença de arterite temporal. A sensibilidade no couro cabeludo deverá levantar suspeitas complementares. A perda visual permanente causada por neuropatia óptica isquêmica poderá ocorrer a qualquer momento e o tratamento imediato com corticosteróides poderia ser preventivo.
O ruído na carótida ou o sopro cardíaco podem significar um foco embólico em potencial e deverão ser avaliados. Entretanto, a perda visual permanente seria muito menos provável. De modo semelhante, a hipertensão é um fator de risco para a doença vascular e deverá ser tratada, embora sem urgência.

77. C) Taxa de sedimentação de eritrócitos.

A fadiga ao mastigar é uma forma de claudicação da mandíbula. A diplopia transitória poderia ser o resultado de isquemia do nervo oculomotor. Combinados, esses sintomas são muito sugestivos de arterite temporal.
Os exames da carótida com Doppler seriam apropriados para se avaliar a perda visual transitória se os sintomas de arterite temporal não estivessem presentes. A síndrome de anticorpos antifosfolípideos (anticorpo anticardiolipina, anticoagulante de lúpus) pode causar perda visual transitória, tipicamente em adultos mais jovens, e deverá ser considerada no quadro apropriado. A miastenia grave pode provocar diplopia transitória e fadiga ao mastigar, mas não a perda visual transitória.

78. D) Todas as opções anteriores.

A Figura 4-26 mostra um quadro de retração bilateral das pálpebras. Isso é, geralmente, sinal de orbitopatia associada à tireóide, uma reação exagerada do músculo orbitário (músculo de Müller). A retração da pálpebra também pode ser vista na síndrome do mesencéfalo dorsal de Parinaud (sinal de Collier), mas nesse caso a neuroinvestigação por imagens apresentaria resultados anormais. Os pacientes com orbitopatia associada à tireóide podem desenvolver proptose e oftalmoplegia não-fatigável resultante do envolvimento do músculo extra-ocular. A miastenia grave está associada ao distireoidismo e, por isso, pode ocorrer o quadro de ptose fatigável.

79. A) Investigação direta por TC coronal das órbitas.

Agora um caso de paciente com neuropatia óptica. Pacientes com disfunção da tireóide podem desenvolver ou sofrer piora da oftalmopatia a qualquer momento depois do tratamento sistêmico. Por isso, a primeira consideração seria a de se descartar o quadro de compressão do nervo óptico por músculos extra-oculares dilatados. A investigação por TC com visualizações coronais diretas seria o melhor teste. Os campos visuais também seriam úteis. Uma vez estabelecido o diagnóstico, um pulso de prednisona poderá ser usado para reduzir a compressão do nervo óptico até que um tratamento definitivo (radiação orbital, descompressão orbital) possa ser instituído. Testes de função da tireóide para se determinar o tratamento sistêmico apropriado deverão ser obtidos, mas não são a primeira consideração. Nunca se deve simplesmente observar um paciente com neuropatia óptica não explicada.

80. B) Síndrome de Louis-Bar.

Os portadores da doença de von Recklinghausen (neurofibromatose) são predispostos a tumores do SNC, incluindo o glioma e o meningioma do nervo óptico, o glioma do quiasma e o schwanoma acústico. A síndrome de Bourneville (esclerose tuberosa) se caracteriza por convulsões, retardo mental e lesões calcificadas do SNC (túberes, ou tuberosidades). Os portadores da síndrome de Sturge-Weber (angiomatose encefalotrigêmea) apresentam, tipicamente, calcificação intracraniana associada à angiomatose da pia-máter. A síndrome de Louis-Bar (ataxia-telangiectasia) não está associada a quaisquer anormalidades do SNC passíveis de detecção por meio da neuroinvestigação por imagens.

81. D) Síndrome de Bourneville.

82. B) Síndrome de Sturge-Weber.

83. A) Síndrome de von Hippel-Lindau.

84. B) Doença de von Recklinghausen.

85. B) Síndrome de von Hippel-Lindau.

86. D) Síndrome de Louis-Bar.

As facomatoses abrangem um amplo espectro de doenças envolvendo hamartomas que afetam os olhos, a pele, o SNC e os órgãos viscerais.
Pacientes com síndrome de Bourneville, ou esclerose tuberosa, apresentam tipicamente retardo mental, convulsões e adenoma sebáceo. Os hamartomas astrocíticos encontrados na retina ou no cérebro estão freqüentemente calcificados. Os achados cutâneos incluem manchas café-com-leite, despigmentação em folha cinza (manchas de chagrém) e fibromas periungueais.
A doença de von Recklinghausen, ou neurofibromatose, descreve uma desordem com lesões cutâneas café-com-leite, neurofibromas plexiformes, gliomas e meningiomas do SNC, feocromocitomas e schwanomas acústicos. As manifestações oculares incluem: glaucoma, hamartomas astrocíticos e gliomas do nervo óptico. A ausência da asa do esfenóide pode causar proptose pulsátil.
A angiomatose da retina (síndrome de von Hippel-Lindau) se apresenta com angiomas capilares da retina e hemangioblastomas cerebelares. As lesões cerebelares podem causar vertigem e ataxia. Os achados viscerais associados incluem cistos pancreáticos, hepáticos e renais, carcinoma de células renais e feocromocitomas. As manifestações oculares da síndrome de Wyburn-Mason são malformações arteriovenosas com vasos tortuosos dilatados na retina e no cérebro. A síndrome de Louis-Bar, ou ataxia-telangiectasia, se apresenta com telangiectasias cutâneas e conjuntivais, atrofia cerebelar difusa, aplasia do timo e infecções sinopulmonares recorrentes. A síndrome de Sturge-Weber (angiomatose encefalotrigêmea) é caracterizada por hemangioma intracraniano ipsolateral de coloração vinho-do-porto, convulsões, retardo mental e glaucoma resultante de pressão venosa episcleral elevada.

87. D) Hemangioma capilar.

As pulsações são provenientes de: a) fluxo vascular anormal (malformações arteriovenosas ou fístulas do seio carotidocavernoso); ou de b) transmissão de pulsações intracranianas normais (mucocele, encefalocele), remoção cirúrgica de osso ou anormalidades do esfenóide na neurofibromatose. Além disso, a pulsação sem ruídos pode ser produzida por meningoencefaloceles de neurofibromatose ou como resultado da remoção cirúrgica do teto orbital. Os hemangiomas capilares consistem em células endoteliais e pequenos espaços vasculares. Embora primariamente localizado em sítio periocular, um componente orbital significativo pode estar causando a proptose. Entretanto, o fluxo através desses tumores não é suficientemente alto para causar pulsação.

88. D) Amaurose.

A hemianopsia bilateral e a hipertropia podem ocorrer na presença de desmielinização no quiasma óptico ou na via do olhar vertical supranuclear, respectivamente. Uveíte, incluindo irite, *pars planitis* e embainhamento venoso da retina foram informados na esclerose múltipla.

89. A) A redução na visão com aumento na temperatura corporal.

O *sintoma de Uhthoff* ocorre com a neurite óptica e representa uma redução na visão com aumento na temperatura do corpo. Exercícios ou banhos de chuveiro com água quente podem desencadear esse sintoma. O *sinal de Lhermitte* é a sensação de choque elétrico mediante flexão do pescoço, encontrado em portadores de esclerose múltipla. Uma lesão occipitotemporal medial bilateral provoca *prosopagnosia,* ou a incapacidade de distinguir faces. O *fenô-

meno de Riddoch ocorre em pacientes com cegueira cortical, capazes de perceber objetos em movimento, mas que não conseguem visualizar objetos estacionários.

90. A) RM cerebral.

As Figuras 4-27 e 4-28 mostram um quadro de hemianopsia homônima parcial direita. Embora a enxaqueca possa causar déficit persistente de campo visual, isso é incomum. Malformações e tumores arteriovenosos cerebrais podem imitar a enxaqueca e causar perda de campo visual. Portanto, a neuroinvestigação por imagens é essencial. Os contraceptivos podem exacerbar a enxaqueca e a substância sumatriptan (Imitrex) é uma forma efetiva de tratamento para essa desordem em cerca de 80% dos pacientes. Ambas as medidas só se aplicarão mediante avaliação do quadro da normalidade. Se houver suspeita de malignidade, pode-se usar uma tela de Amsler.

91. D) Fraqueza e formigamento persistentes nas pernas

A enxaqueca clássica tem vários componentes: aura precedente, escotoma cintilante em expansão e cefaléia latejante. Normalmente os déficits neurológicos não são encontrados, o que pode sugerir causas alternativas, como enxaqueca complexa, ataque isquêmico transitório ou derrame.

92. C) Papiledema bilateral.

O pseudotumor do cérebro é um diagnóstico de exclusão. Lesões obstrutivas, de compressão e de infiltração do SNC devem ser excluídas. O papiledema, embora freqüentemente presente, é o resultado da pressão intracraniana aumentada e não é necessário para o diagnóstico. O edema do nervo óptico pode ser unilateral ou assimétrico.

93. C) Mulher de 35 anos com sobrepeso.

Pacientes portadores de pseudotumores cerebrais apresentam perfil distinto. Trata-se, tipicamente, de mulheres obesas com idade entre 20 e 40 anos. A etiologia exata desse quadro é desconhecida. Chegou-se a elaborar a hipótese de desequilíbrio hormonal porque esse pseudotumor pode ser exacerbado com a gravidez.

94. B) RM e arteriografia do cérebro.

Esse idoso apresenta sintomas (vômitos, desequilíbrio) e sinais (hipertropia e ataxia) de insuficiência vertebrobasilar. A RM e a ARM seriam os melhores testes, pois o tronco cerebral, o cerebelo e as artérias (vertebral, basilar) poderiam ser avaliados.

A arteriografia cerebral pode ser necessária dependendo dos resultados da RM e da ARM, mas não deverá ser o primeiro passo. A verificação com Tensilon seria apropriada se houvesse desalinhamento ocular, sem outros sinais e sintomas. A ultra-sonografia das artérias carótidas não se-

ria apropriada, pois o paciente tem sinais e sintomas de circulação posterior.

95. D) Esclerose múltipla.

Os portadores de miastenia grave estão em risco quanto a outras doenças auto-imunes, incluindo lúpus eritematoso sistêmico, artrite reumatóide e hipertiroidismo. A hiperplasia do timo e os timomas também são mais comuns e os pacientes deverão ser submetidos à TC do tórax para investigar essa possibilidade.

96. A) Reto medial, reto inferior.

Os músculos retos medial e inferior se mostram dilatados, com mais freqüência na presença de doença ocular associada à tireóide. Os músculos retos lateral e superior são menos afetados, enquanto os músculos oblíquos quase nunca são envolvidos.

97. C) Descompressão da bainha do nervo óptico.

A perda de campo visual na doença ocular associada à tireóide é, geralmente, o resultado da compressão do nervo óptico proveniente do edema e aumento das partes moles dos músculos extra-oculares. As opções de tratamento incluem radioterapia, corticosteróides e descompressão cirúrgica. A descompressão da bainha do nervo óptico não alivia a congestão orbital e não seria eficaz nesse quadro.

98. A) Um terço dos pacientes submetidos à descompressão da bainha do nervo óptico apresentou melhora na acuidade de 3 ou mais linhas em 6 meses.

O estudo de descompressão na neuropatia óptica isquêmica (EDNOI) foi um estudo patrocinado pelos *National Institutes of Health* (NIH, nos EUA), randomizado, de máscara única e multicêntrico para comparar a conduta expectante com a descompressão da bainha do nervo óptico para tratamento da neuropatia óptica isquêmica anterior não-arterítica. Esse estudo foi prematuramente encerrado pelo Comitê de Monitorização de Dados e de Segurança. Os pacientes do grupo de cirurgia não apresentaram resultados melhores quando comparados com o grupo-controle quanto à acuidade visual de 3 ou mais linhas aos 6 meses. Cerca de 1/3 dos pacientes de cirurgia apresentaram melhora em acuidade, enquanto mais de 40% do grupo-controle apresentou melhora. Mais ainda, a cirurgia foi associada ao aumento no risco de perda de 3 ou mais linhas de acuidade (cirurgia: 24%, controle: 12%). O EDNOI declara, como conclusão, que a descompressão da bainha do nervo óptico não é eficaz.

99. A) Prednisona oral isolada.

Os pacientes participantes do Estudo de Tratamento de Neurite Óptica foram randomizados para um dos 3 grupos: placebo, prednisona oral isolada ou combinação de metilprednisolona intravenosa com prednisona oral. Os esteróides orais isolados não apresentaram diferença significativa em recuperação visual quando comparados com o grupo-controle; entretanto, o índice de recorrência de neurite óptica aumentou. O grupo tratado com esteróides intravenosos apresentou recuperação mais rápida da acuidade visual e um leve aumento de acuidade em relação ao grupo-controle.

100. B) Formação reticulopontina paramediana.

O controle supranuclear de sacudidelas verticais se origina nos campos frontais do olho ou no colículo superior. Elas se projetam para os neurônios no núcleo intersticial rostral do fascículo longitudinal medial (riMLF) e sobre os núcleos do III e IV pares cranianos. O núcleo intersticial de Cajal está envolvido com o controle de perseguição vertical. A formação reticulopontina paramediana (ERPP) controla os movimentos horizontais do olho (Fig. 4-37).

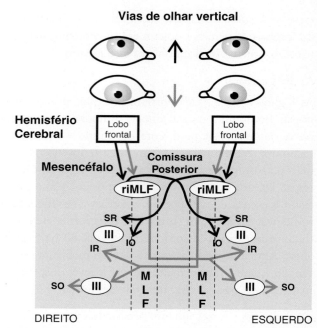

FIGURA 4-37. Segundo K. Wright: Textbook of ophtalmology. Baltimore: Williams & Wilkins, 1997.

Anotações

Anotações

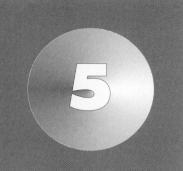

Pediatria e Estrabismo

PERGUNTAS

1. Qual afirmação é FALSA sobre pacientes com hemocistinúria?
   A) Os indivíduos afetados apresentam osteoporose e disfunção renal progressiva.
   B) Os pacientes demonstram anormalidades desde o nascimento, com convulsões e retardo mental.
   C) Em mais de 30% dos casos pode ocorrer luxação do cristalino (*ectopia lentis*).
   D) Os pacientes podem se beneficiar de uma dieta pobre em metionina e rica em cisteína.

2. Qual das afirmações a seguir sobre galactosemia é verdadeira?
   A) Os efeitos da doença ficam limitados aos olhos.
   B) A catarata é inevitavelmente progressiva.
   C) A doença pode resultar de um defeito na galactocinase ou na galactose-1-P uridil transferase.
   D) A doença pode levar ao acúmulo de galactose no cristalino, formando catarata com aspecto de floco de neve.

3. Todas as opções a seguir são características de pacientes com a síndrome de Lowe, EXCETO:
   A) herança autossômica dominante
   B) acidose renal tubular
   C) cataratas congênitas bilaterais
   D) glaucoma infantil

4. As afirmações verdadeiras sobre conjuntivite no neonato mostrada na Figura 5-1 incluem cada uma das opções a seguir, EXCETO:
   A) o diagnóstico definitivo pode ser feito pela visualização de corpos de inclusão intracitoplasmáticos no corante de Giemsa
   B) o herpes simples não é comum em crianças com menos de 4 anos
   C) o diagnóstico diferencial inclui doenças tanto virais como bacterianas.
   D) o exame minucioso inicial inclui atenção especial ao epitélio da córnea.

5. Qual das afirmações a seguir é MENOS precisa em relação ao quadro mostrado na Figura 5-2?

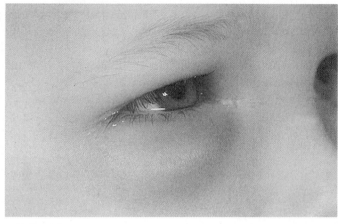

FIGURA 5-2.

   A) O diagnóstico diferencial inclui hemangioma, encefalocele e cisto dermóide.
   B) Sondagem do ducto nasolacrimal depois dos 6 meses de idade.
   C) A terapia definitiva inclui sondagem do ducto nasolacrimal.
   D) Se houver infecção, serão necessários antibióticos intravenosos.

6. A Figura 5-3 mostra o olho esquerdo de uma criança de 2 anos. O ponto lacrimal é canulado, para irrigação de solução de fluoresceína (Fig. 5-4). Qual das afirmações a seguir é FALSA?

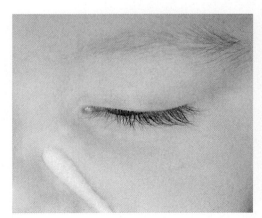

FIGURA 5-3.

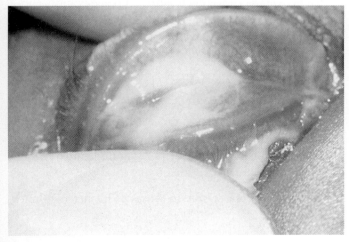

FIGURA 5-1.

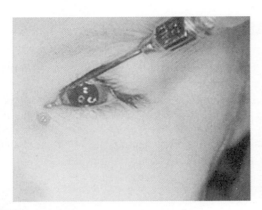

FIGURA 5-4

A) Este quadro está associado ao refluxo da lágrima e à obstrução do ducto nasolacrimal.
B) A anomalia envolve uma alteração do ectoderma neural.
C) Se houver infecção, os antibióticos tópicos serão suficientes para controlar o quadro.
D) Esses tratos estão revestidos com epitélio.

7. Qual das afirmações a seguir sobre megalocórnea é FALSA?
   A) Este quadro é definido como uma córnea transparente de aspecto normal com diâmetro superior a 13 mm.
   B) Este quadro está freqüentemente associado a um quadro anterior de megaloftalmia, que é uma desordem autossômica dominante.
   C) A forma simples de megalocórnea é normalmente constatada como uma condição bilateral.
   D) No exame minucioso, o lacrimejamento e a pressão intra-ocular são fatores importantes.

8. Qual das afirmações a seguir relacionadas à Figura 5-5 é FALSA?
   A) Essa anomalia de desenvolvimento pode demonstrar aderências de ambos os cristalinos e íris ao endotélio da córnea.

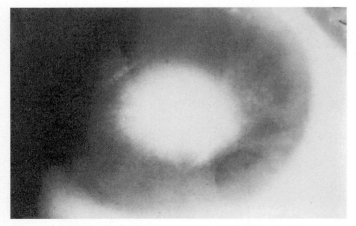

FIGURA 5-5. Segundo Wright K. Textbook of ophthalmology. Baltimore: Williams & Wilkins, 1997.

B) Esse quadro envolve opacificação progressiva da córnea.
C) A córnea periférica não é afetada.
D) Esse quadro resulta de um problema de desenvolvimento com as células da crista neural.

9. Uma menina de 3 anos se apresenta com a lesão ilustrada na Figura 5-6. Todas as afirmações a seguir são verdadeiras, EXCETO:
   A) essa lesão fica anterior à membrana de Bowman e pode ser removida sem envolver o estroma
   B) os achados associados incluem apêndices de pele pré-auricular, coloboma da pálpebra superior e anomalias vertebrais
   C) com freqüência observa-se um arco de lipídios na córnea precursor à lesão
   D) essas lesões podem apresentar folículos pilosos ou glândulas sudoríparas

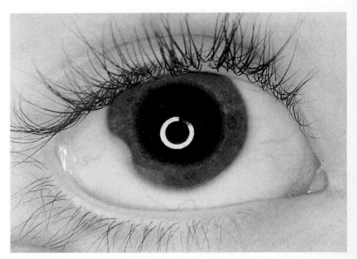

FIGURA 5-6. Segundo Wright K. Textbook of ophthalmology. Baltimore: Williams & Wilkins, 1997.

10. O paciente mostrado na Figura 5-7 tem distrofia endotelial hereditária congênita (CHED). Qual das afirmações a seguir sobre essa doença é VERDADEIRA?
    A) Trata-se de uma doença basicamente unilateral.
    B) A doença pode ser diferenciada da distrofia congênita hereditária do estroma (CHSD) por meio de paquimetria.
    C) A forma dominante é estacionária e a forma recessiva é progressiva.
    D) Os pacientes com a forma dominante da doença têm mais probabilidade de demonstrar nistagmo que aqueles com a forma recessiva.

11. Todas as opções a seguir são causas de íris heterocrômica, EXCETO:
    A) síndrome de Horner
    B) albinismo

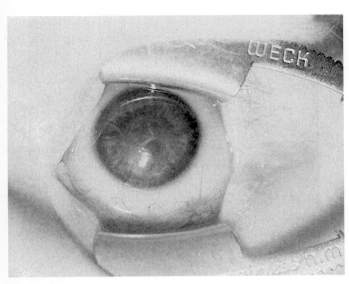

FIGURA 5-7.

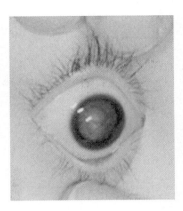

FIGURA 5-9.

C) xantogranuloma juvenil (JXG)
D) síndrome de Waardenburg-Klein

12. Qual dos quadros oculares ou sistêmicos a seguir NÃO está associado à *ectopia lentis* (luxação do cristalino) (Fig. 5-8)?
    A) Homocistinúria
    B) Aniridia
    C) Microcórnea
    D) Síndrome de Weill-Marchesani

13. Uma criança de 1 mês de vida se apresenta com catarata nuclear bilateral (Fig. 5-9). Qual é a causa mais comum de cataratas?

    A) Hereditária autossômica dominante
    B) Vítreo primário hiperplásico persistente (PHPV)
    C) Galactosemia
    D) Infecção intra-uterina

14. Qual é a melhor época para se operar um paciente portador de catarata congênita bilateral densa?
    A) Assim que possível, até durante as primeiras semanas de vida.
    B) Entre 2 e 6 meses de idade.
    C) Entre 6 meses e 1 ano de idade.
    D) Entre 1 e 2 anos de idade.

15. Qual das opções a seguir é o tratamento preferido para catarata congênita na criança de 1 mês de vida, com a concordância dos pais?
    A) Extração do cristalino, vitrectomia anterior e inserção de lentes de contato.
    B) Extração da catarata intracapsular com inserção de lentes de contato.
    C) Aspiração do cristalino e implantação de lente intra-ocular na câmara posterior.
    D) Extração do cristalino, vitrectomia anterior e introdução de óculos para afácicos.

16. Cada uma das afirmações a seguir sobre a doença ilustrada na Figura 5-10 é verdadeira, EXCETO:
    A) os únicos sinais que se manifestam podem ser a fotofobia e o lacrimejamento
    B) embora a terapia cirúrgica seja normalmente indicada, inicialmente se introduz o tratamento clínico
    C) a gonioscopia tem marcas claramente identificáveis que facilitam a goniotomia como tratamento de primeira linha
    D) fissuras em orientação horizontal na lâmina limitante posterior da córnea (membrana de Descemet) podem ser encontradas no quadro de olho buftálmico

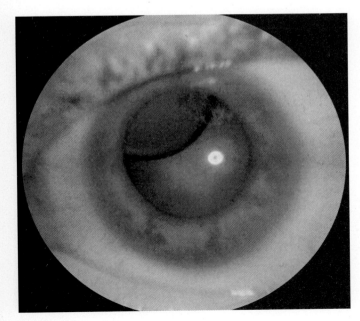

FIGURA 5-8.

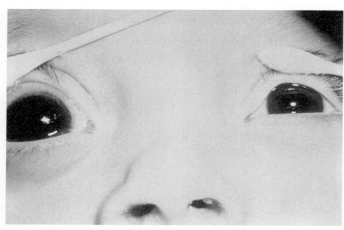

FIGURA 5-10.

17. Com qual forma de artrite reumatóide juvenil a iridociclite está mais freqüentemente associada?
    A) Anticorpo antinuclear (ANA) pauciarticular positivo
    B) Fator reumatóide poliarticular negativo
    C) Fator reumatóide poliarticular positivo
    D) Anticorpo antinuclear pauciarticular negativo

Perguntas 18-19

Uma criança de 3 anos de idade é encaminhada pelo pediatra com história de 7 dias com febre de etiologia desconhecida e infecção bilateral da conjuntiva. Outros achados incluem erupção cutânea polimorfa, eritema e edema das palmas das mãos e solas dos pés, descamação periungueal, linfadenopatia cervical, infecção da língua e da faringe e fissuras labiais. A avaliação oftálmica revela uveíte anterior bilateral leve.

18. Qual das investigações a seguir é a mais apropriada?
    A) Eletrocardiograma
    B) Ecocardiografia bidimensional
    C) Radiografia do tórax
    D) HLA-B27

19. Qual das opções a seguir é o tratamento de escolha para esse quadro?
    A) Terapia sistêmica com corticosteróides
    B) Penicilina por via parenteral
    C) Isoniazida
    D) Aspirina

Perguntas 20-21

Uma criança do sexo feminino nasce com 4 semanas de antecedência e manifesta icterícia e "rash" intratável, rinite persistente, pneumonia, anemia, linfadenopatia generalizada e anormalidades ósseas na radiografia.

20. Qual das características históricas a seguir é a mais importante ao se questionar a mãe sobre a história de sua gestação?
    A) Dieta
    B) Uso de álcool ou de drogas
    C) Exposição a toxinas do meio ambiente
    D) História sexual

21. Qual das alterações a seguir seria mais comum ao exame oftalmológico desse recém-nascido?
    A) Ceratite intersticial
    B) Pigmentação segmentar da periferia da retina e coriorretinite
    C) Esclerite
    D) Uveíte anterior

22. Todas as manifestações a seguir seriam consideradas no diagnóstico diferencial de hemorragia do vítreo em uma criança de 8 anos, EXCETO:
    A) trauma
    B) retinosquise juvenil ligada ao X
    C) *pars planiti*
    D) melanocitoma

23. Um garoto de 8 anos se apresenta com visão 20/60 e mostra o achado macular ilustrado na Figura 5-11. Qual das afirmações a seguir NÃO é verdadeira em relação a essa desordem?
    A) Configuração em "roda de carroça" (*spoke-wheel*) da mácula
    B) Clivagem da retina na camada de fibras nervosas
    C) Onda-b atenuada no eletrorretinograma (ERG)
    D) Microcistos maculares exibindo vazamento clássico em forma de pétalas na angiografia com fluoresceína

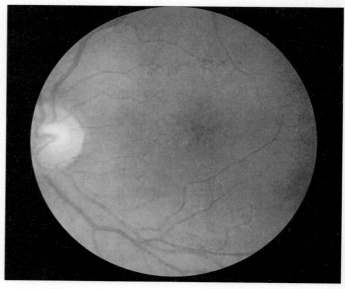

FIGURA 5-11.

24. Uma garotinha de 4 anos apresenta diminuição da visão ao exame oftalmológico que revela íris translúcida, hipopigmentação do fundo do olho e hipoplasia da fóvea. Cada uma das opções a seguir pode representar um achado associado, EXCETO:
    A) diátese de sangramento
    B) infecções sinopulmonares recorrentes
    C) compressão oculodigital
    D) nistagmo sensorial

25. A Figura 5-12 representa uma criança infectada com nematódeo contraído de um animal doméstico. Qual das afirmações a seguir sobre esse processo é FALSA?
    A) Essa infecção pode estar presente com envolvimento do segmento tanto anterior como posterior.
    B) A infecção se manifesta, com freqüência, como um granuloma eosinofílico.
    C) Na TC, é freqüente a presença de calcificações.
    D) Essa infecção pode se apresentar como exotropia aparente na qual não há movimentos de refixação no teste de cobertura alternada.

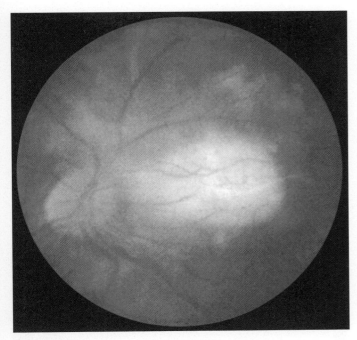

FIGURA 5-12.

26. Uma criança é encaminhada para exame em virtude de alteração na movimentação ocular. No exame, a criança não fixa nem acompanha com o olhar, e observa-se nistagmo de busca. O restante do exame é normal. Qual dos quadros a seguir é o MENOS provável no diagnóstico diferencial?
    A) Acromatopsia.
    B) Cegueira noturna estacionária congênita.
    C) Amaurose congênita de Leber.
    D) Albinismo ocular.

27. Uma criança se apresenta para avaliação de visão subnormal. Qual dos sinais a seguir é o MENOS preocupante?
    A) Reflexo de retração da pálpebra superior no escuro.
    B) Olhar contra luzes brilhantes.
    C) Esfregar os olhos.
    D) Resposta pupilar paradoxal à luz.

28. Qual das afirmações a seguir sobre toxoplasmose ocular é FALSA?
    A) Menos de 10% dos indivíduos menores de 5 anos demonstram anticorpos contra a toxoplasmose.
    B) Os oocistos do toxoplasma encontrados nas fezes dos gatos podem permanecer com potencial de infecção até 1 ano.
    C) A infecção materna precoce no curso da gestação resulta em aumento do risco de infecção do feto.
    D) A retinocoroidite envolve tipicamente a periferia da retina e raramente a mácula.

29. Uma criança prematura de 27 semanas de gestação e pesando 950 g foi internada na UTI neonatal. Quando essa criança deverá ser submetida a um exame inicial de retina para descartar a presença de retinopatia da prematuridade (RP)?
    A) Imediatamente.
    B) Entre 1 e 2 semanas após o nascimento.
    C) Entre 4 e 6 semanas após o nascimento.
    D) Entre 8 e 10 semanas após o nascimento.

30. De acordo com o protocolo de crioterapia para o RP Cooperative Study, em qual dos estágios de RP mencionados a seguir a crioterapia ou terapia a *laser* deverá ser iniciada?
    A) 5 horas contíguas do estágio 3 mais.
    B) 8 horas contíguas do estágio 2 mais.
    C) 5 horas contíguas do estágio 1.
    D) 8 horas contíguas do estágio 1.

31. Qual dos fatores de risco mencionados a seguir é o MENOS importante para o desenvolvimento da RP?
    A) Hiperoxia.
    B) Peso baixo ao nascer (< 1.250 g).
    C) Gêmeos.
    D) Idade gestacional.

32. Qual das afirmações a seguir sobre a doença de Coats é VERDADEIRA?
    A) A doença tem um padrão autossômico dominante de hereditariedade com penetrância variável.
    B) A doença é normalmente bilateral.
    C) Os meninos são freqüentemente mais afetados que as meninas.
    D) A doença é geralmente diagnosticada antes dos 2 anos de idade.

33. Qual das afirmações a seguir sobre o diabetes melito juvenil (DM) é FALSA?
    A) A retinopatia diabética de fundo raramente ocorre antes dos 20 anos de idade.
    B) A retinopatia raramente ocorre há menos de 3 anos após a manifestação do diabetes melito.
    C) A prevalência de retinopatia em pacientes com DM por mais de 15 anos chega a 90%.
    D) Os adolescentes diabéticos deverão ser examinados quanto à presença de retinopatia depois de 5 anos do diagnóstico.

34. Um garoto de 5 anos se apresenta para avaliação em virtude de visão reduzida. O exame oftalmológico revela alterações degenerativas envolvendo o vítreo e a retina e um vítreo translúcido. Qual dos diagnósticos a seguir é o MENOS provável?
    A) Distrofia de Wagner.
    B) Síndrome de Stickler.
    C) Distrofia de Goldmann-Favre.
    D) Síndrome de Kearns-Sayre.

35. Qual das afirmações a seguir sobre retinose pigmentar é verdadeira?
    A) A forma ligada ao X é menos comum, embora mais incapacitante.
    B) Sinais e sintomas são tipicamente comuns antes do aparecimento das anormalidades no ERG.
    C) Alterações pigmentares da retina estão sempre presentes na média periferia.
    D) O defeito inicial do campo visual é um escotoma anelar.

36. Qual das afirmações a seguir sobre distrofias de cones é FALSA?
    A) As distrofias de cones se caracterizam por visão central reduzida, cegueira para cores e fotofobia.
    B) A cegueira noturna e a perda de visão periférica se desenvolvem freqüentemente mais tarde, no curso da doença.
    C) A perda de visão e a fotofobia geralmente antecedem as alterações maculares clinicamente visíveis.
    D) Os achados específicos no ERG incluem resposta fotópica anormal ao flash único e o fenômeno de bruxuleio.

37. Uma garota de 10 anos é encaminhada para exame oftalmológico após reprovação em seu exame oftalmológico escolar. Sua acuidade visual com a melhor correção é: 20/50 no olho direito e 20/40 no olho esquerdo. O exame revela segmento anterior normal com aparência anormal bilateral do fundo do olho. A Figura 5-13 mostra o olho esquerdo. Qual dos recursos a seguir seria o mais apropriado para estabelecer o diagnóstico?

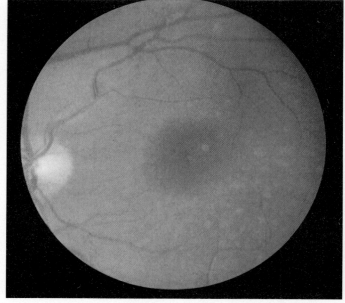

FIGURA 5-13.

A) Eletrooculografia (EOG).
B) ERG.
C) Potencial evocado visualmente.
D) Angiografia com fluoresceína.

38. Um garoto de 10 anos é encaminhado para avaliação de baixa visão no olho esquerdo. O exame revela acuidade visual não corrigida de 20/20 no olho direito e 20/40 no olho esquerdo, passível de correção para 20/20 com óculos. O exame do fundo do olho do lado esquerdo revela lesão macular cística de coloração amarelo-alaranjada (Fig. 5-14). O pai da criança informa que vários membros da família, ele inclusive e uma irmã, sofreram de diminuição da visão entre leve e moderada desde a juventude. Qual

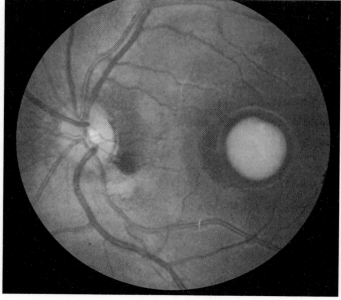

FIGURA 5-14.

dos recursos a seguir seria o mais apropriado para estabelecer o diagnóstico?
A) EOG.
B) Ultra-som.
C) Potencial evocado visualmente.
D) Angiografia com fluoresceína.

Perguntas 39-44 Desordens do nervo óptico (Figs. 5-15 a 5-20)

39. Qual das figuras a seguir está associada à proliferação glial e dobramento da retina?

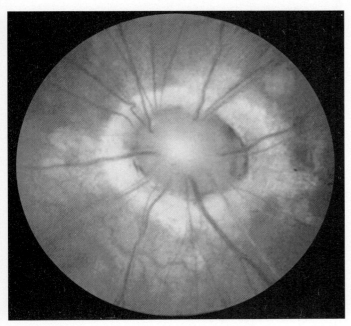

FIGURA 5-15.

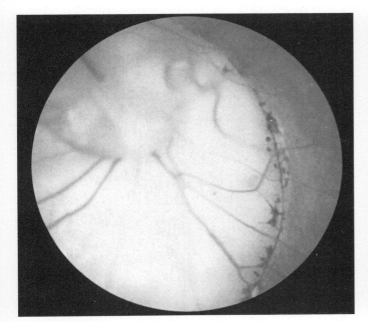

FIGURA 5-16.

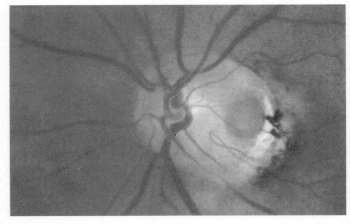

FIGURA 5-17.

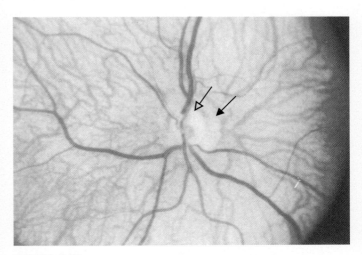

FIGURA 5-18.

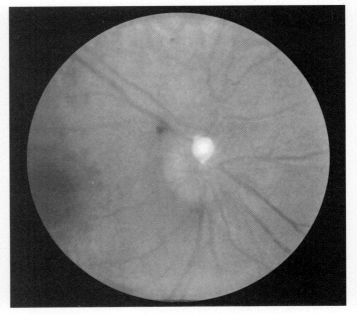

FIGURA 5-19.

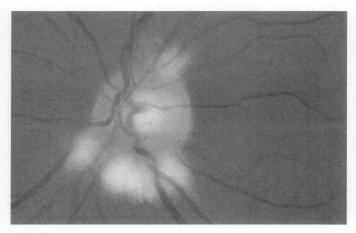

FIGURA 5-20.

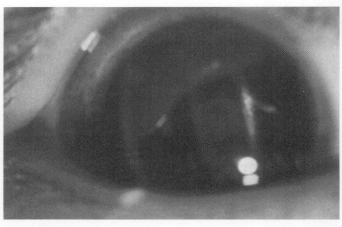

FIGURA 5-21.

A) Figura 5-15
B) Figura 5-16
C) Figura 5-18
D) Figura 5-19

40. Qual das figuras a seguir é o resultado do fechamento defeituoso da fissura fetal?
    A) Figura 5-16
    B) Figura 5-18
    C) Figura 5-19
    D) Figura 5-20

41. Qual é o quadro que exige avaliação endócrina e estudos neurológicos por imagens?
    A) Figura 5-16
    B) Figura 5-17
    C) Figura 5-18
    D) Figura 5-20

42. Qual paciente está em risco de desenvolver descolamento seroso da mácula?
    A) Figura 5-15
    B) Figura 5-17
    C) Figura 5-18
    D) Figura 5-19

43. Qual é o quadro que pode ser encontrado em conjunto com a aniridia?
    A) Figura 5-15
    B) Figura 5-16
    C) Figura 5-18
    D) Figura 5-20

44. Qual quadro é encontrado em conjunto com a opacidade posterior do cristalino, mostrada na Figura 5-21?
    A) Figura 5-15
    B) Figura 5-16
    C) Figura 5-19
    D) Figura 5-20

45. Qual das afirmações a seguir NÃO é verdadeira em relação ao retinoblastoma?
    A) Existe aumento na incidência de desenvolvimento de tumores malignos secundários mais tarde na vida.
    B) São necessárias 2 mutações no cromossomo 13 para o desenvolvimento de retinoblastoma.
    C) O quadro de retinoblastoma pode se apresentar como celulite orbital, estrabismo ou hifema.
    D) A classificação de Reese-Ellsworth para retinoblastoma fornece informações prognósticas quanto à sobrevivência do paciente.

46. A Figura 5-22 mostra um paciente portador de:
    A) *craniocinostose* – este paciente provavelmente apresentará: hipoplasia da região medial da face, exotropia em padrão V, proptose e telecanto.
    B) *seqüência de Pierre-Robin* – este paciente provavelmente apresentará: micrognatia, glossoptose e fenda palatina.

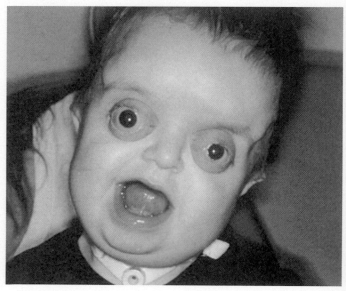

FIGURA 5-22.

C) *disostose mandibulofacial* – este paciente provavelmente apresentará: microstomia, coloboma e hipoplasia malar e mandibular.

D) *síndrome alcoólica fetal* – este paciente provavelmente apresentará uma prega mongólica ausente, deficiência das glândulas meibomianas na pálpebra inferior e ausência de pontos lacrimais na pálpebra inferior.

47. Uma criança de 2 anos se apresenta com inflamação periorbital unilateral. Qual das causas a seguir é a MENOS provável?
    A) Cisto dermóide
    B) Rabdomiossarcoma
    C) Celulite orbital
    D) Toxoplasmose

48. Uma criança se apresenta com hifema, sem história de trauma. Qual das causas a seguir é a MENOS provável?
    A) Xantogranuloma juvenil (JXG, para *juvenile xanthogranuloma*)
    B) Uveíte por herpes simples
    C) Linfoma
    D) Retinoblastoma

49. Um garoto de 2 anos se apresenta com equimose periorbital. O diagnóstico diferencial inclui todos os quadros a seguir, EXCETO:
    A) neuroblastoma
    B) leucemia
    C) linfangioma
    D) cisto dermóide

50. O neuroblastoma é um quadro caracterizado por todas as características a seguir, EXCETO:
    A) metástase de glândula supra-renal
    B) possível regressão espontânea
    C) prognóstico insatisfatório se diagnosticado antes de 1 ano de idade
    D) equimose periorbitária

51. Qual das facomatoses mencionadas a seguir NÃO possui hereditariedade?
    A) Síndrome de Sturge-Weber.
    B) Neurofibromatose.
    C) Esclerose tuberosa.
    D) Doença de von Hippel-Lindau.

52. Qual das afirmações a seguir sobre neurofibromatose é FALSA?
    A) Manchas café-com-leite aparecem em mais de 99% dos pacientes com esta desordem.
    B) Tumores do SNC, incluindo gliomas do nervo óptico, astrocitomas, neuromas acústicos, meningiomas e neurofibromas ocorrem em 5% a 10% dos pacientes portadores de neurofibromatose.

C) Os nódulos de Lisch aparecem em mais de 90% dos pacientes acima de 6 anos de idade, mas não são diagnosticados porque podem aparecer também em indivíduos sadios.

D) Cerca de até 50% dos pacientes portadores de neurofibromas plexiformes envolvendo a pálpebra superior desenvolvem glaucoma ipsolateral.

Perguntas 53 a 55

A criança fotografada na Figura 5-23 tem uma lesão no lado direito da face, presente desde o nascimento.

53. As características dessa lesão (Fig. 5-23) incluem todas as mencionadas a seguir, EXCETO:
    A) lesões similares podem ser encontradas na órbita
    B) lesão de fluxo baixo na angiografia
    C) regressão espontânea na maioria dos casos
    D) normalmente presente nos primeiros 6 meses de vida

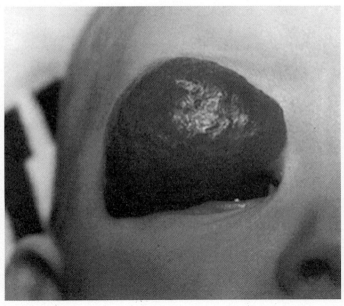

FIGURA 5-23.

54. Qual abordagem de tratamento é a mais apropriada para essa criança?
    A) Radioterapia.
    B) Incisão e drenagem.
    C) Corticosteróides.
    D) Observação.

55. Se a lesão dessa criança não for tratada, qual complicação poderá resultar?
    A) Hemorragia.
    B) Celulite orbital.
    C) Ambliopia.
    D) Metástase.

56. Qual músculo mantém sinergia com o reto lateral?
    A) Reto medial.
    B) Oblíquo inferior.
    C) Reto superior.
    D) Reto inferior.

57. Qual músculo é mais eficaz como depressor do olho quando abduzido a 23° em relação à linha média?
    A) Reto medial.
    B) Oblíquo inferior.
    C) Oblíquo superior.
    D) Reto inferior.

58. Todas as afirmações a seguir sobre uma avaliação pediátrica em oftalmologia são verdadeiras, EXCETO:
    A) Uma criança demonstra fixação excêntrica. Isso indica baixa visão, normalmente 20/200 ou pior.
    B) O teste de cobrir-descobrir é usado para identificar a tropia.
    C) O desvio medido com o teste de cobertura alternada é a foria + tropia.
    D) O deslocamento temporal do reflexo luminoso que não muda durante o teste de cobrir-descobrir ou de cobertura alternada representa um ângulo *kappa* positivo.

59. Qual das afirmações a seguir é FALSA a respeito do teste de Hirschberg, ou teste do reflexo corneano a um foco luminoso?
    A) O reflexo da córnea à luz é uma denominação imprópria, pois o reflexo luminoso vem da parte de trás da pupila.
    B) O teste de Krimsky usa prismas na frente do olho fixador ou do olho não-fixador para centralizar o reflexo luminoso desviado.
    C) O teste de Bruckner usa o reflexo vermelho para determinar a presença de estrabismo. Se positivo, o olho fixador terá o reflexo mais brilhante.
    D) O bastão de Maddox pode ser usado para ajudar a medir tanto os desvios do ciclo como os desvios horizontal ou vertical.

60. A criança mostrada na Figura 5-24 foi trazida pela mãe para avaliação de olhos cruzados, o quê essa mãe vinha observando há 1 mês. Qual das afirmações a seguir é a MENOS provável?
    A) O teste de cobrir-descobrir demonstrará a tropia; quando se cobre o olho fixador, o outro olho mostrará um movimento de abdução.
    B) Tanto o teste de cobrir-descobrir como o de cobertura alternada, mesmo com fixação excelente e alvo de acomodação, não demonstrará nenhum desvio.
    C) Não é provável que essa criança demonstre excesso de reação do músculo oblíquo inferior ou de desvio vertical não associado (DVD). Esses achados geralmente se desenvolvem após a apresentação inicial de esotropia.
    D) Com o tempo, esse quadro apresentará melhora espontânea.

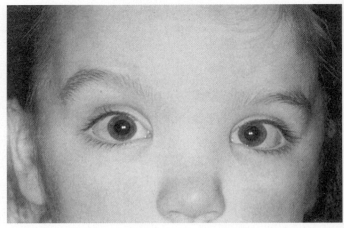

FIGURA 5-24.

61. Qual das afirmações a seguir sobre nistagmo optocinético (NO, para nistagmo optocinético) é FALSA?
    A) A fase lenta ocorre na mesma direção que aquela para a qual o estímulo visual repetitivo é direcionado.
    B) Os lobos frontais controlam o movimento lento de perseguição.
    C) Em pacientes com nistagmo motor congênito, pode ocorrer reversão da resposta do nistagmo optocinético.
    D) Uma resposta de NO provocada em uma criança indica a presença de algum estímulo visual.

62. Uma paciente de 32 anos se apresenta com início insidioso de diplopia. No teste de cobertura alternada, ela mostra hipertrofia do lado direito, piora da inclinação da cabeça à direita e olhar à esquerda. Em qual músculo uma paralisia poderia causar esses sintomas?
    A) Oblíquo superior direito.
    B) Reto superior esquerdo.
    C) Oblíquo inferior esquerdo.
    D) Reto inferior direito.

63. Qual das características a seguir sobre o teste de 3 etapas é VERDADEIRA?
    A) Capacidade de diferenciar entre paralisias restritivas e paralíticas.
    B) Capacidade de distinguir uma paralisia de um músculo com reação exagerada.
    C) Capacidade de separar desordens entre congênitas e adquiridas.
    D) Mais aplicável quando houver somente um músculo envolvido.

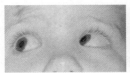 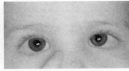 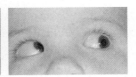

FIGURA 5-25.

64. Uma criança de 3 anos, com esotropia desde o nascimento, tem o desvio ilustrado na Figura 5-25. A não-concomitância desse desvio é mais provavelmente secundária a um músculo que:
    A) passa entre a esclera e o músculo reto
    B) sofre elevação, intorção (rotação para dentro) e adução
    C) passa entre a esclera e acima de um músculo adjacente
    D) tem sua inserção próxima à mácula

65. Um garoto de 2 meses (Fig. 5-26) com esotropia maior do ângulo e fixação cruzada aparente chega ao consultório. Em seu diagnóstico diferencial, o quadro MENOS provável será:
    A) esotropia congênita
    B) síndrome de Möbius
    C) ambliopia densa
    D) síndrome da fibrose congênita

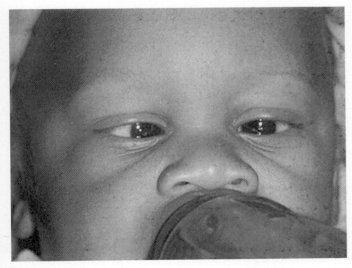

FIGURA 5-26.

66. Uma criança se apresenta com ambos os olhos aduzidos. Para melhor determinar se isso resulta de uma paralisia bilateral do músculo reto lateral, você aplicaria os recursos a seguir, EXCETO:
    A) movimentos de cabeça de boneca
    B) movimentos rápidos dos olhos gerados pelo nistagmo optocinético ondulatório
    C) cobertura de um olho e verificação de vergências
    D) teste de vergência forçada

67. Todas as afirmações a seguir sobre esotropia de acomodação são verdadeiras, EXCETO:
    A) a proporção AC/A é sempre alta
    B) normalmente intermitente no início, tornando-se constante
    C) a ambliopia é muito comum (> 95%)
    D) o desenvolvimento da diplopia é raro

68. Qual das medidas a seguir é a mais adequada para o uso de lentes bifocais?
    A) Dcc ET25 com correção de distância total de +3,00 D AO.
       Ncc ET40 com correção de distância total de +3,00 D AO.
    B) Dcc orto com correção de distância total de +1,00 D AO.
       Ncc ET15 com correção de distância total de +1,00 D AO.
    C) Dsc ET20 na primeira consulta, retinoscopia cicloplégica +3,00 D AO.
    D) Dcc ET10 com correção cicloplégica total de −2,50 D AO.
       Ncc ET13 com correção cicloplégica total de −2,50 D AO.

69. Qual quadro é mais coerente com a esotropia de acomodação?
    A) Desvio vertical não associado (DVD).
    B) Início na infância até 4 anos de idade.
    C) Potencial binocular insatisfatório ou inexistente.
    D) Refração cicloplégica de +8,00 D.

70. Uma criança de 2 anos se apresenta com exotropia intermitente. Todos os quadros a seguir provavelmente descreveriam esse quadro, EXCETO:
    A) supressão
    B) estereopsia excelente
    C) grandes amplitudes de convergência
    D) ambliopia

71. Uma garota de 8 anos se apresenta um dia depois de ser submetida a recuos do músculo reto lateral para o quadro de exotropia intermitente. Ela tem 8 DP de exotropia consecutiva e diplopia. Os pais estão preocupados. Qual será seu melhor curso de ação?
    A) iniciar exercícios de convergência

B) observar a criança; informar aos pais sua satisfação, pois esse é o resultado desejado no dia seguinte após a cirurgia

C) prescrever óculos com adição de prisma para manter a fusão

D) sugerir que uma nova cirurgia pode ser necessária

72. Um garoto de 3 anos tem distância de XT35 e de X(T)'15 na fixação de perto. Como esse desvio seria caracterizado?
A) Excesso de divergência verdadeira.
B) Excesso de pseudodivergência.
C) Exotropia básica.
D) Não pode ser determinado com as informações fornecidas.

73. Qual das indicações a seguir é a mais fraca para a cirurgia de X (T)?
A) Grau crescente de exodesvio na fase de tropia
B) Facilidade de dissociação crescente
C) Recuperação insatisfatória da fusão anteriormente trópica
D) Desvio superior a 15 DP

74. Uma paciente de 22 anos e portadora de emetropia tem dificuldade para ler. No teste de cobertura alternada, ela se mostra ortofórica para longe e tem um exodesvio de 15 DP para perto. A melhor opção de tratamento seria:
A) terapia ortóptica com exercícios de esforço usando prismas com base temporal ou lápis
B) óculos de leitura +2,00 D
C) recuos bilaterais do músculo reto medial
D) procedimento unilateral de recuo–ressecção

75. Qual dos quadros a seguir ilustra melhor uma exceção à lei de Sherrington?
A) Desvio vertical não associado
B) Síndrome de Duane tipo I
C) Convergência
D) Esotropia alternante

Perguntas 76-79

Uma garota de 5 anos é encaminhada pelo pediatra para avaliação de esotropia. O exame oftalmológico revela esotropia na posição primária com abdução acentuadamente limitada do olho esquerdo, embora se observe restrição mínima de adução do olho esquerdo e estreitamento da fenda palpebral na tentativa de adução. A motilidade ocular direita e a altura da fenda são normais.

76. Qual das síndromes a seguir este caso muito provavelmente representa?
A) Síndrome de retração de Duane tipo I.
B) Síndrome de retração de Duane tipo II.
C) Síndrome de retração de Duane tipo III.
D) Síndrome de Brown.

77. Nessa paciente, qual dos seguintes padrões de atividade elétrica seria mais provavelmente revelado pela eletromiografia?
A) Atividade elétrica do músculo reto lateral esquerdo, tanto na abdução como na adução
B) Atividade elétrica do músculo reto lateral esquerdo somente na abdução
C) Atividade elétrica de ambos os músculos retos medial e lateral esquerdos, tanto na abdução como na adução
D) Ausência de atividade elétrica no músculo reto lateral esquerdo na abdução, com atividade paradoxal na adução

78. Todos os fatores a seguir podem ser associados à síndrome de retração de Duane, EXCETO:
A) talidomida
B) ptose unilateral da pálpebra, ou síndrome de Marcus Gunn
C) síndrome de Goldenhar
D) glaucoma

79. Qual das afirmações a seguir sobre a síndrome de retração de Duane é VERDADEIRA?
A) A incidência de ambliopia é alta.
B) O procedimento de Faden pode reduzir o desvio do olho afetado para cima em direção ao nariz (*upshoot*) na adução.
C) O estreitamento da fenda palpebral é secundário à inervação anormal do músculo levantador.
D) O estrabismo é um quadro concomitante.

80. Todas as opções a seguir são características da paralisia congênita do III par craniano, EXCETO:
A) esodesvio
B) função pupilar anormal
C) hipotropia
D) ptose

81. Um garoto de 4 anos se apresenta com as medições mostradas na Figura 5-27. Ele tem esotropia de 25 DP para perto. Ele tem oblíquos inferiores hiperativos 1+, mas não mostra evidência de ambliopia. A abordagem cirúrgica mais razoável é:

	XT 45	
XT 30 RHT 2	XT 30	XT 30 LHT 2
	XT 20	

FIGURA 5-27.

A) ressecção de ambos os retos mediais com supraversão

B) recuo de ambos os retos laterais com supraversão

C) recuo de ambos os retos laterais com enfraquecimento do oblíquo inferior

D) recuo ressecção com supraversão do reto lateral e infraversão do reto medial

82. Qual das afirmações a seguir é verdadeira para o quadro de DVD?

A) É um quadro raro em pacientes com esotropia congênita.

B) Trata-se, geralmente, de um quadro unilateral.

C) O olho desviado sofre extorção (rotação para fora) à medida que se eleva.

D) O quadro viola a lei de Hering.

Perguntas 83-86

83. Um garoto de 6 anos se apresenta com exodesvio de 30 DP para longe e de 10 DP para perto no teste de cobertura alternada. Qual será o passo seguinte mais apropriado?

A) Recuo do reto lateral para 30 DP.

B) Oclusão de um olho durante 30 minutos e nova medição do desvio.

C) Prescrição de óculos com lentes bifocais.

D) Recuo dos retos laterais em um volume intermediário entre o desvio de longe e de perto.

84. O paciente é submetido a um teste de contato e as medições agora são 30 DP para longe e 15 DP para perto. Qual será o passo seguinte mais apropriado?

A) Recuo do reto lateral para 30 DP.

B) Nova medição do desvio com acréscimo de + 3,00 D AO.

C) Recuo do reto lateral para um volume intermediário entre a distância e o desvio de perto.

D) Prescrever óculos com lentes bifocais.

85. Este paciente de 6 anos de idade é submetido a um recuo do reto lateral bilateral. Uma semana mais tarde ele apresenta esotropia consecutiva de 15 DP. A criança reclama de diplopia. Qual será o passo seguinte mais apropriado?

A) Observar e pedir retorno do paciente dentro de 6 semanas.

B) Iniciar oclusão em tempo integral no OD.

C) Iniciar "penalização" do OD.

D) Iniciar oclusão alternada.

86. Três semanas após a cirurgia, a criança ainda apresenta esotropia de 15 DP. Qual será o passo seguinte mais apropriado?

A) Operar para esotropia de 15 DP.

B) Prescrever prisma de base temporal suficiente para neutralizar completamente a esotropia.

C) Prescrever prisma de base temporal suficiente para aliviar a diplopia, mas deixar uma pequena esoforia residual.

D) Prescrever um miótico.

87. Uma criança de 6 anos com 30 DP de exotropia intermitente e acuidade de 40 segundos no arco estéreo exibe padrão-A com hiperatividade do oblíquo superior e hipertropia direita pequena no olhar primário, hipertropia esquerda no olhar à esquerda e hipertropia maior direita no olhar à direita. A hipertropia direita aumenta significativamente no olhar para baixo. Qual seria a abordagem cirúrgica mais razoável?

A) Recuos do reto lateral + tenotomias do oblíquo superior.

B) Recuos do reto lateral + infraversão dos retos laterais.

C) Recuos do reto lateral + supraversão dos retos laterais.

D) Recuos do reto lateral + contração do oblíquo superior.

88. Uma garota de 5 anos se apresenta com o padrão de motilidade ocular mostrado na Figura 5-28. Todas as afirmações a seguir são válidas para esse quadro, EXCETO:

A) um complexo inelástico do tendão do músculo oblíquo superior

B) desvio para baixo (*down shoot*) do olho afetado na adução

C) excesso de atividade do oblíquo superior com padrão A é comum

D) neste caso os desvios forçados serão positivos

89. Um garoto de 8 anos se apresenta com a motilidade ocular mostrada na Figura 5-29. Qual das afirmações a seguir NÃO é verdadeira em relação a esse quadro?

A) Pacientes com esse quadro possuem amplitudes normais de fusão vertical.

B) Esse quadro apresenta, com freqüência, excesso de atividade do oblíquo inferior.

C) O paciente tem inclinação de compensação da cabeça fora da patologia.

D) O início precoce desse quadro pode resultar em assimetria facial.

90. Qual das afirmações a seguir sobre a toxina botulínica (Botox) é FALSA?

A) O efeito de Botox dura clinicamente 3 meses em músculos extra-oculares.

B) O Botox interfere com os receptores colinérgicos, impedindo a liberação de acetilcolina (ACh).

C) O Botox comprovou ser eficaz como tratamento primário para a maioria dos tipos de estrabismo.

D) Os efeitos colaterais incluem: ptose, diplopia e, raramente, perfuração do globo ocular.

91. As injeções de toxina botulínica comprovaram ser o tratamento de escolha nos seguintes casos:

A) paralisia não resolvida do VI par craniano

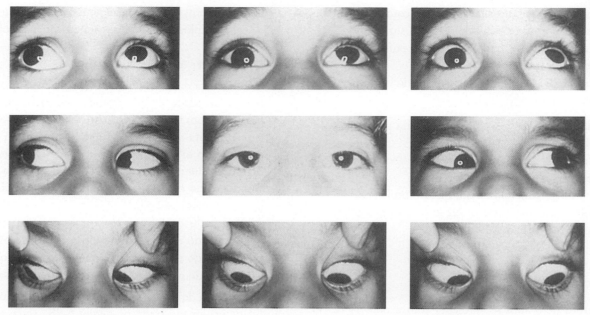

FIGURA 5-28. Segundo Wright K. Textbook of ophthalmology. Baltimore: Williams & Wilkins, 1997.

LHT 5	LHT 2	orto
LHT 10	LHT 5	LHT 2
LHT 14	LHT 10	LHT 3

orto → ... LHT 10

FIGURA 5-29.

B) estrabismo do ângulo moderado ou grande
C) blefaroespasmo
D) síndrome de Brown

92. Todas as afirmações a seguir caracterizam o nistagmo latente, EXCETO:
    A) ponto nulo na adução
    B) fase rápida para o olho fixador
    C) aumento com oclusão monocular
    D) freqüentemente associado à exotropia intermitente

Perguntas 93-94

Uma garota de 2 anos é encaminhada pelo pediatra para avaliação de exotropia residual de ângulo pequeno e desvio facial após cirurgia de estrabismo para esotropia infantil. O exame revela esotropia intermitente de 15 DP com o olho fixador em adução, mesmo quando um olho está ocluído. Presença de nistagmo horizontal com a fase rápida para o olho fixador e aumentando quando esse olho é abduzido. A refração cicloplégica mostra + 3,00 OU.

93. O diagnóstico mais provável é:
    A) nistagmo congênito
    B) espasmo de nutação (*spasmus nutans*)
    C) nistagmo latente com desvio facial para posicionar o olho fixador no ponto nulo
    D) nistagmo não associado

94. O tratamento mais apropriado para a paciente da pergunta 93 é:
    A) injeção de Botox em ambos os músculos retos mediais
    B) recuos bilaterais do reto medial
    C) prescrição de correção para hipermetropia de + 3,00 OU
    D) exercícios de convergência

95. Todas as opções a seguir caracterizam o espasmo de nutação, EXCETO:
    A) nistagmo monocular ou não associado, que é rápido e de pequena amplitude
    B) desaparece geralmente dentro de 2 anos
    C) movimentação vertical da cabeça (*head bobbing*)
    D) atrofia óptica

96. Todas as opções a seguir caracterizam o quadro de nistagmo motor congênito, EXCETO:
    A) presença freqüente de oscilopsia
    B) os pacientes afetados apresentam, tipicamente, acuidade visual variando de 20/20 a 20/70
    C) pode existir um ponto nulo
    D) o nistagmo não ocorre quando o paciente está adormecido

97. Qual dos quadros a seguir NÃO é causa de nistagmo sensorial congênito?
    A) Catarata congênita

B) Aniridia com hipoplasia da fóvea

C) Monocromatismo de bastões

D) Malformação de Arnold-Chiari

98. Qual das afirmações a seguir sobre dislexia NÃO é válida?

A) As crianças com dislexia têm a mesma incidência de anormalidades oculares que as crianças sem essa desordem.

B) O treinamento visual, incluindo exercícios musculares, perseguição ocular ou exercícios de rastreamento já demonstrou melhorar as habilidades acadêmicas de crianças com dislexia ou com dificuldades de aprendizado.

C) A dislexia não é comum em países como Japão, que usam um som para cada símbolo.

D) Os meninos têm 3 vezes mais probabilidade de desenvolver dislexia que as meninas.

99. Todas as afirmações a seguir sobre hipertermia maligna (MH) são verdadeiras, EXCETO:

A) a taxa de mortalidade por HM é inferior a 20%

B) a HM pode se manifestar por trismo e taquicardia durante a indução

C) a temperatura corporal elevada é um sinal tardio de HM

D) a HM pode ser desencadeada por succinilcolina, enflurano e lidocaína

100. Qual é o tratamento para hipertermia maligna?

A) Dantrolene

B) Insulina e potássio

C) Nitroglicerina

D) Atropina

☑ **RESPOSTAS**

1. B) Os pacientes demonstram anormalidades desde o nascimento, com convulsões e retardo mental.

   A homocistinúria é um erro autossômico recessivo inato do metabolismo da metionina. O paciente mostra níveis séricos elevados de metionina e de homocisteína. A luxação do cristalino é bilateral, com 30% de ocorrências na infância e 80% por volta dos 15 anos de idade. As zônulas do cristalino normal apresentam alta concentração de cisteína e a deficiência resulta em zônulas friáveis. A dieta pobre em metionina e rica em cisteína pode reduzir a luxação do cristalino. Os pacientes se mostram normais ao nascer, evoluindo para convulsões, retardo mental e osteoporose. Eles são, em geral, de estatura alta e cabelos claros.

2. C) A doença pode resultar de um defeito na galactocinase ou na galactose-1-P uridil transferase.

   A galactosemia é um erro autossômico recessivo do metabolismo de conversão da galactose em glicose causado por um defeito na galactocinase, UDP-galactose-4-epimerase, ou galactose-1-P uridil transferase (mais comum). O excesso de acúmulo da galactose nos tecidos corporais com conversão subseqüente para galactiol leva à catarata clássica em gotícula de óleo, disfunção hepática e deficiência mental nas primeiras semanas de vida. Se não tratada, é fatal. Cerca de ¾ dos pacientes desenvolve catarata porque o núcleo e o córtex profundo se tornam cada vez mais opacificados. Em alguns casos, a formação precoce de catarata pode ser revertida com intervenção na dieta.

3. A) Herança autossômica dominante.

   A síndrome de Lowe é uma desordem recessiva ligada ao X e caracterizada por acidose tubular renal, catarata congênita bilateral, glaucoma, retardo mental, hipotonia muscular e falha no crescimento.

4. B) O herpes simples não é comum em crianças com menos de 4 anos.

   A oftalmia do neonato pode ser a manifestação de várias infecções diferentes ou de conjuntivite química. O diagnóstico diferencial inclui *Chlamydia*, gonorréia por *Neisseria*, herpes simples e outras bactérias. O diagnóstico de *Chlamydia* pode ser feito com corante de Giemsa, que revela corpos de inclusão intracitoplasmáticos. Embora a conjuntivite por *Chlamydia* possa ser tratada com eritromicina tópica, o paciente deve, obrigatoriamente, ser tratado com terapia sistêmica para prevenir o quadro associado de pneumonite por *Chlamydia*. A pneumonia normalmente surge entre 3 e 13 semanas mais tarde. A gonorréia por *Neisseria* é bem conhecida por seu potencial de penetração no epitélio intacto da córnea e por causar perfura-

ção. O herpes simples tipo 2 é causa importante de conjuntivite neonatal com ceratite e envolvimento do epitélio corneano. A ceratite herpética neonatal não tratada pode provocar escarificação corneana e ambliopia densa. Em crianças com sistema imune imaturo, a conjuntivite purulenta hiperaguda típica pode não estar presente. Para tratamento dessa infecção grave são necessários antibióticos tanto tópicos como intravenosos. A conjuntivite química causada pela aplicação de nitrato de prata tópico se inicia dentro de 24 horas a partir do nascimento e a raspagem conjuntival mostra poucos, se houver, neutrófilos polimorfonucleares (PMN).

5. B) Sondagem do ducto nasolacrimal depois dos 6 meses de idade.

   A fotografia ilustra um caso de dacriocistocele, que se manifesta no nascimento e representa a dilatação do saco lacrimal, associada a um bloqueio na prega lacrimal (valva de Hasner). Sua aparência tem sido confundida com a de um hemangioma, de uma encefalocele e de um dermóide. Em caso de infecção desses cistos, é possível a evolução para sepse; portanto, a sondagem precoce do ducto nasolacrimal em neonatos e os antibióticos intravenosos são procedimentos freqüentemente necessários.

6. B) A anomalia envolve uma alteração do ectoderma neural.

   A Figura 5-3 ilustra um quadro de fístula lacrimal congênita. A Figura 5-4 mostra a fluoresceína saindo da fístula quando o ducto nasolacrimal é irrigado. Essa anomalia congênita representa uma comunicação acessória revestida de epitélio entre o sistema lacrimal (normalmente o canalículo comum ou o saco lacrimal) e a pele e constitui um defeito do ectoderma de superfície, e não de ectoderma neural. Caso a anomalia esteja associada à obstrução do ducto nasolacrimal, haverá descarga e refluxo freqüentes através da fístula. Nesse caso, a terapia apropriada envolverá antibióticos tópicos, sondagem do ducto nasolacrimal e excisão das fístulas. Não existe associação entre esse quadro e uma fístula para o seio do maxilar.

7. B) Este quadro está freqüentemente associado a um quadro anterior de megaloftalmia, que é uma desordem autossômica dominante.

   Por volta dos 2 anos de idade a córnea já tem, aproximadamente, o tamanho adulto. A megalocórnea simples é definida como ambas as córneas medindo mais de 13 mm em crianças acima de 2 anos e acima de 12 mm em lactentes. O glaucoma congênito está associado à epifora e PIO aumentada e deverá ser descartado do diagnóstico diferencial. O tipo mais comum de megalocórnea está associado à megaloftalmia anterior, uma desordem recessiva ligada ao X.

8. B) Esse quadro envolve opacificação progressiva da córnea.

A anomalia de Peter resulta de um problema de desenvolvimento envolvendo migração defeituosa das células da crista neural. Essas células normalmente migram-entre o ectoderma de superfície da córnea e o cristalino. Como resultado dessa separação irregular, tanto o cristalino como a íris podem permanecer aderidos à córnea central, provocando opacidade. Tanto a membrana de Descemet como as camadas do estroma posterior podem estar ausentes. A córnea periférica é caracteristicamente transparente por causa da integridade dessa membrana e do endotélio. Em muitos casos, a opacidade da córnea diminuirá com o tempo.

9. A) Essa lesão fica anterior à membrana de Bowman e pode ser removida sem envolver o estroma.

Os dermóides da córnea e do limbo são lesões hamartomatosas compostas de tecido fibrogorduroso, cercadas por epitélio queratinizado e contendo, freqüentemente, folículos pilosos, glândulas sebáceas e glândulas sudoríparas. Eles se localizam geralmente no limbo ínfero-temporal e estão associados aos lipídios no estroma da córnea, cercando a borda da lesão. Dermóides maiores podem causar astigmatismo e ambliopia. A excisão pode ser difícil, pois eles podem envolver a lâmina limitante anterior da córnea (ou camada de Bowman) e o estroma da córnea e, como resultado, causar escarificação pós-operatória, astigmatismo e ambliopia. Algumas excisões podem exigir enxertos de placas da córnea. Esses dermóides também podem ser encontrados em associação com a síndrome de Goldenhar, que também envolve apêndices pré-auriculares (Fig. 5-30), fístulas da aura, hipoplasia maxilar ou mandibular,

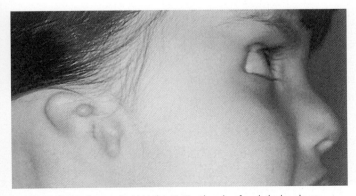

FIGURA 5-30. Segundo Wright K. Textbook of ophthalmology. Baltimore: Williams & Wilkins, 1997.

microssomia hemifacial, deformidades vertebrais, incisura da pálpebra superior e síndrome de Duane.

10. B) A doença (CHED) pode ser diferenciada da distrofia congênita hereditária do estroma (CHSD) por meio de paquimetria.

A CHED é uma das muitas doenças que causam córneas nebulosas nas crianças. Trata-se de uma lesão bilateral que tem 2 apresentações, ambas exibindo córneas acentuadamente espessadas. A forma autossômica dominante é progressiva e se apresenta entre 1 e 2 anos de idade, com fotofobia e lacrimejamento. Em geral não há nistagmo. A forma autossômica recessiva é estacionária e está presente desde o nascimento. Um quadro de nistagmo sensorial está mais freqüentemente associado à forma recessiva, pois a visão é insatisfatória desde o nascimento. Essa doença deve ser obrigatoriamente diferenciada do glaucoma congênito, que pode estar presente com buftalmia e aumento dos diâmetros das córneas. A CHSD normalmente se apresenta com envolvimento só da córnea central, com a periferia mantendo-se transparente. Neste quadro, somente o estroma está envolvido; não há edema de córnea, fotofobia ou lacrimejamento. Tanto a CHSD como a CHED também podem ser diferenciadas por meio de paquimetria: a CHSD apresenta espessura normal da córnea.

11. B) Albinismo.

O xantogranuloma juvenil (JXG) é, basicamente, uma desordem cutânea caracterizada por proliferação histiocítica benigna. O envolvimento da íris é visualizado como nódulos alaranjados e ricamente vascularizados, ou como infiltrados difusos, levando à heterocromia. A síndrome congênita de Horner resulta em íris hipocrômica no lado envolvido. A síndrome de Waardenburg é uma desordem autossômica dominante caracterizada por anomalias de desenvolvimento das pálpebras, da raiz nasal e dos supercílios em conjunto com um quadro de heterocromia da íris, topete branco e surdez sensitivo-neural. O albinismo resulta em perda bilateral da pigmentação da íris e, portanto, não resulta em heterocromia.

12. C) Microcórnea.

A microcórnea é o único diagnóstico listado que não está associado à *ectopia lentis*. Os outros quadros associados a esse desvio do cristalino são: síndrome de Marfan, hiperlisinemia, deficiência de sulfitoxidase, trauma, sífilis e síndrome de Ehlers-Danlos.

13. A) Hereditária autossômica dominante.

Ao se determinar a etiologia da catarata congênita, é melhor primeiro determinar se a lesão é uni ou bilateral. O quadro bilateral é, geralmente, herdado de maneira autossômica dominante. A doença bilateral também pode indicar uma doença metabólica ou sistêmica como diabetes melito, galactosemia ou síndrome de Lowe. Ao contrário, o quadro congênito unilateral é provocado por disgenesia local e não é hereditário. Os quadros de PHPV e de lenticone polar anterior e posterior são geralmente unilaterais.

14. A) Assim que possível, até durante as primeiras semanas de vida.

O período crítico para o desenvolvimento visual são os primeiros meses de vida. Nesse período, as áreas visuais do cérebro se desenvolvem rapidamente e o tratamento precoce pode resultar em acuidade visual melhor. O quadro de catarata bilateral visualmente significativa pode provocar ambliopia irreversível e nistagmo sensorial.

15. A) Extração do cristalino, vitrectomia anterior e inserção de lentes de contato.

Existem visões diferentes sobre qual o "melhor" tratamento para catarata congênita. O ligamento de Weigert, uma conexão entre a cápsula periférica posterior e o vítreo anterior, é forte e a cirurgia intracapsular muito provavelmente resultará em perda excessiva de vítreo e tração na retina. A implantação de lentes intra-oculares se transformou no método preferido de tratamento por muitos especialistas; entretanto, a maioria acredita que essas lentes não devem ser implantadas em crianças menores de 2 anos, em virtude do aumento no tamanho do segmento anterior durante os 2 primeiros anos de vida. As crianças também apresentam índices elevados de opacificação capsular. As lentes de contato prevalecem sobre os óculos para afácicos, pois reduzem a aniseiconia e o astigmatismo.

16. C) A gonioscopia tem marcas claramente identificáveis que facilitam a goniotomia como tratamento de primeira linha.

O glaucoma congênito pode se apresentar com edema e dilatação da córnea, epífora e fotofobia. Fissuras horizontais associadas na membrana de Descemet e estrias de Haab aparecem após aumento da PIO. Fissuras verticais nessa membrana são, em geral, o resultado de um parto a fórceps. O glaucoma congênito é bilateral em até 2/3 dos casos. A visão pode ser insatisfatória no olho ou olhos envolvidos e pode ocorrer um desvio miópico secundário proveniente da dilatação do globo ocular. Na consulta inicial, a córnea se mostra freqüentemente nebulosa, obscurecendo a gonioscopia e impedindo uma goniotomia. Inibidores da anidrase carbônica e bloqueadores beta são usados para reduzir a PIO no início e, após o clareamento da córnea, pode-se executar uma goniotomia ou uma trabeculotomia. Quando for possível executar uma gonioscopia, as marcas normais serão difíceis de se reconhecer e alguns especialistas acham que uma "membrana de Barkan" se sobrepõe ao ângulo. Essa membrana é incisada na goniotomia.

17. A) Anticorpo antinuclear (ANA) pauciarticular positivo

A artrite reumatóide juvenil (ARJ) se caracteriza por sinovite crônica associada a manifestações extra-articulares (Tabela 5-1). A época da manifestação é variável, mas ocorre tipicamente após os 2 anos de idade, sendo mais comum nas meninas. A iridociclite está associada mais freqüentemente com a forma de início pauciarticular da ARJ, assim como a soronegatividade para o fator reumatóide e a positividade para o anticorpo antinuclear. Cerca

TABELA 5-1. Subgrupos de Artrite Reumatóide Juvenil (ARJ)

	Poliarticular[1] *RF negativo*	Poliarticular *RF positivo*	Pauciarticular[2] Precoce *Início*	Pauciarticular Tardia *Início*	Início Sistemático *(Doença de Still)*
% de pacientes com ARJ	30%	10%	25%	15%	20%
Sexo	90% meninas	80% meninas	80% meninas	90% meninos	60% meninos
Idade no aparecimento da ARJ	Durante toda a infância	Mais tarde na infância	No início da infância	Mais tarde na infância	Durante toda a infância
Articulações envolvidas	Qualquer uma	Qualquer uma	Grandes articulações	Grandes articulações	Qualquer uma
Iridociclite	Rara	Nenhuma	20%-40% crônica	10%-20% aguda	Rara
Testes sorológicos	FR negativo	FR 100% positivo	FR negativo	FR negativo	FR negativo
	ANA 25% positivo	ANA 75% positivo	ANA 60% positivo	ANA negativo HLA-B27 75% positivo	ANA negativo
Gravidade das Manifestações Extra-articulares	Intermediária	Intermediária	Leve	Leve	Grave

[1]Envolvimento de 5 ou mais articulações.
[2]Envolvimento de 4 ou menos articulações.
RF = fator reumatóide; ANA = anticorpo antinuclear.

de 80% dos pacientes com ARJ e ANA positivo desenvolverão uveíte anterior. Os pacientes com as formas poliarticular ou sistêmica de ARJ raramente desenvolvem iridociclite. Uma distinção importante é a manifestação pauciarticular, que representa um indicador prognóstico muito importante. A progressão para o envolvimento de outras articulações não protege contra o desenvolvimento de uveíte.

18. B) Ecocardiografia bidimensional.

Esta criança se apresenta com manifestações da síndrome de Kawasaki, uma vasculite sistêmica de etiologia desconhecida que afeta a pele, as mucosas e o coração. A complicação mais grave, a vasculite, envolve as artérias coronárias e resulta na formação de aneurismas nesses vasos. A ecocardiografia bidimensional é indicada nesses pacientes para avaliação da função ventricular e para detectar a presença de fluido pericárdico e aneurismas nas artérias coronárias.

19. D) Aspirina.

A aspirina é o tratamento recomendado para pacientes com síndrome de Kawasaki. A terapia corticosteróide sistêmica está associada ao aumento no índice de formação de aneurismas nas artérias coronárias sendo, portanto, contra-indicada. A penicilina e a isoniazida não são indicadas porque não se trata de um processo infeccioso.

20. D) História sexual.

As características mencionadas são clássicas de uma criança com sífilis congênita. A espiroquetemia materna com *Treponema pallidum* pode levar à infecção fetal. Em casos de sífilis materna primária ou secundária, cerca da metade da prole estará infectada. Em casos de sífilis tardia não tratada, cerca de 30% da prole contrairá a doença.

21. B) Pigmentação segmentar da periferia da retina e coriorretinite.

Alguns pacientes podem manifestar coriorretinite ativa, mas na maioria a única evidência dessa doença é a pigmentação segmentar da periferia da retina com aparência de sal e pimenta no fundo do olho.

A ceratite intersticial representa uma resposta inflamatória aos antígenos do treponema e geralmente se manifesta entre os 7 e 17 anos de idade. A uveíte anterior e o glaucoma podem se desenvolver, mas são manifestações menos comuns e geralmente não encontradas no recém-nascido. A tríade de Hutchinson para sífilis inclui ceratite intersticial, dentes muito espaçados com entalhe central e surdez. Entre as outras manifestações sistêmicas encontramos: nariz em formato de sela, tíbias em sabre [com convexidade anterior] e rágades (ou fissuras lineares encontradas freqüentemente ao redor da boca).

22. D) Melanocitoma.

As causas de hemorragia do vítreo em crianças incluem quadros como: *pars planiti*, retinosquise juvenil ligada ao X e trauma. Os melanocitomas são lesões elevadas, profundamente pigmentadas e encontradas com mais freqüência na cabeça do nervo óptico. Histologicamente elas aparecem como proliferação benigna de células melanocíticas e não são conhecidas como causa de hemorragia do vítreo.

23. D) Microcistos maculares exibindo vazamento clássico em forma de pétalas na angiografia com fluoresceína.

A retinosquise juvenil ligada ao X se caracteriza por clivagem da retina na camada fibrosa do nervo, em oposição ao quadro senil no qual a clivagem ocorre na camada externa plexiforme. Uma vez que os fotorreceptores não são afetados, a onda-a no ERG fica intacta, mas as 2 ondas-b, escotópica e fotópica se mostram reduzidas, na proporção da esquise da retina. O EOG e o teste de adaptação ao escuro mostrar-se-ão normais ou anormais dependendo do estágio da doença. A mácula é envolvida precocemente, mostrando microcistos e pregas retinianas radiais, mas a angiografia com fluoresceína não apresenta vazamento. A esquise periférica normalmente se desenvolve mais tarde na vida, com a formação de véus e filamentos no vítreo. Se um vaso sangüíneo sofrer ruptura provocada por um desses véus, haverá hemorragia no vítreo; esse é, geralmente, o quadro no qual as crianças se apresentam. Normalmente, a visão sofre redução para o nível de 20/50 a 20/100, mas a forma de expressão é variável.

24. C) Compressão oculodigital.

Esta criança tem albinismo. Além dos defeitos de transiluminação da íris, os pacientes apresentam pigmentação reduzida do fundo e podem apresentar hipoplasia da fóvea, levando ao nistagmo sensorial.

As síndromes de Chediak-Higashi e de Hermansky-Pudlak são formas potencialmente letais de albinismo, herdadas, ambas, com caráter autossômico recessivo. A síndrome de Chediak-Higashi se caracteriza por neutropenia, linfocitose, anemia e trombocitopenia. Os neutrófilos e outras células contendo lisossomos apresentam, caracteristicamente, grânulos grandes e prejuízo da quimiotaxia, além da destruição de micróbios em virtude da fusão não satisfatória dos lisossomos aos fagossomos. Os pacientes apresentam infecções recorrentes e estão em maior risco de desenvolverem malignidade linforreticular. A síndrome de Harmansky-Pudlak é mais comum em porto-riquenhos e os pacientes com essa doença apresentam contagem anormal de plaquetas e susceptibilidade a sangramento e hematomas.

A compressão oculodigital é característica da amaurose congênita de Leber, outra doença no diagnóstico diferencial de nistagmo sensorial, mas sem defeitos de transiluminação da íris.

25. C) Na TC é freqüente a presença de calcificações.

O *Toxocara canis* é uma larva de nematodo ingerida por crianças que brincam em locais sujos ou pela ingestão de alface ou cenouras não lavadas adequadamente. No exame patológico, a lesão típica é um granuloma eosinofílico. O quadro é freqüentemente confundido com retinoblastoma. Essa larva não forma calcificações na TC. As lesões periféricas causadas pelo *Toxocara* podem provocar tração na retina, arrastando temporariamente a mácula e causando exotropia aparente. Embora essa larva afete predominantemente o olho, ela também pode infectar os pulmões e o fígado.

26. B) Cegueira noturna congênita estacionária.

Quando uma criança se apresenta com dificuldades de visão, nistagmo de perseguição e um exame aparentemente normal, devem-se considerar os quadros de albinismo, acromatopsia e amaurose congênita de Leber. A acromatopsia, ou monocromatismo de bastões, é uma desordem autossômica recessiva com falta total de cones, com cegueira para cores que resulta em visão de 20/200, fotofobia e nistagmo. O fundo do olho geralmente é normal na infância e o EOG também. No albinismo, os sinais na infância são freqüentemente sutis e podem passar despercebidos, incluindo: defeitos de transiluminação da íris, fundo hipopigmentado e hipoplasia da fóvea. A cegueira noturna congênita estacionária é marcada pelo início da cegueira noturna na infância, mas sem o nistagmo de perseguição. O ERG mostra ondas fotópicas em configuração normal a quase normal, mas ondas escotópicas quase não registráveis. Entre os outros diagnósticos estão a hipoplasia do nervo óptico e a aniridia, mas esses quadros geralmente são diagnosticados no exame ocular.

27. A) Reflexo de retração da pálpebra superior no escuro.

Trata-se de um reflexo neonatal descrito por Perez em 1972, que representa um alargamento pronunciado das fissuras da pálpebra principalmente após a redução abrupta na iluminação ambiente, ou depois de ruídos muito altos. Esse reflexo está presente nas primeiras 3 semanas de vida em 75% das crianças nascidas com mais de 28 semanas de gestação. Ao contrário, comprimir os olhos, ou formar chanfros (*gouging*) e olhar fixo compulsivo em direção à luz (*light gazing*) são vícios de comportamento anormais em crianças com a visão prejudicada. A resposta pupilar paradoxal é rara, mas quando presente é altamente sugestiva de cegueira noturna congênita estacionária, acromatopsia ou hipoplasia do nervo óptico. A resposta paradoxal se refere à constrição imediata durante os primeiros 20 segundos após as luzes do ambiente se apagarem, seguida de uma dilatação lenta depois de 1 minuto.

28. D) A retinocoroidite envolve, tipicamente, a periferia da retina e raramente a mácula.

A toxoplasmose é uma das várias infecções congênitas que podem causar danos às estruturas oculares. Essas infecções são representadas pelo acrônimo **TORCHS:** *TO* = toxoplasmose; *R* = rubéola; *C* = citomegalovírus; *H* = herpes simples e *S* = sífilis.

A toxoplasmose é causada por um protozoário com propensão a infectar a retina e outras estruturas do SNC. Esse agente é altamente predominante na América do Norte. Os gatos abrigam os oocistos nas fezes, que podem permanecer ativos até 1 ano. A ingestão de alimentos contaminados com oocistos ou de carne mal cozida contendo oocistos teciduais pode levar à infecção humana.

A infecção materna no início da gestação resulta em aumento no risco de transmissão ao feto. O organismo pode produzir um quadro de retinocoroidite, que é geralmente bilateral e envolve freqüentemente a mácula. As lesões inativas podem se reativar mais tarde, produzindo lesões altas e esbranquiçadas e vitreíte grave que se apresenta ao exame oftálmico com aparência de "lanterna através da neblina".

29. C) Entre 4 e 6 semanas após o nascimento.

As diretrizes da Academia Americana de Pediatria sugerem a realização de exames de triagem em todas as crianças nascidas com menos de 30 semanas de gestação ou com peso inferior a 1.300 g. Os bebês não nascem com RP; a doença é desenvolvida após o nascimento. Portanto, os exames de triagem inicial deverão ser feitos mais tarde, para evitar a baixa incidência de resultados falso-negativos, mas suficientemente cedo para permitir a detecção precoce da doença. Os exames das crianças ao nascer ou mesmo com 1 ou 2 semanas de vida provavelmente resultariam em muitos falso-negativos, ou seja, crianças que não manifestam RP no exame, mas que desenvolverão a doença mais tarde. Por volta de 8 a 10 semanas de vida, algumas crianças que tiveram a doença entre 4 e 6 semanas evoluirão para estágios mais avançados, resultando, possivelmente, em dano irreversível à retina.

30. A) 5 horas contíguas do estágio 3 mais.

No quadro de RP, o grau de anormalidade vascular da retina é dividido em 5 estágios (Tabela 5-2). O Estágio 1 descreve uma linha de demarcação que separa a retina periférica vascularizada da retina central sem vascularização. O Estágio 2 se desenvolve quando essa linha se trans-

TABELA 5-2. Classificação de ROP
Localização
Zona I – círculo centrado no disco óptico com raio de 2 vezes a distância disco–mácula
Zona II – de fora da Zona I para um círculo com raio de disco até a *ora serrata* nasal
Zona III – crescente remanescente da retina temporal
Extensão
Número de horas de envolvimento
Estagiamento
Estágio 1 – linha de demarcação
Estágio 2 – crista
Estágio 3 – crista com proliferação fibrovascular extra-retinal
Estágio 4 – descolamento subtotal da retina
A. descolamento extrafoveal
B. descolamento na fóvea
Estágio 5 – descolamento total da retina
Doença ativa – ingurgitamento venoso e tortuosidade arterial

forma em uma estria elevada. Se a doença progredir e a estria criar extensões fibrovasculares para fora da retina e para o interior do vítreo sobrejacente, esse quadro constituirá o Estágio 3 (Fig. 5-31). O Estágio 4 descreve um descolamento subtotal da retina e o Estágio 5 representa o descolamento total. Doença ativa (*plus disease*) significa a presença de veias ingurgitadas e arteríolas tortuosas na retina, num quadro que pode ser associado à progressão rápida da RP.

A crioterapia para a RP *Cooperative Group* descobriu que em crianças com peso muito baixo ao nascer (< 1.251 g), com RP no limiar – estágio 3, e envolvendo 5 ou mais horas contínuas de aplicação ou 8 horas não contínuas na zona 1 ou zona 2 e doença ativa – a crioterapia através da esclera aplicada à retina avascular reduz significativamente a incidência de cegueira.

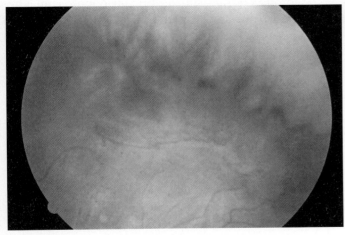

FIGURA 5-31.

31. C) Gêmeos.

Os maiores fatores de risco para o desenvolvimento da RP incluem: hiperoxia, idade gestacional baixa e peso baixo ao nascer.

32. C) Os meninos são freqüentemente mais afetados que as meninas.

A doença de Coats é uma desordem vascular da retina caracterizada por vazamento intra-retiniano e sub-retiniano de lipídios dos vasos telangiectáticos da retina. A doença é, em geral, diagnosticada entre os 18 meses e os 10 anos de idade e os sinais mais comuns são a leucocoria e o estrabismo. Os meninos são afetados cerca de 3 vezes mais freqüentemente que as meninas. A doença não é hereditária, sendo unilateral em cerca de 90% dos casos. Os descolamentos exudativos da retina (Fig. 5-32) ocorrem em cerca de 2/3 dos olhos. O tratamento visa obliterar os vasos com vazamento por crioterapia ou fotocoagulação. O procedimento de indentações ou pregueamentos da esclera (*scleral buckling*) pode ser executado em olhos com descolamento de retina.

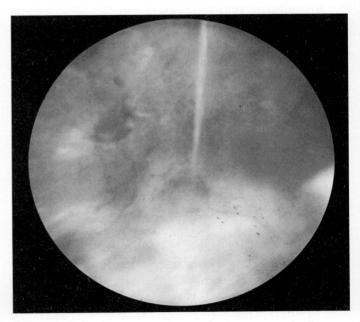

FIGURA 5-32.

33. A) A retinopatia diabética raramente ocorre antes dos 20 anos de idade.

Embora a retinopatia diabética raramente ocorra antes dos 20 anos de idade, cerca de 50% dos pacientes portadores de diabetes melito juvenil (DM) por mais de 7 anos apresentarão evidência de retinopatia diabética ao exame por retinografia ou angiografia. Em pacientes com DM por mais de 15 anos, 90% desenvolverá a retinopatia.

As alterações não-proliferativas observadas na população pediátrica incluem: microaneurismas, manchas em algodão, exsudatos duros, hemorragias da retina, áreas de isquemia, anormalidades microvasculares intra-retinianas e dilatação venosa.

A retinopatia raramente ocorre antes de 3 anos após o início do diabetes melito juvenil. Durante a adolescência, uma vez que os níveis de hormônio do crescimento aumentados podem estar associados à progressão da retinopatia, os diabéticos adolescentes deverão ser examinados quanto à presença de retinopatia depois de 5 anos do diagnóstico.

34. D) Síndrome de Kearns-Sayre.

A distrofia vitreorretiniana de Wagner se caracteriza por alterações degenerativas vitreorretinianas, incluindo um vítreo opticamente vazio, miopia alta, degeneração reticular perivascular da retina e descolamento. A formação de catarata também pode estar associada a essa desordem.

A síndrome de Stickler descreve achados típicos da distrofia de Wagner associados a aspectos sistêmicos da síndrome de Marfan, da anomalia de Pierre-Robin, de degeneração progressiva das articulações, de artrite, surdez e defeitos cardíacos. Trata-se de uma doença autossômica dominante com expressividade variável.

Os achados característicos na distrofia hereditária autossômica recessiva de Goldmann-Fayre incluem véus e filamentos no vítreo, um vítreo translúcido, retinosquise periférica e da fóvea, vasos retinais atenuados, palidez do nervo óptico e formação e catarata. Tanto o ERG como o EOG são anormais, diferenciando esse quadro da retinosquise juvenil, na qual o EOG é normal.

Embora uma característica da síndrome de Kearns-Sayre seja a degeneração pigmentar da retina, a função visual é tipicamente preservada. Não há envolvimento significativo do vítreo. Outras características dessa síndrome são a oftalmoplegia externa progressiva e, o mais importante, o bloqueio cardíaco, este último podendo resultar em morte súbita. A herança ocorre via DNA mitocondrial e a doença se manifesta antes dos 20 anos de idade.

35. A) A forma ligada ao X é menos comum, embora mais incapacitante.

A incidência total de retinose pigmentar nos EUA é de aproximadamente 1:3.500. Cerca de metade desses casos é esporádica, 22% são autossômicos dominantes, 16% são autossômicos recessivos e 9% são recessivos ligados ao X. A forma ligada ao X é mais rapidamente progressiva e incapacitante que a forma dominante.

As anormalidades do ERG precedem as alterações visíveis ao oftalmoscópio e as queixas visuais subjetivas. As evidências precoces do ERG incluem: limiar de bastões aumentado com resposta normal de cone e onda-b escotópica diminuída. A progressão da doença resulta em

ERG não registrável. O EOG é anormal. O defeito mais precoce do campo visual é, caracteristicamente, um escotoma ínfero-temporal que se expande para formar um anel, ou escotoma anelar.

Os achados fundoscópicos típicos incluem a atenuação dos vasos da retina, alterações pigmentares na média periferia e palidez do disco óptico. A retinose pigmentar pode ocorrer sem alterações pigmentares, em um quadro conhecido como retinose pigmentar sem pigmento. Os achados associados podem incluir: miopia, opacidades do vítreo, catarata subcapsular posterior, atrofia epitelial do pigmento da retina, edema cistóide da mácula, glaucoma e ceratocone.

36. B) A cegueira noturna e a perda de visão periférica se desenvolvem freqüentemente mais tarde, no curso da doença.

As características das distrofias de cones incluem visão central reduzida, cegueira para cores e fotofobia, que aparecem durante a primeira ou segunda décadas de vida. Geralmente a herança é autossômica recessiva; entretanto, a maioria dos casos familiares é autossômica dominante. A cegueira noturna e a perda da visão periférica são incomuns, mesmo em casos avançados, diferenciando esta desordem da retinose pigmentar. No exame oftalmológico, é típica a manifestação de queixas visuais subjetivas precedendo as alterações maculares. A anormalidade mais comum é a lesão macular em *bulls eye*, seguida pela aparência "sal e pimenta" da mácula com o pontilhado difuso do pigmento. A forma menos comum é caracterizada por atrofia da camada coriocapilar, ou camada interna, dos vasos da coróide, do epitélio pigmentar e dos fotorreceptores. Alguns pacientes podem desenvolver um padrão de degeneração que se parece com aquele da doença de Stargardt, ou *fundus flavimaculatus*. A atrofia óptica, especialmente a temporária, também pode ocorrer.

Os achados do ERG de amplitude reduzida nas respostas fotópica de *flash* único e bruxuleio junto com a freqüência reduzida de fusão do bruxuleio confirmam o diagnóstico. Por fim, a acuidade visual varia de 20/60 para 20/400, com envolvimento simétrico de ambos os olhos.

37. D) Angiografia com fluoresceína.

Esta paciente é portadora da doença de Stargardt, que se acredita ser o resultado do acúmulo de lipofuscina no interior do epitélio pigmentar da retina; esse acúmulo resulta em um efeito característico de "coróide silenciosa" na angiografia com fluoresceína, no qual a lipofuscina bloqueia a fluorescência da coróide subjacente. A mácula pode se mostrar com aparência hiperfluorescente mosqueada. A maioria dos pacientes apresenta resultados normais em testes eletrofisiológicos, embora as amplitudes do ERG estejam freqüentemente na faixa normal baixa. Quando a retina periférica apresenta envolvimento mínimo com a mácula afetada, usa-se o termo *fundus flavimaculatus*.

38. A) EOG.

A distrofia viteliforme de Best é uma desordem autossômica dominante caracterizada por um EOG anormal, ou seja, pacientes assintomáticos com fundo do olho de aparência normal, assim como em indivíduos afetados, e um ERG normal. Essas 2 investigações são necessárias para se confirmar o diagnóstico.

No estágio precoce (pré-viteliforme), a retina pode se mostrar normal, embora o EOG seja anormal. No estágio viteliforme desenvolve-se uma lesão amarelo-alaranjada em forma de cisto, tipicamente na mácula, entre os 4 e os 10 anos de idade, geralmente com tamanho entre 1 e 5 diâmetros de disco e aparência de gema de ovo "com o lado brilhante para cima". Nesse estágio a visão central é geralmente boa. Com o tempo o estágio viteliforme evolui para o estágio com aparência de "ovo mexido", no qual o material no interior da estrutura cística assume aparência granular.

Nesse estágio a visão normalmente permanece boa. Entretanto, com o progresso da doença, ocorre atrofia da mácula. Podem ocorrer também: hemorragia e neovascularização sub-retiniana, além de descolamento seroso do epitélio pigmentar da retina. A maioria dos pacientes enxerga bem durante muitos anos, mas, por fim, a visão central diminui para 20/100 ou pior.

39. A) Figura 5-15   Figura 5-15 = disco tipo *"morning glory"*
Figura 5-16 = coloboma do nervo óptico
Figura 5-17 = escavação do nervo óptico

40. A) Figura 5-16

41. C) Figura 5-18   Figura 5-18 = hipoplasia do nervo óptico
Figura 5-19 = resíduo hialóide
Figura 5-20 = fibras nervosas mielinizadas

42. B) Figura 5-17

43. C) Figura 5-18

44. C) Figura 5-19

A anomalia tipo *morning glory* se caracteriza por um nervo escavado e recoberto por proliferação glial. A retina ao redor se mostra, com freqüência, transformada em pregas. A anomalia está associada ao descolamento da retina e a maioria dos casos é unilateral.

Os colobomas do nervo óptico representam os mesmos problemas de desenvolvimento que aqueles coriorretinianos e uveais; especificamente, a falha de fechamento apro-

priado da fissura fetal. Os colobomas estão localizados mais freqüentemente na região abaixo do nariz e podem envolver a mácula, resultando em visão baixa.

As depressões ópticas podem ser consideradas como colobomas pequenos. Essas depressões ocorrem, mais freqüentemente, na região ínfero-temporal, mas podem aparecer em qualquer outro local. Elas estão associadas ao deslocamento seroso da mácula, que tende a ocorrer durante a segunda ou terceira décadas de vida.

A hipoplasia do nervo óptico pode ser profunda, com perda de visão significativa. O nervo hipoplásico normalmente apresenta aparência pálida. Quando visualizado, a borda cercando a esclera dá, enganosamente, a impressão de um nervo normal. Pode-se visualizar um pequeno anel de pigmento ao redor do tecido nervoso, dando origem ao sinal de anel duplo. Estrabismo, ambliopia, nistagmo e um defeito pupilar aferente podem ser achados associados. A propósito, nesses casos, há relatos de melhoria da visão com a terapia para ambliopia. A síndrome de De Morsier está associada à hipoplasia do nervo óptico, assim como a disfunção hipotalâmica e pituitária. Esta última pode se manifestar como retardo de crescimento, que pode ser tratado com suplementação do hormônio do crescimento. Essas crianças precisam consultar um endocrinologista pediátrico para exame minucioso. A hipoplasia do nervo óptico tem muitas associações importantes: síndrome alcoólica fetal e ingestão materna de LSD, quinino e fenitoína. A hipoplasia tanto macular como do nervo óptico pode ser encontrada com aniridia.

Geralmente, a mielinização pára na lâmina cribrosa; entretanto, a mielinização para a superfície da retina aparece como fibras brancas e leves em padrão de irradiação. A mielina pode obscurecer a visão dos vasos da retina e da mácula.

A persistência de resíduos do sistema hialóide é um achado comum. Existe uma ampla faixa de achados, desde uma papila de Bergmeister pequena (resíduo fibroso de vasculatura na cabeça do nervo óptico) até vasos hialóides persistentes contendo sangue. A mancha de Mittendorf visualizada na Figura 5-21 é um resíduo do vaso hialóide na cápsula posterior do cristalino.

45. D) A classificação de Reese-Ellsworth para retinoblastoma fornece informações prognósticas quanto à sobrevivência do paciente.

O retinoblastoma é o tumor ocular maligno mais comum na infância. Ele se apresenta freqüentemente com uma leucocoria, mas também pode se manifestar com estrabismo, uveíte, celulite, glaucoma de ângulo fechado ou com hifema. Essas apresentações atípicas são preocupantes, pois podem causar demora no diagnóstico. A doença é causada por uma mutação no braço longo do cromossomo 13 (13q14). Nessa região são necessárias 2 mutações (hipótese de 2 acertos de Knudsen) para o aparecimento do retinoblastoma. Cerca de 2/3 dos casos são unilaterais e não hereditários. Todos os pacientes com histórico familiar, todos os pacientes sem histórico familiar bilateral e cerca de 15% dos pacientes sem histórico familiar unilateral podem transmitir a doença em padrão autossômico dominante com alta penetrância. A classificação de Reese-Ellsworth (Tabela 5-3) foi desenvolvida nos anos de 1950 como orientação para elaborar o prognóstico visual em olhos tratados por métodos outros que não a enucleação. Essa classificação foi erroneamente usada para elaborar o prognóstico para toda a vida. Os agentes quimioterapêuticos mais recentes, com penetração intra-ocular melhor, são promissores como terapia de primeira linha. Os pacientes com a forma hereditária da doença têm predisposição para desenvolver malignidade secundária mais tarde, freqüentemente sarcomas. Os tumores ocorrem em pacientes tanto irradiados como não irradiados, mas tendem a aparecer 5 anos mais cedo naqueles que receberam o tratamento com radiação.

46. A) *craniossinostose* – este paciente provavelmente apresentará: hipoplasia da região medial da face, exotropia em padrão V, proptose e telecanto.

Este paciente exibe a aparência característica da craniocinostose, que é causada pelo fechamento prematuro das suturas cranianas no início da infância. Os achados comuns incluem: hipoplasia na região medial da face, proptose, telecanto, exotropia em padrão V, problemas orais e dentais e problemas respiratórios. Esta criança tem a síndrome de Pfeiffer, um quadro autossômico dominante que inclui órbitas rasas, sindactilia e dedos curtos.

TABELA 5-3. Classificação de Reese-Ellsworth

Grupo 1: Muito provável
- A. Tumor solitário com menos de 4 diâmetros de disco (DD) próximo ou posterior ao equador
- B. Tumores múltiplos, nenhum acima de 4 DD, todos próximos ou posteriores ao equador

Grupo 2: Provável
- A. Tumor solitário, de 4 a 10 DD, próximo ou posterior ao equador
- B. Tumores múltiplos, de 4 a 10 DD, posterior ao equador

Grupo 3: Duvidoso
- A. Qualquer tumor anterior ao equador
- B. Tumor solitário, maior que 10 DD, posterior ao equador

Grupo 4: Pouco provável
- A. Tumores múltiplos, alguns com tamanho superior a 10 DD
- B. Qualquer lesão que se estenda na região anterior à *ora serrata*

Grupo 5: Muito pouco provável
- A. Tumores maciços envolvendo mais da metade da retina
- B. Disseminação no vítreo

47. D) Toxoplasmose.

Um cisto dermóide rompido pode levar a um quadro enorme de inflamação. O rabdomiossarcoma se apresenta com proptose rápida e coloração avermelhada das pálpebras, imitando uma celulite orbital. Entretanto, o vermelhão não vem, em geral, acompanhado de aumento da temperatura local. Outros fatores a considerar são: pseudotumor, leucemia, granuloma eosinofílico e hiperostose cortical infantil. A toxoplasmose se limita à inflamação intra-ocular e não causa inflamação periocular.

48. C) Linfoma.

A marca registrada do xantogranuloma juvenil é o hifema espontâneo proveniente de lesões vascularizadas da íris. Essas lesões representam tumores benignos encontrados na pele, íris e órbita, que consistem em histiócitos cheios de gordura e células gigantes de Touton. A infiltração leucêmica do segmento anterior pode levar à heterocromia da íris e ao hifema espontâneo. Quando houver envolvimento profundo da córnea, a uveíte herpética séria poderá se manifestar acompanhada de hifemas. Outras causas de hifema em crianças são: trauma, ROP, PHPV, doença de Coats e retinoblastoma. O linfoma intra-ocular é encontrado em pacientes mais idosos e se apresenta como uma uveíte mascarada, com inflamação principalmente do segmento posterior.

49. D) Cisto dermóide.

O neuroblastoma é a fonte mais comum de metástase orbital em crianças.
O neuroblastoma metastático produz proptose com equimose periorbital. O envolvimento bilateral é observado na metade dos casos. A infiltração por leucemia causa inchaço da pálpebra, proptose e equimose. As lesões do linfangioma consistem em canais cheios de linfa, revestidos por endotélio e separados por paredes finas e delicadas com pequenos vasos sanguíneos que se rompem com facilidade. Os linfangiomas infiltram os tecidos orbitários extensivamente, sendo comum o sangramento intralesional. Os cistos dermóides podem se romper e vazar seu conteúdo, incitando inflamação significativa, mas sem sangramento.

50. C) Prognóstico insatisfatório se diagnosticado antes de 1 ano de idade.

O neuroblastoma é a fonte mais comum de metástase orbital em crianças. As metástases ocorrem a partir das glândulas supra-renais, do mediastino e do pescoço. Cerca de 20% de todos os pacientes com neuroblastoma exibem envolvimento ocular, que pode ser a manifestação inicial do tumor. A idade média de apresentação em metástase orbital de neuroblastoma é de 2 anos. Em geral o prognóstico é muito ruim, mas é consideravelmente melhor em crianças até 1 ano de idade. A regressão espontânea desse tumor é rara.

51. A) Síndrome de Sturge-Weber.

A neurofibromatose pode ser transmitida em padrão autossômico dominante com penetrância completa e expressividade variável; entretanto, metade de todos os casos resulta de novas mutações. A esclerose tuberosa pode ser herdada em padrão autossômico dominante com penetrância irregular; até 80% dos casos resultam de novas mutações. A doença de von Hippel-Lindau tem base hereditária em 20% dos casos e é transmitida em padrão autossômico dominante, com penetrância irregular e expressividade variável. As síndromes de Sturge-Weber e de Wyburn-Mason não possuem modelo de herança.

52. C) Os nódulos de Lisch aparecem em mais de 90% dos pacientes acima de 6 anos de idade, mas não são diagnosticados porque podem aparecer também em indivíduos sadios.

A neurofibromatose é uma desordem progressiva com ampla faixa de manifestações clínicas e ocorre em 1 de cada 3.000 nascimentos. Manchas café-com-leite aparecem em mais de 99% dos pacientes e se forem observadas 5 ou mais manchas com diâmetro superior a 0,5 cm, o diagnóstico estará confirmado. Os tumores do SNC ocorrem em 5% a 10% dos pacientes, que também estão em maior risco de contrair outra malignidade, incluindo neurofibrossarcoma, tumor de Wilms, rabdomiossarcoma, feocromocitoma e leucemia.

Os nódulos de Lisch (hamartomas melanocíticos) (Fig. 5-33) na íris aparecem em mais de 90% dos pacientes acima de 6 anos de idade e são úteis para se estabelecer ou excluir o diagnóstico de neurofibromatose. Esses nódulos não são encontrados na população normal. O neurofibroma plexiforme envolvendo a pálpebra superior pode produzir ptose e está associado ao glaucoma em até 50% dos pacientes.

53. B) Lesões de fluxo baixo na angiografia.

A lesão fotografada é um hemangioma capilar. Tipicamente, essas lesões aparecem logo após o nascimento. Elas são compostas de vasos sanguíneos com proliferação anormal de crescimento e podem se localizar superficial ou profundamente na órbita. Algumas podem se apresentar com ambos os componentes, superficial e profundo. Os hemangiomas capilares são, caracteristicamente, lesões de alto fluxo, em contraste com os cavernosos, que são de baixo fluxo em termos hemodinâmicos. A maioria dos hemangiomas capilares sofrerá involução espontânea. Cerca de 70% dessas lesões resolver-se-á antes dos 7 anos de idade.

54. C) Corticosteróides.

O tratamento de hemangiomas capilares depende de muitos fatores, incluindo visão, localização, tamanho e condição sistêmica. Lesões menores sem comprometimento visual podem ser observadas com monitorização da visão. Lesões maiores podem afetar a situação de coagulação do paciente em virtude da redução no número de plaquetas. A trombocitopenia secundária ao seqüestro de plaquetas no tumor é chamada de síndrome de Kassabach-Merritt. A lesão fotografada demonstra comprometimento visual, não sendo possível a observação isolada. Os corticosteróides podem ser administrados por via tópica, oral ou por injeção no interior na lesão. As complicações da injeção de esteróides incluem hipopigmentação e afinamento da pele e, muito raramente, oclusão da artéria central da retina. A excisão cirúrgica também seria uma opção adicional de tratamento.

55. C) Ambliopia.

Lesões desse tipo podem causar ambliopia em crianças menores. A falta de visão poderá ocorrer se a lesão for suficientemente grande, a ponto de a pálpebra obscurecer o eixo visual. Mesmo que a lesão não bloqueie a visão, ela pode causar astigmatismo e imagem turva. Esses pacientes precisam ser observados de perto com refrações, para assegurar que não haverá desenvolvimento de ambliopia.

56. B) Oblíquo inferior.

Os músculos oblíquos inferior e superior são abdutores do olho, em sinergia com o reto lateral. Os músculos retos superior, inferior e medial são todos adutores.

57. D) Reto inferior.

A ação primária do músculo reto inferior é a depressão do globo e seu efeito é maior quando o olho está abduzido a 23° da linha média.

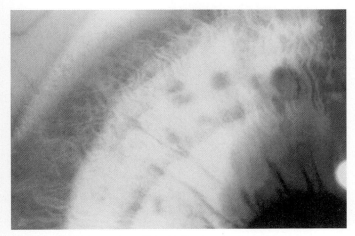

FIGURA 5-33. Segundo Wright K. Textbook of ophthalmology. Baltimore: Williams & Wilkins, 1997.

58. D) O deslocamento temporal do reflexo luminoso que não muda durante o teste de cobrir-descobrir ou de cobertura alternada representa um ângulo *kappa* positivo.

O ângulo *kappa* positivo representa a posição levemente temporal da fóvea em relação ao eixo óptico (Fig. 5-34), que causa uma leve rotação temporal do globo para manter a imagem na fóvea. Isso, por sua vez, provoca o deslocamento do reflexo da córnea à luz em direção ao nariz. O reflexo desviado permanece estável no teste de cobertura, pois a fóvea nunca se move espontaneamente em relação ao eixo óptico (Fig. 5-35). Se o simples cobrir e descobrir um dos olhos revelar um movimento de readaptação do outro olho, o diagnóstico será o de tropia. O teste de cobertura alternada separa os dois olhos e permite a medição da tropia mais a foria (Fig. 5-36).

59. C) O teste de Bruckner usa o reflexo vermelho para determinar a presença de estrabismo. Se positivo, o olho fixador terá o reflexo mais brilhante.

O teste de Bruckner é um teste de reflexo vermelho bilateral, e se houver estrabismo o reflexo mais brilhante estará no olho desviado. Isso porque a luz se reflete da retina periférica no olho desviado. Uma vez que há menos pigmento na retina periférica que na mácula, não há mais reflexão de luz a partir da retina periférica do olho desviado.

60. A) O teste de cobrir-descobrir demonstrará a tropia; quando se cobre o olho fixador, o outro olho mostrará um movimento de abdução.

Esta criança tem pseudo-estrabismo. Uma ponte nasal ampla com pregas do epicanto pode, às vezes, obscurecer a esclera nasal e simular esotropia. À medida que a criança cresce, essa ponte nasal não será tão proeminente e as pregas poderão desaparecer. O teste de cobertura revelará ortoforia. O aparecimento do desvio vertical não associado (DVD) e do excesso de reação do oblíquo inferior ocorre em associação com a esotropia congênita em até 60% a 70% dos casos.

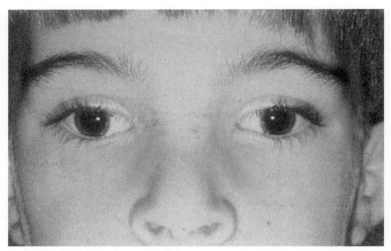

FIGURA 5-34. Segundo Wright K et al. Pediatric ophthalmology and strabismus. St. Louis: Mosby, 1995.

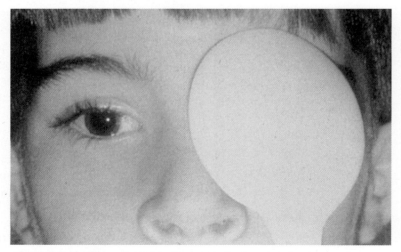

FIGURA 5-35. Segundo Wright K et al. Pediatric ophthalmology and strabismus. St. Louis: Mosby, 1995.

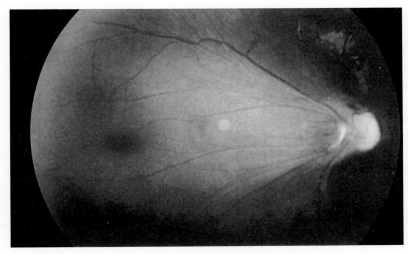

FIGURA 5-36. Segundo Wright K et al. Pediatric ophthalmology and strabismus. St. Louis: Mosby, 1995.

61. B) Os lobos frontais controlam o movimento lento de perseguição.

    O quadro de nistagmo optocinético (NO) ocorre como resposta a um estímulo visual repetitivo movimentado por toda a extensão do campo visual. A fase lenta ocorre na direção do estímulo em movimento e a fase rápida ocorre como um movimento de refixação sacádica na direção oposta. O lobo parietoccipital controla o componente lento de perseguição, enquanto os lobos frontais controlam o componente sacádico. Em pacientes portadores de nistagmo motor congênito pode ocorrer reversão da resposta do NO. Uma resposta de NO provocada em uma criança indica a presença de algum estímulo visual.

62. A) Oblíquo superior direito.

    O teste de 3 passos de Parks, aqui apresentado, ajuda a identificar uma paralisia de músculo vertical:

    1. Determinar qual olho é hipertrópico. Isso lhe diz que o músculo envolvido é um dos 2 depressores no olho hipertrópico, ou um dos 2 levantadores no outro olho. Com este primeiro passo concluído, as escolhas ficam reduzidas de 8 músculos para 4 músculos, como mostrado na Figura 5-37.

    2. Decidir em qual mirada a hipertropia é pior. Usando-se o campo de ação dos 4 músculos de ação vertical, as escolhas podem sempre ser reduzidas para 2 músculos. Neste exemplo, a hipertropia do lado direito, que é pior no olhar esquerdo, indica ou o músculo oblíquo superior direito (o depressor do olho direito no olhar esquerdo) ou o reto superior esquerdo (o levantador do olho esquerdo no olhar esquerdo), como mostrado na Figura 5-38.

    3. Determinar se a inclinação da cabeça para a direita ou para a esquerda piora a hipertropia. Esse é o passo mais difícil para se compreender, mas na verdade ele é bem simples. Quando uma pessoa normal inclina a cabeça, um dos olhos sofre intorção [ou rotação para dentro do pólo superior do meridiano vertical do olho] e o outro sofre extorção. A intorção é provocada pelos músculos superiores (reto superior e oblíquo superior) e a extorção pelos músculos inferiores (reto inferior e oblíquo inferior). Quando a cabeça se inclina para a direita, o olho direito intorta e o esquerdo extorta. Isso significa que ambos os músculos superiores direitos são estimulados para provocar a intorção e ambos os músculos inferiores esquerdos são estimulados para causar a extorção.

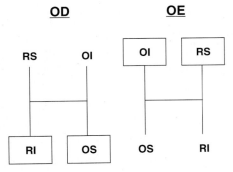

FIGURA 5-37.

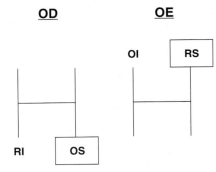

FIGURA 5-38.

Tendo isso em mente, considere o exemplo anterior. Lembre-se de que já determinamos que a paralisia está ou no oblíquo superior direito ou no reto superior esquerdo. Se a sobremedida piorar com a inclinação da cabeça para a direita, então a paralisia estará ou no músculo, provocando a intorção direita, ou no músculo provocando a extorção esquerda. O músculo oblíquo superior direito provoca a intorção direita e, se estiver enfraquecido, a não oposição da ação do reto superior direito provocará a elevação adicional do olho direito e a piora da sobremedida direita (Fig. 5-39). No olho esquerdo, o músculo em questão é o reto superior esquerdo que provoca a intorção e que não deverá ser estimulado durante a extorção com a inclinação da cabeça à direita.

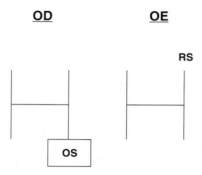

FIGURA 5-39.

Dois padrões rápidos e fáceis para memorizar:
DIREITO (sobremedida) ESQUERDO (olhar) DIREITO (inclinação) – paralisia do oblíquo superior direito.
ESQUERDO (sobremedida) DIREITO (olhar) ESQUERDO (inclinação) – paralisia do oblíquo superior esquerdo.

63. **D) Mais aplicável quando houver somente um músculo envolvido.**

    O teste de 3 passos de Parks é muito útil na determinação do padrão específico de desvios em paralisias ou de excesso de reação de um músculo isolado. Os resultados serão incoerentes ou não confiáveis se houver mais de um músculo afetado. O teste não é capaz de distinguir entre paralisias restritivas ou paralíticas e entre quadros congênitos ou adquiridos. Como acontece com todos os tipos de teste, este é um adjunto a outros sinais e sintomas clínicos na determinação do músculo envolvido e se ele está paralisado ou com excesso de reação.

64. **D) Tem sua inserção próxima à mácula**

    Os seguintes músculos correspondem a cada resposta:
    A = oblíquo superior
    B = reto superior
    C = reto inferior
    D = oblíquo inferior

A esotropia congênita é uma síndrome composta pelas seguintes características:
1. Esotropia de ângulo largo, geralmente superior a 30 DP
2. Início geralmente durante os primeiros meses de vida, por definição, aos 6 meses
3. Pode haver fixação cruzada
4. Nistagmo latente
5. Desvio vertical não associado (em até 60% a 70%)
6. Excesso de ação do oblíquo inferior com esotropia em padrão V (em até 60% a 70%)
7. Hiperopia leve, +1,00 a +2,00 D

O caso em questão é um exemplo clássico de esotropia (ET) congênita com excesso de ação do oblíquo inferior demonstrando tanto o padrão em V como a hipertrofia direita sobre o olhar esquerdo e hipertrofia esquerda sobre o olhar direito.

65. **C) Ambliopia densa.**

    Esotropia congênita, síndrome de Möbius e síndrome da fibrose congênita são quadros que podem estar presentes em ambos os olhos na posição de adução. Uma vez que o paciente mostra fixação cruzada, é improvável a ocorrência de ambliopia.

66. **D) Teste de vergência forçada.**

    Ao cobrir um olho, o paciente com fixação cruzada terá de abduzir para visualizar itens no campo temporal. Os movimentos de cabeça de boneca gerados pelo movimento gentil, porém rápido da cabeça do bebê, podem induzir a abdução após a linha média. Um movimento satisfatório de abdução sacádica gerando nistagmo optocinético ondulatório também pode indicar um músculo reto lateral com funcionamento adequado. Se, após uma paralisia, surgir um olho em adução total, provavelmente não estará havendo função suficiente do reto lateral para gerar uma sacudidela normal. A verificação por dução forçada identifica a restrição, mas não a paresia.

67. **A) Proporção AC/A sempre alta.**

    A esotropia acomodativa é adquirida, desenvolvendo-se quando a criança começa a acomodação visual entre 1 e 2 anos de idade, mas pode ocorrer mais cedo. As crianças com esodesvio normalmente suprimem o olho desviado. Uma vez que o desvio é adquirido, muitos pacientes alternam espontaneamente a fixação, de modo que menos da metade terá ambliopia. Os pacientes que suprimem um olho constantemente desenvolvem ambliopia. Eles são geralmente hiperópicos, com hiperopia superior a 3.00 D. Cerca de 20% dos pacientes apresenta proporção AC/A elevada e beneficiar-se-ão de lentes bifocais.

68. **B) Dcc orto com correção de distância total de +1,00 D AO.**

Ncc ET15 com correção de distância total de +1,00 D AO.

A indicação de bifocais para tratamento de esotropia é específica. O paciente deve ser capaz de fundir à distância e ser esotrópico de perto enquanto usar a correção hipermetrópica total. A prescrição de lentes bifocais a um paciente que apresenta desvio para longe, apesar da correção hipermetrópica total, não terá efeito sobre esse desvio. Esse paciente precisará de cirurgia.

69. B) Início na infância até 4 anos de idade.

A esotropia acomodativa ocorre na infância até os 4 anos de idade, com hipermetropia variando de 2,00 a 7,00 D. A maioria dos neonatos ainda tem acomodação, de modo que a esotropia é adquirida quando o bebê começa a se acomodar para trazer a visão para o foco. Como resultado da hipermetropia, exige-se esforço adicional de acomodação para trazer as imagens para o foco, observando-se então uma resposta de excesso de convergência.

A esotropia de acomodação geralmente é hipermetrópica, mas raramente fica acima de +7,00 D pois, se a hipermetropia for exagerada, evoluirá para ambliopia bilateral e nem tentará a acomodação.

70. D) Ambliopia.

A supressão ocorre quando os olhos são desviados ou trópicos, e existe acuidade estereoscópica excelente quando os olhos estão alinhados com exotropia intermitente. Durante períodos de concentração visual, essas crianças geralmente mantêm os olhos retos com fusão das duas fóveas e, por isso, desenvolvem estereopsia excelente. Uma vez que ambos os olhos são estimulados durante o tempo da fusão, a ambliopia é rara. As crianças não têm monofixação, pois esse quadro está associado ao estrabismo constante de ângulo pequeno e a estereopsia é freqüentemente pior que 70 segundos de arco.

71. B) Observar a criança; informar aos pais sua satisfação, pois esse é o resultado desejado no dia seguinte após a cirurgia.

Uma supercorreção imediata de 8 para 12 DP é um resultado desejável. Com freqüência, durante a primeira ou segunda semana após a operação, o efeito da cirurgia atenuar-se-á e os olhos endireitar-se-ão. Aos 8 anos de idade a supressão é improvável.

72. D) Não pode ser determinado com as informações fornecidas.

Esse padrão comum de exodesvio exige avaliação complementar. A exotropia que é mais afastada que mais próxima na distância poderá representar ou excesso de pseudodivergência ou excesso de divergência verdadeira. Um teste que poderá ser útil é o teste de placa de 30 minutos. Com essa placa de dissociação colocada durante 30 minutos, o desvio de perto freqüentemente aumenta e aproxima o desvio de distância. Esse desvio seria, então, classificado como excesso de pseudodivergência.

Uma lente +3,00 D também pode ser útil para pacientes com proporção AC/A elevada. Essa classificação é importante tanto para determinar até onde recuar os músculos retos quanto para prognóstico.

73. D) Desvio superior a 15 DP.

A manutenção ou a preservação da função binocular satisfatória é o objetivo da cirurgia para exotropia intermitente. Os sinais de alerta de que essa função está se tornando ameaçada são: o desvio crescente na fase de tropia, a facilidade crescente de dissociação e a recuperação insatisfatória da fusão. O tamanho do desvio não é preocupante se os pacientes tiverem capacidade de executar a fusão com facilidade.

74. A) Terapia ortóptica com exercícios de esforço usando prismas com base temporal ou lápis.

Esta paciente demonstra insuficiência de convergência. Esse quadro é mais bem tratado com exercícios de treinamento de convergência ortóptica. A terapia com exercícios de esforço usando prismas com base temporal ou lápis constrói amplitudes de convergência. Óculos para leitura ajudarão a insuficiência de acomodação, mas não a insuficiência de convergência. São poucos os médicos, se houver, que defendem a cirurgia para esse problema.

75. B) Síndrome de Duane tipo 1.

A lei de Sherrington declara que quando um músculo extra-ocular é estimulado, o antagonista ipsolateral é inibido. Na síndrome de Duane tipo 1 o músculo reto lateral é inervado por parte da subdivisão do reto medial do III par craniano. Isso pode ser o resultado de uma agenesia congênita do núcleo abducente, o que já foi demonstrado patologicamente. Como resultado dessa inervação aberrante, quando o reto medial é estimulado para se contrair, o reto lateral também recebe impulsos de estimulação, violando, assim, a lei de Sherrington. A lei de Hering declara que quando um músculo extra-ocular recebe estimulação, seu músculo emparelhado (o principal movimentador no olho contralateral no mesmo campo de mirada) recebe inervação semelhante. Uma exceção à lei de Hering é o DVD, no qual um olho se eleva, sofre extorção e aduz sem qualquer inervação para o olho contralateral.

76. A) Síndrome de retração de Duane do tipo 1.

77. D) Ausência de atividade elétrica no músculo reto lateral esquerdo na abdução, com atividade paradoxal na adução.

78. D) Glaucoma.

A síndrome de retração de Duane (SRD) ocorre em cerca de 1% de todos os pacientes com estrabismo. As características clínicas desse quadro incluem uma anormalidade uni ou bilateral da mirada horizontal, retração do globo na tentativa de adução e olhar para cima ou para baixo em direção ao nariz na adução. O olho esquerdo é afetado mais freqüentemente que o direito e as meninas são mais afetadas que os meninos.

A SRD pode ser dividida em 3 tipos. A SRD **tipo I** se caracteriza por limitação acentuada de abdução com restrição normal ou mínima de adução. A eletromiografia revela ausência de atividade elétrica no músculo reto lateral na abdução com atividade paradoxal na adução. A SRD **tipo II** se caracteriza por limitação acentuada de adução com restrição normal ou mínima de abdução. A eletromiografia revela atividade elétrica do músculo reto lateral, tanto na adução como na abdução. A SRD **tipo III** se caracteriza por restrição acentuada tanto da abdução como da adução. A eletromiografia revela atividade elétrica em ambos os músculos reto lateral e medial, tanto na adução como na abdução.

O tipo I é a forma mais comum de SRD e o tipo III é o menos comum. Embora a maioria dos pacientes com SRD dos tipos I e II apresentará olhos retos, alguns pacientes do tipo I desenvolvem um esodesvio em posição primária e outros do tipo II desenvolvem exodesvio. A ambliopia pode estar presente em 10% a 14% dos pacientes portadores dessa síndrome.

Várias anomalias oculares e sistêmicas têm sido associadas à SRD: catarata, anomalias da íris, ptose unilateral da pálpebra, ou síndrome de Marcus Gunn, microftalmia, lágrimas de crocodilo, síndrome de Goldenhar, uso materno de talidomida e síndrome de Klippel-Feil.

A síndrome de Brown se caracteriza pela inabilidade de elevar ativa ou passivamente o olho na posição aduzida. O quadro pode ser adquirido ou congênito. A elevação do olho na abdução é normal ou quase normal.

79. B) O procedimento de Faden pode reduzir o desvio do olho afetado para cima, em direção ao nariz (*upshoot*), na adução.

A incidência de ambliopia em pacientes com a síndrome de retração de Duane é de apenas cerca de 10%. O estreitamento da fenda palpebral é secundário à retração do globo com a contração concomitante dos músculos reto medial e lateral. O estrabismo é, em geral, não concomitante. O **procedimento de Faden** (fixação posterior dos músculos reto horizontais próximo ao equador) pode reduzir o olhar para cima do olho afetado na adução, pois ele interrompe o deslizamento vertical do músculo reto lateral.

80. A) Esodesvio.

A paralisia congênita do III par craniano pode resultar em perda total ou parcial da função do reto superior, medial e inferior, assim como da função do oblíquo inferior e do levantador. O olho se mostra normalmente desviado para baixo e para fora. A nova inervação aberrante pode se manifestar como constrição anormal da pupila com adução.

81. D) Recuo–ressecção com supraversão do reto lateral e infraversão do reto medial.

Este paciente exibe um padrão em V significativo sem oblíquos inferiores com excesso substancial de atividade. Em geral, a cirurgia do oblíquo inferior é indicada para excesso de ação de 2+ ou mais. Sem excesso significativo de ação do oblíquo, a compensação dos músculos horizontais pode corrigir até 30 DP de um padrão em A ou em V. Essa compensação altera o vetor de forças. Os retos mediais são movidos em direção ao ápice do padrão A ou V, enquanto os retos laterais são movidos na direção oposta. Um procedimento de recuo–ressecção é útil em casos nos quais a cirurgia deve, obrigatoriamente, ser limitada a um dos olhos, ou quando existe um desvio não concomitante. A compensação horizontal pode ser executada em conjunto com o recuo–ressecção, mas poderá não corrigir grandes padrões em A ou em V. Neste caso, o procedimento de escolha seria o de recuar os retos laterais para o desvio apropriado em posição primária e compensar os retos laterais em posição superior.

82. C) O olho desviado sofre exotorção (rotação para fora) à medida que se eleva.

O DVD está presente em 60% a 80% dos pacientes com esotropia congênita, sendo normalmente bilateral e assimétrico. A etiologia é desconhecida, mas parece estar associada ao rompimento precoce do desenvolvimento binocular. Por isso, não se observa a estereopsia de alto grau nem a fixação das fóveas. Durante momentos de falta de atenção visual, no teste de cobertura alternada do olho não fixador, este desvia lentamente para cima, sofre extorção e aduz sem a hipotropia correspondente do outro olho. E essa é a marca registrada dessa desordem – ela não obedece à lei de Hering. O DVD pode simular um quadro de Ação Exagerada do Oblíquo Inferior (IOOA) na mirada para o lado, quando o nariz atua como oclusor. No DVD o desvio exagerado tem a mesma medida na adução, na abdução e na posição primária. Isso corrobora com o quadro de IOOA, no qual a desvio exagerado é maior em seu campo de ação.

83. B) Oclusão de um olho durante 30 minutos e nova medição do desvio.

Este paciente mostra uma diferença superior a 10 DP entre perto e longe. O teste de placa precisa ser executado para diferenciar um excesso de pseudodivergência de um excesso de divergência verdadeira. Essa diferenciação ajuda ao se decidir sobre até onde operar e sobre o prognóstico. O paciente tem um olho fechado durante 30 a 60 minutos e é submetido à nova medição sem permitir que ele restaure a fusão binocular. A placa desassocia os olhos para suspender toda a convergência tônica de fusão e revelar o desvio latente total para perto, eliminando a disparidade longe/perto.

84. B) Nova medição do desvio com acréscimo de +3,00 D AO.

Esta criança exibe excesso de convergência verdadeira e precisa ser medida com acréscimo de +3,00 D para determinar se sua proporção AC/A é alta. Se o desvio de perto aumentar próximo ao desvio de longe com acréscimo de + 3,00 D, a proporção AC/A será alta. Esse fator é importante porque esses pacientes estarão propensos à correção exagerada (75%) se a cirurgia para o desvio total de longe for executada. Os pais deverão estar alerta quanto ao prognóstico insatisfatório antes da cirurgia e quanto à possível necessidade de lentes bifocais para diminuir a proporção AC/A após a cirurgia.

85. A) Observar e pedir o retorno do paciente dentro de 6 semanas.

Uma esotropia pequena de 8 para 15 DP é desejável após a cirurgia, com 20 DP sendo o limite superior do normal. A diplopia pós-operatória associada a uma correção inicial exagerada é normal e geralmente se resolve em 1 a 2 semanas. Em crianças menores (com < de 4 anos), a oclusão alternada em tempo parcial ajuda a prevenir o desenvolvimento da supressão. Os pacientes com exotropia residual superior a 20 DP na primeira semana após a cirurgia não têm probabilidade de melhorar, e muitos terão piora do quadro.

86. C) Prescrever prismas com base temporal suficiente para aliviar a diplopia, mas deixar uma pequena esoforia residual.

A prescrição de prisma suficiente para aliviar a diplopia, mas deixar esoforia residual para encorajar a divergência. Se a esotropia consecutiva estiver presente só para perto, pode-se considerar ajuda bifocal, miótica ou mesmo prismas com base temporal. Se a esotropia persistir após 8 semanas, considerar nova operação (geralmente o recuo do reto medial bilateral). Se o paciente demonstrar não concomitância lateral ou limitação significativa de abdução, existe a possibilidade de deslizamento de músculo.

87. B) Recuos do reto lateral + infraversão dos retos laterais.

Este paciente tem estereoacuidade de alto grau e, portanto, fusão em ambas as fóveas durante a fase fórica. Ele também apresenta padrão A significativo resultante da ação exagerada do oblíquo superior bilateral. Tipicamente, ele seria operado nos oblíquos superiores para esse excesso de ação, mas em pacientes com estereopsia de alto grau, as tenotomias do oblíquo superior poderiam causar paresia consecutiva do oblíquo superior com diplopia de torção intratável. Nesse caso, as compensações verticais dos músculos horizontais ou a expansão de Wright do tendão do oblíquo superior deveriam ser executadas. O expansor de silicone de Wright controla a quantidade de enfraquecimento do oblíquo superior, é reversível e alivia a mirada excessiva para dentro. A cirurgia de escolha é o recuo do reto lateral com infraversão para aliviar o padrão A.

88. C) Excesso de atividade do oblíquo superior com padrão A é comum.

A figura mostra uma paciente com elevação limitada na adução, o que é coerente com a síndrome de Brown. Essa síndrome pode ser congênita ou adquirida e representa um complexo não–elástico do tendão do músculo oblíquo superior que leva à restrição da elevação passiva ou ativa na adução. Na adução são freqüentes: o olhar para baixo em direção ao nariz e a limitação da elevação. Esse quadro pode ser diferenciado da paralisia do oblíquo inferior com o teste de ducção forçada exagerada. A atividade exagerada do oblíquo superior associado não é comum.

89. A) Pacientes com esse quadro possuem amplitudes normais de fusão vertical.

Esta criança apresenta paralisia congênita do IV par craniano. A paralisia do IV par craniano de longa duração resulta em torcicolo ocular com inclinação de compensação da cabeça para o lado da paralisia, que pode levar à assimetria facial do lado dependente. Esses pacientes possuem grandes amplitudes de fusão vertical que ajudam a diferenciá-los do quadro de paralisias adquiridas do IV par craniano. O tendão do oblíquo superior raramente é longo ou frouxo ou não existe. Quando a criança tem preferência de fixação pelo olho afetado, o reto superior contralateral pode demonstrar pouca atividade (paralisia de inibição do antagonista contralateral) e o reto inferior contralateral pode sofrer contratura, levando a um quadro de "paralisia dupla do levantador".

90. C) O Botox comprovou ser eficaz como tratamento primário para a maioria dos tipos de estrabismo.

O Botox é a forma purificada da toxina botulínica do tipo A, derivada da cepa Hall do organismo *Clostridium botulinum*. Essa toxina bloqueia a condução neuromuscular, aderindo aos sítios receptores nos terminais dos nervos motores e interferindo com a liberação da ACH na fenda sináptica. Quando injetada via intramuscular, a toxina produz uma paralisia muscular por desnervação química. A terminação nervosa se atrofia, mas germinará novamente com o tempo. O início da paralisia ocorre em 2 dias, aumenta de intensidade na semana seguinte e persiste por 3 meses nos músculos extra-oculares. O Botox é indicado para tratamento de blefaroespasmo associado à distonia. A eficácia de Botox no estrabismo é pequena e a cirurgia permanece como tratamento de escolha para os principais tipos de estrabismo. As injeções múltiplas podem ser necessárias, mas não deverão exceder a 200 unidades em 1 mês para diminuir a incidência de produção de anticorpos. As reações adversas informadas incluem: ptose, diplopia e desorientação espacial que, felizmente, são temporárias. Há informações de ocorrência de perfuração do globo. Os efeitos sistêmicos de Botox não são aparentes porque é necessária uma dose 100 vezes maior que o normal para provocar toxicidade.

91. C) Blefaroespasmo.

Botox é o tratamento de escolha para os principais tipos de blefaroespasmo associados à distonia.

92. D) Freqüentemente associado à exotropia intermitente.

O nistagmo latente aumenta com a oclusão monocular, quando o olho fixador está em abdução (ponto nulo em adução) e a fase rápida em direção a esse olho. O quadro está associado à interrupção do desenvolvimento visual binocular precoce (ET congênita, catarata monocular congênita), estrabismo não adquirido (XT intermitente ou ET acomodativa).

93. C) Nistagmo latente com desvio facial para posicionar o olho fixador no ponto nulo.

Veja resposta para a pergunta 92.

94. C) Prescrição de correção para hipermetropia de +3,00 AO.

Redução de nistagmo latente por meio da correção da esotropia residual e melhora da fusão binocular.
A melhor maneira de corrigir a pequena esotropia é a prescrição de correção da hipermetropia. A melhora da fusão binocular reduzirá o nistagmo latente, diminuindo, assim, o desvio facial.
Quando um olho é ocluído, o outro não ocluído permanece na posição aduzida e o paciente poderá desviar a face para o lado ipsolateral para olhar diretamente para frente. O grau de esotropia aumenta quando se coloca um prisma com base temporal em frente ao olho fixador e a pupila se contrai quando o olho assume a posição aduzida (indicando que esse é um esforço de acomodação). O

excesso de ação do oblíquo inferior e o desvio vertical dissociado ocorrem menos freqüentemente em pacientes com a síndrome de bloqueio de nistagmo que em pacientes com esotropia essencial infantil.

95. D) Atrofia óptica.

A tríade clássica de *spasmus nutans* inclui nistagmo de pequena amplitude monocular ou dissociado, movimentação vertical da cabeça (*head bobbing*) e torcicolo. O diagnóstico diferencial para esta desordem inclui pacientes com gliomas do quiasma e encefalomiopatia necrosante subaguda. Essas duas desordens podem incluir: atrofia óptica, irritabilidade, vômitos e pressão intracraniana aumentada. O quadro de *spasmus nutans* deverá ser considerado comum depois da exclusão dessas 2 desordens, e desaparece dentro de 2 anos.

96. A) Presença freqüente de oscilopsia.

O nistagmo motor congênito é um nistagmo involuntário conjugado que se manifesta no período perinatal. Ele pode estar associado a um ponto nulo e a um giro da cabeça para minimização. A acuidade visual é relativamente boa – variando de 20/20 para 20/70 – sendo típica a ausência de oscilopsia. O nistagmo cessa quando o paciente está adormecido.

97. D) Malformação de Arnold-Chiari.

O nistagmo sensorial congênito pode resultar de várias causas pelas quais a informação visual não atinge o córtex occipital apropriadamente. As opacidades da média, como a catarata congênita, a hipoplasia da fóvea ou do nervo óptico e as degenerações da retina podem levar ao nistagmo sensorial. O quadro de malformação de Arnold-Chiari provoca nistagmo motor para baixo.

98. B) O treinamento visual, incluindo exercícios musculares, perseguição ocular ou exercícios de rastreamento já demonstrou melhorar as habilidades acadêmicas de crianças com dislexia ou com dificuldades de aprendizado.

Dificuldades de leitura e de aprendizado podem constituir razão para uma avaliação oftalmológica. Há poucas evidências de que as habilidades de leitura resultem de problemas no sistema visual; em vez disso, o problema está no SNC e na interpretação dos símbolos visuais. Os defeitos oculares não causam reversão de letras, palavras ou números. O treinamento visual não provou ser útil na dislexia. É interessante notar que a dislexia é mais comum em linguagens nas quais certas letras ou símbolos possuem mais de um som. Os meninos têm mais probabilidade de serem afetados que as meninas.

99. D) A HM pode ser desencadeada por succinilcolina, enflurano e lidocaína.

A incidência de HM está entre 1:6.000 e 1:30.000, mas acredita-se que seja maior entre as crianças. A taxa de mortalidade costumava ser de até 70%, mas hoje não chega a 10%. A HM é desencadeada por succinilcolina, halotano, enflurano e isoflurano. Todos os anestésicos locais podem ser usados com segurança. A creatinina fosfocinase se mostra elevada em até 2/3 dos pacientes com HM, mas os resultados normais não têm valor prognóstico e não são confiáveis. Freqüentemente, o sinal mais precoce é a taquicardia ou o dióxido de carbono de cadeia final pesado. Outros sinais precoces incluem pressão arterial instável, taquipnéia, sudorese, rigidez muscular, cianose e urina escura. O aumento da temperatura corporal é um sinal tardio.

100. A) Dantrolene.

Dantrolene é um relaxante muscular que estabiliza as membranas das células e previne a liberação de cálcio do retículo sarcoplásmico das células musculares. Medidas adjuntas incluem a suspensão do agente ofensor, resfriamento do paciente, hidratação, hiperventilação e bicarbonato para a acidose.

Anotações

Anotações

Anotações

6

Cirurgia Plástica

□ PERGUNTAS

1. Qual declaração sobre o septo orbitário é FALSA?

A) Durante a correção do entrópio, é muito importante identificar o septo orbitário da pálpebra inferior, diferenciando-o da aponeurose e dos retratores da pálpebra inferior.

B) O septo orbitário surge de uma condensação do periósteo da borda orbitária chamada arco marginal.

C) O septo orbitário se insere na borda superior do tarso, na pálpebra superior.

D) O septo orbitário atua como barreira à disseminação de infecção proveniente das pálpebras superficiais que recobrem os tecidos orbitários.

2. Qual declaração sobre o canto medial é VERDADEIRA?

A) Todos os anexos que se ancoram no tarso e à parede orbitária medial ficam em região anterior ao saco lacrimal e aderem à porção maxilar do osso frontal.

B) O saco lacrimal se localiza em região posterior ao septo orbitário.

C) A porção muscular do mecanismo da bomba lacrimal é inervada pelo V par craniano.

D) O ligamento de Lockwood adere ao saco lacrimal em região posterior.

3. Qual declaração sobre a gordura encontrada durante a cirurgia da pálpebra é FALSA?

A) Gordura pré-aponeurótica é gordura orbitária.

B) A gordura orbitária extraconal é um marco importante de identificação da aponeurose do elevador.

C) A remoção de gordura dos coxins gordurosos nasal, central e lateral da pálpebra pode ser feita sem preocupação.

D) Na pálpebra superior, o coxim de gordura nasal é pequeno, enquanto o coxim lateral é o coxim pequeno na pálpebra inferior.

4. Qual declaração sobre o ligamento de Whitnall (ligamento transverso superior) é FALSA?

A) O ligamento de Whitnall se insere em região medial à tróclea, lateral à cápsula da glândula lacrimal e à parede orbitária lateral.

B) Esse ligamento é uma condensação da bainha do músculo levantador e atua como ligamento verificador para evitar a elevação excessiva da pálpebra.

C) O ligamento de Whitnall atua para alterar a direção de retração do músculo levantador de horizontal para vertical.

D) Esse ligamento passa na frente da glândula lacrimal.

5. Qual declaração sobre a anatomia da pálpebra é FALSA?

A) A linha cinzenta é formada pelo músculo de Riolan e representa a borda visível do orbicular pré-tarsal na margem da pálpebra.

B) A lamela posterior da pálpebra consiste na conjuntiva e no tarso.

C) A junção da conjuntiva com a pele ocorre onde os cílios surgem da pálpebra.

D) As arcadas periférica e marginal permitem a anastomose entre os sistemas interno e externo da carótida.

6. As características do músculo orbicular incluem:

A) fechamento da pálpebra, depressão da sobrancelha e facilitação da drenagem lacrimal

B) o orbicular pré-tarsal se insere temporariamente para se transformar no tendão cantal lateral, a contração diminui a fenda palpebral e a porção orbitária do músculo se insere em orientação medial na crista lacrimal posterior

C) a cabeça profunda do músculo pré-tarsal medial é chamada de *tensor tarsi* de Horner e, para fins de inervação pelo III par craniano, o músculo é dividido em 3 segmentos (pré-tarsal, pré-septal e orbitário)

D) o nervo zigomaticofacial supre o orbicular da pálpebra, o ramo frontal do VII par craniano envia fibras motoras para o orbicular da pálpebra superior e o orbicular pré-septal se divide para abranger a glândula lacrimal.

7. Qual dos grupos musculares a seguir está pareado INCORRETAMENTE?

A) Músculo tensor do tarso – cabeça profunda do orbicular pré-tarsal.

B) Nasal – orbicular pré-septal.

C) Músculo corrugador do supercílio – orbicular do olho.

D) Frontal – músculo prócero.

8. Qual estrutura e sua relação óssea estão pareadas INCORRETAMENTE?

A) Fossa do saco lacrimal – ossos lacrimal e maxilar.

B) Canal óptico – asas maior e menor do osso esfenóide.

C) Fissura orbitária inferior – maxilar, osso zigomático, osso palatino e asa maior do osso esfenóide.

D) Forames anterior e posterior do etmóide – ossos etmóide e frontal.

9. O *laser* de dióxido de carbono tem todas as características a seguir, EXCETO:

A) comprimento de onda no espectro infravermelho

B) capacidade de ser visualizado pelo olho humano

C) usado para excisão de tumor orbitário

D) atuação a 10,6 μm

10. O local de ação da toxina botulínica tipo A (Botox), quando usada para tratar desordens do movimento facial, é:
    A) no terminal do nervo motor, inibindo a liberação da acetilcolina
    B) no terminal do nervo motor, promovendo a liberação da colinesterase
    C) na membrana do plasma (sarcolema) do músculo estriado, inibindo a liberação da acetilcolina
    D) na membrana do plasma (sarcolema) do músculo estriado, promovendo a liberação da colinesterase

11. Qual das opções a seguir NÃO é uma característica de carcinoma basocelular?
    A) Margens elevadas e peroladas.
    B) Disseminação para linfonodos regionais.
    C) Epitélio ulcerado.
    D) Vasos telangiectásicos.

12. Todos os fatores a seguir estão associados a cânceres cutâneos, EXCETO:
    A) exposição excessiva ao sol
    B) envelhecimento
    C) cabelos ruivos
    D) aumento natural na pigmentação da pele

13. As características mais freqüentes de uma lesão maligna da pálpebra incluem:
    A) sensibilidade, eritema, alteração no padrão de pigmentação
    B) rompimento da arquitetura do tarso, margens peroladas e elevadas, prurido
    C) perda de pestanas, ulceração central, crescimento rápido
    D) metástase para linfonodo ipsolateral, metástase para nodos, hiperceratose, pigmentação escura

14. Um homem de 40 anos, com cabelos ruivos e olhos azuis, descendente de irlandeses e morando em Tucson, no Arizona (EUA), se apresenta com um nódulo firme e elevado com telangiectasia na pálpebra inferior. Muito provavelmente essa lesão representa:
    A) carcinoma nodular de células basais
    B) carcinoma de células basais em forma de morféia
    C) carcinoma de células escamosas
    D) adenocarcinoma sebáceo

15. As características de um ceratoacantoma incluem todas as opções a seguir, EXCETO:
    A) resolução espontânea
    B) perda das pestanas
    C) cratera ulcerada e cheia de lipídios
    D) crescimento rápido

16. Qual das opções a seguir tem menos probabilidade de corresponder a uma lesão cutânea com 5 mm de elevação e ulceração central?
    A) Ceratoacantoma.
    B) Carcinoma de células escamosas.
    C) Carcinoma de células basais.
    D) Melanoma maligno.

17. O exame por TC na Figura 6-1 é de um paciente de 55 anos. Qual das opções a seguir é a MENOS provável no diagnóstico diferencial?
    A) Carcinoma prostático metastático.
    B) Meningioma da asa do esfenóide.
    C) Displasia fibrosa.
    D) Melanoma metastático.

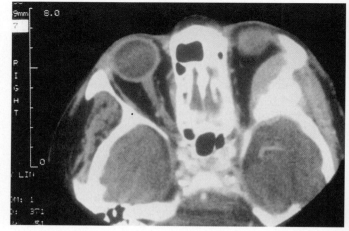

FIGURA 6-1.

Perguntas 18-19

O defeito dessa pálpebra (Fig. 6-2) em uma paciente de 65 anos resultou de um procedimento cirúrgico de Mohs.

18. Qual método cirúrgico seria o mais apropriado para a reconstrução?

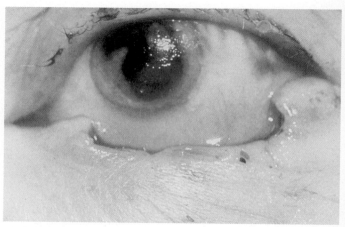

FIGURA 6-2.

A) Retalho de Cutler-Beard.

B) Retalho musculocutâneo com pedículo duplo.

C) Enxerto cutâneo de espessura total.

D) Retalho em ponte de Hughes.

19. Qual das opções a seguir é a causa MENOS provável do defeito mostrado na Figura 6-2?

A) Carcinoma de células basais.

B) Câncer metastático.

C) Carcinoma de células sebáceas.

D) Carcinoma de células escamosas.

20. Todas as declarações a seguir sobre drenagem linfática e venosa são verdadeiras, EXCETO:

A) os vasos linfáticos da órbita drenam ao longo da porção lateral do seio cavernoso

B) os vasos linfáticos que alimentam a porção medial da pálpebra superior escoam para dentro dos linfonodos submandibulares

C) os vasos linfáticos que alimentam as porções laterais da pálpebra superior drenam para o interior de nodos pré-auriculares

D) a drenagem venosa pré-tarsal da pálpebra superior medial é feita em direção à veia angular e a drenagem venosa lateral segue para o interior do sistema da veia temporal superficial

21. O xantelasma da pálpebra apresenta todas as características a seguir, EXCETO:

A) associação com condições sistêmicas hiperlipidêmicas em cerca de 25% dos pacientes

B) localização na camada epitelial basal da pele

C) associação com a doença de Erdheim-Chester

D) conteúdo de histiócitos espumosos ao microscópio

22. Qual das glândulas a seguir estão combinadas com seu tipo CORRETO de secreção?

A) Glândula de Moll – apócrina; Principal glândula lacrimal – écrina, Glândulas meibomianas – apócrina.

B) Glândulas de Krause – holócrina: Glândula de Zeis – apócrina: Células caliciformes – holócrina.

C) Glândulas de Wolfring – écrina; Glândula de Moll – apócrina: Células caliciformes – holócrina.

D) Principal glândula lacrimal – écrina; Glândulas meibomianas – holócrina; Glândula de Zeis – apócrina.

23. Qual das glândulas a seguir NÃO contribui para a camada aquosa da película lacrimal?

A) Krause.

B) Principal lacrimal.

C) Zeis.

D) Wolfring.

24. Qual declaração sobre anormalidades da pálpebra é FALSA?

A) O coloboma congênito da pálpebra sempre envolve a pálpebra inferior e pode variar de uma pequena incisura à ausência completa da pálpebra.

B) O criptoftalmo é um quadro raro causado por falta de diferenciação das estruturas da pálpebra e se caracteriza pela ausência da fenda palpebral, com pele ininterrupta desde a testa, por sobre o olho, e até a pele da bochecha.

C) O *ankyloblepharon filiforme adnatum* é uma forma de ancilobléfaro na qual as margens das pálpebras estão unidas por tiras filamentares de tecido.

D) A distiquíase é um quadro no qual uma fila acessória de pestanas cresce dos, ou fica posterior aos orifícios meibomianos.

25. Um paciente telefona para informar dor, edema súbito e visão reduzida na noite seguinte a um procedimento de blefaroplastia. O que se deve fazer?

A) Recomendar ao paciente o uso de compressas de gelo para diminuir o edema.

B) Marcar uma consulta para o dia seguinte.

C) Providenciar para que o paciente seja examinado o quanto antes.

D) Tranqüilizar o paciente informando que o desconforto, o edema e a visão turva são achados pós-operatórios normais.

26. Qual dos quadros a seguir é encontrado na síndrome de blefarofimose?

A) Euribléfaro.

B) Ancilobléfaro.

C) Epibléfaro.

D) Telecanto.

27. Uma garota de 10 anos apresenta abaulamento e blefaroptose em ambas as pálpebras superiores, além de episódios repetidos de inflamação e edema das pálpebras. Qual é o diagnóstico mais provável?

A) Blefarocalasia.

B) Dermatocalasia.

C) Esteatobléfaro.

D) Blefaroespasmo.

28. O procedimento cirúrgico apropriado para reparo de uma pálpebra superior ptótica exibindo prega elevada da pálpebra, margem de 0 mm para distância reflexa (MRD) e função excelente do músculo levantador seria:

A) ressecção do músculo superior do tarso

B) suspensão unilateral do músculo frontal usando um músculo *fascia lata* autógeno

C) religação da aponeurose do músculo levantador com deiscência

D) plicatura do músculo levantador (16 mm)

29. A forma mais comum de blefaroptose é:
    A) blefaroptose involucional (ptose aponeurótica)
    B) blefaroptose neurogênica
    C) blefaroptose miogênica
    D) blefaroptose mecânica

30. No quadro de ptose miogênica congênita o complexo do músculo levantador... (no olho ptótico):
    A) não está inserido a partir do tarso
    B) é diferente, em termos histológicos, do complexo normal do músculo levantador, com fibras musculares reduzidas e infiltrados gordurosos
    C) é inervado pelo VII par craniano
    D) está ausente abaixo do ligamento de Whitnall

31. Em pacientes com ptose, o teste com cloridrato de fenilefrina a 2,5%:
    A) ativará os receptores simpáticos no músculo orbitário (músculo de Müller), resultando na elevação da pálpebra
    B) poderá ser usado para avaliar a elevação aproximada da pálpebra com avanço do músculo levantador externo
    C) dilatará a pupila, de modo que a pálpebra contralateral possa descer
    D) não afetará a pressão arterial por meio da absorção sistêmica da fenilefrina

32. Qual das declarações a seguir sobre blefaroplastia é FALSA?
    A) O reparo da dermatocalase da pálpebra inferior e/ou do esteatobléfaro pode ser acompanhado por retração da pálpebra inferior.
    B) A retroblefaroplastia (blefaroplastia transconjuntival) é um procedimento usado para se executar a cirurgia da pálpebra superior, principalmente quando se tenta evitar a incisão anterior.
    C) A vantagem da fixação do sulco da pálpebra em conjunto com a blefaroplastia é a de que ela alinha o sulco e a cicatriz pós-operatória.
    D) O dano ao músculo oblíquo inferior é uma complicação potencial de ambas as abordagens anterior e posterior à blefaroplastia da pálpebra inferior.

33. Os materiais usados para a suspensão do músculo frontal da pálpebra incluem todas as opções a seguir, EXCETO:
    A) silicone
    B) Gore-Tex
    C) supramid
    D) poliglactina 910 (Vicryl)

34. Todas as declarações a seguir são verdadeiras na descrição da glândula lacrimal, EXCETO:
    A) o corno lateral do músculo levantador separa os lobos orbitário e palpebral

B) os lobos orbitário e palpebral possuem glândulas excretoras separadas que escoam para o interior do fórnice conjuntival, cerca de 5 mm acima da margem superior do tarso
    C) as glândulas lacrimais são glândulas exócrinas
    D) o suprimento de sangue é fornecido pela artéria lacrimal, um ramo da artéria oftálmica

35. O local de osteotomia configurado no momento da dacriocistorrinostomia (DCR):
    A) fica adjacente à valva de Hasner
    B) dilata a abertura do ducto comum
    C) fica adjacente ao corneto superior
    D) fica 10 mm para dentro da placa cribriforme

36. Qual é a causa mais comum de falência de uma DCR?
    A) Obstrução no canalículo comum ou no local da osteotomia.
    B) Tumor não detectado no saco lacrimal.
    C) Infecção recorrente do saco lacrimal.
    D) Dacrolitos (cálculos lacrimais).

37. O teste I de Jones (Teste de Corante Primário):
    A) define exatamente a localização de uma obstrução do sistema lacrimal
    B) envolve a irrigação do saco lacrimal com fluido
    C) apresenta alto índice de resultado falso-negativo
    D) é um indicador confiável de obstrução do ducto lacrimal

38. Qual é o tumor maligno primário encontrado com mais freqüência no saco lacrimal?
    A) Histiocitoma fibroso.
    B) Hemangiopericitoma.
    C) Carcinoma de células escamosas.
    D) Linfoma.

39. Qual das opções a seguir é uma indicação para sondagem do sistema nasolacrimal?
    A) Episódio agudo de dacriocistite adquirida.
    B) Obstrução inflamatória intermitente e adquirida do sistema nasolacrimal.
    C) Obstrução congênita do ducto nasolacrimal não-respondedora à massagem.
    D) Exame minucioso de todos os pacientes portadores de epífora.

40. Os pacientes adultos portadores de epífora e com obstrução na junção saco-ducto deverão apresentar:
    A) teste negativo de desaparecimento de corante/teste Jones III positivo
    B) teste positivo de desaparecimento de corante/teste Jones I positivo
    C) teste positivo de desaparecimento de corante/teste Jones I negativo
    D) teste negativo de desaparecimento de corante/teste Jones II negativo

41. Qual das declarações a seguir sobre dacriocistogramas (DCG) é VERDADEIRA?

A) Eles são necessários como parte do exame minucioso em casos de obstrução adquirida do sistema nasolacrimal.

B) Eles representam um teste excelente da função nasolacrimal.

C) Eles demonstram os canalículos de maneira muito satisfatória.

D) Eles demonstram o saco nasolacrimal de maneira muito satisfatória.

42. Todas as declarações a seguir sobre tumores do saco nasolacrimal são verdadeiras, EXCETO:

A) ELES podem produzir edema irredutível e indolor do saco lacrimal

B) ELES podem produzir sangramento na tentativa de sondagem

C) NORMALMENTE eles não produzem dacriocistite secundária

D) ELES podem produzir epífora

43. Todas as declarações a seguir sobre trauma canalicular são verdadeiras, EXCETO:

A) pode-se esperar de 24 a 48 horas após a lesão para que o edema de partes moles diminua

B) o trauma no canalículo superior isolado jamais deverá ser reparado por cirurgia, para não se correr o risco de danificar o sistema nasolacrimal remanescente

C) *stents* de silicone deverão ser inseridos por um período de 3 a 6 meses

D) a microanastomose cirúrgica das extremidades canaliculares seccionadas com intubação de *stent* de silicone oferece a melhor possibilidade possível de um reparo bem-sucedido

44. Qual das declarações a seguir sobre o sistema canalicular é FALSA?

A) A ampola tem o maior diâmetro do sistema canalicular.

B) O canalículo comum está presente em cerca de 30% da população.

C) O canalículo tem cerca de 1,0 mm de diâmetro.

D) A distância média do ponto lacrimal até o saco nasolacrimal é de aproximadamente 10 mm.

45. Qual das declarações a seguir sobre a irrigação do sistema lacrimal de fluxo de saída é FALSA?

A) O soro fisiológico introduzido no canalículo inferior que flui para o nariz indica ausência de obstrução e funcionamento normal do sistema.

B) A irrigação do ponto lacrimal superior com regurgitação através desse ponto sugere obstrução canalicular superior.

C) A irrigação do canalículo inferior para o interior do saco com regurgitação completa através do ponto superior sugere obstrução do saco ou do ducto nasolacrimal.

D) Pode ser útil recuperar fluido do nariz para exame quanto à presença de cilindros.

46. Já está provado que o uso crônico de todos os medicamentos a seguir provoca estenose canicular, EXCETO:

A) ecotiofato

B) idoxuridina

C) epinefrina

D) atropina

47. Todos os quadros a seguir são indicações para um procedimento de conjuntivodacriocistorrinostomia (procedimento de colocação do tubo de Lester-Jones), EXCETO:

A) destruição dos canalículos lacrimais

B) impossibilidade de anastomose dos fragmentos canaliculares com a cavidade intranasal

C) obstrução canalicular comum combinada com obstrução do ducto nasolacrimal

D) pálpebras paralíticas ou escarificadas com ausência do mecanismo de bombeamento canalicular

48. Na dacriocistite aguda:

A) deve-se prescrever antibióticos tópicos sem antibióticos sistêmicos

B) aplicam-se compressas frias ao canto medial

C) a sondagem diagnóstica pode ser terapêutica em adultos

D) a maioria dos adultos precisará de uma DCR para correção da obstrução do fluxo de saída

Perguntas 49-52

Um garoto de 12 anos, envolvido em acidente automobilístico há 3 meses, se apresenta com epífora do lado esquerdo desde o acidente, junto com história de uma semana com febre e inchaço progressivo, vermelhidão e dor na região do canto medial esquerdo, com descarga mucopurulenta no canto medial (Fig. 6-3).

49. O exame minucioso inicial apropriado para esse paciente inclui todas as opções a seguir, EXCETO:

A) exame oftálmico completo

B) investigação por TC das órbitas e dos seios

C) sondagem e irrigação do sistema nasolacrimal esquerdo

D) cultura e corante de Gram da descarga no canto medial

50. A terapia inicial desse paciente incluiria todas as opções a seguir, EXCETO:

A) DCR

B) antibióticos

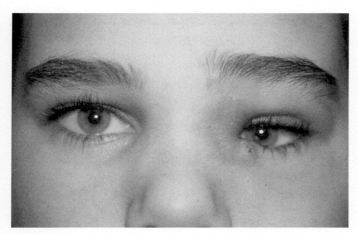

FIGURA 6-3.

C) gotas tópicas de antibiótico
D) incisão e drenagem de quaisquer abscessos em evolução

51. No quadro de obstrução adquirida do sistema nasolacrimal, onde o bloqueio se localiza com mais freqüência?
    A) Canalículos.
    B) Saco nasolacrimal.
    C) Ducto nasolacrimal.
    D) Corneto inferior.

52. Qual é a etiologia bacteriana mais comum no quadro de dacriocistite aguda?
    A) *Actinomyces israelii.*
    B) *Pseudomonas aeruginosa.*
    C) *Streptococcus pneumoniae.*
    D) Espécie *Staphylococcus.*

Perguntas 53-55

Um bebê de 12 meses é trazido ao consultório por causa de um quadro de epífora crônica do lado direito. A mãe vem efetuando massagens no saco nasolacrimal há 6 meses, mas o quadro persiste (Fig. 6-4).

53. Na obstrução congênita do sistema nasolacrimal em que nível a obstrução está localizada?
    A) Canalículo comum.
    B) Saco lacrimal.
    C) Valva de Rosenmüller.
    D) Valva de Hasner.

54. A recomendação terapêutica seguinte seria:
    A) continuar com as massagens
    B) sondagem do sistema nasolacrimal
    C) DCR
    D) observação, pois a maioria das obstruções congênitas se resolve sem terapia

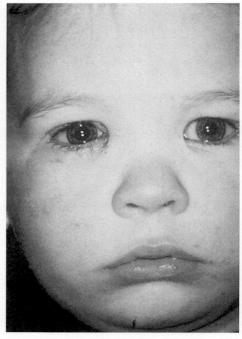

FIGURA 6-4.

55. A intubação com *stent* de silicone (com possível fratura incompleta do corneto inferior) será indicada para esse paciente quando:
    A) a terapia de massagens não for bem-sucedida
    B) a dacriocistografia (DCG) demonstrar obstrução ao nível do ducto nasolacrimal
    C) a sondagem do sistema nasolacrimal não apresentar resultados satisfatórios
    D) o paciente tiver mais de 1 ano de idade

Perguntas 56-58

A paciente de 60 anos apresentada na Figura 6-5 informa história de 3 meses de lacrimejamento intermitente e formação de pus no canto medial direito. Além disso, ela observou inchaço focalizado e sensibilidade próximo às margens da pálpebra.

56. Todos os organismos a seguir estão associados à canaliculite, EXCETO:
    A) *Actinomyces.*
    B) *Candida.*
    C) *Acanthamoeba.*
    D) *Streptomyces.*

57. Qual dos quadros a seguir sugere um diagnóstico de canaliculite?
    A) Refluxo mucopurulento do ponto lacrimal com compressão do saco lacrimal.
    B) Sensação arenosa na sondagem com concreções amareladas.

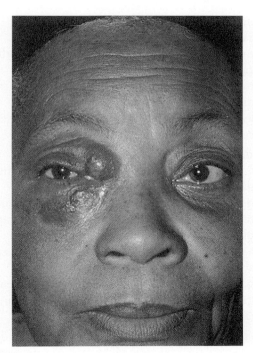

FIGURA 6-5.

C) Massa subcutânea palpável acima do tendão do canto medial.
D) Massas palpáveis no saco lacrimal.

58. O tratamento de canaliculite inclui todos os procedimentos a seguir, EXCETO:
    A) curetagem do canalículo
    B) incisão e desbridamento do canalículo
    C) irrigação do canalículo
    D) penicilina oral

59. O tracoma pode provocar todas as alterações a seguir, EXCETO:
    A) distiquíase
    B) estenose do ponto lacrimal
    C) escarificação da conjuntiva
    D) entrópio

60. Todos os pares a seguir combinam mecanismos de entrópio de involução com o reparo cirúrgico, EXCETO:
    A) frouxidão horizontal da pálpebra inferior – *tarsal strip*
    B) deiscência dos retratores da pálpebra inferior – avanço do retrator
    C) superposição do músculo orbicular pré-tarsal pelo orbicular pré-septal – excisão de uma tira do músculo orbicular pré-septal
    D) rotação interna da pálpebra por esteatobléfaro – blefaroplastia da pálpebra inferior

61. Todos os sinais a seguir são indícios clínicos da desinserção dos retratores da pálpebra inferior, EXCETO:
    A) linha branca abaixo da borda do tarso, causada pela deiscência da borda dos retratores desinseridos
    B) posição da pálpebra inferior em posição mais elevada que o normal
    C) movimento reduzido da pálpebra inferior no olhar para baixo
    D) enrugamento do fórnice inferior da conjuntiva

62. Qual das opções a seguir é a forma MENOS comum de ectrópio?
    A) Congênito.
    B) Paralítico.
    C) Mecânico.
    D) Cicatricial.

63. O reparo do entrópio de involução da pálpebra inferior seria MAIS BEM obtido por:
    A) sutura do músculo orbicular ao fórnice inferior
    B) sutura dos retratores ao tarso
    C) sutura do septo orbitário à cabeça cápsulo-palpebral
    D) sutura do ligamento suspensor do bulbo do olho (ligamento de Lockwood) à conjuntiva e ao ligamento suspensor do fórnice

64. A causa mais comum da retração da pálpebra superior é:
    A) recuo do músculo reto superior
    B) retração congênita da pálpebra
    C) hipercorreção cirúrgica da blefaroptose
    D) doença tireóidea do olho

Perguntas 65-68

65. Uma garota de 11 anos se apresenta com um quadro de dor periocular aguda e unilateral do lado esquerdo, proptose e visão dupla (Fig. 6-6). Qual dos quadros a seguir NÃO estaria incluído no diagnóstico diferencial?
    A) Hemangioma cavernoso.
    B) Sinusite com abscesso orbitário.
    C) Hemorragia retrobulbar traumática.
    D) Linfangioma orbitário.

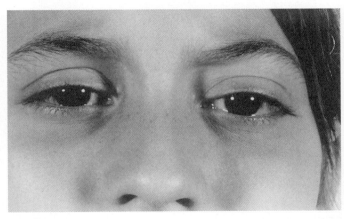

FIGURA 6-6.

66. Vinte e quatro horas mais tarde (e sem qualquer tratamento) a dor se resolveu. Observou-se desenvolvimento de equimose periocular e a visão dupla foi estabilizada (Fig. 6-7). Os resultados da RM também estão disponíveis (Fig. 6-8). Com base na história clínica e nos achados da RM, qual é o diagnóstico mais provável?
   A) Rabdomiossarcoma.
   B) Hemangioma capilar.
   C) Abscesso orbitário.
   D) Linfangioma.

67. Se a paciente estava perdendo a visão por causa desse processo, o que você consideraria:
   A) cirurgia aberta para excisar a lesão totalmente
   B) drenagem orientada por TC do sangue retido no cisto
   C) biopsia da lesão para estabelecer diagnóstico e drenagem
   D) B e C

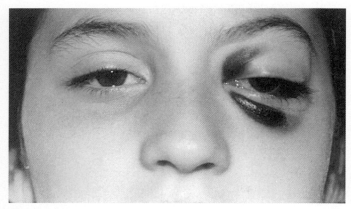

FIGURA 6-7.

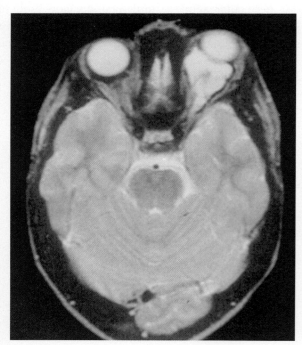

FIGURA 6-8.

68. O processo da doença é um exemplo de:
   A) causa mais comum de proptose em crianças
   B) malignidade primária mais comum da órbita em crianças
   C) tumor que pode aumentar com infecções do trato respiratório superior
   D) lesão vascular orbitária que involui após aplicação de corticosteróides na lesão

69. Na doença infecciosa da órbita:
   A) a presença de coleção de fluido periosteal é indicação para cirurgia
   B) o início de redução da visão e o defeito pupilar aferente concomitante à presença de abscesso orbitário é indicação para cirurgia
   C) a proptose e a limitação de motilidade diferenciam um abscesso orbitário da celulite orbitária
   D) o seio do maxilar é o local mais comum envolvido quando ocorre um quadro de celulite orbitária resultante de sinusite

70. Um garoto de 8 anos tem história de 2 semanas de massa súpero-nasal de progressão rápida que não afeta a visão. O exame mostra proptose empurrando o olho direito da criança para baixo e para fora. O melhor tratamento inclui todas as opções a seguir, EXCETO:
   A) investigação por TC
   B) orbitotomia anterior com biopsia
   C) investigação por RM
   D) observação

Perguntas 71-74

71. A paciente mostrada nas Figuras 6-9 e 6-10 tem história de proptose indolor crescente nos últimos 4 anos. Ela tem 48 anos e, de outra maneira, é saudável. Com base nessa história, na investigação por TC (Fig. 6-11) e no ultra-som (Fig. 6-12), qual é o diagnóstico mais provável?
   A) Glioma do nervo óptico.
   B) Hemangioma cavernoso.
   C) Câncer de mama metastático.
   D) Tumor benigno de células mistas da glândula lacrimal.

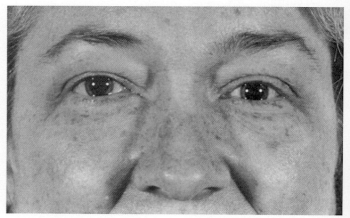

FIGURA 6-9.

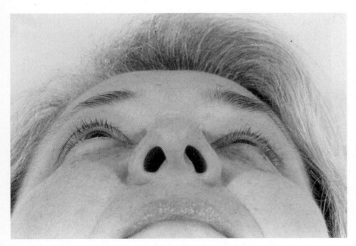

FIGURA 6-10.

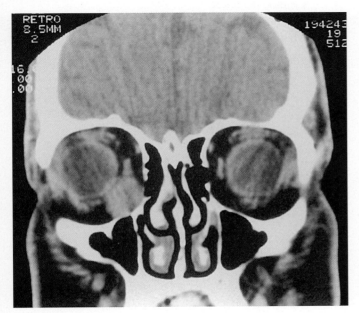

FIGURA 6-11.

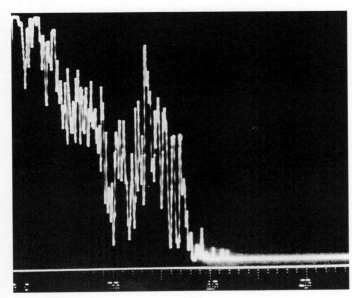

FIGURA 6-12.

72. O ultra-som da órbita mostra:
   A) tecido de caráter homogêneo
   B) alta refletividade interna
   C) investigação B identificando tumor na órbita inferior anterior
   D) ecos internos de baixa amplitude

73. Se a lesão mostrada na Figura 6-11 NÃO for removida cirurgicamente, a paciente poderá esperar:
   A) crescimento lento por vários anos
   B) erosão da estrutura óssea circundante
   C) deslocamento do globo para baixo e em orientação medial
   D) potencial para transformação da lesão presentemente benigna em maligna

74. A remoção cirúrgica da lesão na Figura 6-11 seria mais bem abordada por:
   A) orbitotomia lateral com remoção em bloco da massa
   B) biopsia de incisão seguida de radiação e quimioterapia
   C) abordagem anterior através do fórnice inferior
   D) orbitotomia medial com reflexão do músculo reto medial

75. Onde as fraturas do assoalho orbitário ocorrem com mais freqüência?
   A) Ao longo do canal infra-orbitário.
   B) Dentro do zigoma, medial ao canal infra-orbitário.
   C) Dentro do zigoma, medial à fissura orbitária inferior.
   D) Dentro do maxilar, medial ao canal infra-orbitário.

76. Um garoto caucasiano de 7 anos se apresenta com início súbito de ptose unilateral de evolução rápida por cerca de 1 semana. O exame mostra edema significativo na área periorbitária, com massa palpável no quadrante nasal superior da pálpebra. A biopsia é imediata, com diagnóstico de rabdomiossarcoma. Como esse tumor é tratado?
   A) Radiação com ou sem quimioterapia complementar.
   B) Excisão cirúrgica total.
   C) Exenteração.
   D) Só quimioterapia.

77. Qual dos quadros a seguir é a malignidade primária mais comum da órbita em crianças?
   A) Neuroblastoma.
   B) Rabdomiossarcoma.
   C) Sarcoma de Ewing.
   D) Nenhum dos anteriores.

Perguntas 78-79

A investigação por TC na Figura 6-13 é de uma senhora de 60 anos que se apresentou com inchaço indolor da glândula lacrimal e da órbita anterior por cerca de 2 meses. Não havia história oftal-

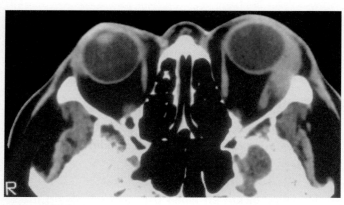

FIGURA 6-13.

mológica significativa anterior ou atual. A história clínica da paciente não contribuía para o diagnóstico.

78. Qual é o diagnóstico mais provável?
    A) Linfoma primário da glândula lacrimal.
    B) Adenoma pleomórfico.
    C) Carcinoma cístico de adenóide.
    D) Adenoma pleomórfico maligno.

79. Qual é a descrição mais exata da amostra de patologia obtida dessa lesão?
    A) Células fusiformes com epitélio do ducto e padrão misto do estroma.
    B) Padrão em "queijo suíço" – células pequenas hipercromáticas proliferando-se ao redor dos nervos.
    C) Epitélio ductal em formação tubular com degeneração maligna.
    D) Mistura de células B e T, com predominância de células B.

80. A presença de enoftalmo em um olho sem lesão anterior é suspeita de:
    A) hemangioma cavernoso
    B) carcinoma de mama metastático em paciente do sexo feminino
    C) celulite orbitária
    D) todas as opções anteriores

81. A causa mais comum de exoftalmia bilateral em adultos é:
    A) hemangioma cavernoso
    B) pseudotumor
    C) orbitopatia relacionada à tireóide
    D) doença metastática

82. Qual é a causa mais comum da exoftalmia unilateral infantil?
    A) Hemangioma capilar.
    B) Orbitopatia relacionada à tireóide.
    C) Hemorragia orbitária.
    D) Celulite orbitária.

83. As condições predisponentes à mucormicose incluem:
    A) diabetes
    B) doença renal
    C) desidratação
    D) todas as opções anteriores

84. Todos os procedimentos a seguir fazem parte do tratamento adequado da mucormicose orbitária, EXCETO:
    A) a estabilização do processo da doença subjacente
    B) o desbridamento de todo o tecido desvitalizado, incluindo a exenteração, se necessário
    C) a anfotericina B durante 6 semanas
    D) a radiação na órbita

Perguntas 85-87

85. Um homem caucasiano de 55 anos se apresenta com proptose bilateral, visão dupla e quemose. A Figura 6-14 mostra uma fotografia externa. Qual é o diagnóstico mais provável?
    A) Orbitopatia relacionada à tireóide.
    B) Celulite orbitária.
    C) Linfangioma.
    D) Meningioma.

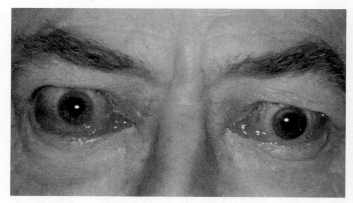

FIGURA 6-14.

86. Em relação à orbitopatia associada à tireóide, o procedimento cirúrgico recomendado é:
    A) descompressão orbitária, cirurgia do estrabismo e reparo cirúrgico de retração da pálpebra
    B) cirurgia de retração da pálpebra, descompressão orbitária e cirurgia de estrabismo
    C) descompressão orbitária e reparo cirúrgico de retração da pálpebra
    D) cirurgia de retração da pálpebra, cirurgia de estrabismo e descompressão orbitária

87. Esse paciente portador de orbitopatia associada à tireóide é submetido a uma investigação por TC. Qual característica, demonstrada pela investigação por imagens, ajuda a esclarecer que esse processo é mais provavelmente uma orbitopatia relacionada à tireóide que uma síndrome inflamatória da órbita?
    A) Músculo extra-ocular dilatado.
    B) Ausência de espessamento do tendão de inserção do músculo extra-ocular.
    C) Glândulas lacrimais dilatadas.
    D) Edema de partes moles periorbitais das pálpebras.

88. A Figura 6-15 mostra um *slide* histopatológico de um tumor orbitário. Esse tumor será mais bem tratado por:
    A) exenteração e remoção do osso envolvido
    B) terapia de radiação
    C) quimioterapia
    D) todas as opções anteriores

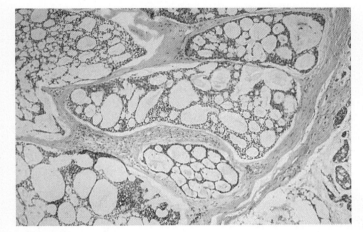

FIGURA 6-15.

Perguntas 89-97 (Figs. 6-16 a 6-22)

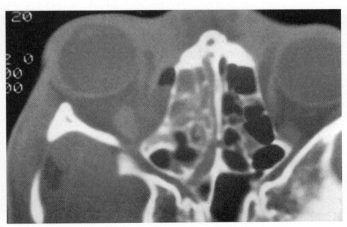

FIGURA 6-16.

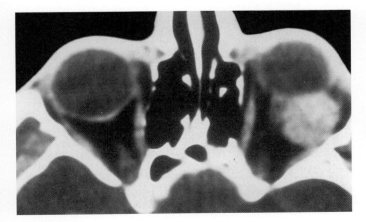

FIGURA 6-17.

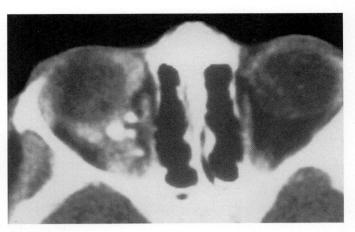

FIGURA 6-18.

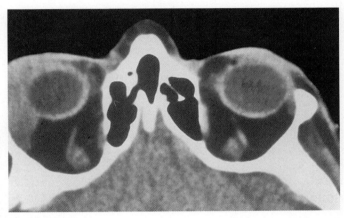

FIGURA 6-19.

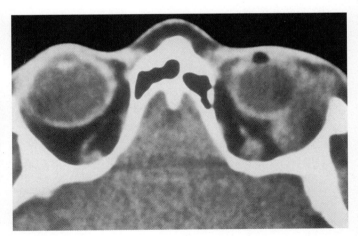

FIGURA 6-20.

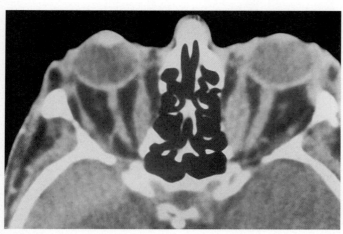

FIGURA 6-21.

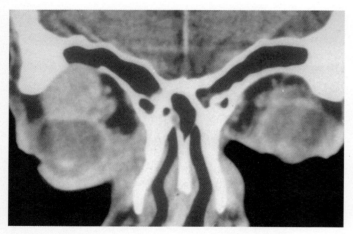

FIGURA 6-22.

89. O *Staphylococcus aureus* é o patógeno mais comum em pacientes portadores do processo mostrado na:
    A) Figura 6-16
    B) Figura 6-18
    C) Figura 6-19
    D) nenhuma das anteriores

90. Quais duas investigações por TC demonstram melhor os processos orbitários de origem vascular?
    A) Figuras 6-17 e 6-19.
    B) Figuras 6-17 e 6-18.
    C) Figuras 6-16 e 6-17.
    D) Só Figura 6-17.

91. A lesão mostrada na Figura 6-17 foi descoberta em uma paciente de 30 anos que notou proptose leve que se acelerou durante a gravidez. Essa lesão causou estrias na retina e hiperopia. Qual é a etiologia mais provável?
    A) Carcinoma de mama metastático.
    B) Hemangioma cavernoso.
    C) Cisto dermóide.
    D) Hemangiopericitoma.

92. O exame histológico de uma amostra de biopsia retirada da lesão mostra formação de corpos de Dutcher que representam inclusões intranucleares de imunoglobulina positivas para reagente de Schiff (PAS). Qual TC demonstra uma lesão característica coerente com esse achado?
    A) Figura 6-18.
    B) Figura 6-19.
    C) Figura 6-20.
    D) Figura 6-22.

93. Um homem caucasiano de 45 anos se apresenta com proptose indolor progressiva no olho direito que deslocou o globo para baixo e em orientação medial. Pode-se palpar massa lobular firme próxima à borda orbitária lateral superior. A visão não foi afetada. A TC na Figura 6-20 mostra a lesão. O próximo passo na terapia deverá ser:
    A) curso de corticosteróides durante 2 semanas
    B) biopsia de incisão
    C) biopsia de excisão
    D) exame minucioso de metástases

94. Um paciente de 70 anos se apresenta com 1 mês de dores intensas na órbita esquerda, com limitação do olhar para cima e lateral. A visão não foi afetada. A TC na Figura 6-22 demonstra o quadro. É mais provável que a análise histopatológica demonstre:
    A) túbulos – ninhos sólidos de células em padrão cribriforme de "queijo suíço" com invasão perineural
    B) rosetas de Flexner-Wintersteiner
    C) corpos de psamomatosos
    D) células A e células B de Antoni com paliçadas nucleares

95. Em qual TC fica demonstrada a execução de descompressão orbitária nessa condição de proptose extrema e a ocorrência do desenvolvimento de neuropatia óptica compressiva?
    A) Figura 6-17.
    B) Figura 6-20.
    C) Figura 6-21.
    D) Figura 6-16.

96. A etiologia do processo definido na TC da Figura 6-16 pode ser:
    A) sinusite paranasal
    B) trauma anterior
    C) dacriocistite
    D) todas as opções anteriores

97. Qual TC demonstra um quadro no qual a proptose aumenta com a manobra de Valsalva?
    A) Figura 6-17.
    B) Figura 6-18.

C) Figura 6-20.

D) Figura 6-22.

98. Todos os quadros a seguir são considerados como parte de uma síndrome de sinostose craniofacial, EXCETO:

A) síndrome de Crouzon

B) síndrome de Treacher-Collins

C) síndrome de Apert

D) plagiocefalia

99. Todos os achados a seguir podem ser associados à síndrome de Goldenhar, EXCETO:

A) colobomas da pálpebra

B) lipodermóides

C) síndrome de Duane

D) proptose

100. Qual condição sistêmica está pareada incorretamente com uma lesão cutânea?

A) Síndrome de Sturge-Weber (angiomatose encefalo-trigeminal) – *nevus flammeus* (mancha em vinho do porto).

B) Atoxia-telangiectásica – manchas cor de café-com-leite.

C) *Incontinentia pigmenti* – máculas hiperpigmentadas ("borrifos").

D) Esclerose tuberosa – angiofibromas faciais (adenoma sebáceo).

☑ **RESPOSTAS**

1. C) O septo orbitário se insere na borda superior do tarso, na pálpebra superior.

O septo orbitário é uma lâmina fibrosa que surge do arco marginal, que fica na junção do periósteo periorbitário (periórbita) e o pericrânio. Esse septo se estende em direção às margens da pálpebra para se fundir com a aponeurose do músculo levantador na pálpebra superior e os retratores (aponeurose) da pálpebra inferior. Esse septo se situa em sítio profundo em relação ao músculo orbicular do olho e superficial à gordura orbitária pré-aponeurótica. Durante a cirurgia de blefaroptose e outros procedimentos, como a correção do entrópio da pálpebra inferior, é importante ter em mente que a aponeurose e os retratores da pálpebra inferior estão localizados em sítio profundo ao septo orbitário e à gordura pré-aponeurótica. Portanto, em uma abordagem anterior, durante a blefaroptose ou a correção do entrópio, o septo orbitário deve ser incisado para se alcançar os retratores da pálpebra.

2. D) O ligamento de Lockwood adere ao saco lacrimal em região posterior.

O canto medial é complexo em suas estruturas anatômicas. O tendão medial do canto tem porções anterior e posterior. A porção anterior se liga ao processo frontal do osso do maxilar e serve como origem da cabeça superficial do orbicular pré-tarsal. A porção posterior se insere na crista e fossa lacrimal posterior. O ramo posterior do tendão medial do canto forma a cabeça profunda do músculo orbicular pré-tarsal e a cabeça profunda do músculo orbicular pré-septal são importantes para manter a posição das pálpebras em relação ao globo ocular. O saco lacrimal fica anterior ao septo orbitário e, portanto, não está dentro da órbita.

Durante a contração do músculo orbicular, a porção pré-septal desse músculo exerce tração na fáscia lateral ao saco lacrimal (diafragma lacrimal) como parte do processo de bombeamento lacrimal. O orbicular do olho é alimentado pelo VII par craniano, não pelo V par craniano.

O ligamento suspensor do bulbo ocular (ligamento de Lockwood) atua como um sistema de suspensão para o globo ocular. Ele é o sistema retrator da pálpebra inferior, auxiliado pelos septos intermusculares e pela bainha do bulbo do olho (cápsula de Tenon). Na parte posterior, ele surge de anexos fibrosos em direção ao lado inferior do músculo reto inferior e continua em orientação anterior como a fáscia capsulopalpebral (retratores da pálpebra inferior). Os cornos medial e lateral se estendem para se ligarem aos retináculos. O retináculo medial se liga à crista lacrimal posterior e o retináculo lateral se liga ao tubérculo marginal da órbita (orbitário lateral de Whitnall). Esses tecidos formam uma rede de suspensão para o globo.

3. C) A remoção de gordura dos coxins gordurosos nasal, central e lateral da pálpebra pode ser feita sem preocupação.

A gordura orbitária está localizada em região posterior ao septo orbitário e é encontrada com freqüência durante a cirurgia da pálpebra. Essa gordura está dividida em intraconal (central), localizada dentro do cone muscular, e extraconal (periférica), localizada fora do cone muscular. A remoção da gordura extraconal é feita normalmente durante a blefaroplastia das pálpebras superior e inferior. Vários septos finos de tecido conjuntivo correm através dessa gordura e se condensam em várias áreas para formar compartimentos. A pálpebra superior tem um pequeno coxim de gordura medial e um coxim maior de gordura pré-aponeurótica (localizado entre o septo orbitário e a aponeurose do músculo levantador), que se localiza na área central. O lobo da glândula lacrimal está localizado lateralmente e não deverá ser removido.

A gordura medial ou nasal da pálpebra superior é tipicamente mais branca ou pálida quando comparada à gordura pré-aponeurótica amarela, localizada em sítio central e lateral. O coxim de gordura medial da pálpebra superior se move com freqüência para frente com o envelhecimento, mais que o coxim pré-aponeurótico, resultando em um abaulamento localizado inferiormente à área da tróclea da órbita medial superior.

A pálpebra inferior tem um pequeno coxim de gordura lateral e um coxim maior medial. O coxim pequeno se localiza abaixo do canto lateral e está separado do coxim maior por tecido fibroso que liga a fáscia capsulopalpebral e o septo orbitário. Na área posterior, o coxim principal de gordura da pálpebra inferior está dividido em dois outros coxins pelo músculo oblíquo inferior. Portanto, algumas referências mencionarão que a pálpebra inferior possui 3 coxins de gordura, em vez de 2.

É importante ter em mente que essa gordura da órbita é normal e o abaulamento resulta do enfraquecimento do septo orbitário. Ela pode servir de proteção do globo ocular e facilitar seu movimento. A remoção de grande parte dessa gordura pode resultar em restrição do movimento dos músculos extra-oculares ou em blefaroptose cicatricial. Além disso, a remoção agressiva de gordura sem a devida atenção à hemostasia também pode resultar em hemorragia orbitária e cegueira.

4. D) Esse ligamento passa na frente da glândula lacrimal.

O ligamento superior transverso de Withnall (ou tubérculo marginal – órbita) surge da condensação da bainha da porção anterior do músculo levantador. Na área medial, ele surge do tecido conjuntivo da tróclea. Lateralmente, ele se liga à cápsula do lobo orbitário da glândula lacrimal e à parede lateral, acima do tubérculo lateral da órbita. Existem extensões para os retináculos medial e lateral. Essa estrutura atua para alterar a direção de retração do músculo levantador da posição horizontal para vertical e serve para limitar a elevação da pálpebra. Embora esse ligamento se ligue à fáscia nas superfícies superior e medial da glândula lacrimal, ele não passa na frente dessa glândula. A glândula lacrimal se divide em lobos orbitários e palpebral pelo corno lateral da aponeurose do músculo levantador.

5. C) A junção da conjuntiva com a pele ocorre onde os cílios surgem da pálpebra.

Em algumas referências, a pálpebra está dividida em lamelas anterior e posterior. A lamela anterior consiste na pele e no músculo orbicular do olho (protrator da pálpebra). A lamela posterior consiste na conjuntiva, tarso e retratores. A pálpebra pode ainda ser subdividida para incluir uma lamela média composta dos retratores da pálpebra. A junção ocorre posterior aos cílios, próximo à abertura das glândulas meibomianas. A linha cinzenta representa a borda marginal do orbicular pré-tarsal e seria considerada como parte da lamela anterior.

A artéria oftálmica (orbitária) se ramifica a partir do sistema interno da carótida e contribui para as arcadas arteriais da pálpebra. A artéria angular e o ramo malar da artéria facial transversa, como ramos da artéria facial, também contribuem para as arcadas. A artéria facial se ramifica do sistema externo da carótida.

6. A) Fechamento da pálpebra, depressão da sobrancelha e facilitação da drenagem lacrimal.

A porção orbitária do músculo orbicular corre do ramo anterior do tendão cantal medial, o músculo orbicular é inervado pelo VII par craniano (e não pelo III), e o orbicular pré-septal se origina ao redor do saco lacrimal, e não da glândula lacrimal.

O músculo orbicular está dividido em: pré-tarsal, pré-septal e parte orbitária. A porção orbitária está envolvida no fechamento forçado da pálpebra. A porção pré-septal surge da crista lacrimal posterior e do ramo anterior do tendão cantal medial. A porção lateral do músculo pré-tarsal se transforma no tendão cantal lateral. A cabeça profunda do músculo pré-tarsal (*músculo tensor do tarso de Horner*) circunda os canalículos para facilitar a drenagem. O corrugador puxa a cabeça da sobrancelha em direção ao nariz e o prócero abaixa a sobrancelha. O orbicular pré-septal surge da fáscia, ao redor do saco lacrimal e da crista lacri-

mal posterior. Origens superficiais surgem das fibras anteriores do tendão. Lateralmente, ele forma a linha de união (rafe) lateral da pálpebra, superpondo-se à borda lateral da órbita. As porções do músculo orbicular se originam do tendão cantal medial anterior e do periósteo.

7. B) Nasal – orbicular pré-septal.

A porção pré-tarsal do músculo orbicular fica anterior ao tarso. Na região medial, o músculo pré-tarsal se divide em duas cabeças. A cabeça superficial se transforma no tendão cantal medial (palpebral) e a cabeça mais profunda passa posteriormente, para se inserir na crista lacrimal posterior, sendo também conhecida como *músculo tensor do tarso de Horner* [ou parte profunda palpebral do músculo orbicular do olho (NA)]. Lateralmente, o tendão lateral da pálpebra surge dos músculos orbiculares pré-tarsais e se liga ao retináculo lateral, que se liga ao tubérculo lateral da órbita de Whitnall [ou tubérculo marginal – órbita (NA)].

O músculo corrugador do supercílio surge do periósteo do osso frontal e se insere lateralmente no tecido subcutâneo. Esse músculo é responsável pelas cristas glabelares de pele de orientação vertical (rítides). Suas fibras inferiores são contínuas ao músculo orbicular. O músculo prócero se entrelaça com a borda inferior do músculo frontal e é responsável pelas linhas horizontais observadas no násio e no dorso do nariz. O músculo nasal está localizado na face lateral do nariz e representa um músculo separado do orbicular pré-septal.

8. B) Canal óptico – asas maior e menor do osso esfenóide.

A fossa do saco lacrimal se relaciona com o osso maxilar na frente e o osso lacrimal atrás. A fossa da glândula lacrimal está localizada no osso frontal, na órbita lateral anterior. O canal óptico passa através da asa menor do esfenóide, e NÃO entre as asas maior e menor do osso esfenóide. A fissura orbitária inferior está margeada pelo osso maxilar na porção medial, pelo osso zigomático na porção anterior, e pela asa maior do esfenóide na porção lateral, estando também limitada pelo osso palatino. Os forames anterior e posterior do etmóide estão localizados na junção dos ossos etmóide e frontal.

9. B) Capacidade de ser visualizado pelo olho humano.

O *laser* de dióxido de carbono opera em um comprimento de onda na área infravermelha do espectro eletromagnético. A 10,6 µm ou 10.600 nm, esse *laser* não está dentro do espectro visível, o que significa que ele não é visível pelo olho humano. O *laser* pode ser orientado pela visão com um feixe de hélio-neon (HeNe) focalizado. O *laser* de dióxido de carbono é absorvido pela água. O aumento na temperatura causa, por fim, a destruição da célula. Esse tipo de *laser* tem alto coeficiente de absorção com água,

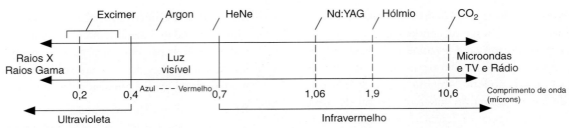

FIGURA 6-23. Modificada segundo Trost D, Zacherl A, Smith MFV. Surgical laser properties and their tissue interactions. St. Louis: Mosby, 1992:133.

que é inversamente proporcional à extensão da absorção, que é muito pequena. Portanto, o dióxido de carbono tem a habilidade de remover tecidos em pequenos incrementos. O *laser* tem ampla aplicação para a remoção de tumores da órbita (Fig. 6-23).

10. A) No terminal do nervo motor, inibindo a liberação da acetilcolina.

    A toxina botulínica tipo A inibe a liberação da acetilcolina aderindo aos receptores dos terminais motores do nervo. A paralisação da atividade nervosa resultante é normalmente persiste por vários meses. Alguns pacientes desenvolvem anticorpos contra o medicamento, resultando em eficácia reduzida. A toxina botulínica não afeta a função, mas pode realmente aumentar o nível de acetilcolinesterase. Além disso, não há efeito direto da toxina botulínica tipo A sobre o músculo estriado. A introdução dessa toxina na medicina tem várias aplicações, como: blefaroespasmo essencial benigno, espasmo hemifacial, estrabismo paralítico, disfonia espasmódica e torcicolo. Embora a toxina botulínica seja um agente paralítico muito potente, as doses usadas para um adulto ficam bem abaixo do volume necessário para causar toxicidade sistêmica.

11. B) Disseminação para linfonodos regionais.

    O carcinoma basocelular é o tumor maligno primário das pálpebras mais comum, localizando-se com mais freqüência na pálpebra inferior. O carcinoma basocelular nodular tem a aparência clássica de um nódulo perolado elevado com epitélio central ulcerado. O carcinoma pode recorrer no próprio local, mas tem pouca probabilidade de formar metástases em linfonodos regionais.

12. D) Aumento natural na pigmentação da pele.

    A exposição ao sol, a pele clara e a história familiar de câncer de pele, história anterior de câncer de pele do paciente e cabelos ruivos são todos fatores associados ao risco aumentado de cânceres cutâneos. A pigmentação natural da pele mais escura não está associada ao risco aumentado de câncer de pele.

13. C) Perda de pestanas, ulceração central, crescimento rápido.

    Eritema, prurido e pigmentação escura não estão associados à malignidade. Embora a maioria dos cânceres apresente crescimento lento e progressivo, o crescimento rápido não descarta a malignidade.

14. A) Carcinoma nodular de células basais.

    O carcinoma de células basais é o tumor maligno mais comum da pálpebra, respondendo por mais de 90% dos cânceres da pálpebra, sendo 40 vezes mais comum que o carcinoma de células escamosas. O carcinoma basal se desenvolve com mais freqüência na pálpebra inferior (50% a 60%), próximo ao canto medial (25% a 30%), na pálpebra superior (10% a 15%) e no canto lateral (5%) e o mais comum é o carcinoma nodular de células basais. Clinicamente, a telangiectasia e o alisamento na textura da pele são achados precoces. Esses achados podem ser acompanhados por elevação e aumento da espessura das bordas da lesão, com ulceração central.

    Em termos histopatológicos, o carcinoma nodular de células basais consiste em ninhos de células basais com a presença possível de paliçadas periféricas. Pode-se observar ulceração tanto clínica quanto histopatológica. Embora o carcinoma basocelular fibrosante ou em forma de morféia seja muito mais agressivo, ele é menos comum. Histopatologicamente, os tumores em forma de morféia ocorrem em cordões de irradiação periférica sem paliçadas.

    O carcinoma de células escamosas é menos comum, embora mais agressivo que o basocelular. O primeiro pode surgir de ceratoses actínicas (solares) e foi associado às lesões causadas pelo vírus do papiloma humano. O adenocarcinoma sebáceo surge na placa tarsal das glândulas meibomianas ou de outras glândulas sebáceas ou tecidos perioculares. O adenocarcinoma sebáceo é um tumor maligno e muito agressivo.

15. C) Cratera ulcerada e cheia de lipídios.

    O ceratoacantoma é uma forma de hiperplasia pseudoepiteliomatosa. A lesão se apresenta tipicamente como circular e de crescimento rápido, com ulceração central cheia de ceratina. Ela pode provocar rompimento da arquitetura da margem da pálpebra ou dos cílios e se não tratada poderá se resolver espontaneamente. Em virtude da possibilidade de malignidade subjacente e uma vez que o patologista precisará examinar a lesão como um todo, recomenda-se a biopsia de excisão.

16. D) Melanoma maligno.

    Muitas lesões cutâneas desenvolvem ulceração central. Algumas dessas lesões, como a papilomatosa com ulceração central vista no quadro de molusco contagioso, são consideradas benignas. Um ceratoacantoma tem evolução rápida, geralmente com ulceração. Tipicamente, os ceratoacantomas têm menos probabilidade de serem malignos, mas podem evoluir para carcinomas de células escamosas. Tanto estes últimos como os carcinomas de células basais podem apresentar ulcerações centrais. Um melanoma pequeno teria a menor probabilidade de apresentar essa ulceração.

17. D) Melanoma metastático.

    A investigação por TC mostra lesão hiperostótica da parede orbitária lateral esquerda. As opções A, B e C estão tipicamente associadas à hiperostose. Nesse paciente, as opções A e B são as possibilidades mais prováveis. A displasia fibrosa pode se apresentar com hiperostose, embora normalmente esteja presente em uma população de pacientes um pouco mais jovens. Ao contrário, o melanoma formará metástases para os músculos extra-oculares sem hiperostose.

18. D) Retalho em ponte de Hugues.

    Antes de selecionar uma técnica de reconstrução apropriada, é necessário avaliar o defeito. Existem vários métodos para se reconstruir um defeito. Na Figura 6-2 observa-se um defeito de espessura total de aproximadamente 75% da pálpebra inferior, incluindo as lamelas anterior e posterior.

    Nem um retalho miocutâneo com dois pedículos nem um enxerto cutâneo de espessura total serão adequados para substituir a lamela posterior (placa do tarso). O procedimento de Hugues transpõe um retalho em ponte do tarso e da conjuntiva para o defeito. Além disso, usa-se um enxerto cutâneo de espessura total ou um retalho de avanço para substituir a lamela anterior. O retalho de Cutler-Beard é uma técnica de reconstrução que substitui defeitos de espessura total da pálpebra superior com retalho de tecido de espessura total da pálpebra inferior do mesmo lado. O enxerto de composição, a cantólise lateral e o fechamento direto, e um retalho tarsoconjuntival com enxerto miocutâneo (procedimento de Hews) são opções de reconstrução complementares.

19. B) Câncer metastático.

    O carcinoma de células basais, o câncer metastático, o carcinoma de células sebáceas e o carcinoma de células escamosas são todos malignos. Na categoria maligna de lesões da pálpebra, o carcinoma de células basais é o mais comum, seguido em freqüência decrescente pelo carcinoma de células escamosas, carcinoma de células sebáceas e lesões metastáticas da pálpebra.

20. A) Os vasos linfáticos da órbita drenam ao longo da porção lateral do seio cavernoso.

    Na órbita normalmente não há vasos linfáticos nem linfonodos. A conjuntiva não possui vasos linfáticos. As afirmações sobre drenagem linfática e venosa da pálpebra superior são corretas.

21. B) localização na camada epitelial basal da pele.

    Xantelasmas são, tipicamente, lesões cutâneas achatadas e amarelas, localizadas na derme. Histologicamente, essas lesões consistem em histiócitos espumosos. A maioria dos pacientes não apresenta quadro associado de hiperlipidemia. A doença de Erdheim-Chester é uma doença de multi-sistemas com formação de lipogranuloma no fígado, coração, rins e ossos. Em termos histológicos, esses lipogranulomas contêm histiócitos, células gigantes de Touton, linfócitos e células de plasma. As manifestações oftálmicas dessa doença podem incluir proptose e lesões cutâneas semelhantes a xantelasmas (Fig. 6-24).

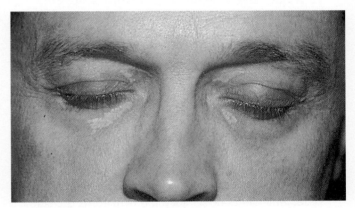

FIGURA 6-24.

22. C) Glândula de Wolfring – ácrina, glândula de Moll – apócrina, células fusiformes – holócrina.

23. C) Zeis.

GLÂNDULAS	LOCALIZAÇÃO	SECREÇÃO	CONTEÚDO
Lacrimais	Lobo orbitário	écrina	aquoso
	Lobo palpebral	écrina	aquoso
Lacrimais acessórias	Plica, carúnculo	écrina	aquoso
de Krause	Pálpebra	écrina	aquoso
de Wolfring	Pálpebra	écrina	aquoso
Meibomianas	Tarso	holócrina	oleoso
Zeis	Folículos dos cílios	holócrina	oleoso
	Pálpebra, carúnculo	holócrina	oleoso
Moll	Pálpebra	apócrina	mucoso
Células fusiformes	Conjuntiva	holócrina	mucoso
	Plica, carúnculo	holócrina	

24. A) O coloboma congênito da pálpebra sempre envolve a pálpebra inferior e pode variar de uma pequena incisura à ausência completa da pálpebra.

Os colobomas são mais comuns na pálpebra superior, mas podem ocorrer em qualquer uma delas ou em ambas. Quando o coloboma está na pálpebra superior medial, ele representa normalmente um achado isolado, enquanto que na pálpebra inferior ele está geralmente associado a outras anomalias congênitas, como os problemas de fissuras. Neste caso não só se recomenda um reparo como também o olho deve ser protegido com lubrificação antes da cirurgia, para prevenir o ressecamento da córnea e da conjuntiva.

O *criptofialmo* é um quadro que resulta de uma falha de desenvolvimento e separação das pálpebras e está normalmente associado a um olho mal formado. *Ancilobléfaro* é um termo usado para descrever a fusão de toda ou parte da pálpebra. A *distiquíase* se refere a uma fila extra de pestanas que surge posterior à fila normal. Esse termo não deverá ser confundido com *triquíase,* usado para descrever pestanas em direção errada (ou cílios encravados), em vez de uma fila extra de pestanas.

25. C) Providenciar para que o paciente seja examinado o quanto antes.

Dor, proptose, equimose periorbitária e visão reduzida são todas marcas indicativas típicas de hemorragia orbitária pós-operatória e possível neuropatia óptica de compressão. Esse paciente exige atenção e avaliação imediatas. No paciente pós-operatório com hemorragia que ameace a visão, a incisão pode ser aberta, o hematoma drenado e o tecido avaliado para controle do sangramento ativo.

26. D) Telecanto.

Blefarofimose significa estreitamento horizontal da fissura palpebral. A *síndrome de blefarofimose* (síndrome da pálpebra congênita) é tipicamente congênita e consiste em uma distância ampliada entre os cantos (*telecanto*), blefaroptose, blefarofimose e epicanto inverso, tendo herança autossômica dominante. O ectrópio da pálpebra inferior também é visto com freqüência nesse quadro. Outros achados associados incluem o desenvolvimento insatisfatório das bordas orbitárias e dos ossos nasais, assim como hipertelorismo.

Euribléfaro é a dilatação horizontal da fissura palpebral. *Ancilobléfaro* é a fusão parcial ou completa das pálpebras. *Epibléfaro* é um quadro observado com freqüência em crianças asiáticas, sendo o resultado de anexos alterados do retrator (aponeurose) da pálpebra inferior, que permite a superposição do orbicular pré-tarsal acima da margem da pálpebra. O resultado é a direção posterior errada das pestanas inferiores e uma ceratopatia em potencial.

27. A) Blefarocalase.

A *blefarocalase* é um quadro hereditário raro que ocorre com mais freqüência em mulheres jovens e consiste em surtos repetidos de inflamação e edema da pálpebra. O edema idiopático recorrente da pálpebra leva, por fim, à blefaroptose secundária à deiscência ou atenuação da aponeurose do músculo levantador. O abaulamento anterior da glândula lacrimal ou da gordura orbitária também pode ocorrer.

A *dermatocalase* diz respeito ao excesso de pele na pálpebra, que se desenvolve com o envelhecimento. O *esteatobléfaro* se refere ao abaulamento da gordura orbitária que também ocorre com freqüência no envelhecimento ou a atenuação do septo orbitário. O blefaroespasmo pode estar associado à blefaroptose e ao entrópio causado por deiscência aponeurótica. Dermatocalase, esteatobléfaro e blefaroespasmo são quadros tipicamente não associados a surtos repetidos de edema e inflamação das pálpebras.

28. C) religação da aponeurose do músculo levantador com deiscência.

Essa paciente tem os sinais clássicos de uma blefaroptose secundária à deiscência adquirida da aponeurose do músculo levantador. Ela exibe prega elevada da pálpebra, ou retração alta da pálpebra, função excelente do levantador e afinamento da pálpebra acima da placa superior do tarso. Portanto, a cirurgia para a reanastomose da extremidade do levantador com deiscência com o terço superior do tarso corrigiria a blefaroptose da maneira anatomicamente mais apropriada. O reparo da aponeurose com deiscência não produz, por si só, resultado tão duradouro como a sutura dessa aponeurose à borda do tarso.

29. A) Blefaroptose de involucional (ptose aponeurótica).

A *ptose* (blefaroptose) representa a queda da pálpebra superior e pode ter muitas causas. As tentativas de se classificar esse quadro podem trazer confusão, pois pode ocorrer superposição de categorias. O termo *congênito* significa que a blefaroptose estava presente ao nascimento, enquanto a blefaroptose *adquirida* representa o quadro que ocorre após o nascimento. Nenhum desses termos trata da etiologia da blefaroptose observada.

A blefaroptose adquirida é a ptose mais comum, apresentando-se em várias formas que são geralmente classificadas por etiologia. O tipo mais comum de blefaroptose adquirida é a involucional ou aponeurótica, causada pela deiscência da aponeurose do músculo levantador.

A blefaroptose neurogênica adquirida ocorre quando acontece um rompimento da inervação normal para os retratores da pálpebra superior. A blefaroptose traumática causada por uma lesão ao III par craniano é um exemplo. Outro exemplo é a síndrome de Horner adquirida, na qual ocorre interrupção da inervação do nervo simpático para o músculo superior do tarso, resultando em miose, anidrose e blefaroptose sutil da pálpebra superior. A síndrome do piscar ao movimento da mandíbula (síndrome de Marcus Gunn) é um exemplo de blefaroptose neurogênica congênita, também conhecida como *blefaroptose sincinética*. Esse quadro se caracteriza por uma conexão aberrante da inervação do músculo levantador e do suprimento motor para o músculo pterigoídeo lateral ipsolateral.

A reconstituição inadequada do III par craniano após um trauma pode resultar em pálpebra superior ptótica que exibe movimentos sincinéticos ou anormais. A regeneração e o crescimento anormal das fibras motoras da divisão inferior do III par craniano para dentro da divisão superior desse nervo pode resultar em uma pálpebra que se mostra ptótica no olhar primário, mas que exibe retração no olhar medial ou inferior, como resultado da estimulação do músculo levantador. A miastenia grave é causada por um defeito na junção neuromuscular e poderia ser classificada como uma blefaroptose neurogênica.

A blefaroptose mecânica pode ser adquirida ou congênita. Um tumor ou hematoma envolvendo o músculo levantador, por exemplo, poderia ser a causa de uma blefaroptose adquirida ou congênita. A blefaroptose traumática pode resultar de lesão ao músculo levantador, à aponeurose ou ao músculo superior do tarso, ou à inervação de qualquer uma dessas estruturas. A blefaroptose miogênica adquirida é rara. Alguns exemplos incluem: distrofia oculofaríngea, oftalmoplegia externa progressiva crônica e outras doenças musculares como a distrofia muscular.

O tipo mais comum de blefaroptose congênita é a miogênica, em virtude do desenvolvimento insatisfatório do músculo levantador. Esses termos são usados com freqüência de maneira intercambiável. A blefaroptose miogênica é devida à disgenesia do músculo levantador. As fibras musculares estriadas se mostram reduzidas e a fibrose, assim como a gordura ocasional, podem estar presentes no músculo. Essa anormalidade reduz a habilidade do músculo em se contrair e relaxar.

30. B) É diferente, em termos histológicos, do complexo normal do músculo levantador, com fibras musculares reduzidas e infiltrados gordurosos.

A ptose miogênica congênita é o resultado da disgenesia do complexo do músculo levantador. Em termos tanto histopatológicos como clínicos, esse complexo se mostra atrófico com substituição de fibras musculares por tecido fibroso ou adiposo. Na ptose miogênica, a aponeurose do levantador estará inserida no tarso. A deiscência congênita da aponeurose do levantador já foi descrita, mas não estaria na categoria de ptose miogênica. Embora o complexo do músculo levantador possa ser anormal, ele ainda estará

presente abaixo do ligamento de Whitnall. O músculo levantador é ainda inervado pelo III nervo craniano, mas os pacientes podem usar o VII nervo craniano para elevar a sobrancelha e, por isso, as pálpebras.

31. A) ativará os receptores simpáticos no músculo orbitário (músculo de Müller), resultando na elevação da pálpebra.

O teste com cloridrato de fenilefrina a 2,5% ativará as fibras simpáticas do músculo orbitário (músculo de Müller). A elevação resultante da pálpebra simula a posição da pálpebra após um procedimento de excisão conjuntivo-orbitária. A alteração da posição da pálpebra também ajuda o cirurgião a avaliar o efeito da lei de Hering sobre a pálpebra contralateral. A posição da pálpebra, e não a dilatação da pupila, é responsável por esse efeito. A fenilefrina pode elevar a pressão arterial sistêmica. A oclusão digital do ponto pode ser usada para ajudar a prevenir esse efeito colateral.

32. B) A retroblefaroplastia (blefaroplastia transconjuntival) é um procedimento usado para se executar a cirurgia da pálpebra superior principalmente quando se tenta evitar a incisão anterior.

Dermatocalase é um termo usado para descrever a pele redundante acumulada nas pálpebras, superior ou inferior. *Esteatobléfaro* é o termo que descreve a gordura orbitária abaulada que se forma normalmente com o envelhecimento e que é removida com freqüência durante a blefaroplastia. Essa gordura tende a se formar para frente com o processo do envelhecimento e pode estar relacionada ao enfraquecimento ou estiramento do septo orbitário.

A retroblefaroplastia (blefaroplastia transconjuntival) ou blefaroplastia via abordagem transconjuntival é usada para a blefaroplastia da pálpebra inferior, NÃO da pálpebra superior. A vantagem dessa abordagem é a de se evitar uma cicatriz visível na pele da pálpebra, e a desvantagem é a de que o procedimento não permite a remoção da pele, sendo mais bem aplicada em pacientes com esteatobléfaro acentuado da pálpebra inferior sem dermatocalasia significativa concomitante.

A blefaroplastia da pálpebra superior é feita tipicamente por meio de incisão na prega da pálpebra. Quando a pele é reaproximada, a agulha de sutura deverá ser passada pela fáscia localizada atrás do músculo orbicular. Esse passo acentua a fixação da prega e permite que a incisão cicatrizada fique escondida na prega da pálpebra superior.

O músculo oblíquo inferior se origina na espinha lacrimal localizada na borda inferior medial do músculo orbitário. A origem desse músculo pode ser facilmente lesada quando o coxim de gordura da pálpebra é removido durante a blefaroplastia da pálpebra inferior.

A retração da pálpebra inferior é uma complicação comum da blefaroplastia dessa pálpebra. Embora o mecanismo seja desconhecido, a retração pode estar relacionada à escarificação dos retratores da pálpebra e/ou à remoção excessiva de pele ou de músculo proporcional à frouxidão horizontal da pálpebra.

33. D) Poliglactina 910 (Vicryl).

Vários materiais têm sido descritos para uso na suspensão do músculo frontal, incluindo: fáscia lata de doador, fáscia lata autógena, fáscia do temporal, supramid, silicone e Gore-Tex. A sutura absorvível, como o Vicryl, não seria eficaz na suspensão duradoura da pálpebra.

34. B) Os lobos orbitário e palpebral possuem glândulas excretoras separadas que escoam para o interior do fórnice conjuntival, cerca de 5 mm acima da margem superior do tarso.

Os ductos excretores do lobo orbitário da glândula lacrimal passam dentro da glândula lacrimal na pálpebra, continuam e escoam dentro do fórnice conjuntival.

35. D) Fica 10 mm para dentro da placa cribriforme.

O sítio de osteotomia criado para DCR ou CDCR fica ao nível do corneto médio. Este sítio fica, mais freqüentemente, 10 mm para dentro da placa cribriforme. Tipicamente, o saco lacrimal é dividido e fixo à mucosa nasal. Essa divisão permite uma saída aberta a partir da abertura comum para a cavidade nasal. A prega lacrimal (ou valva de Hasner) é mais freqüentemente significativa em termos clínicos em pacientes portadores de problemas congênitos de lacrimejamento. Essa valva está localizada na extremidade distal do ducto nasolacrimal, sob o corneto inferior.

36. A) Obstrução no canalículo comum ou no local da osteotomia.

As duas causas mais comuns de falha de DCR são a obstrução no canalículo comum e a obstrução no local da osteotomia. A obstrução recorrente pode resultar em infecção recorrente e formação de dacriolitos. Tumores não detectados também podem causar obstrução recorrente, mas não representam a causa principal dessa falha.

37. C) Apresenta alto índice de resultado falso-negativo.

O Teste de Corante Primário (teste I de Jones) determina se as lágrimas estão passando para o nariz sob condições normais de bombeamento fisiológico. Nesse teste, instila-se fluoresceína a 2% na película pré-corneal da lágrima. Anestésicos e descongestionantes tópicos são borrifados no corneto inferior ipsolateral, e um chumaço de algodão enrolado é inserido no meato inferior. Após 5 minutos o algodão é removido e examinado quanto ao conteúdo de fluoresceína. Se não houver sinais de corante, é possível a existência de um bloqueio. Entretanto, em 20% a 30% dos pacientes normais o corante não aparece, diminuindo assim a confiabilidade desse teste quando realizado isoladamente. Esse teste não indica o local da obstrução, se houver, no sistema nasolacrimal. A irrigação desse sistema é obtida no Teste de Corante Secundário (teste II de Jones).

38. C) Carcinoma de células escamosas.

Embora raras, as malignidades primárias mais freqüentes são as do grupo de carcinomas papilares, divididas em três subgrupos histológicos: de células escamosas, de células de transição e de células mistas. Esses tumores são tratados por excisão local e apresentam prognóstico favorável.

As malignidades metastáticas mais comuns primárias do saco lacrimal são os linfomas. Estes são tratados por radioterapia, após biopsia e avaliação sistêmica. Normalmente, a excisão completa não é necessária.

39. C) Obstrução congênita do ducto nasolacrimal não respondedora à massagem.

Não se indica a sondagem do ducto nasolacrimal no quadro de dacriocistite aguda. Esse procedimento também é raramente eficaz no quadro de obstrução adquirida do ducto nasolacrimal. A sondagem do ducto também não é indicada no exame minucioso de rotina de pacientes com epífora.

A maioria (80% a 90%) das obstruções congênitas do ducto nasolacrimal se resolve por volta dos 12 meses de vida. Daí em diante, a resolução espontânea é menos provável, recomendando-se a sondagem. Diante de um quadro de descarga mucopurulenta crônica, a sondagem pode ser considerada aos 6 ou 12 meses, ou antes, em virtude da situação clínica. Após 18 a 24 meses de idade, ou após várias sondagens falhas, pode-se considerar a intubação do sistema nasolacrimal com *stent* de silicone.

40. C) teste positivo de desaparecimento de corante/teste Jones I negativo.

O teste de desaparecimento de corante, o teste I de Jones, o teste II de Jones e a sondagem e irrigação canalicular fornecem informações que levam ao diagnóstico apropriado em um paciente com problemas de lacrimejamento. O teste de desaparecimento de corante é executado instilando-se fluoresceína no fundo-de-saco e observando-se o grau de liberação após 5 minutos. Um teste positivo será interpretado como retenção significativa de corante após esse tempo. O teste não localiza uma anormalidade no sistema, mas avalia o funcionamento clínico geral do sistema lacrimal. O teste I de Jones será positivo se o corante puder ser visualizado no interior da cavidade nasal. O teste II de Jones é um método para se determinar se o corante penetrou no saco lacrimal. Um teste Jones II será positivo quando indicar a presença do corante na cavidade nasal após a irrigação lacrimal. O teste III de Jones é útil para avaliar o funcionamento de um sítio cirúrgico de osteotomia. Esse teste positivo significa que o corante foi visualizado na cavidade nasal de um paciente após DCR ou CDCR.

Nessa pergunta, o local de bloqueio é conhecido. Portanto, o teste II de Jones não é necessário, pois ele determina o funcionamento da bomba lacrimal e do sistema canalicular. Nesse caso, não há indicação de cirurgia lacrimal, de modo que o teste III de Jones também não se aplica. A Tabela 6-1 diagrama as várias situações e o padrão de corante que geralmente é aplicado.

41. D) Eles demonstram o saco nasolacrimal de maneira muito satisfatória.

O DCG envolve a irrigação forçada de corante radiopaco no canalículo inferior, com a tomada posterior de radiografias. Uma vez que se usa de força, esse não é um teste de função lacrimal. Uma vez que a cânula lacrimal é inserida no canalículo, o DCG normalmente não demonstra satisfatoriamente o sistema canalicular. Um DCG pode mostrar o tamanho e os defeitos de preenchimento dentro do saco (divertículos, fístulas, tumores lacrimais, localização de estriuturas). Na maioria das situações, o diagnóstico de obstrução do sistemas nasolacrimal pode ser feito sem o uso de um DCG.

42. C) Normalmente eles não produzem dacriocistite secundária.

Os sinais clínicos de tumores do saco lacrimal incluem epífora, inchaço irredutível do saco lacrimal, sangramento na tentativa de sondagem e de irrigação e dacriocistite secundária.

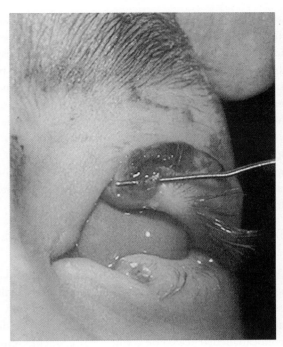

FIGURA 6-25.

43. B) O trauma no canalículo superior isolado jamais deverá ser reparado por cirurgia, para não se correr o risco de danificar o sistema nasolacrimal remanescente.

Estudos já demonstraram que em mais de 50% dos pacientes testados, a criação de um estado monocanalicular resultou em epífora sintomática. O trauma ao canalículo afeta uma população de pacientes geralmente mais jovens. Na Figura 6-25, a sonda está no interior do canalículo superior. Deixando-se aberta a possibilidade de trauma e doença futuros para o canalículo remanescente, e considerando-se as atuais técnicas cirúrgicas com alto índice de sucesso de reparo, muitos especialistas recomendam a ten-

TABELA 6-1. Testes de Função do Sistema Lacrimal

Teste	Método	Interpretação	Comentários
Teste de desaparecimento de corante (DDT)	Fluoresceína a 2% instilada no fundo-de-saco conjuntival AO e volume de corante presente após 5 minutos	O acúmulo do corante nesse lado com mais obstrução do sistema nasolacrimal	Informações relativas se comparado ao outro olho. Não localiza o local
Jones I	Instilação de fluoresceína no fundo-de-saco conjuntival e uso de cotonete para recuperar o corante do nariz	A presença de fluoresceína no cotonete indica funcionamento do sistema nasolacrimal	Alto índice de resultados falso-negativos (não recuperação de corante, mas sistema patente do ducto nasolacrimal [NLD]). Pode ser positivo em obstrução leve do NLD.
Jones II	Após DDT ou Jones I, o saco lacrimal é canulado e irrigado com soro fisiológico. O fluido é recuperado no nariz	Corante recuperado = obstrução do sistema lacrimal inferior. Fluido recuperado e transparente = obstrução antes do saco lacrimal	Não indica estado funcional do sistema do NLD

tativa de reparo de todas as lacerações recentes dos canalículos. Além disso, o trauma agudo é geralmente mais fácil de ser reparado antes da escarificação. Pode-se esperar alguns dias, para permitir que o edema agudo das partes moles diminua antes da tentativa de reparo. Quanto mais tempo os *stents* de silicone permanecerem no lugar, melhor será a probabilidade de recuperação da patência para o sistema (depois que toda a cicatrização circundante tiver ocorrido). Muitos médicos preferem a intubação com *stent* de silicone, com micro-anastomose do sistema canalicular lacerado, para maximizar o sucesso da patência dos canalículos.

44. B) O canalículo comum está presente em cerca de 30% da população.

    O ponto (*punctum*) fica perpendicular à margem da pálpebra e a cerca de 2 mm da ampola. A seguir, o canalículo assume orientação horizontal e viaja cerca de 8 mm até o saco nasolacrimal. A ampola tem o maior diâmetro do sistema canalicular (cerca de 2 mm). O canalículo tem diâmetro médio de 1 mm. É importante ter esses relacionamentos em mente ao se efetuar a sondagem desse sistema.

45. A) O soro fisiológico introduzido no canalículo inferior que flui para o nariz indica ausência de obstrução e funcionamento normal do sistema.

    O teste II de Jones isoladamente representa uma avaliação não fisiológica de total patência do sistema nasolacrimal. Portanto, ele não fornece informações sobre a adequação da função de drenagem nasolacrimal. Em uma obstrução canalicular, a irrigação deveria regurgitar a partir do ponto sendo testado. O refluxo de fluido do ponto oposto quando o saco é irrigado indica obstrução ao nível do saco ou do ducto. A recuperação de fluido no nariz após irrigação pode ser útil na busca de cilindros ou outros desbridamentos. Além disso, quando obtida após um teste I de Jones negativo (não recuperação de corante do meato inferior após instilação de corante no olho), a recuperação do irrigante corado com fluoresceína sugere a penetração do fluido tingido de corante no saco, e que pode haver bloqueio parcial ou funcional.

46. D) Atropina.

    A estenose canalicular pode ser secundária a infecções (por herpes, tracoma, mononucleose infecciosa), inflamações (síndrome de Stevens-Johnson, penfigóide ocular), trauma (lacerações, lesões químicas ou térmicas, sondagens repetidas), alergia, irradiação, tumores (raramente), caniculite e uso de colírios. Os colírios, incluindo os antivirais, mióticos fortes e os compostos contendo epinefrina, estão implicados na maioria das vezes.

47. C) obstrução canalicular comum combinada com obstrução do ducto nasolacrimal.

    Indica-se um tubo de Jones (Fig. 6-26) nos casos em que o sistema canalicular esteja rompido e não permita que o fluido lacrimal vá para o nariz. Em certas situações, mesmo um sistema canalicular patente pode exigir um conduto de desvio de Jones se o mecanismo de bombeamento lacrimal estiver danificado (pálpebras escarificadas ou paralíticas). Recomenda-se um procedimento de caniculodacriocistorrinostomia para o tratamento da obstrução canalicular distal combinada com a obstrução do ducto nasolacrimal.

48. D) A maioria dos adultos precisará de uma DCR para correção da obstrução do fluxo de saída.

    A dacriocistite aguda é tratada com antibióticos sistêmicos e com compressas quentes. A sondagem do sistema não é bem sucedida no tratamento desse problema em adultos. Geralmente é necessária a DCR para restabelecer o fluxo lacrimal de saída.

49. C) Sondagem e irrigação do sistema nasolacrimal esquerdo.

    Na dacriocistite aguda não se recomenda a sondagem do sistema nasolacrimal. É necessária uma avaliação oftálmica completa para se determinar a presença ou não de celulite orbitária circundante. A cultura e o método de Gram podem ajudar na orientação da terapia com antibióticos. Em situações de trauma anterior, a investigação por imagens radiográficas ajudará a avaliar quaisquer alterações anatômicas.

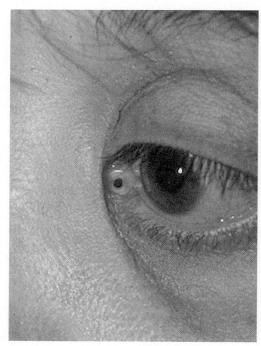

FIGURA 6-26.

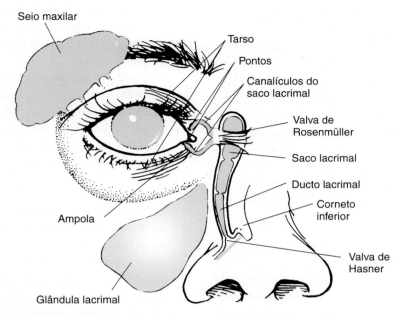

FIGURA 6-27. Segundo Wright K. Textbook of ophtalmology. Baltimore: Williams & Wilkins, 1997.

50. A) DCR.

Após a avaliação completa, o paciente deverá iniciar tratamento com antibióticos sistêmicos (IV ou oral) e tópicos, compressas quentes e controle da dor. Além disso, na presença de abscesso, a incisão e drenagem desse abscesso pode agilizar a cicatrização e dar mais conforto ao paciente. Não se justifica a DCR para casos de dacriocistite aguda.

51. C) Ducto nasolacrimal.

Embora a obstrução possa ser encontrada em qualquer local no sistema de drenagem lacrimal, a obstrução adquirida do sistema nasolacrimal é encontrada com mais freqüência ao nível do ducto médio ou inferior. Esse episódio resulta de inflamação crônica de baixo grau que pode terminar em fibrose das paredes do ducto.

52. C) *Streptococcus pneumoniae*.

A dacriocistite resulta da estase lacrimal e os pneumococos são o organismo mais comum nesse quadro. Outros organismos também envolvidos são os estreptococos, os difteróides, os organismos *Klebsiella pneumonia, Haemophilus influenzae, Pseudomonas aeruginosa* e os organismos mistos. Os *Actinomyces* e fungos, como *Candida*, também são encontrados com freqüência.

53. D) Valva Hasner.

Essa é uma causa relativamente comum de epífora, sendo encontrada em 2% a 4% dos recém-nascidos. Em 80% a 90% dos pacientes a valva membranosa de Hasner se abre espontaneamente ou com massagem suave do saco nasolacrimal, nos primeiros 6 a 12 meses de vida. A valva de Rosenmüler está localizada entre o canalículo comum (seio de Maier) e o saco lacrimal e previne o refluxo para o sistema canalicular. A valva de Krause (e o seio de Arlt) está localizada na junção entre o saco e o ducto nasolacrimal. A valva espiral de Hyrtle e a valva de Taillefer estão localizadas dentro do ducto nasolacrimal (Fig. 6-27).

54. B) Sondagem do sistema nasolacrimal.

55. C) A sondagem do sistema nasolacrimal não apresenta resultados satisfatórios.

Como mencionado na resposta anterior, 80% a 90% dos casos de obstrução congênita do ducto nasolacrimal se resolvem espontaneamente no primeiro ano de vida. Daí em diante, a resolução espontânea diminui significativamente. O próximo passo apropriado seria a sondagem do sistema nasolacrimal, sob anestesia geral. Se a sondagem não apresentar resultados satisfatórios, deve-se considerar a intubação do sistema nasolacrimal (podendo ser combinado com a estrutura do corneto inferior) com *stent* de silicone. Somente após várias tentativas de sondagem e intubações com *stent* de silicone mal sucedidas poderemos considerar a indicação de uma criança à DCR.

56. C) *Acanthamoeba*.

Embora o organismo *Actinomyces israelii* esteja associado com mais freqüência à canaliculite, vários são os organismos que comprovadamente causam essa desordem. *Streptomyces, Arachnia propionica* (anteriormente *Streptothrix*), *Nocardia* e fungos como o *Candida albicans* e o *Aspergillus niger* já demonstraram ser a causa da canaliculite.

57. B) Sensação arenosa na sondagem com concreções amareladas.

A canaliculite afeta, com mais freqüência, o canalículo inferior. Suspeita-se desse diagnóstico ao se observar inchaço focal do canalículo. A sondagem do canalículo afetado apresenta resistência de sensação arenosa e, freqüentemente, se observam concreções amareladas. O refluxo mucopurulento na apalpação do saco lacrimal é observado mais freqüentemente na dacriocistite. Massas subcutâneas palpáveis acima do nível do tendão medial do canto representariam suspeita de um tumor do saco lacrimal e massas palpáveis nesse saco seriam mais suspeitas de dacriolitos.

58. D) Penicilina oral.

A canaliculite pode ser tratada por pressão externa e curetagem das concreções com irrigação de solução de penicilina. A penicilina tópica também pode ser necessária. Às vezes, a incisão do canalículo pode ser indicada para desbridar o tecido. Os antibióticos orais não são um método de tratamento.

59. A) Distiquíase.

As seqüelas de tracoma são o resultado da reação inflamatória séria aos antígenos de *Chlamydia* na conjuntiva. O encurtamento da lamela posterior resultando em entrópio, ceratoconjuntivite seca e triquíase (cílios encravados) também pode ocorrer, contribuindo para a alta incidência de úlceras de córnea e cegueira em países emergentes. A *distiquíase,* em contrapartida, é o crescimento de cílios aberrantes nos orifícios da glândula meiobiana. Esses cílios são normalmente mais curtos e moles que os cílios normais da margem da pálpebra. A distiquíase pode ser congênita ou adquirida após quadros como a síndrome de Stevens-Johnson ou o penfigóide ocular cicatricial.

60. D) Rotação interna da pálpebra por esteatobléfaro – blefaroplastia da pálpebra inferior.

O esteatobléfaro da pálpebra inferior não é causa de entrópio da pálpebra.

61. D) Enrugamento do fórnice inferior da conjuntiva.

Com a retração dos retratores da pálpebra inferior, o fundo-de-saco inferior pode ficar mais profundo que raso.

62. A) Congênito.

A forma mais comum de ectrópio é a de involução. A desordem é atribuível mais freqüentemente à frouxidão da pálpebra, que ocorre com o envelhecimento. A gravidade também é fator de contribuição. O ectrópio é muito raro no nascimento (congênito).

O ectrópio paralítico ocorre quando a inervação ao músculo orbicular do olho é interrompida, como se observa na paralisia do VII par craniano ou na paralisia de Bell. O ectrópio mecânico pode ocorrer em virtude de tumor na pálpebra inferior, edema sério ou qualquer outra condição que provoque a retração da pálpebra inferior para longe do globo ocular.

O ectrópio cicatricial ocorre como resultado de um encurtamento relativo da lamela anterior. Algumas etiologias incluem a escarificação da pele, queimaduras químicas ou térmicas, dano solar crônico ou doenças inflamatórias da pele, ou tumores cutâneos. O tratamento do ectrópio cicatricial geralmente exige enxerto cutâneo.

63. B) Sutura dos retratores ao tarso.

O entrópio de involução é causado pela deiscência da aponeurose da pálpebra inferior (fáscia capsulopalpebral). Uma maneira de reparar o entrópio é o reparo do tecido caído suturando-se a aponeurose dos retratores da pálpebra inferior à borda inferior do tarso. Portanto, um entrópio é, de certa maneira, análogo à blefaroptose de involução da pálpebra superior. O reparo deverá envolver a religação dos retratores da pálpebra inferior e poderá ser combinado com outros procedimentos, como aqueles de aperto horizontal da pálpebra. Os retratores da pálpebra inferior compõem-se de fáscia capsulopalpebral, ligamentos suspensores do fórnice inferior e músculo inferior do tarso.

A porção distal da fáscia capsulopalpebral, conhecida como *aponeurose,* é análoga à aponeurose do músculo levantador da pálpebra superior. Alguns investigadores acreditam que a aponeurose se liga à borda inferior do tarso. Nós acreditamos que a porção posterior da aponeurose se insere posteriormente na borda anterior do tarso da pálpebra inferior e se estende para frente, para dentro do tecido subcutâneo, de maneira similar à anatomia da pálpebra superior. Abaixo do tarso, o septo orbitário se funde com a fáscia capsulopalpebral, exatamente como o septo da pálpebra superior se funde com a aponeurose do músculo levantador. A reanastomose da aponeurose da pálpebra inferior caída não fornece ancoragem adequada do tarso para fins de reparo do entrópio em longo prazo. Entretanto, a suturando da fáscia capsulopalpebral (retratores da pálpebra inferior) à borda inferior do tarso fornece ancoragem potente e pode ser usada isoladamente ou em conjunto com outras técnicas para correção do entrópio. Os fatores freqüentemente mencionados na literatura como causas de entrópio de involução incluem: frouxidão horizontal exagerada da pálpebra, superposição do orbicular pré-septal e enoftalmo com atrofia gordurosa. Embora concordemos que esses achados estejam comumente associados ao entrópio, sugerimos que eles são incidentais ao envelhecimento (frouxidão aumentada e possível atrofia gordurosa) e não constituem causas do fenômeno do entrópio de involução. Os procedimentos cirúrgicos comuns para correção do entrópio são focalizados na estabilização das anormalidades anatômicas e alguns exemplos desses procedimentos são: reparo de deiscência com encurtamento horizontal da pálpebra, procedimento de Quickert de quatro retalhos, procedimento de Bick, procedimento de Wies, uso das suturas de rotação de Quickert-Rathburn e uso de uma tira do tarso com reparo de deiscência (tarsal strip).

64. D) Doença tireóidea do olho.

O recuo do músculo reto superior, a retração congênita da pálpebra, a hipercorreção cirúrgica da blefaroptose e a doença tireóidea do olho são todas causas de retração da pálpebra superior, mas a causa mais comum é a doença tireóidea do olho.

65. A) Hemangioma cavernoso.

Na proptose de desenvolvimento rápido tanto a infecção quanto a hemorragia podem estar presentes. O linfangioma orbitário pode produzir proptose aguda na presença de hemorragia dos capilares intersticiais. O hemangioma cavernoso é uma lesão de crescimento lento que cria proptose em meses ou anos.

66. D) linfangioma.

A investigação por imagens de RM mostra hemorragia em camadas na massa cística e lobular atrás do olho. Os seios não apresentam infecção, o que torna pouco provável a formação de abscesso orbitário. O sangramento agudo não seria típico de hemangioma capilar. A hemorragia e a equimose seriam mais características de linfangioma que de rabdomiossarcoma.

67. D) B e C.

A hemorragia de um linfangioma orbitário pode causar neuropatia óptica de compressão. Em um paciente com perda de visão devida à compressão do nervo óptico, pode-se considerar a drenagem do cisto com orientação de TC ou a cirurgia aberta. Nesse paciente, uma vez que o linfangioma se entrelaça com músculos extra-oculares e com o nervo óptico, não seria prático tentar a excisão cirúrgica total da lesão. Às vezes, um linfangioma estará mais localizável e receptível à excisão cirúrgica com preservação das estruturas normais. Corticosteróides IV também podem ser benéficos.

68. C) Tumor que pode aumentar com infecções do trato respiratório superior.

Os linfangiomas podem aumentar de tamanho durante uma infecção viral, presumivelmente por causa dos componentes linfocíticos do tumor. A celulite orbitária é a causa mais comum de proptose em crianças; o linfangioma não é um tumor maligno e o hemangioma capilar

(não o linfangioma) responde aos corticosteróides intralesionais.

69. B) O início de redução da visão e o defeito pupilar aferente concomitante à presença de abscesso orbitário são indicações para cirurgia.

A doença infecciosa orbitária ocorre mais freqüentemente como resultado da disseminação de sinusite circundante, mais comum dos seios etmóides. Existem controvérsias sobre se a presença de coleção de fluido subperiósteo na TC (com visão e sinais clínicos estáveis) é ou não indicação absoluta para cirurgia. A maioria dos oftalmologistas concordará com o tratamento clínico e observação cuidadosa quando o paciente apresenta sinais clínicos estáveis e visão normal. A proptose e a limitação de motilidade ajudam a diferenciar a celulite orbitária da celulite pré-septal. As indicações para intervenção cirúrgica na celulite orbitária incluem a visão decrescente e o defeito aferente da pupila, a falha em responder a antibióticos IV e a progressão dos sinais clínicos como alterações de motilidade e proptose.

70. D) Observação.

A evolução rápida da proptose unilateral em uma criança deverá ser considerada como um rabdomiossarcoma até prova em contrário. Esse achado precisa de biopsia e a seguir de radiação e de quimioterapia. Outras causas de massas súpero-nasais incluem: miocele, mucopiocele, encefalocele e neurofibroma.

71. B) Hemangioma cavernoso.

72. B) Alta refletividade interna.

73. A) Crescimento lento durante vários anos.

74. C) Abordagem anterior através do fórnice inferior

A paciente é uma senhora de meia idade com evolução gradual de proptose e sem outros sintomas. A investigação por TC mostra massa ínfero-nasal redonda e bem circunscrita, anterior ao globo e que desloca, sem invadir, o tecido ao redor. O ultra-som A mostra alta refletividade interna coerente com tecido não homogêneo. Esses achados levam ao diagnóstico mais provável de hemangioma cavernoso. Tipicamente, esse hemangioma é uma massa de crescimento lento que se torna sintomático com proptose ou diplopia, à medida que a massa desloca o globo ocular. A localização cirúrgica dessa lesão é feita através do fórnice inferior da conjuntiva.

75. D) Dentro do maxilar, medial ao canal infra-orbitário.

O impacto à órbita anterior transmite forças em sentido posterior. O ponto mais fraco ao longo do assoalho orbitário é posterior e medial ao canal infra-orbitário. A convexi-

146 Capítulo 6 ■ CIRURGIA PLÁSTICA

dade do assoalho orbitário posterior tem cerca de 0,5 mm de espessura.

76. A) Radiação com ou sem quimioterapia complementar.

Antes de 1965, o tratamento padrão para o rabdomiossarcoma orbitário era a exenteração, com índice insatisfatório de sobrevida. Desde então, esse procedimento de mutilação foi abandonado como tratamento primário. A radiação e a quimioterapia sistêmica são os alicerces do tratamento baseado nas diretrizes estabelecidas pelo *Intergroup Rhabdomyosarcoma Study.* A dose total de radiação local varia de 4.500 a 6.000 rad administrados durante um período de 6 semanas. A quimioterapia é aplicada para eliminar metástases celulares microscópicas. Com essas modalidades, o índice de sobrevida melhorou significativamente.

77. B) Rabdomiossarcoma.

A malignidade primária mais comum em crianças é o rabdomiossarcoma. O tumor metastático mais comum é o neuroblastoma, que pode ser bilateral. Esse tumor produz, tipicamente, um quadro abrupto de proptose equimótica que pode ser bilateral. Em crianças, as metástases de neuroblastoma aparecem mais freqüentemente na órbita, enquanto nos adultos elas são normalmente encontradas no trato uveal. Nas crianças, o tumor benigno mais comum é o hemangioma capilar.

78. A) Linfoma primário da glândula lacrimal.

A diferenciação entre as várias lesões da glândula lacrimal é, com freqüência, desafiadora. Uma história breve e o exame por TC permitem a separação entre as lesões mencionadas. As opções fornecidas são todas consideradas como lesões intrínsecas da glândula lacrimal. Essas lesões foram tipicamente divididas em linfoproliferativas e tumores epiteliais. O linfoma primário da glândula lacrimal, o adenoma pleomórfico e o carcinoma cístico adenóide estão na categoria epitelial. O carcinoma cístico adenóide e o adenoma pleomórfico maligno são caracteristicamente dolorosos, com achados tomográficos indicativos de destruição óssea. O adenoma pleomórfico, também conhecido como neoplasma benigno de células mistas, geralmente tem história clínica de 9 meses ou mais de dilatação da glândula lacrimal. As alterações tomográficas de erosão e expansão óssea também são comuns. O linfoma demonstra, caracteristicamente, técnicas semelhantes à "moldagem de massa de vidraceiro" na TC e podem estar presentes com história clínica curta ou prolongada de inchaço da glândula lacrimal. Neste caso, quando tanto a história como os exames tomográficos são analisados, o linfoma primário da glândula lacrimal é a resposta mais apropriada.

79. D) Mistura de células B e T, com predominância de células B.

Os linfomas apresentam proliferação de linfócitos, principalmente de células B. O adenoma pleomórfico ou neoplasma benigno de células mistas da glândula lacrimal pode ser encontrado com células fusiformes e com epitélio tanto do ducto como em padrão de estroma misto. O padrão de *queijo suíço* é um termo clássico para descrever um carcinoma adenóide cístico. O epitélio do ducto em formação tubular com degeneração maligna descreve um adenoma pleomórfico maligno.

80. B) Carcinoma de mama metastático em paciente do sexo feminino.

O câncer de mama metastático é, de longe, o quadro mais provável de apresentar enoftalmo, mas o câncer gastrintestinal e o de pulmão estão entre os outros tumores, inclusive o prostático, que às vezes apresentam enoftalmo. O hemangioma cavernoso e a celulite orbitária são caracterizados por proptose, não por enoftalmo.

81. C) Orbitopatia relacionada à tireóide.

A causa mais comum de exoftalmo bilateral em adultos é, mais freqüentemente, a orbitopatia relacionada à tireóide e menos freqüentemente o pseudotumor, a granulomatose de Wegener ou o neoplasma.

82. D) Celulite orbitária.

A causa mais comum de exoftalmo unilateral infantil é, mais freqüentemente, a celulite, secundária à sinusite do etmóide ou a infecções do trato respiratório.

83. D) Todas as opções anteriores.

Dos pacientes com mucormicose, 70% apresentam diabetes melito, 5% têm doença renal, 18% manifestam outros quadros de imunossupressão, 3% têm leucemia e somente 4% não apresentam doença sistêmica.

84. D) Radiação na órbita.

Defende-se que pacientes com diabetes têm melhor resultado que outros com mucormicose porque eles têm um processo de doença com potencial de controle.
O tratamento das infecções bacterianas concorrentes também é necessário. O desbridamento de todo o tecido desvitalizado até que se encontre tecido normalmente irrigado é extremamente importante; esse tratamento pode incluir etmoidectomia externa, operações de Caldwell-Luc, etmoidectomia intranasal, sinusectomia do esfenóide, ressecção do palato e exenteração. Este último procedimento está reservado para doença potencialmente letal com progressão e que não responde a outras formas de tratamento, ou como tratamento paliativo para dores intensas. Já se demonstrou que quanto mais extenso o

desbridamento, melhor será o prognóstico. Desde a adição no tratamento de anfotericina B, os índices de sobrevida aumentaram de 6% para 73%. O diagnóstico precoce com excisão local, a estabilização sistêmica e a anfotericina IV propiciam ao paciente com mucormicose a melhor chance possível de sobrevida.

85. A) Orbitopatia relacionada à tireóide.

Os sinais clínicos da orbitopatia relacionada à tireóide podem ser geralmente agrupados em duas manifestações: orbitopatia tipo 1 e tipo 2. A primeira abrange a proptose simétrica com retração simétrica da pálpebra, inflamação mínima da órbita e inflamação mínima do músculo extra-ocular ou miopatia restritiva. A orbitopatia tipo 2 abrange a miosite do músculo extra-ocular, a miopatia restritiva, a inflamação orbitária e a quemose. A neuropatia óptica compressiva é mais comumente uma característica da orbitopatia tipo 2.

86. A) Descompressão orbitária, cirurgia de estrabismo e reparo cirúrgico de retração da pálpebra.

Essa ordem de terapia permite que a cirurgia de estrabismo seja executada depois, e não antes, da descompressão orbitária, pois essa descompressão pode alterar o alinhamento da motilidade ocular. Além disso, o tratamento da retração da pálpebra inferior deve ser executado depois do tratamento do estrabismo, pois o recuo do músculo reto inferior também pode causar aumento na retração da pálpebra inferior, em virtude da conexão entre esse músculo e os retratores da pálpebra inferior.

87. B) Ausência de espessamento do tendão de inserção do músculo extra-ocular.

É possível observar músculos extra-oculares dilatados tanto na síndrome inflamatória orbitária como na orbitopatia relacionada à tireóide. Entretanto, o tendão quase nunca é envolvido na orbitopatia tireóidea, enquanto o tendão dos músculos extra-oculares pode se apresentar espessado na síndrome inflamatória orbitária. Os músculos mais freqüentemente envolvidos na orbitopatia relacionada à tireóide são o reto inferior e o reto medial. A dilatação da glândula lacrimal pode ocorrer em ambos os episódios.

88. D) Todas as opções anteriores.

O slide histopatológico de carcinoma cístico adenóide ou cilindroma (Fig. 6-15) mostra o tumor maligno mais comum da glândula lacrimal. As células desse tumor crescem em túbulos, ninhos sólidos ou em padrão cribriforme de *queijo suíço*. A invasão perineural é observada com freqüência em cortes microscópicos. A exenteração é quase sempre executada. A radiação e a quimioterapia podem ser úteis em tumores mais extensos.

89. A) Figura 6-16.

A Figura 6-16 mostra um quadro de celulite orbitária pós-septal com abscesso superiosteal demonstrado em investigações tomográficas axiais. O *Staphylococcus aureus* é o patógeno mais comum em crianças com celulite orbitária. Essa infecção responde rapidamente à penicilina resistente à penicilinase, como a oxacilina.

90. B) Figuras 6-17 e 6-18.

A Figura 6-17 demonstra um hemangioma cavernoso em investigação por TC axial, que é a lesão orbitária bem circunscrita mais comum em adultos. A Figura 6-18 mostra uma varize orbitária, que é uma massa irregular com um flebólito. O tratamento para varizes orbitárias é geralmente conservador. Por causa dos riscos de dano ao globo ou ao nervo óptico, a cirurgia é reservada para situações nas quais a variz esteja ameaçando a visão. A excisão cirúrgica completa é muito difícil.

91. B) Hemangioma cavernoso.

O hemangioma cavernoso é o neoplasma benigno mais comum em adultos. A proptose tem progresso lento e o crescimento pode se acelerar durante a gravidez. Estrias na retina, hiperopia e compressão do nervo óptico, PIO aumentada e estrabismo também podem se manifestar. Cistos dermóides são menos freqüentes, mas podem ser encontrados na órbita posterior, geralmente nas porções superior e temporal. Com freqüência, o carcinoma de mama metastático causa enoftalmo. O hemangiopericitoma é encapsulado; entretanto é muito raro.

92. B) Figura 6-19.

A TC demonstra tumor sólido de infiltração com a característica de moldagem semelhante a massa de vidraceiro às estruturas orbitárias preexistentes. As alterações ósseas geralmente não são observadas e essas lesões não são normalmente muito bem circunscritas. A proliferação linfoplasmacitóide com corpos de Dutcher deverão trazer à mente a possibilidade de macroglobulinemia de Waldenström ou de um linfoma sistêmico com produção de imunoglobulina.

93. C) Biopsia de excisão.

A Figura 6-20 é uma TC axial mostrando massa de glândula lacrimal sem erosão óssea. O paciente se apresenta com proptose indolor. Essa massa é mais provavelmente um adenoma pleomórfico misto benigno da glândula lacrimal, pois esse é o tumor epitelial mais comum dessa glândula. é impossível dizer se esse tumor é benigno ou maligno sem a biopsia. A biopsia de excisão é indicada porque é necessária a remoção completa do tumor envolvido em sua pseudocápsula. A biopsia de incisão pode permitir que células do tumor migrem para o interior da órbita. Essas células podem levar à proliferação de um tumor recorrente infiltrativo exigindo cirurgia extensa mais tarde. Além disso, tumores benignos mistos não excisados completamente podem, mais tarde, evoluir para tumores malignos mistos da glândula lacrimal.

94. A) Túbulos – ninhos sólidos de células em padrão cribriforme de "queijo suíço" com invasão perineural.

A Figura 6-22 mostra massa no quadrante superior lateral, a qual está pressionando o globo para baixo e que representa, mais provavelmente, origem na glândula lacrimal. A erosão óssea está presente no teto orbitário superior, sugerindo um processo maligno. Massa orbitária dolorida com progressão rápida é mais característica de carcinoma cístico adenóide, que é o tumor maligno mais comum da glândula lacrimal. A dor é causada pela invasão perineural e pela destruição óssea. O curso é rápido. O tratamento consiste em exenteração da órbita com remoção de toda a parte óssea envolvida. A radiação e a quimioterapia podem ser usadas no tratamento de tumores extensos. Corpos psamomatosos são compostos de espirais monótonas de células meningoteliais entrelaçadas com material calcificado arredondado e encontrados em meningiomas. As rosetas de Flexner-Wintersteiner são quase patognomônicas para retinoblastoma. Antoni A e Antoni B são padrões de proliferação de células de Schwann que ocorre em Schwanomas.

95. C) Figura 6-21.

A Figura 6-21 demonstra músculos extra-oculares dilatados em quadro de orbitopatia relacionada à tireóide, em uma investigação por TC axial. A descompressão orbitária é indicada quando existe proptose séria que cause exposição significativa da córnea ou, mais comumente, quando a neuropatia óptica compressiva é demonstrada por perda do campo visual.

96. D) Todas as opções anteriores.

A Figura 6-16 mostra celulite pós-septal em investigação por TC Axial. As causas da celulite orbitária incluem: 1) extensão de infecção das estruturas periorbitárias (seios paranasais, face e pálpebras, dacriocistite, infecção dentária e infecções intracranianas); 2) causas exógenas como trauma anterior ou cirurgia; 3) causas endógenas, como bacteremia com embolização séptica e 4) causas intra-orbitárias como endoftalmite e dacrioadenite.

97. B) Figura 6-18.

A Figura 6-18 mostra uma investigação por TC axial de varize orbitária com presença de flebólitos. As varizes orbitárias ocorrem principalmente como dilatações de canais venosos preexistentes. Em virtude da presença de veias dilatadas, a proptose pode aumentar após manobra de Valsalva ou quando a cabeça está em posição pendente. A cirurgia de remoção dessas varizes é reservada para casos em que haja ameaça á visão em virtude de dano ao nervo óptico ou ao globo ocular. A excisão cirúrgica completa é difícil, pois a variz está freqüentemente entrelaçada com outras estruturas normais da órbita. As hemorragias orbitárias podem resultar de trauma ou ocorrer espontaneamente.

98. B) Treacher-Collins.

As sinostoses de Crouzon e de Apert são ambas classificadas como craniofaciais. Esses quadros são o resultado de fechamento prematuro de uma ou mais suturas cranianas. A plagiocefalia não descreve uma síndrome, mas indica simplesmente o fechamento prematuro de uma sutura craniana. A síndrome de Treacher-Collins está na categoria geral de síndromes de fissuras. Tipicamente, esses pacientes apresentam hipoplasia da meia-face, pseudocolobomas das pálpebras, ângulo descendente para os cantos laterais e anomalias dentárias e das orelhas.

99. D) Proptose.

A síndrome de Goldenhar envolve anormalidades do primeiro e segundo arcos branquiais. Colobomas da pálpebra, lipodermóides e síndrome de Duane são partes de uma grande lista de achados clínicos associados à síndrome de Goldenhar. Os achados adicionais incluem microftalmia, anoftalmia, hipoplasia do nervo óptico, colobomas oculares, fístulas pré-auriculares e apêndices de pele, além de fissuras palatais e faciais. A proptose é observada mais freqüentemente com a sinostose, que inclui as síndromes de Crouzon e de Apert.

100. B) Ataxia-telangiectásica – manchas cor de café-com-leite.

A síndrome de Sturge-Weber consiste em angioma cutâneo facial, chamado de *nevus flammeus* ou *mancha em vinho-do-porto*. Malformações vasculares ipsilaterais das leptomeninges são típicas e levam a convulsões, calcificações do cérebro e deficiência mental. Essa síndrome não é hereditária.

A ataxiatelangiectásica é autossômica recessiva e afeta a pele, os olhos, o sistema imune e o cérebro. As lesões da conjuntiva e da pele consistem em alterações telangiectáticas, geralmente em áreas expostas à luz solar. Esses pacientes apresentam, tipicamente, envolvimento do cerebelo, resultando em ataxia, assim como em dificuldade de iniciar movimentos rápidos dos olhos. A função reduzida das células T e a hipoplasia do timo levam a infecções recorrentes. As manchas café-com-leite são encontradas em quadros de neurofibromatose, não de ataxia-telangiectásica.

A *incontinentia pigmenti* é uma síndrome que exibe transmissão dominante ligada ao X e ocorre quase exclusivamente em mulheres. Essa condição afeta a pele, os olhos e o cérebro. A pele se mostra normal ao nascer, mas desenvolve gradativamente eritema, bolhas e lesões verrucosas. Máculas pequenas e hiperpigmentadas descritas como "borrifos" ocorrem tipicamente no tronco. Os achados associados podem incluir convulsões, deficiência mental, deformidades dentárias e do palato, microcefalia, hidrocefalia e nanismo. Os olhos podem desenvolver patologia vascular periférica da retina.

A esclerose tuberosa ocorre freqüentemente como nova mutação, ou pode ser transmitida como traço dominante. A mácula em forma de folha ou hipopigmentada representa um achado cutâneo precoce nesse quadro. Os angiofibromas da face (adenoma sebáceo) ocorrem mais tarde na infância e são progressivos. A esclerose tuberosa está associada com freqüência a calcificações do gânglio basal e áreas periventriculares do cérebro, retardo mental, convulsões e facomas da retina.

Anotações

Anotações

Anotações

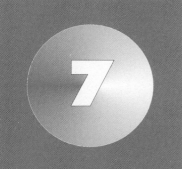

Patologia

PERGUNTAS

1. O exame histológico de um botão corneano provocado por uma ceratoplastia penetrante mostra 2 camadas de Bowman. Uma está localizada na sua posição normal e a outra foi encontrada no estroma superficial. Qual é a provável razão para esses achados?
   A) Estado pós-ceratectomia (CPK) fotorrefrativa por *excimer laser*
   B) Estado pós-epiceratoplastia (epiceratofaquia)
   C) Trauma
   D) Estado pós-ceratomileusia (LASIK)

Perguntas 2-3

2. Qual a afirmativa sobre o rabdomiossarcoma é a INCORRETA?
   A) É o tumor orbitário maligno primário mais comum em crianças.
   B) O mais comum dentre esses é o tipo embrionário.
   C) O tumor tem origem nos músculos extra-oculares.
   D) Os pacientes apresentam, em geral, um início muito rápido de proptose unilateral que pode simular uma inflamação orbitária.

3. Que tipo celular tem o pior prognóstico?
   A) Misto
   B) Pleomórfico
   C) Embrionário
   D) Alveolar

4. O exame de um olho enucleado por motivo de melanoma maligno da coróide mostra tumor branco irregular brilhante, derivando de uma crista ciliar, medindo 3 mm × 2 mm × 2 mm. Na Figura 7-1 é mostrado um corte histológico. Qual das seguintes afirmativas é a verdadeira?
   A) É uma lesão metastática intra-ocular derivada de melanoma uveal.
   B) É um tumor raro do epitélio não pigmentado do corpo ciliar.
   C) Esta lesão pode ser encontrada em 25% dos pacientes mais idosos.
   D) Esta lesão, quando não tratada, induz a um fechamento secundário do ângulo.

Perguntas 5-9 (Figs. 7-2 a 7-7)

Um paciente de 42 anos apresenta um decréscimo progressivo da acuidade visual do olho direito durante os últimos 2 meses. O exame oftalmológico (Fig. 7-2) mostra uma lesão de cor laranja em

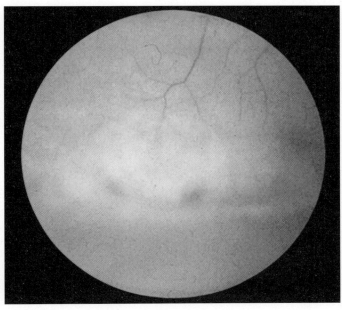

FIGURA 7-2.

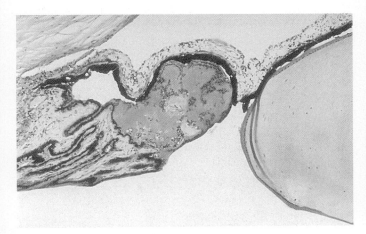

FIGURA 7-1.

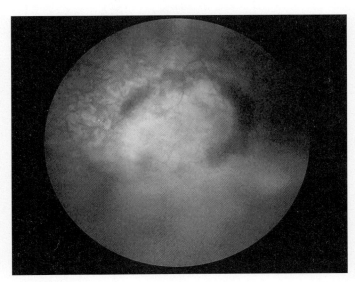

FIGURA 7-3.

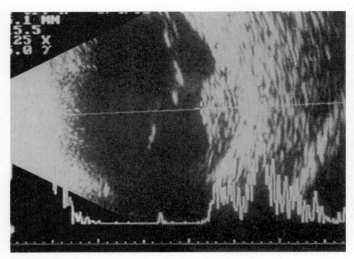

FIGURA 7-4.

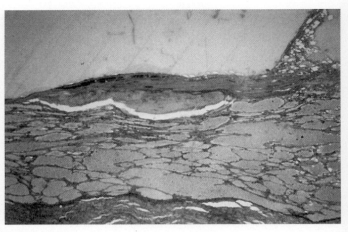

FIGURA 7-6.

localização temporal à mácula, associada a um descolamento da retina nos dois quadrantes inferiores. A angiografia fluorescente (Fig. 7-3) exibe uma lesão hiperfluorescente com um anel circular hipofluorescente em volta da borda periférica da lesão. A ultra-sonografia é mostrada na Figura 7-4. O paciente deixou de comparecer a 2 acompanhamentos, mas retornou 2 meses depois com um olho cego e doloroso, que foi enucleado. O exame histológico é mostrado na Figura 7-5. As Figuras 7-6 e 7-7 mostram aumentos maiores da área temporal à mácula, ou seja, a área clinicamente visível da lesão.

5. As Figuras 7-6 e 7-7 mostram uma área de tecido fibroso denso (*seta*) recobrindo uma área de tecido calcificado (*ponta de seta*) no plano do epitélio pigmentar retiniano e da membrana de Bruch. Qual das afirmativas é a VERDADEIRA?
   A) Essas lesões se desenvolveram a partir de melanócitos coroidais (melanócitos de origem na crista neural).
   B) As células de origem dessas lesões são as células epiteliais pigmentares retinianas (células de origem neuroectodérmica).
   C) Essas lesões podem empreender degeneração maligna.
   D) A célula de origem dessas lesões é desconhecida.

6. O corte histológico do olho enucleado é mostrado na Figura 7-5. Que tipo de descolamento da retina está presente?
   A) Regmatógeno.
   B) Tracional.
   C) Exsudativo.
   D) Artificial.

7. O corte histológico da lesão de coróide é mostrado na Figura 7-6. Qual afirmativa é a VERDADEIRA?
   A) É uma lesão maligna.
   B) Lagos de material proteináceo são separados por septos fibrovasculares.
   C) Esta lesão é consistente com um hemangioma capilar.
   D) São observados espaços cavernosos repletos de eritrócitos.

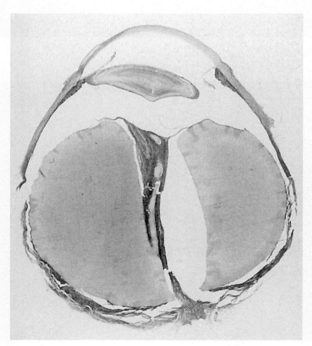

FIGURA 7-5.

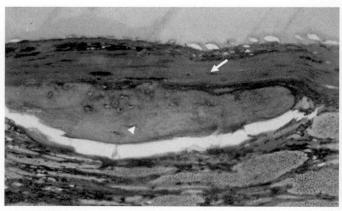

FIGURA 7-7.

8. Qual das afirmativas referentes à lesão coroidal deste paciente é a VERDADEIRA?
   A) São observados 2 tipos clínicos de crescimento, isto é, uma forma localizada e difusa.
   B) O motivo do descolamento da retina é um coristoma da coróide.
   C) Na maioria dos casos esta lesão é bilateral.
   D) Esta lesão pode ser encontrada em associação a outras lesões semelhantes no cerebelo.

9. Uma menina de 5 anos apresenta um nevo flâmeo e convulsões. Uma biopsia da coróide mostra uma lesão idêntica à do quadro histológico da Figura 7-6. Qual das afirmativas é, provavelmente, a VERDADEIRA?
   A) Este é um estado com mais probabilidade de regressão espontânea.
   B) O glaucoma não é manifestação comum nesta doença.
   C) Esta doença é herdada de modo autossômico-recessivo.
   D) São comuns os hemangiomas ipsilaterais das meninges.

10. O exame histológico de um banco de olhos mostra alterações retinianas periféricas na Figura 7-8. Qual das afirmativas é a VERDADEIRA?
    A) Esta é uma alteração da retina periférica que é infreqüentemente observada nos olhos mais velhos.
    B) Tipicamente, os espaços císticos desenvolvem-se primariamente na camada nuclear interna da retina.
    C) Uma seqüela tardia comum é o descolamento retiniano regmatogênico.
    D) A lesão mostra-se, clinicamente, como bolhas acinzentadas posteriores à *ora serrata*.

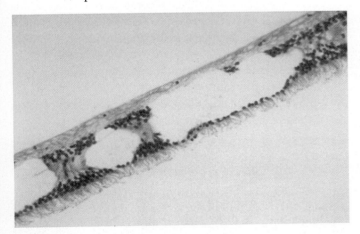

FIGURA 7-8.

Perguntas 11-12 (Figs. 7-9 e 7-10)

Uma mulher de 72 anos submeteu-se à extração intracapsular de uma catarata, há 6 meses. Recentemente ela desenvolveu aumento da PIO que não respondeu ao tratamento tópico. Os cortes histológicos através do segmento anterior são mostrados na Figura 7-9 e 7-10. A Figura 7-10 é uma ampliação da Figura 7-9.

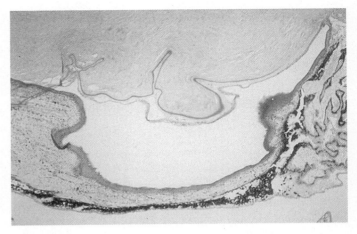

FIGURA 7-9.

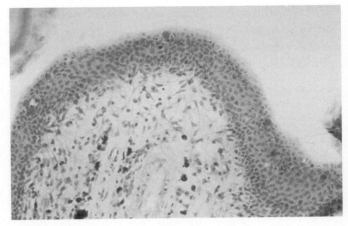

FIGURA 7-10.

11. Qual das seguintes afirmativas é a CORRETA?
    A) Este estado é uma variante da síndrome endotelial iridocórnea (ICE).
    B) É encontrado epitélio da superfície na câmara anterior.
    C) É uma condição congênita que só se manifesta em adultos.
    D) Na maioria dos casos é uma doença autolimitada.

12. Qual dos corantes esclarece os aspectos característicos do epitélio e permite a identificação da sua origem nas Figuras 7-9 e 7-10?
    A) Hematoxilina-eosina.
    B) Óleo vermelho.
    C) Ácido periódico de Schiff (PAS).
    D) Vermelho Congo.

13. Durante a preparação do tecido para o exame histológico, a água é removida e substituída por parafina. Qual das afirmativas é INCORRETA?
    A) As LIOs feitas de PMMA são dissolvidas completamente.

B) Para a diferenciação dos tecidos podem ser usados cortes de parafina do corante imunoistoquímico.
C) Para identificar lipídios devem ser usados corantes especiais como o óleo vermelho.
D) Antes de aplicar os diferentes corantes, deve ser removida a parafina.

Perguntas 14-15

Um jovem de 16 anos apresentou-se com um olho cego e doloroso. O exame oftalmológico revelou ceratopatia em faixa; a câmara anterior e a pupila estavam cobertas por uma membrana pigmentada. O exame ultra-sonográfico mostrou um olho microftálmico com uma estrutura irregular para trás do cristalino, estendendo-se para o disco óptico. O olho foi enucleado. Na Figura 7-11 é mostrado o exame macroscópico. O cristalino foi substituído por um tecido amarelado e as membranas tracionais estavam estendidas para os processos do corpo ciliar. Uma estrutura cordoniforme estendia-se através da cavidade do vítreo até o disco óptico. O exame histológico é mostrado nas Figuras 7-12 e 7-13.

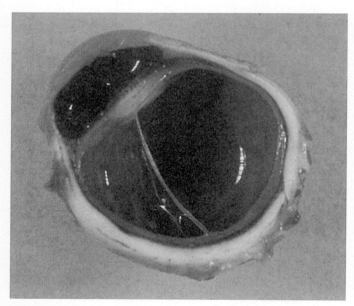

FIGURA 7-11.

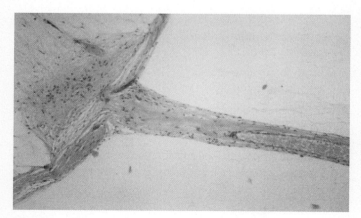

FIGURA 7-12.

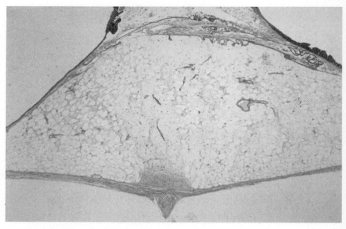

FIGURA 7-13.

14. Qual dessas afirmativas é INCORRETA?
    A) Nesta doença é típico um olho microftálmico.
    B) É uma doença unilateral.
    C) Nesta patologia é típica a lipomatose do cristalino.
    D) O diagnóstico é confirmado pela TC e pelos exames sorológicos.

15. Qual é a etiologia desta afecção?
    A) Anormalidade do desenvolvimento.
    B) Infecção intra-ocular.
    C) Trauma.
    D) Neoplasia.

16. Uma criança de 6 meses apresenta uma lesão na íris e sangramento recidivante na câmara anterior. Foi feita uma biopsia desta massa. A histologia é mostrada na Figura 7-14. Qual afirmativa é correta?
    A) A lesão mostra células pleomórficas e uma célula tumoral multinucleada.
    B) É uma doença cutânea benigna que raramente envolve o olho.
    C) Os corantes imunoistoquímicos para macrófagos (histiócitos) mostram-se negativos.
    D) Nesta entidade mórbida, a maioria das lesões oculares ocorre depois de 1 ano de idade.

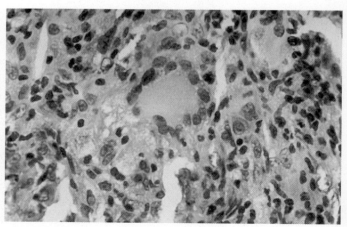

FIGURA 7-14.

Perguntas 17-18 (Figs. 7-15 e 7-16)

Uma mulher de 72 anos apresenta uma lesão no olho direito (Fig. 7-15) que se desenvolveu no decorrer de 2 anos. A lesão vermelho-cereja está localizada na conjuntiva bulbar na área da dobra semilunar, próxima da carúncula. O exame oftalmológico resulta normal sob outros aspectos. O exame histológico é mostrado na Figura 7-16.

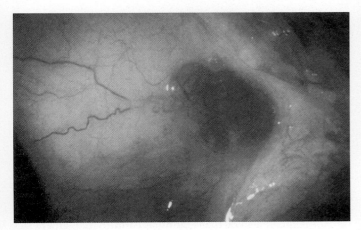

FIGURA 7-15.

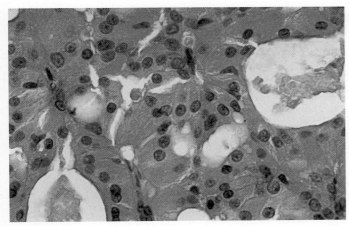

FIGURA 7-16.

17. Qual é o processo mórbido?
    A) Carcinoma cístico da adenóide.
    B) Oncocitoma.
    C) Granuloma piogênico.
    D) Papiloma.

18. O aspecto granuloso do citoplasma das células na Figura 7-16 é causado por:
    A) retículo endoplasmático rugoso
    B) múltiplas mitocôndrias parcialmente atípicas
    C) retículo endoplasmático liso
    D) polirribossomas

Perguntas 19-20 (Figs. 7-17 e 7-18)

Um homem de 23 anos apresenta uma massa dura e indolente na pálpebra inferior direita há 6 semanas. O exame histológico é mostrado nas Figuras 7-17 e 7-18.

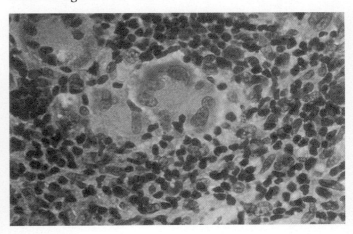

FIGURA 7-17.

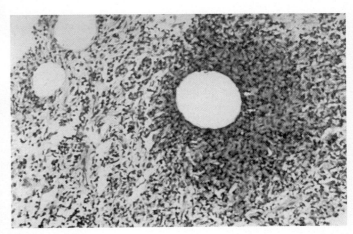

FIGURA 7-18.

19. Qual das afirmativas é CORRETA?
    A) Poderá ser uma inflamação crônica das glândulas sebáceas de Zeis.
    B) O tratamento de escolha é a excisão das margens com corte congelado.
    C) O exame histológico é desnecessário porque a lesão é quase sempre benigna.
    D) Para esta inflamação o agente etiológico poderá ser as glândulas de Moll.

20. Os espaços claros na Figura 7-18:
    A) são característicos dos xantomas
    B) são também visíveis no corte congelado
    C) são consistentes com um lipogranuloma zonal
    D) são canais vasculares

21. Uma mulher de 35 anos tem uma história de "inflamação corneana" recidivante. Desenvolveu-se uma grande cicatriz e foi executada uma ceratoplastia penetrante. O exa-

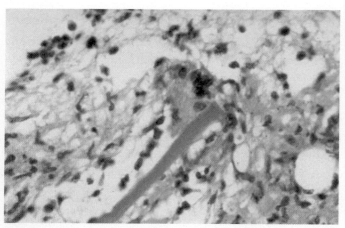

FIGURA 7-19.

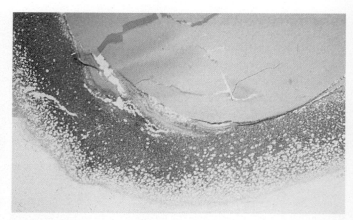

FIGURA 7-21.

me histológico (Fig. 7-19) mostra uma degeneração granulomatosa da membrana de Descemet e a presença de tecido retrocórneo. Qual é o mais provável agente etiológico desta ceratite?

A) Acantamoeba.
B) Herpes simples.
C) Pseudomonas.
D) *Candida albicans.*

22. Uma mulher de 72 anos tem história de extração de catarata com implante de uma LIO na câmara anterior há 5 meses. Ela diz que o cirurgião "perdeu parte do cristalino" durante a cirurgia. O olho quase nunca ficou "calmo" depois da cirurgia. São mostradas fotografias (Fig. 7-20) e um corte histológico através do cristalino (Fig. 7-21). Qual das afirmativas é INCORRETA?

A) O olho tem um descolamento crônico da coróide.
B) O núcleo do cristalino foi perdido dentro do vítreo durante a cirurgia da catarata.
C) O olho é hipotônico.
D) A doença é um glaucoma facolítico.

23. Na Figura 7-22 é mostrada uma cápsula de cristalino removida durante uma cirurgia de catarata. Qual das afirmativas é VERDADEIRA?

A) Esta condição pode ser causada por exposição aos raios infravermelhos.
B) Na íris são encontrados defeitos da transiluminação radial.
C) A incidência de diálise zonular é muito mais alta nesses pacientes.
D) Esta condição é muito mais comum em afro-americanos.

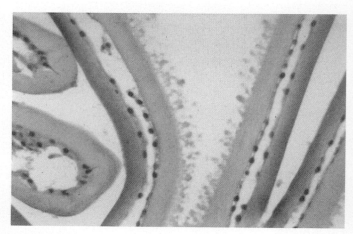

FIGURA 7-22.

24. Qual é o aspecto anormal nesta amostra histológica (Fig. 7-23)?

A) Depósitos laminares basais.
B) Drusas moles.
C) Drusas nodulares.
D) Depósitos lineares basais.

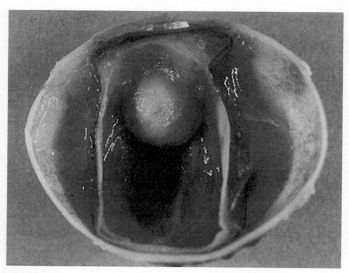

FIGURA 7-20.

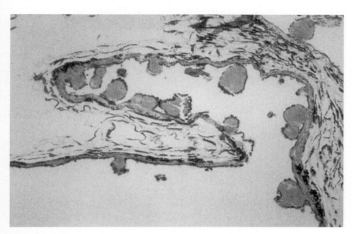

FIGURA 7-23.

Perguntas 25-26 (Figs. 7-24 e 7-25)

Uma mulher de 72 anos apresenta uma lesão na pálpebra. O exame histológico é mostrado nas Figuras 7-24 e 7-25.

25. Qual é o diagnóstico mais exato para esta lesão?
    A) Carcinoma de células basais, tipo morféia.
    B) Carcinoma de células basais, tipo nodular.
    C) Carcinoma de células basais, tipo superficial.
    D) Carcinoma de células basais, tipo ulcerado.

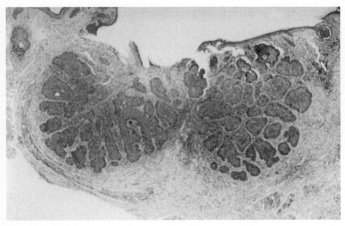

FIGURA 7-24.

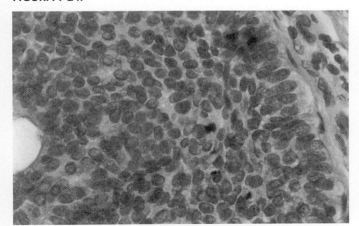

FIGURA 7-25.

26. Qual é a ordem de probabilidade (da mais alta para a mais baixa) da localização desta lesão?
    A) Pálpebra superior – pálpebra inferior – canto interno – canto lateral.
    B) Pálpebra inferior – canto interno – pálpebra superior – canto lateral.
    C) Canto interno – pálpebra superior – pálpebra inferior – canto lateral.
    D) Pálpebra inferior – pálpebra superior – canto lateral – canto interno.

27. Na Figura 7-26 é mostrado um exame histológico de uma cabeça do nervo óptico. Qual a afirmativa correta?
    A) Este é o aspecto histológico desenvolvido durante vários dias.
    B) Um corante especial para os mucopolissacarídeos ácidos (p. ex., ferro coloidal) poderá ser positivo dentro do nervo óptico.
    C) Uma possível causa é a oclusão da artéria central da retina.
    D) Em adultos, esta patologia é reversível com o tratamento apropriado.

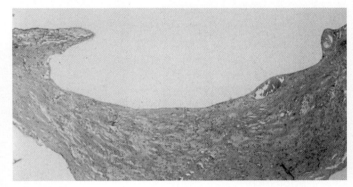

FIGURA 7-26.

28. Nas Figuras 7-27, 7-28 e 7-29 é mostrada a histologia de uma lesão conjuntival. Qual a afirmativa verdadeira?
    A) É uma lesão inflamatória com pseudoglândulas de Henle.

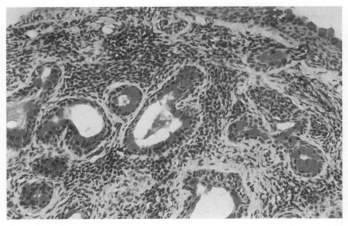

FIGURA 7-27.

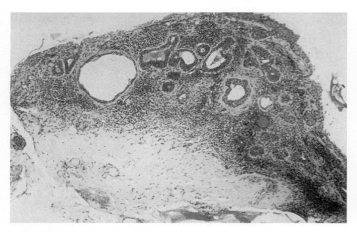

FIGURA 7-28.

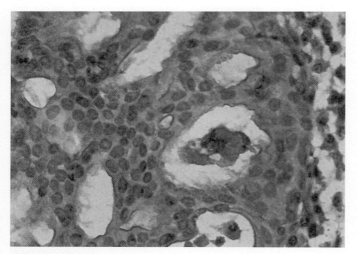

FIGURA 7-29.

B) Esta lesão neoplásica encerra resquícios epiteliais embrionários.
C) Esta lesão maligna apresenta diferenciação glandular.
D) Esta lesão é sempre não-pigmentada.

29. A Figura 7-30 mostra um corte histológico do tecido escleral. A Figura 7-31 é uma ampliação da parte superior da Figura 7-30. Neste caso, qual é o cenário mais provável?

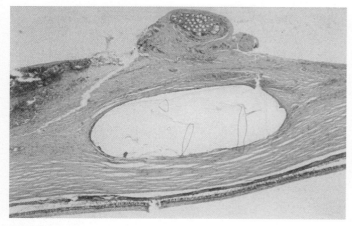

FIGURA 7-30.

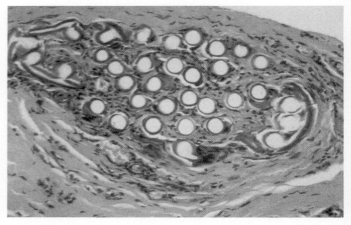

FIGURA 7-31.

A) Estado pós-reparo de uma ruptura escleral.
B) Estado pós-reparo de um descolamento da retina.
C) Estado pós-trauma ocular penetrante.
D) Estafiloma escleral

30. Em qual desses casos NÃO são encontradas rosetas Homer-Wright?
A) Meduloblastoma.
B) Retinoblastoma.
C) Neuroblastoma.
D) Rabdomiossarcoma.

31. Que patologia tem mais probabilidade de estar acompanhada de formação de cartilagem intra-ocular?
A) *Phthisis bulbi.*
B) Persistência do vítreo hiperplástico primário posterior.
C) Meduloepitelioma.
D) Retinoblastoma.

Perguntas 32-36 (Figs 7-32 a 7-38)

32. Qual dessas lesões poderá desaparecer espontaneamente?
A) Figura 7-36.
B) Figura 7-37.
C) Figura 7-35.
D) Figura 7-34.

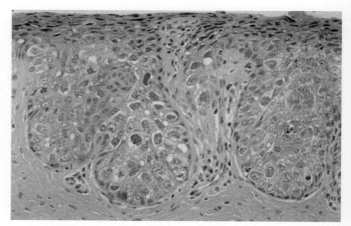

FIGURA 7-32.

PERGUNTAS

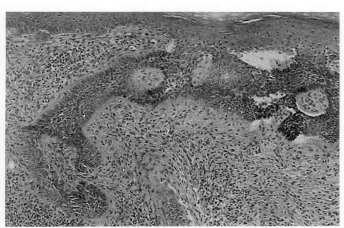
FIGURA 7-33.

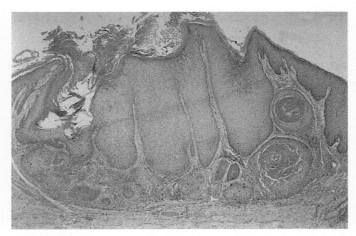
FIGURA 7-36.

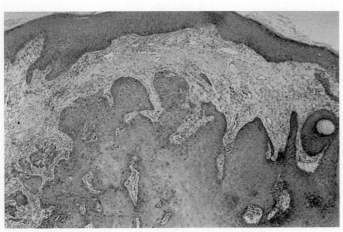
FIGURA 7-34.

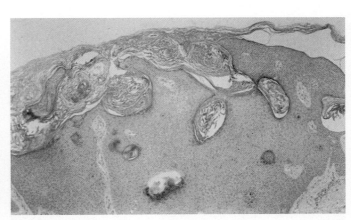
FIGURA 7-37.

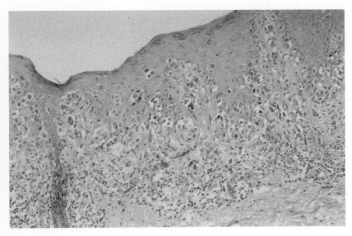
FIGURA 7-35.

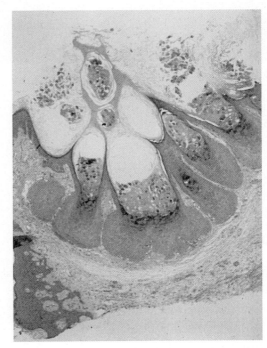
FIGURA 7-38.

33. Qual dessas lesões é admitida como causada pela exposição solar?
    A) Figura 7-36.
    B) Figura 7-38.
    C) Figura 7-37.
    D) Figura 7-34.

34. Qual dessas lesões é localmente invasiva com pouco potencial para metástase?
    A) Figura 7-35.
    B) Figura 7-34.
    C) Figura 7-32.
    D) Figura 7-33.

35. Qual dessas lesões poderá ser encontrada em associação a uma reação conjuntival mostrada na Figura 7-39?
    A) Figura 7-38.
    B) Figura 7-32.
    C) Figura 7-36.
    D) Figura 7-33.

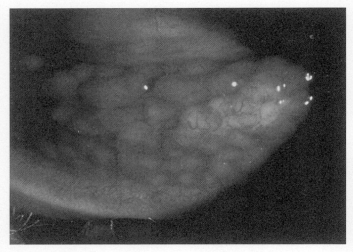

FIGURA 7-39.

36. Que corante poderá ser útil no diagnóstico da Figura 7-32?
    A) Tricromo Masson.
    B) Metenamina prata Gomori.
    C) Óleo vermelho O.
    D) Corante de Gram.

Perguntas 37-43

37. Um paciente de 3 anos apresenta leucocoria bilateral. Qual é o diagnóstico menos provável?
    A) Catarata congênita.
    B) Retinoblastoma.
    C) Retinopatia da prematuridade.
    D) Metástase.

38. Foi feita uma TC, que é mostrada na Figura 7-40. O olho foi subseqüentemente enucleado. Que tratamento poderá ser o MENOS eficaz para o olho esquerdo?
    A) Enucleação.
    B) Radioterapia.
    C) Quimioterapia.
    D) Crioterapia.

39. A ultra-sonografia da lesão do olho esquerdo é mostrada na Figura 7-41. Qual é a fonte da calcificação?
    A) Metaplasia de células com formação de osso.
    B) Precipitação do cálcio pelo fluido exsudativo.
    C) Anormalidade localizada do metabolismo do cálcio.
    D) Necrose do tecido com calcificação.

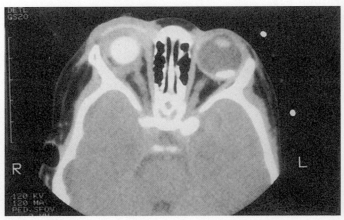

FIGURA 7-40.

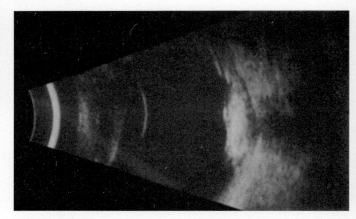

FIGURA 7-41.

40. A amostra histológica é mostrada na Figura 7-42. Que tipo de célula tem mais probabilidade de estar intimamente relacionada com o quadro apresentado?
    A) Células ganglionares.
    B) Fotorreceptora.
    C) Epitélio pigmentar da retina.
    D) Células Müller.

41. Qual dos seguintes NÃO é indicador de um pior prognóstico?
    A) Extensão extra-escleral.

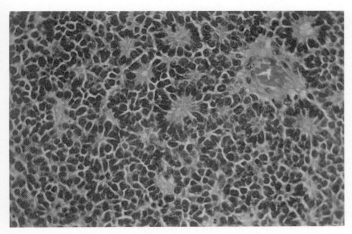

FIGURA 7-42.

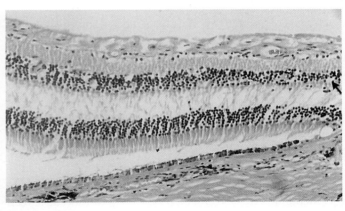

FIGURA 7-44.

B) Células tumorais através da lâmina cribriforme do nervo óptico.
C) Envolvimento bilateral.
D) Diâmetro do tumor superior a 10 DD.

42. Para quais tipos de tumores secundários esses pacientes estão em mais alto risco?
    A) Sarcoma osteogênico.
    B) Feocromocitoma.
    C) Linfoma.
    D) Neuroblastoma.

43. Que probabilidade esta criança tem de estar afetada?
    A) 40%.
    B) 6%.
    C) 1%.
    D) 80%.

44. Durante uma ceratoplastia penetrante foi coletada a porção central de um botão da córnea (Fig. 7-43). Qual é a causa mais provável para o transplante?
    A) Ceratopatia bolhosa pseudofácica.
    B) Ceratocone.
    C) Distrofia de Fuchs.
    D) Distrofia endotelial hereditária congênita.

45. Os núcleos de qual tipo celular NÃO são encontrados na camada da retina indicada pela seta na Figura 7-44?
    A) Célula bipolar.
    B) Célula amácrina.
    C) Célula ganglionar.
    D) Célula horizontal.

46. Um paciente tem o diagnóstico de melanoma maligno localizado na íris. Qual afirmativa é FALSA?
    A) Este melanoma poderá produzir hipercromia ipsilateral da íris.
    B) São comuns as metástases para o fígado e para os ossos.
    C) O tratamento é pela iridectomia.
    D) Essas lesões podem ser pigmentadas ou amelanóticas.

47. Que tipo de tumor é encontrado em associação à esclerose tuberosa?
    A) Osteoma coroidal.
    B) Melanocitoma.
    C) Hamartoma astrocítico.
    D) Hemangioma capilar.

48. Qual das seguintes camadas da retina é mais gravemente afetada depois de uma oclusão da artéria retiniana central?
    A) Camada plexiforme interna.
    B) Epitélio pigmentar retiniano.
    C) Camada nuclear externa.
    D) Camada nuclear interna.

49. O que as células fantasmas representam?
    A) Macrófagos cheios de hemossiderina.
    B) Proteínas desnaturadas do cristalino.
    C) Eritrócitos esféricos.
    D) Células inflamatórias.

50. Qual das seguintes entidades mórbidas NÃO pertence ao grupo da histiocitose X?
    A) Granuloma eosinófilo do osso.
    B) Xantogranuloma juvenil.
    C) Doença Hand-Schüller-Christian.
    D) Doença Letterer-Siwe.

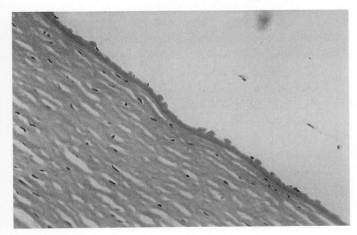

FIGURA 7-43.

☑ RESPOSTAS

1. B) Estado pós-epiceratoplastia (epicerotofaquia).

   Durante a epiceratoplastia, é removido o epitélio da córnea receptora com a camada de Bowman no local. A partir de um botão córneo de doador é modelada uma lente de epiceratoplastia de modo a assegurar o poder refrativo desejado. Isto é feito de tal modo que o epitélio, com sua membrana basal, a camada de Bowman, e o estroma anterior sejam deixados intactos e sejam somente removidos a membrana de Descemet e o estroma profundo. Este tecido é transplantado para o interior da camada de Bowman desnuda do receptor. Esta condição é a única na qual são encontradas 2 camadas de Bowman em um botão córneo. A PRC faz a ablação das camadas superficiais e parte da espessura total da camada de Bowman no centro da córnea. Uma ceratomileusia intra-estromal deixa a camada de Bowman intacta. Um trauma pode causar ruptura da camada de Bowman, porém não a duplicação completa.

2. C) O tumor tem origem nos músculos extra-oculares.

3. D) Alveolar.

   As crianças portadoras de rabdomiossarcoma apresentam uma proptose indolente, rapidamente progressiva. A inchação e a equimose podem simular uma celulite orbitária. A célula de origem é, presumivelmente, uma célula pluripotente indiferenciada proveniente de tecido mole. Essas células têm a capacidade de se diferenciarem em músculos, com produção de miosina e de actina e de mostrarem reações cruzadas. A imunoistoquímica mostra positividade para vimentina, miosina, mioglobina, actina musculoespecífica, e desmina. O tipo mais comum é o embrionário, seguido pelo tipo alveolar. O prognóstico é pior para o tipo alveolar. O tipo pleomórfico ou bem diferenciado ocorre em pacientes mais velhos e comporta o melhor prognóstico.

4. C) Esta lesão pode ser encontrada em 25% dos pacientes mais idosos.

   A Figura 7-1 mostra um típico adenoma de Fuchs (hiperplasia reativa de Fuchs, adenoma coronário, epitelioma de Fuchs, epitelioma ciliar benigno). Esta lesão é considerada como proliferativa em vez de neoplásica. A lesão é composta de material de membrana basal (colágeno tipo IV e laminina), mucopolissacarídeos ácidos, glicoproteínas e células que proliferam a partir do epitélio do corpo ciliar não pigmentado. Raramente poderá causar oclusão localizada do ângulo da câmara. Uma lesão metastática originária de melanoma maligno poderá exibir uma maioria de células pleomórficas pigmentadas com características ma-

lignas (alta relação nuclear/citoplasmática, nucléolos e figuras mitóticas).

5. B) As células de origem dessas lesões são as células epiteliais pigmentares da retina (células de origem neuroectodérmica).

   O epitélio pigmentar da retina tem capacidade para metaplasias fibrosa e óssea. É uma reação inespecífica, observada com maior freqüência na tuberculose ocular. A metaplasia pode induzir ossificação intra-ocular, mesmo com hematopoese intra-ocular. A lesão é benigna.

6. C) Exsudativo.

   O corte histológico (Fig. 7-5) mostra descolamento retiniano completo, com material eosinófilo sob a retina. Este material não é seroso como ocorre no descolamento regmatógeno da retina, porém contém abundância de proteínas. O fluido sub-retiniano encontrado em um descolamento da retina que foi causado por tração é, na maioria das vezes, de aparência serosa, e o corte histológico poderá mostrar membranas pré-retinianas fibrosas no vítreo. Os descolamentos artificiais não apresentam fluido sub-retiniano.

7. D) São observados espaços cavernosos repletos de eritrócitos.

   O corte histológico da lesão de coróide mostra um típico hemangioma cavernoso, que é caracterizado por lagos de eritrócitos separados por finos septos fibrosos. A lesão é histologicamente benigna. Um hemangioma capilar consiste de múltiplos capilares cercados por células epiteliais e pericitos.

8. A) São observados 2 tipos clínicos de crescimento, isto é, forma localizada e uma difusa.

   O paciente tem um hemangioma coroidal, na sua maioria uma lesão unilateral. Este é um hamartoma comum que foi descrito como exibindo 2 tipos clínicos de crescimento: 1) tumores circunscritos, sem doença sistêmica, e 2) tumores difusos, freqüentemente associados à síndrome Sturge-Weber. A lesão é histologicamente benigna; entretanto, quando não tratada, poderá induzir um descolamento exsudativo da retina. As opções terapêuticas são a fotocoagulação e a crioterapia. O tipo solitário é histologicamente caracterizado por um hemangioma cavernoso com margens nitidamente demarcadas, muitas vezes comprimindo os melanócitos adjacentes coroidais. Isto é clinicamente visível como um anel de hiperpigmentação na periferia da lesão (Fig. 7-2) e, na angiografia fluorescente, como um anel de bloqueio da fluorescência coroidal subjacente (Fig. 7-3). A doença von Hippel-Lindau apresenta lesões vasculares da retina e do cerebelo; entretanto, estas são hemangioblastomas capilares.

9. D) São comuns os hemangiomas ipsilaterais das meninges.

A menina tem angiomatose meningocutânea (síndrome Sturge-Weber, angiomatose encefalotrigêmea). A síndrome consiste da maioria de calcificações meníngeas unilaterais, nevo flâmeo facial (mancha vinho-do-Porto), freqüentemente ao longo da distribuição do nervo trigêmeo, e glaucoma congênito (30%). A herança não parece representar um fator importante. Histologicamente, a síndrome é caracterizada por hemangiomas cavernosos na pele, nos lábios, na coróide e nas meninges. A doença não tem tendência para a regressão espontânea conforme é observado nos hemangiomas capilares da criança.

10. D) A lesão mostra-se clinicamente como bolhas acinzentadas posteriores à *ora serrata*.

Esta patologia é designada degeneração cistóide periférica típica (DCPT) e é inevitável nos olhos adultos. Os espaços cistóides desenvolvem-se, primeiro, na camada plexiforme mais externa. Se esses espaços coalescem, resulta em retinosquise degenerativa típica. Na maioria dos casos isto não tem conseqüência clínica. Muito raramente pode se desenvolver um descolamento retiniano em presença de orifícios nas camadas interna *e* externa da cavidade esquise. Ao contrário, é menos comum uma degeneração cistóide, que se desenvolve na camada de fibras nervosas.

11. B) É encontrado epitélio de superfície na câmara anterior.

Esta condição é conhecida como crescimento epitelial para dentro (crescimento para baixo) e ocorre quando o epitélio de superfície do olho ganha acesso à estrutura interna do globo. Isto é, em geral, observado depois de uma penetração acidental ou cirúrgica no olho. O epitélio escamoso não-queratinizado multicamadas cresce sobre qualquer superfície disponível e pode causar obstrução da malha trabecular, formando um glaucoma secundário. Nos casos mais avançados, o olho é perdido. A síndrome ICE é caracterizada por uma doença unilateral que ocorre em jovens ou em adultos de meia-idade. Desenvolve-se endotélio córneo anormal sobre a malha trabecular e sobre a superfície anterior da íris. Secundariamente, pode se desenvolver glaucoma de ângulo fechado. São conhecidos 3 diferentes fenótipos clínicos: síndrome de Chandler, de Cogan-Reese (nevo da íris), e atrofia essencial da íris.

12. C) Ácido periódico de Schiff (PAS).

O epitélio da câmara anterior que recobre a rede trabecular e cresce sobre a íris é um epitélio escamoso estratificado não-queratinizado. Para diferenciar este epitélio de acordo com a origem conjuntival ou córnea, poderá ser útil a identificação da presença de células caliciformes. Essas células são encontradas no epitélio conjuntival e são evidenciadas pelo corante PAS (Fig. 7-10). Para a maioria dos tecidos, o corante padronizado é a hematoxilina-eosina. Para os lipídios, um excelente corante é o óleo vermelho; entretanto, deve ser aplicado no tecido fresco. O vermelho-Congo é usado para identificar material amilóide; no microscópio polarizado, o amilóide corado pelo vermelho-Congo demonstra birrefringência e dicroísmo.

13. C) Para identificar lipídios, devem ser usados corantes especiais como óleo vermelho.

Durante o processo de imersão em parafina, são usados diferentes solventes orgânicos (álcool, xileno), que dissolvem e excluem os lipídios. Por isso, deverá ser sempre usado tecido fresco para preservar os lipídios, e a aplicação de um corante lipídico como o óleo vermelho ou o vermelho sudan. Os corantes lipídicos são úteis na pesquisa do carcinoma de células sebáceas.

14. D) O diagnóstico é confirmado pela TC e pelos exames sorológicos.

15. A) Anormalidade do desenvolvimento.

O paciente apresenta a forma de persistência do vítreo hiperplástico primário. Persistem o vítreo primário embrionário e o sistema da vasculatura hialóide. Este estado é, na sua maioria, unilateral e clinicamente caracterizado por leucocoria (a lesão que mais comumente simula um retinoblastoma). Entretanto, contrariamente ao retinoblastoma, a persistência do vítreo primário hiperplásico é associada a um olho microftálmico. Histologicamente, é caracterizado por um alongamento do processo ciliar, persistência dos vasos hialóides (Fig. 7-12), de tecido fibrovascular retrolenticular (com deiscência da cápsula posterior do cristalino) algumas vezes contendo tecido adiposo (*lipomatosis lentis*) (Fig. 7-13), da cartilagem e dos músculos lisos. O diagnóstico é feito clinicamente, e os testes auxiliares são irrelevantes.

16. B) É uma doença cutânea benigna que raramente envolve o olho.

A criança tem um xantogranuloma juvenil (nevoxantoendotelioma) da íris. É uma doença cutânea benigna de lactentes com típicas lesões cutâneas elevadas alaranjadas, que ocorrem isoladas ou aglomeradas e regridem espontaneamente. O envolvimento ocular é raro e, na maioria das vezes, ocorre na idade abaixo dos 6 meses. As crianças podem apresentar hemorragia espontânea da câmara anterior e glaucoma secundário. Histologicamente, a lesão é caracterizada por uma reação inflamatória granulomatosa difusa, com muitos histiócitos e células Touton gigantes, conforme observadas na Figura 7-14. Os histiócitos são positivos para anticorpos ligados a macrófagos (p. ex., CD 68).

17. B) Oncocitoma.

Os *oncocitomas* oculares (tumor adenolinfomatoso, cistoadenoma apócrino, adenoma de células oxífilas) são neoplasias raras, na sua maioria benignas e na maioria encontradas na carúncula. Este tumor deriva das glândulas lacrimais acessórias na carúncula, especialmente em mulheres idosas. Podem também originar-se das glândulas lacrimais acessórias. O exame histológico revela sólidos ninhos e cordas de células poliédricas exibindo abundante citoplasma acidófilo finamente granuloso e núcleos paracentrais redondos ou ovais, geralmente encerrando um único nucléolo proeminente. Dentro do tumor são identificadas cavidades císticas. O carcinoma adenóide cístico (cilindroma maligno) ocorre na glândula lacrimal de adultos jovens. O tumor provoca dor (infiltração dos linfáticos perineurais) e é histologicamente caracterizado por um tipo de "queijo suíço". Um *granuloma piogênico* é um tipo de tecido de granulação composto de células inflamatórias e capilares em germinação, que formam um tipo radial. Um *papiloma* é caracterizado por frondes ou projeções digitiformes de epitélio acantótico recobrindo um estroma fibrovascular.

18. B) Múltiplas mitocôndrias parcialmente atípicas.

O exame pela microscopia eletrônica mostra um citoplasma densamente empilhado com mitocôndrias. Com freqüência, as mitocôndrias são atípicas. Isto é característico dos oncocitomas.

19. A) Poderá ser uma inflamação crônica das glândulas sebáceas de Zeis.

Esta lesão é um calázio. Uma inflamação crônica da glândula meibomiana (calázio profundo) ou das glândulas sebáceas Zeis (calázio superficial), resulta em um nódulo duro e indolente. Histologicamente, é caracterizado por inflamação granulomatosa zonal, incluindo células gigantes multinucleadas em volta de espaços claros que eram anteriormente cheios de lipídios que foram dissolvidos durante o processamento (Fig. 7-17). Em pacientes com calázio recidivante é importante fazer uma biopsia para excluir um carcinoma da glândula sebácea. Este tipo de carcinoma pode simular um calázio recidivante ou uma blefarite crônica. As glândulas de Moll são glândulas sudoríparas apócrinas na pálpebra e não são associadas à formação de calázio.

20. C) São consistentes com um lipogranuloma zonal.

Os espaços claros neste calázio eram anteriormente cheios de lipídios, que se dissolveram durante o processamento do tecido. O princípio patogênico do calázio é um proces-so inflamatório lipogranulomatoso. Ao contrário do que ocorre nos xantomas, o lipídio está localizado no espaço extracelular. Em um corte congelado sem imersão em parafina, o lipídio é preservado e visível. Um canal vascular poderá, pelo menos, mostrar células endoteliais.

21. B) Herpes simples.

Uma reação granulomatosa à membrana de Descemet (incluindo células gigantes multinucleadas) (Fig. 7-19) é mais freqüentemente observada na ceratite disciforme com uma história de herpes simples ou herpes zoster. A reação peculiar à membrana de Descemet pode estar relacionada a uma alteração da antigenicidade da membrana e subseqüente desenvolvimento de uma reação de auto-sensibilidade. Esta reação é muito incomum ante outros agentes etiológicos.

22. D) A doença é um glaucoma fagolítico.

O paciente tem uma endoftalmite facoanafilática (facoimune). A doença pode se desenvolver depois da exposição à grande quantidade de antígenos de cristalino para o sistema imune e a abrogação da tolerância à proteína do cristalino. É clinicamente caracterizada por sinais de uveíte crônica com descolamento coroidal e hipotonia do bulbo. Normalmente a proteína do cristalino é reconhecida como "auto". No caso de uma degradação da tolerância às células T, podem ser produzidos anticorpos contra as proteínas do cristalino, iniciando uma inflamação crônica. Neste caso, o núcleo do cristalino foi perdido durante a cirurgia da catarata (Fig. 7-20) e se desenvolveu uma endoftalmite facoanafilática. Histologicamente, é caracterizada por neutrófilos ativados e "fagocitização" do material do cristalino (Fig. 7-21). Esses neutrófilos, por sua vez, são cercados por células epitelióides e, ocasionalmente, por células gigantes multinucleadas e tecido de granulação (granulomazonal). O glaucoma fagolítico, ao contrário disso, é caracterizado pela exsudação de proteínas desnaturadas do cristalino através de uma cápsula íntegra (p. ex., catarata hipermadura). Este fato inicia uma reação de corpo estranho, e os macrófagos incham e englobam o material desnaturado do cristalino. Esses macrófagos podem bloquear o efluxo trabecular e causar um glaucoma de ângulo aberto secundário (glaucoma fagolítico).

23. C) A incidência de diálise zonular é muito mais alta nesses pacientes.

O paciente tem a síndrome de pseudo-exfoliação (síndrome de exfoliação da membrana basal). Esta é caracterizada pela deposição de material branco macio peculiar sobre a cápsula do cristalino, as zônulas, o epitélio ciliar, o pigmento do epitélio da íris e a malha trabecular. É mais comum nos escandinavos e é muito rara nos afro-americanos. Um material eosinófilo amorfo localiza-se perpendicularmente ao cristalino (como o enchimento de ferro em um imã. O epitélio pigmentar da íris mostra uma configuração posterior em dente de serra. A incidência de diálise zonular durante a cirurgia de catarata é mais elevada nesses pacientes. Nesta afecção, a íris poderá apresentar defeitos da transiluminação peripapilar, ao contrário do que é visto na síndrome de dispersão do pigmento. A irradiação infravermelho pode causar "exfoliação verdadeira" da cápsula do cristalino em sopradores de vidros ou em soldadores.

24. C) Drusas nodulares.

Drusas nodulares (duras) consistem de espessamentos focais da membrana basal do epitélio pigmentar da retina. Clinicamente, mostram-se como pequenos pontos amarelos ou branco-amarelados, medindo 50 μm de diâmetro. *Drusas moles* (exsudativas, macias) são maiores e mostram-se menos densas e mais macias. *Depósitos laminares basais* consistem de material de membrana basal dividido (colágeno com grandes espaços), estão localizados entre o plasmalema basal do epitélio pigmentar da retina e sua membrana basal. *Depósitos lineares basais* referem-se a material localizado externamente à membrana basal do epitélio pigmentar da retina.

25. B) Carcinoma de células basais, tipo nodular.

O *carcinoma de células basais* é histologicamente caracterizado pela proliferação de células basófilas. É o tumor maligno mais comum da pálpebra. O tumor pode ser agrupado em 3 tipos: nodular, superficial e morfea. Poderá ocorrer ou não ulceração e pigmentação. Os aspectos típicos do tipo nodular são os aspectos em paliçada das células tumorais periféricas. O tipo superficial mostra botões irregulares de células basalóides surgindo de múltiplos focos da subsuperfície epidérmica. O tipo morfea é caracterizado por células tumorais crescendo em filamentos ou cordões finos e alongados, muitas vezes em uma única camada espessa (tipo "fila indiana").

26. B) Pálpebra inferior – canto interno – pálpebra superior – canto lateral.

A razão para esta ordem é provavelmente o resultado da exposição à luz ultravioleta durante a vida.

27. B)Um corante especial para os mucopolissacarídeos ácidos (p. ex., ferro coloidal) deverá ser positivo dentro do nervo óptico.

A Figura 7-26 mostra um disco óptico escavado, profundamente caliceado. A causa mais provável é uma elevação da PIO no decurso de muitos anos. No caso de uma atrofia óptica cavernosa (de Schnabel) são observados espaços císticos posteriores à lamina cribrosa. Os espaços císticos

são cheios com ácido hialurônico que se cora em positivo quanto aos mucopolissacarídeos ácidos (p. ex., ferro coloidal). Uma oclusão retiniana central induz a uma atrofia do nervo óptico; entretanto, o nervo não está escavado. A redução e a normalização da PIO poderá resultar em reversão do caliceamento do nervo óptico. fato que é comum em crianças e menos freqüente em adultos.

28. B) Esta lesão neoplásica encerra resquícios epiteliais embrionários.

A lesão histológica mostrada nas Figuras 7-27, 7-28 e 7-29 consiste de proliferação de células com núcleo discreto no epitélio e na camada subepitelial. O componente subepitelial contém cistos com epitélio escamoso não-queratinizado com células caliciformes. A lesão representa um nevo composto típico da conjuntiva. O componente hamartomatoso epitelial contém, freqüentemente, além das células do nevo, restos epiteliais embrionários que podem evoluir para cistos epiteliais como este caso mostra. A lesão pode ser pigmentada ou não. Na conjuntivite crônica é observado um infiltrado inflamatório. Nos cortes do tecido, as dobras do epitélio proliferado e das células caliciformes podem simular estruturas glandulares e são chamadas *pseudoglândulas* (Henle).

29. B) Estado pós-reparo de um descolamento de retina.

O quadro histológico (Figs. 7-30 e 7-31) mostra um espaço vazio na esclera com uma estrutura polifilamentosa associada a uma reação de célula gigante a corpo estranho. O espaço escleral vazio representa uma faixa circulante dissolvida antes da cirurgia do descolamento da retina. Para fixar a faixa à esclera foi usada sutura polifilamentosa. Uma esclera rôta deverá estar acompanhada de cicatrizes esclerais de espessura completa. Um estafiloma escleral é ectático e a esclera afinada pela coróide com ou sem retina.

30. D) Rabdomiossarcoma.

As rosetas de Homer-Wright são caracterizadas por células que limitam para cima uma área contendo material semelhante à teia de aranha, porém não contém mucopolissacarídeos ácidos. Essas rosetas não são específicas do retinoblastoma e são também encontradas no neuroblastoma e no meduloepitelioma. O rabdomiossarcoma não exibe formação em rosetas. Ao contrário, as rosetas Flexner-Wintersteiner são as rosetas características dos retinoblastomas, porém não estão sempre presentes. A presença de rosetas Flexner-Winterstein estabelece o diagnóstico de um retinoblastoma bem diferenciado. Neste último tipo de rosetas as células limitam para cima e aparentemente esvaziam o lúmen central. Entretanto, corantes especiais mostram, no lúmen, a presença de mucopolissacarídeos ácidos, resistentes à hialuronidase.

31. C) Meduloepitelioma

O meduloepitelioma deriva do epitélio ciliar. São conhecidas as variedades não-teratóide e teratóide (presença de elementos heteroplásticos). Ambas as formas podem ser benignas ou malignas. A forma teratóide pode conter cartilagem e/ou rabdomioblastos. *Phthisis bulbi* pode resultar em metaplasia do pigmento retiniano com formação de osso. A formação de cartilagem é virtualmente desconhecida. A persistência do vítreo hiperplástico primário posterior é caracterizada por membranas do vítreo que se estendem a partir do disco, geralmente da zona equatorial, posteriormente às dobras retinianas radiais, perturbação da função macular, e descolamento da retina. A formação de cartilagem não é uma característica da persistência do vítreo hiperplástico primário posterior, assim contrastando com a forma anterior, que tem sido descrita em raros casos. O retinoblastoma exibe calcificação secundária à proliferação rápida e necrose de células, porém não ocorre formação de cartilagem.

32. A) Figura 7-36.

33. D) Figura 7-34.

34. D) Figura 7-33.

35. A) Figura 7-38.

36. C) Óleo vermelho.

São enumeradas as lesões fotografadas:
Figura 7-32 = carcinoma de células sebáceas
Figura 7-33 = carcinoma de células basais, nodular
Figura 7-34 = carcinoma de células escamosas
Figura 7-35 = melanoma maligno
Figura 7-36 = ceratoacantoma
Figura 7-37 = ceratose seborréica
Figura 7-38 = molusco contagioso

O carcinoma de células sebáceas pode se apresentar insidiosamente como um calázio crônico recidivante ou como blefarite. Quando for suspeitada sua presença, o tecido fresco deve ser preparado para corante de lipídios, assim como o óleo vermelho. São notáveis quanto a lesões salteadas e requerem uma larga excisão. É possível a metástase para os linfonodos regionais. O carcinoma de células basais é a lesão da pálpebra que ocorre mais freqüentemente, muitas vezes nas áreas expostas ao sol. Apresenta-se como lesões elevadas com bordas peroladas, vasos ectáticos, e cratera ulcerada (úlcera roedora). Histopatologicamente, existem restos de células basófilas em paliçada com escasso citoplasma e com núcleo hipercromático. O carcinoma de células basais é localmente invasivo e raramente metastatiza. O carcinoma de células escamosas é também relacionado à exposição solar. Uma proliferação de epitélio eosinófilo com restos de pérolas de queratina atravessa a membrana basal para dentro da derme subja-

cente. É recomendada a excisão cirúrgica pela técnica de Mohs. Ocorrem metástases para os linfonodos regionais. O ceratoacantoma pode ser confundido com o carcinoma de células escamosas; entretanto, apresenta-se muito mais rapidamente. A cratera central contém queratina. Essas podem curar espontaneamente durante vários meses. As queratoses seborréicas são lesões benignas que têm uma aparência gordurosa, "grudenta". O exame patológico mostra hiperqueratose e papilomatose com cistos de pseudo-saliências. O molusco contagioso é causado por um poxvírus e se mostra como lesões elevadas e umbilicadas nas pálpebras, na face e nas regiões genitais. Na cratera central é encontrada no epitélio espessado por corpos de molusco intracitoplasmáticos. Esses podem ser disseminados pelo líquido originário das lesões, causando uma conjuntivite folicular crônica. O tratamento é por crioterapia, curetagem, ou excisão.

37. D) Metástase.

Cataratas congênitas, retinoblastoma e retinopatia da prematuridade, entre outros, são o diferencial da leucocoria bilateral. A doença metastática intra-ocular é extremamente rara em crianças.

38. D) Crioterapia.

A cintigrafia TC mostra lesões bilaterais de alta densidade, compatíveis com calcificação dentro dos tumores. Neste caso de retinoblastoma, o olho direito foi enucleado. O tratamento para o olho esquerdo inclui enucleação, radiação e quimioterapia. Para as pequenas lesões, a crioterapia pode ser eficaz. Para as lesões posteriores, conforme fotografadas, a colocação efetiva de crioterapia poderá ser difícil de alcançar. Ademais, esta poderá ser ineficaz para os tumores multicêntricos. Para tentar preservar a visão no olho esquerdo, é preferível a quimioterapia ou a radiação.

39. D) Necrose do tecido com calcificação.

O retinoblastoma é um tumor de rápido crescimento, que pode se desenvolver na suplência vascular. Este crescimento rápido induz necrose do tecido e calcificação secundária. Na substância branca do tumor podem ser observados flocos esbranquiçados (Fig. 7-45).

40. B) Fotorreceptora.

A Figura 7-42 mostra uma roseta Flexner-Wintersteiner, característica do retinoblastoma. Essas rosetas representam diferenciação fotorreceptora anormal. Ao longo do espectro da diferenciação fotorreceptora mostram-se também rosetas Homer-Wright e fleuretes.

41. D) Diâmetro do tumor superior a 10 DD.

A extensão extra-ocular do retinoblastoma indica um mau prognóstico. Os pacientes com envolvimento bilateral podem estar em maior risco de retinoblastoma trilateral.

RESPOSTAS 171

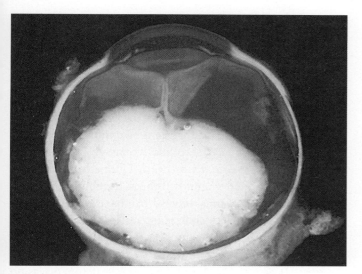

FIGURA 7-45.

O tamanho do tumor, *per se*, não afeta o prognóstico. A Figura 7-46 mostra células tumorais dentro da substância do nervo óptico.

42. A) Sarcoma osteogênico.

Nessas crianças são mais comuns os tumores secundários e incluem: sarcoma osteogênico, melanoma maligno, linfoma e leucemia, rabdomiossarcoma e meduloblastoma. Os sarcomas são as malignidades mais comuns, particularmente o sarcoma osteogênico.

43. A) 40%.

Neste caso bilateral há uma elevada probabilidade que exista uma mutação somática hereditária. A metade da futura descendência desta criança deverá receber o cromossoma anormal. Com 80% de penetrância, 40% destas crianças deverão ser afetadas.

44. C) Distrofia de Fuchs.

A córnea apresenta múltiplas excrescências ao nível da membrana de Descemet, que é consistente com a distrofia de Fuchs. O ceratocone poderá fazer erupções na camada de Bowman e no epitélio, juntamente com afinamento e cicatrizes da córnea, porém com uma membrana de Descemet normal. A ceratopatia bolhosa pseudofácica e a distrofia epitelial hereditária congênita apresentam espessamento do estroma córneo e perda de células endoteliais.

45. C) Célula ganglionar.

Os núcleos das células ganglionares são encontrados nas camadas mais internas dos núcleos. A camada nuclear mais interna contém corpos celulares das células bipolares, amácrinas, horizontais e de Müller. A camada mais externa contém corpos celulares dos fotorreceptores (Fig. 7-47)

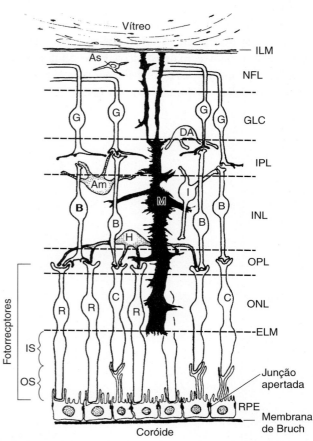

FIGURA 7-47. Wright K. Textbook of ophthalmology. Baltimore: William & Wilkins, 1997:37.

46. B) São comuns as metástases para o fígado e para os ossos.

O melanoma maligno, quando isolado à íris, comporta-se de modo mais benigno do que o melanoma da coróide. O envolvimento do corpo ciliar ou da coróide comporta um pior prognóstico. As metástases são raras e a iridectomia poderá remover totalmente o tumor. Essas lesões podem ser pigmentadas ou amelanóticas. Poderá haver hipercromia ipsilateral.

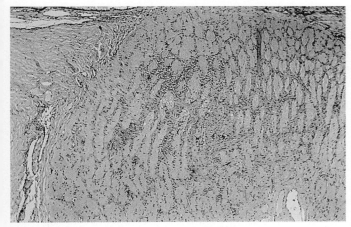

FIGURA 7-46.

47. C) Hamartoma astrocítico.

Os achados em associação à esclerose tuberosa incluem hamartomas astrocíticos, calcificação intracerebral, convulsões, retardo mental, adenoma sebáceo, e *ash leaf spots*. Na doença de von Hippel-Lindau podem ser encontrados hemangiomas capilares.

48. A) Camada plexiforme interna.

As artérias retinianas internas suprem oxigênio para as camadas superficiais da retina, incluindo a camada de fibras nervosas, a camada de células ganglionares e o terço interno da camada nuclear interna. As outras camadas são nutridas principalmente pela coróide

49. C) Eritrócitos esféricos.

Células fantasmas representam eritrócitos hemolisados. Depois de um hifema de longa duração, ou de uma hemorragia do vítreo, os eritrócitos perdem sua forma normal e tornam-se mais esféricos. Essas células são mais rígidas e menos capazes de se deformar para sair através da rede trabecular, resultando em um glaucoma de ângulo aberto secundário. Na microscopia sob lâmpada de fenda, mostram-se como células de cor cáqui na câmara anterior.

50. B) Xantogranuloma juvenil.

A histiocitose X (histiocitose de células de Langerhans, granulomatose Langerhans) é caracterizada por proliferação de células de Langerhans em base inflamatória. Imunoistoquimicamente, as células coram-se positivamente com o S-100 e com a vimentina. Ultra-estruturalmente, as células contêm grânulos Birbeck (exibindo um denso núcleo central e uma espessa bainha externa. São conhecidas 3 entidades clínicas interrelacionadas: 1) *granuloma eosinófilo do osso* (tumor benigno derivando freqüentemente da parte mais externa da borda orbitária superior), 2) *doença Hand-Schüller-Christian* (lesões ósseas no crânio, exoftalmia e diabetes insípido), e 3) *doença Letterer-Siwe* (doença fatal, com histiocitose difusa). O xantogranuloma juvenil (XGJ) não pertence ao grupo histiocitose X. A XGJ é negativa ao S-100 e não encerra grânulos Birbeck.

Anotações

Anotações

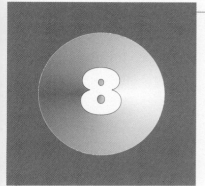

Uveíte

PERGUNTAS

1. Uma mulher branca de 64 anos apresenta-se com queixa de dor, diminuição da visão e vermelhidão dos olhos há 2 dias (Fig. 8-1). Sua história médica anterior revela que ela recebeu uma trabeculectomia por motivo de glaucoma primário de ângulo aberto neste mesmo olho 6 meses antes do seu exame. Qual a probabilidade de ser evidenciada pela coloração de Gram do fluido vítreo desta paciente?
    A) Cocobacilos Gram-negativos.
    B) Bastonetes Gram-positivos.
    C) Formas de ramificação de pseudo-hifas.
    D) Aglomerados de cocos Gram-positivos.

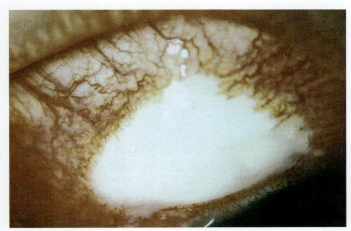

FIGURA 8-1.

Perguntas 2-4

Um homem branco, com 69 anos, apresenta-se com leve mal-estar e relata gradual decréscimo da visão do olho direito há cerca de 1 semana. Sua história ocular anterior é notável por uma extração de catarata e colocação de lente intra-ocular (LIO) na câmara posterior neste olho há 4 meses. Em razão da natureza de baixo grau da inflamação foram iniciados esteróides tópicos e a inflamação respondeu favoravelmente. Depois de suspender os esteróides os sintomas retornaram e o paciente se apresentou com uma inflamação granulomatosa da câmara anterior, incluindo um pequeno hipópio e uma leve vitreíte anterior.

2. O que poderá ser revelado pelo exame da placa branca presente no equador da cápsula posterior do cristalino?
    A) *Candida albicans.*
    B) *Propionibacterium acnes.*
    C) *Staphylococcus epidermidis.*
    D) *Mycobacterium tuberculosis.*

3. Qual das terapias seguintes é mais apropriada para esta doença?
    A) Vitrectomia e injeção intravítrea de anfotericina B.
    B) Observação.
    C) Vitrectomia, remoção da LIO, e injeção intravítrea de gentamicina.
    D) Vitrectomia, capsulectomia posterior e injeção intravítrea de vancomicina.

4. Qual é a causa microbiana MENOS provável para esta síndrome?
    A) *Propionibacterium granulosum.*
    B) *Achromobacter.*
    C) *Klebsiella.*
    D) *Corynebacterium.*

Perguntas 5-7

Uma mulher afro-americana de 32 anos apresenta-se com escotomas e visão nublada no olho direito. O exame com lâmpada de fenda mostra nódulos na íris (Fig. 8-2). Uma recente radiografia do tórax revelou adenopatia hilar.

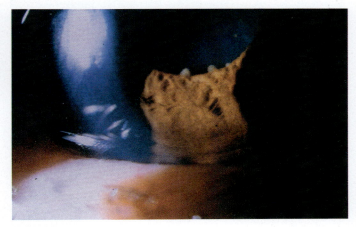

FIGURA 8-2.

5. A biopsia da glândula lacrimal provavelmente poderá revelar:
    A) células epitelióides dentro do tecido necrosado
    B) células gigantes multinucleadas do tipo Touton
    C) células gigantes multinucleadas do tipo Langhans
    D) infiltração linfocítica difusa

6. Outras manifestações oculares incluem todas as seguintes, EXCETO:
    A) papilite
    B) esclerite
    C) conjuntivite folicular
    D) precipitados ceráticos granulomatosos

7. Neste quadro, as complicações oculares em resultado ao tratamento esteróide incluem todas as seguintes, EXCETO:
   A) catarata
   B) neovascularização retiniana
   C) glaucoma
   D) escleromalacia

Perguntas 8-9

Uma menina branca, de 11 anos, apresenta-se com a queixa de escotomas no olho esquerdo e uma pequena diminuição da visão. Ao exame da câmara anterior você percebe uma leve reação inflamatória e as alterações corneanas mostradas na Figura 8-3. O exame do fundo do olho dilatado revela material fibroso esbranquiçado na periferia inferior.

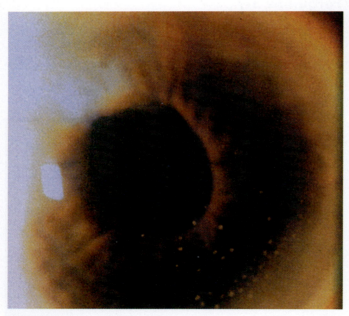

FIGURA 8-3.

8. Qual dos seguintes é associado a este estado?
   A) Cataratas subcapsulares anteriores.
   B) HLA-B27.
   C) Unilateralidade, na maioria dos casos.
   D) Esclerose múltipla.

9. O exame patológico do *snowbank* poderá revelar:
   A) exsudatos lipídicos
   B) componentes fibrogliais e vasculares
   C) um agregado de células epitelióides e gigantes multinucleadas
   D) um conglomerado de lipofuscina e células inflamatórias crônicas

10. Um paciente apresenta o olho ilustrado na Figura 8-4. Todas as doenças seguintes podem apresentar este quadro, EXCETO:
    A) síndrome uveíte-glaucoma-hifema (UGH)
    B) iridociclite herpética
    C) uveíte HLA-B27 anterior
    D) iridociclite traumática

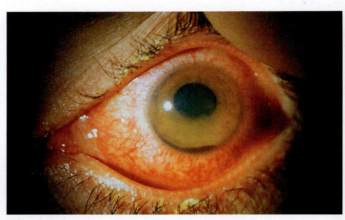

FIGURA 8-4.

11. Qual das condições seguintes NÃO É tipicamente acompanhada de precipitados ceráticos distribuídos difusamente?
    A) Iridociclite heterocromática de Fuchs.
    B) Sarcoidose.
    C) Vogt-Koyanagi-Harada.
    D) Sífilis.

12. Qual das condições seguintes NÃO É associada a uma irite aguda ligada à HLA-B27?
    A) Doença de Behçet.
    B) Artrite psoriática.
    C) Doença de Crohn.
    D) Síndrome de Reiter.

Perguntas 13-15

Uma mulher de 35 anos apresenta-se com dor ocular, dor nos punhos e nos pés, dor à micção e úlceras aftosas. O exame ocular é significante porque revela uma descarga conjuntival mucóide e uma leve reação celular na câmara anterior. É também notada uma lesão peculiar na pele (Fig. 8-5).

13. Qual dos seguintes achados NÃO deve ser esperado neste paciente?
    A) Balanite.
    B) Prostatite.
    C) Uma história de recente diarréia.
    D) Fator reumatóide positivo.

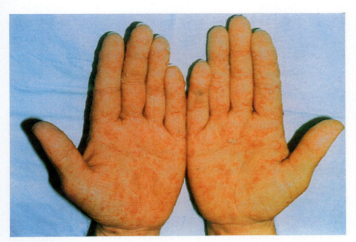

FIGURA 8-5.

14. Qual o microrganismo que NÃO deve ser implicado no desencadeamento deste estado?
    A) Clamídia.
    B) *Ureaplasma urealyticum.*
    C) *Yersinia.*
    D) *Rochalimaea.*

15. A lesão classicamente associada a este estado, conforme a Figura 8-5, é:
    A) eritema migratório crônico
    B) psoríase pustular
    C) ceratoderma blenorrágico
    D) eczema

16. Apresenta-se no seu consultório uma menina de 10 anos com uma história de artralgia e inflamação crônica da câmara anterior de ambos os olhos. Ela não apresenta células, porém nota-se um leve clarão na câmara anterior. Considerando a história natural desta doença, qual das afirmativas seguintes tem mais probabilidade de ser VERDADEIRA?
    A) Esta paciente é negativa para anticorpos antinucleares (AAN).
    B) Esta paciente tem doença pauciarticular envolvendo as mãos e os punhos.
    C) Esta paciente tem doença pauciarticular envolvendo as extremidades inferiores sem envolvimento das articulações do punho.
    D) Esta paciente é fator reumatóide positivo.

Perguntas 17-19

Um homem branco, com 40 anos, é enviado para exame oftalmológico porque a visão em um dos olhos não melhora de 20/40 à refração. Ao exame você nota uma leve inflamação unilateral da câmara anterior e precipitados ceráticos dispersos difusamente sobre a superfície anterior da córnea. O paciente tem íris castanha com uma leve diferença na pigmentação da íris entre os dois olhos.

17. Qual das afirmativas seguintes tem maior probabilidade de ser VERDADEIRA?
    A) O olho envolvido é mais escuro do que o sadio.
    B) Menos de 2% dos pacientes com esta condição deverá apresentar envolvimento bilateral sem nenhuma óbvia heterocromia.
    C) Os espécimes patológicos deste caso revelaram a presença de plasmócitos dentro do corpo ciliar.
    D) Poderão estar presentes sinéquias anteriores.

18. Qual dos seguintes agentes infecciosos foi sugerido como tendo uma associação com esta condição?
    A) Histoplasma.
    B) Toxoplasma.
    C) Toxocara.
    D) Vírus Epstein-Barr.

19. Qual das seguintes medicações tópicas usadas unilateralmente pode causar aparência semelhante?
    A) dipivefrina
    B) ciclosporina A
    C) latanoprost
    D) brimonidina

20. Todas as seguintes classes de principais imunoglobulinas são encontradas na lágrima humana, EXCETO:
    A) IgD
    B) IgE
    C) IgG
    D) IgM

21. Qual das seguintes afirmativas concernentes às reações de hipersensibilidade imune clássica nas doenças que afetam o olho é VERDADEIRA?
    A) A resposta granulomatosa observada na uveíte por sarcoidose é, primariamente, uma reação de hipersensibilidade Tipo I.
    B) A facoanafilaxia é uma reação de hipersensibilidade Tipo III.
    C) A rinite alérgica é um exemplo de reação de hipersensibilidade Tipo II.
    D) As reações de hipersensibilidade Tipo IV são mediadas por anticorpos citotóxicos.

Perguntas 22-23

Um paciente afro-americano idoso comparece com a queixa de uma área esbranquiçada nos olhos nas últimas semanas (Fig. 8-6). O olho não tem incomodado e não existe corrimento nem crostas nas pálpebras.

22. Todos os seguintes exames de sangue poderão ser úteis na feitura do diagnóstico, EXCETO:

Capítulo 8 ■ UVEÍTE

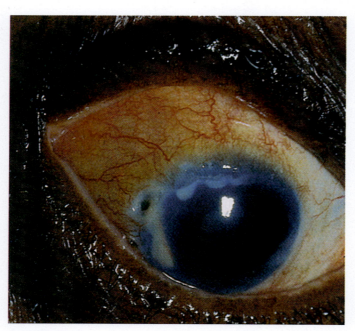

FIGURA 8-6.

A) anticorpos HIV
B) fator reumatóide
C) anticorpo citoplasmático antineutrófilos
D) teste PPD cutâneo

23. Existe um leve escoar de fluido a partir do defeito corneano periférico. Que tratamento poderá ser mais útil na fase aguda?
    A) Supressores aquosos.
    B) Aplicação de cola de cianoacrilato.
    C) Enxerto corneano em placa.
    D) Corticosteróides tópicos.

24. Qual das características seguintes referentes à coroidopatia serpiginosa é VERDADEIRA?
    A) Evolução recidivante e indolente.
    B) Afeta principalmente crianças.
    C) Lesões multifocais.
    D) Responde prontamente aos corticosteróides.

25. Um homem de 25 anos estava pregando um prego na sua garage quando sentiu uma súbita dor aguda no olho direito com apenas uma leve diminuição da visão. Apresentou-se ao seu consultório 2 dias mais tarde com a queixa de dor gradualmente crescente e uma perda intensa de visão naquele olho. Ao exame, você nota uma pequena laceração córnea periférica e hipópio. Qual das seguintes afirmativas concernentes à endoftalmia é a VERDADEIRA neste caso?
    A) O microrganismo infectante mais comum nesses casos é o *Staphylococcus aureus*.
    B) Na maioria dos pacientes, depois do tratamento e da reabilitação apropriados, há probabilidade de ser mantida uma acuidade visual de 20/400 ou melhor.
    C) Poderá ser prevista a ocorrência de endoftalmite em até 10% dos casos de traumas semelhantes.
    D) As endoftalmites pelas espécies *Bacillus* têm um bom prognóstico visual.

26. Você examina um homem branco de 78 anos que se queixa de decréscimo da visão no olho direito. Há 3 semanas ele passou por uma cirurgia de anastomose da artéria coronária, com pós-operatório complicado, que exigiu apoio ventilatório prolongado. Desde a cirurgia vem recebendo hiperalimentação e antibióticos IV. Ao exame do fundo do olho direito dilatado você notou uma lesão coroidal branca sob a mácula. Existe uma quantidade mínima de vítreo superjacente. Qual das afirmativas seguintes concernentes a microrganismos terá maior probabilidade de ser responsável por esta lesão tornando a afirmativa VERDADEIRA?
    A) O microrganismo responsável se desenvolve em ágar-sangue e na glicose Sabouraud dentro de 24 a 48 horas.
    B) Este microrganismo mostra-se exclusivamente como uma célula germinativa oval conhecida como *blastoconidia*.
    C) A infecção ocular causada por este microrganismo fornece, geralmente, hemoculturas positivas.
    D) Este microrganismo freqüentemente coloniza o trato respiratório e, muitas vezes, causa pneumonia.

27. Um homem sem lar, de 25 anos, apresenta-se no seu consultório com a queixa de diminuição da visão e dor no olho direito durante os últimos 2 dias. O exame revela uma acentuada congestão conjuntival, um hipópio de 2 mm e, na ultra-sonografia B, uma densa opacidade do vítreo. Você suspeita de endoftalmite endógena, insiste no interrogatório, o paciente admite abuso de droga IV. Considerando a história do paciente, qual dos seguintes microrganismos tem MENOS probabilidade de estar envolvido na endoftalmite deste paciente?
    A) *Candida albicans*.
    B) Espécies de *Staphylococcus*.
    C) *Bacillus cereus*.
    D) *Haemophilus influenzae*.

Perguntas 28-30

Um japonês de 27 anos, de intercâmbio estudantil, apresenta-se no seu consultório com a queixa de diminuição da visão em ambos os olhos. Ao exame, é observado um pequeno hipópio OD e uma moderada reação OS. O exame do fundo do olho esquerdo é mostrado na Figura 8-7. Continuando o interrogatório, você apura a

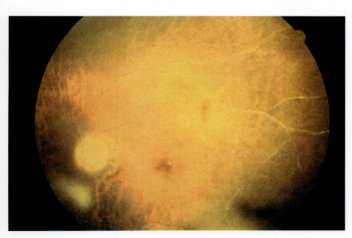

FIGURA 8-7.

história de artrite nos joelhos e nos punhos, e lesões dolorosas na boca e em volta dos genitais. Ao exame das extremidades inferiores, você nota a lesão observada na Figura 8-8.

28. As lesões cutâneas comuns nesta afecção incluem todas as seguintes, EXCETO:
    A) lesões acneiformes no dorso e na face
    B) eritema nodoso
    C) psoríase
    D) tromboflebite

29. Qual dentre as afirmativas seguintes concernentes ao tratamento desta afecção é a VERDADEIRA?
    A) Os corticosteróides isolados são, em geral, eficazes na prevenção da recaída da inflamação ocular.
    B) Os esteróides perioculares isolados são, em geral, eficazes na prevenção da recaída da inflamação ocular.
    C) A colchicina poderá ser útil na prevenção das recidivas.
    D) A ciclosporina poderá ser útil nesta afecção, porém a incidência de toxicidade hepática limita seu uso.

30. Qual das seguintes afirmativas concernentes à inflamação ocular associada a esta afecção é a VERDADEIRA?
    A) Os pacientes com esta doença, se não forem tratados agressivamente, desenvolvem uma inflamação ocular crônica persistente.
    B) Normalmente existe uma inflamação granulomatosa.
    C) A retinite associada a este estado pode ser confundida com uma retinite viral.
    D) Nesta doença a inflamação afeta predominantemente a coróide.

31. Qual é causa mais comum do hipópio da irite aguda não-infecciosa?
    A) Doença de Behçet.
    B) Uveíte anterior idiopática.
    C) Irite associada à HLA-B27.
    D) Iridociclite sarcóide.

32. Em qual dos casos seguintes há MENOR probabilidade de estar presente o antígeno HLA-B27?
    A) Em homens com espondilite ancilosante.
    B) Em mulheres jovens com artrite reumatóide juvenil pauciarticular.
    C) Em homens com a síndrome Reiter.
    D) Em homens com artrite psoriática.

33. Qual a forma de uveíte mais comum na sarcoidose ocular?
    A) Pan-uveíte.
    B) Uveíte intermediária.
    C) Uveíte anterior.
    D) Coroidite.

34. Qual das seguintes afirmativas é a mais exata com referência às lesões mostradas na Figura 8-9?
    A) Nas lesões epiteliais podem ser coletados vírus vivos.
    B) Esta doença é geralmente observada em crianças ou em adultos jovens.

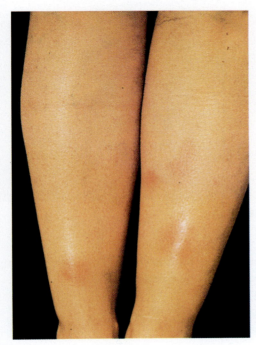

FIGURA 8-8.

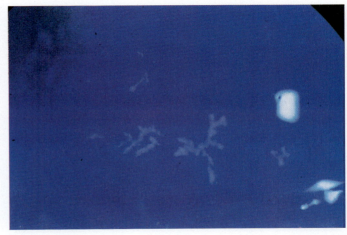

FIGURA 8-9.

C) Gotas de corticosteróides tópicos são eficazes na eliminação da doença.
D) Essas lesões freqüentemente têm uma apresentação bilateral.

Perguntas 35-37 Selecione a resposta que corresponde aos estados listados

35. Nódulos na íris.
    A) Uveíte granulomatosa.
    B) Uveíte não-granulomatosa.
    C) Ambas.
    D) Nenhuma.

36. Células epitelióides.
    A) Uveíte granulomatosa.
    B) Uveíte não-granulomatosa.
    C) Ambas.
    D) Nenhuma.

37. Iridociclite heterocromática de Fuchs.
    A) Uveíte granulomatosa.
    B) Uveíte não-granulomatosa.
    C) Ambas.
    D) Nenhuma.

Perguntas 38-40 (Figs. 8-10 a 8-13)

38. A biopsia de qual das lesões mostra uma proliferação monótona de células B?
    A) Figura 8-10.
    B) Figura 8-11.
    C) Figura 8-12.
    D) Figura 8-13.

39. Qual dentre essas poderá apresentar dor e sensibilidade localizada?
    A) Figura 8-10.
    B) Figura 8-11.
    C) Figura 8-12.
    D) Figura 8-13.

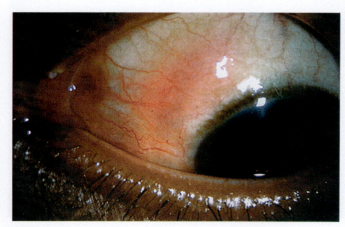

FIGURA 8-10.

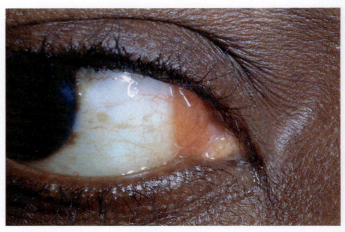

FIGURA 8-11.

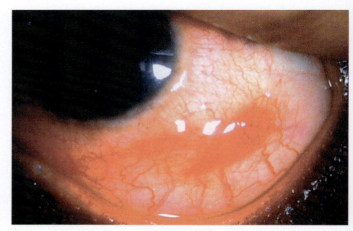

FIGURA 8-12.

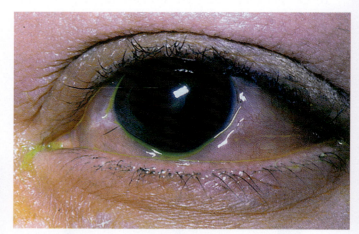

FIGURA 8-13.

40. O herpesvírus humano 8 (HHV-8) tem sido implicado na etiologia de qual dessas condições?
    A) Figura 8-10.
    B) Figura 8-11.
    C) Figura 8-12.
    D) Figura 8-13.

PERGUNTAS

41. Qual é o efeito colateral mais característico da ciclofosfamida oral?
A) Infecções secundárias.
B) Malignidades secundárias.
C) Anemia hemolítica.
D) Cistite hemorrágica.

42. Os efeitos colaterais dos corticosteróides sistêmicos incluem todos os seguintes, EXCETO:
A) necrose asséptica do quadril
B) hipoglicemia
C) exacerbação da hipertensão
D) ulceração gástrica

Perguntas 43-45 Compatibilize os seguintes imunossupressores com as suas classes

43. Ciclosporina.
A) Antimetabólito citotóxico.
B) Antiinflamatório citostático.
C) Imunomodulador da interleucina 2.
D) Agente alquilante citotóxico.

44. Prednisona.
A) Antimetabólito citotóxico.
B) Antiinflamatório citostático.
C) Imunomodulador da interleucina 2.
D) Agente alquilante citotóxico.

45. Metotrexato.
A) Antimetabólito citotóxico.
B) Antiinflamatório citostático.
C) Imunomodulador da interleucina 2.
D) Agente alquilante citotóxico.

46. Qual dos seguintes é o achado retiniano mais comum na AIDS?
A) Manchas em lã de algodão.
B) Retinite por citomegalovírus.
C) Coroidite por *Pneumocystis.*
D) Necrose aguda da retina.

47. A forma viva do microrganismo *Toxoplasma gondii* responsável pela estimulação da inflamação é/são:
A) cistos
B) bradizoítos
C) taquizoítas
D) todos os acima

48. Qual das seguintes afirmativas sobre as drogas usadas para tratar a toxoplasmose é a verdadeira?
A) A pirimetamina bloqueia a produção de diidrofolato em ácido paraminobenzóico.
B) A sulfadiazina inibe a enzima diidrofolato redutase.
C) A clindamicina pode destruir eficazmente microrganismos Toxoplasma.

D) Os corticosteróides sistêmicos e perioculares são contra-indicados porque podem causar a proliferação de organismos Toxoplasma.

49. A iridociclite associada à artrite reumatóide juvenil é mais comum na:
A) doença pauciarticular de início precoce
B) doença pauciarticular de início tardio
C) doença de Still
D) doença poliarticular de início tardio

50. A síndrome de Schwartz é causada por:
A) células epiteliais pigmentares retinianas bloqueando a malha trabecular
B) rotação do diafragma lente–íris para fora
C) edema do corpo ciliar e da coróide
D) segmentos fotorreceptores mais externos bloqueando a malha trabecular

51. A síndrome Posner-Schlossman:
A) requer terapia corticosteróide sistêmica ou periocular
B) não é associada a glaucoma de início tardio
C) é indolente
D) muitas vezes é autolimitada

Perguntas 52-53 Combine as seguintes entidades mórbidas com o tipo de inflamação

52. Endoftalmite facoanafilática.
A) Inflamação não-granulomatosa.
B) Inflamação granulomatosa zonal.
C) Macrófagos cheios com material do cristalino.
D) Anafilaxia mediada pela IgE-Tipo I.

53. Glaucoma facolítico.
A) Inflamação não-granulomatosa.
B) Inflamação granulomatosa zonal.
C) Macrófagos cheios com material do cristalino.
D) Anafilaxia mediada pela IgE-Tipo I.

54. Qual das seguintes referências à necrose retiniana aguda NÃO é verdadeira?
A) É comum uma arterite grave.
B) O vírus herpes zoster foi implicado como agente etiológico.
C) Inicialmente é envolvido o pólo posterior, com propagação centrífuga.
D) Freqüentemente ocorre descolamento da retina.

55. A iridociclite heterocromática de Fuchs é caracterizada por:
A) alta taxa de ruptura capsular posterior durante a faco-emulsificação
B) hemorragia filiforme na paracentese
C) proliferação vascular no fechamento de ângulo com ângulo
D) resolução da iridociclite com corticosteróides tópicos

56. A uveíte intermediária é associada a todas as patologias que se seguem, EXCETO:
    A) doença de Lyme
    B) esclerose múltipla
    C) sarcoidose
    D) sífilis

57. As complicações da *pars planitis* incluem todas as seguintes, EXCETO:
    A) ceratopatia calcificante em faixa
    B) neovascularização coroidal
    C) hemorragia do vítreo
    D) descolamento retiniano tracional

58. O eletrorretinograma da patologia mostrada na Figura 8-14:
    A) é normal
    B) é plano
    C) revela diminuição das respostas escotópicas
    D) revela diminuição das respostas fotópicas

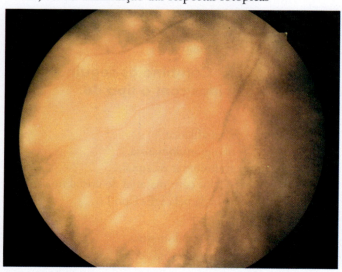

FIGURA 8-14.

59. O edema macular cistóide é uma causa comum de perda visual em todos os seguintes casos, EXCETO:
    A) síndrome Vogt-Koyanagi-Harada
    B) *pars planitis*
    C) retinocoroidopatia *birdshot*
    D) vasculites retinianas

60. A mais forte associação HLA com a doença ocular é entre:
    A) HLA-B27 e artrite psoriática
    B) HLA-B7 e síndrome de histoplasmose ocular
    C) HLA-B5 e doença de Behçet
    D) HLA-A29 e retinocoroidopatia *birdshot*

61. Qual das seguintes afirmativas referentes à neurorretinite subaguda unilateral é a VERDADEIRA?
    A) A etiologia é desconhecida.
    B) O tratamento é feito, principalmente, com corticosteróides sistêmicos.
    C) Os sinais iniciais são a redução da visão, células vítreas e edema do disco óptico.
    D) O organismo causador é o *Ascaris lumbricoides*.

62. Qual das afirmativas que se seguem é a VERDADEIRA em relação à sarcoidose?
    A) A elevação sérica do nível da enzima conversora da angiotensina é específica da sarcoidose.
    B) Biopsias conjuntivais cegas têm um alto poder de esclarecimento em pacientes com presumível diagnóstico de sarcoidose.
    C) O sinal pulmonar mais comum na sarcoidose é a adenopatia hilar.
    D) Em 85% dos pacientes com sarcoidose sistêmica ocorre uveíte.

Perguntas 63-66 Um paciente de 65 anos apresenta um olho vermelho e doloroso há 3 meses. O olho é ilustrado na Figura 8-15

63. A avaliação laboratorial apropriada deverá incluir:
    A) enzima conversora da angiotensina no soro
    B) esclerectomia parcial para a avaliação histopatológica
    C) anticorpos citoplasmáticos antineutrófilos no soro
    D) tipagem HLA

64. A terapia apropriada deverá incluir todas as seguintes, EXCETO:
    A) colchicina
    B) prednisona
    C) ciclosporina
    D) ciclofosfamida

65. Qual dos seguintes NUNCA deverá ser usado para tratar este estado?
    A) Corticosteróides tópicos.
    B) Corticosteróides perioculares.
    C) Ambos.
    D) Nenhum.

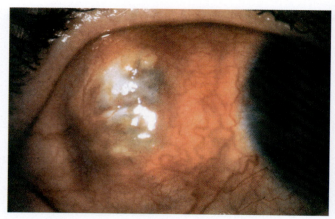

FIGURA 8-15.

66. Todas as seguintes condições sistêmicas podem estar associadas com a Figura 8-15, EXCETO:
    A) policondrite recidivante
    B) poliarterite nodosa
    C) granulomatose Wegener
    D) polimialgia reumática

Perguntas 67-69 Um paciente com o *fundus* mostrado na Figura 8-16 é enviado para sua avaliação

67. A investigação deste paciente deverá incluir:
    A) punção lombar
    B) eletrorretinograma
    C) sorologia para HIV
    D) angiograma com fluoresceína

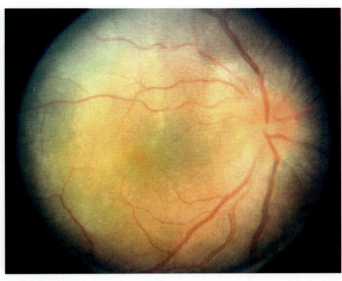

FIGURA 8-17.

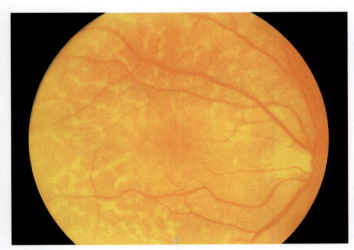

FIGURA 8-16.

68. O tratamento apropriado deverá incluir:
    A) corticosteróides perioculares
    B) metotrexato intratecal, citarabina IV (Ara-C), e radiação total do cérebro e do olho
    C) enucleação
    D) para esta doença não é disponível tratamento

69. Qual dos seguintes é VERDADEIRO em relação a esta condição?
    A) Há um prognóstico ruim quanto à sobrevivência.
    B) A herança é autossômico-recessiva.
    C) Um sintoma comum é a nictalopia.
    D) Uma complicação comum é o edema macular cistóide.

Perguntas 70-73

Este paciente tem uma uveíte granulomatosa com múltiplos descolamentos retinianos serosos, conforme mostrado na Figura 8-17.

70. A investigação deverá incluir:
    A) VDRL e FTA-Abs
    B) anticorpos antinucleares
    C) cintigrafia ultra-sonográfica B
    D) todos acima

71. O tratamento mais apropriado para esta condição deverá ser:
    A) vitrectomia da *pars* plana e drenagem interna do fluido sub-retiniano
    B) descompressão da veia vórtice
    C) redução escleral com drenagem externa do fluido sub-retiniano
    D) corticosteróides

72. A angiografia com fluoresceína poderá revelar:
    A) uma única exsudação da fluoresceína em "chaminé" para dentro do espaço sub-retiniano
    B) múltiplas áreas puntiformes de exsudação de fluoresceína para dentro do espaço sub-retiniano
    C) coloração e exsudação venosa retiniana difusa
    D) exsudação tardia, hiperfluorescência rendilhada bem-definida

73. O diagnóstico diferencial deverá incluir todos os seguintes, EXCETO:
    A) esclerite posterior
    B) oftalmia simpática
    C) hipotonia
    D) neurorretinite aguda

74. Todos os seguintes aspectos cutâneos podem ser encontrados na síndrome Vogt-Koyanagi-Harada, exceto:
    A) vitiligo
    B) poliose
    C) alopecia
    D) eczema

Perguntas 75-81 Ver Figuras 8-18 a 8-23

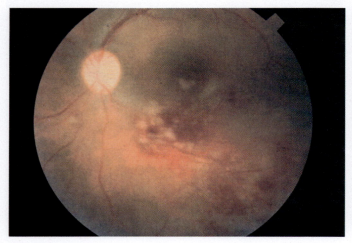

FIGURA 8-18.

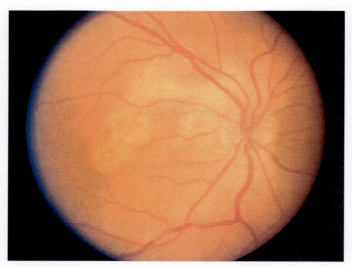

FIGURA 8-19.

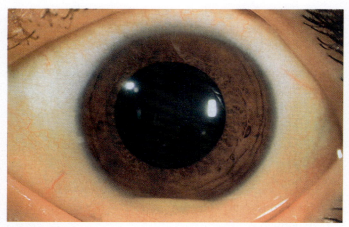

FIGURA 8-20.

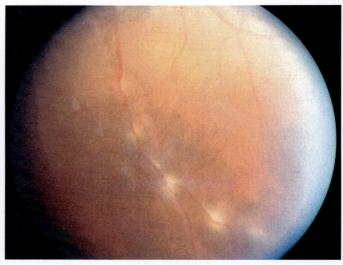

FIGURA 8-21.

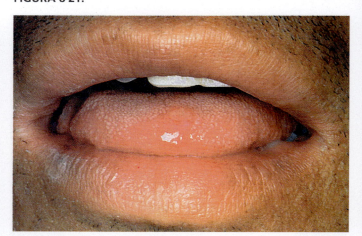

FIGURA 8-22.

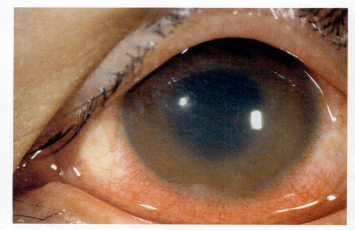

FIGURA 8-23. Segundo Wright K. Textbook of ophtalmology. Baltimore: Williams & Wilkins, 1997.

75. Todos os seguintes podem estar associados com a Figura 8-22, EXCETO:
   A) dores dorsais
   B) diarréia

C) defeitos da condução cardíaca
D) artrite

76. Um decréscimo indolente da visão ocorre nos estados mostrados em qual das figuras?
    A) Figura 8-18.
    B) Figura 8-22.
    C) Figura 8-19.
    D) Todos acima.

77. Qual dos seguintes testes sorológicos é corretamente ligado ao distúrbio?
    A) Figura 8-19 e FTA-Abs.
    B) Figura 8-23 e HLA-B27.
    C) Figura 8-21 e enzima conversora da angiotensina.
    D) Figura 8-22 e HLA-B5.

78. Qual das seguintes terapias é corretamente apropriada para o distúrbio?
    A) Figura 8-22 e colchicina.
    B) Figura 8-19 e fotocoagulação a *laser*.
    C) Figura 8-21 e sulfa tríplice e pirimetamina.
    D) Figura 8-22 e anfotericina B.

79. A doença caracterizada pelos aspectos das Figuras 8-18, 8-20 e 8-23 também podem demonstrar qual dos seguintes sinais sistêmicos?
    A) Adenopatia hilar.
    B) Aneurisma da artéria pulmonar.
    C) Cifoescoliose.
    D) Uretrite.

80. Quais dos seguintes são mais apropriados investigar no paciente da Figura 8-21?
    A) Enzima conversora da angiotensina.
    B) Avaliação dermatológica.
    C) Teste PPD cutâneo.
    D) Todos acima.

81. Podem ocorrer anormalidades cutâneas em todos os distúrbios seguintes, EXCETO:
    A) distúrbio da Figura 8-18
    B) distúrbio da Figura 8-19
    C) distúrbio da Figura 8-21
    D) distúrbio da Figura 8-22

82. Nos pacientes com AIDS, qual é a infecção oportunística mais comum no segmento posterior?
    A) Coroidite por *pneumocystis*.
    B) Coroidite criptocóccica.
    C) Retinite por citomegalovírus.
    D) Necrose retiniana externa progressiva.

83. Os pacientes com AIDS e retinite por citomegalovírus:
    A) têm contagem de linfócitos CD4 entre 100-500 células/mm^3
    B) têm uma sobrevida média de 6 meses
    C) têm contagem de linfócitos CD4 inferior a 50 células/mm^3
    D) queixam-se de dor e de fotofobia na apresentação

84. Qual dos seguintes NÃO é verdadeiro na toxoplasmose ocular em pacientes de AIDS?
    A) Os anticorpos anti-IgM estão elevados mais freqüentemente do que nos pacientes imunocompetentes.
    B) Existem áreas maiores de necrose retiniana do que em pacientes imunocompetentes.
    C) Devido à linfopenia, quase sempre não existe vitreíte.
    D) Observa-se lesões de toxoplasmose cerebral em 25% dos pacientes.

85. Qual das seguintes opções terapêuticas é apropriada como primeira linha para a retinite por citomegalovírus?
    A) Indução com o ganciclovir intravítreo, na dosagem de 200 µg, 2 vezes por semana.
    B) Indução com foscarnet, 90-120 mg/kg, IV, 2 vezes por semana.
    C) Indução com ganciclovir, 5 mg/kg, 2 vezes por dia.
    D) Todas acima.

86. A terapia de indução antiviral intravítrea para a retinite por citomegalovírus é administrada durante:
    A) 2 dias
    B) 5 dias
    C) 7 dias
    D) 14 dias

Perguntas 87-92 Ver Figuras 8-24 a 8-28. Todos esses pacientes têm AIDS

87. Qual a doença(s) que pode estar acompanhada de uma contagem de CD4 inferior a 50 células/mm^3?
    A) Figura 8-24.
    B) Figura 8-26.
    C) Figura 8-28.
    D) Todas acima.

88. A elevação da pressão intracraniana pode ser encontrada em qual das seguintes?
    A) Figura 8-24.
    B) Figuras 8-24 e 8-27.
    C) Figura 8-28.
    D) Figuras 8-27 e 8-28.

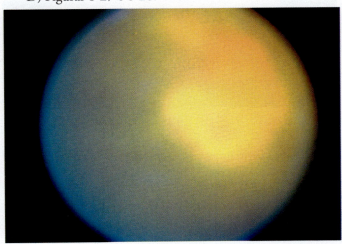

FIGURA 8-24.

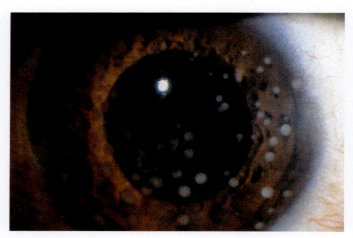

FIGURA 8-25.

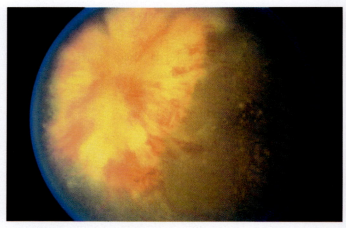

FIGURA 8-28.

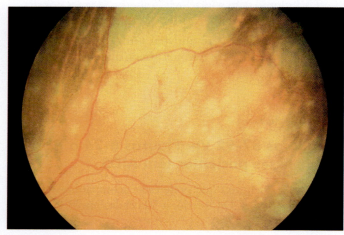

FIGURA 8-26.

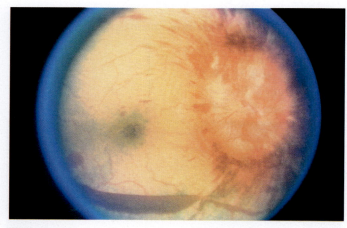

FIGURA 8-27.

89. O ganciclovir intravenoso é a melhor terapia para qual dos seguintes distúrbios?
    A) Figura 8-24.
    B) Figura 8-26.
    C) Figura 8-27.
    D) Figura 8-28.

90. As alterações do segmento anterior da Figura 8-25 são provavelmente devidas ao distúrbio mostrado na:
    A) Figura 8-24.
    B) Figura 8-26.
    C) Figura 8-27.
    D) Figura 8-28.

91. As lesões do zoster cutâneo podem ser mais provavelmente observadas em associação à doença mostrada na:
    A) Figura 8-24.
    B) Figura 8-26.
    C) Figura 8-27.
    D) Figura 8-28.

92. O descolamento da retina poderá complicar o distúrbio mostrado na:
    A) Figura 8-24.
    B) Figura 8-26.
    C) Figura 8-28.
    D) Todas acima.

Perguntas 93-94 A Figura 8-29 corresponde a um paciente gravemente suprimido, apresentando AIDS

93. Qual dos seguintes tratamentos é útil para este estado?
    A) Pentamidina.
    B) Ganciclovir.
    C) Albendazol.
    D) Anfotericina B.

94. Qual o outro órgão comumente envolvido na mesma infecção?
    A) mucosa nasal
    B) trato gastrointestinal
    C) pulmões
    D) SNC

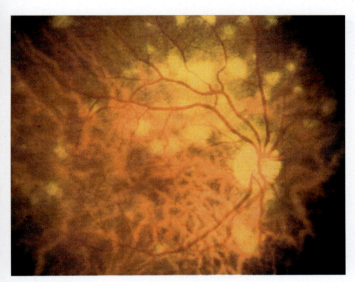

FIGURA 8-29.

95. Ocorre neovascularização coroidal em qual das seguintes doenças?
    A) Oftalmia simpática.
    B) Síndrome Vogt-Koyanagi-Harada.
    C) Coroidite serpiginosa.
    D) Todas acima.

96. O infiltrado estromal anular observado na ceratite do herpes simples, é causado por:
    A) células B
    B) infecção HSV ativa
    C) precipitação do complexo antígeno-anticorpo
    D) reação de células gigantes aos antígenos estromais

97. Qual medicação tem mostrado relação com a uveíte anterior com hipópio nos pacientes de AIDS?
    A) Rifabutina.
    B) Zidovudina (AZT).
    C) Indinavir (Crixivan).
    D) Pentamidina.

98. Qual a causa predominante para o dano das estruturas oculares na infecção por *Onchocerca*?
    A) Infiltração do tecido retiniano.
    B) Obstrução da malha trabecular.
    C) Toxinas produzidas pelas larvas.
    D) Reação inflamatória às microfilárias mortas.

99. Uma pan-uveíte aguda bilateral com perda visual grave e olhos vermelhos, inflamados e dolorosos, é mais bem tratada sistemicamente com:
    A) ciclosporina
    B) corticosteróides
    C) azatioprina
    D) clorambucil

100. Que tipo de célula é encontrada nos espécimes aquosos na toxocaríase ocular?
    A) Eosinófilos.
    B) Linfócitos T.
    C) Macrófagos.
    D) Neutrófilos polimorfonucleares.

☑ **RESPOSTAS**

1. A) Cocobacilos Gram-negativos.

Este paciente tem uma endoftalmia associada à bolha filtrante. Os microrganismos mais comumente responsáveis por esta condição são as espécies *Streptococcus* (cocos Gram-positivos, em pares ou em cadeias) e o *Haemophilus influenzae* (cocobacilos Gram-negativos). Menos freqüentemente têm sido encontrados outros organismos, como *Staphylococcus epidermidis* (cocos Gram-positivos em aglomerados) e espécies Gram-negativas. A etiologia fúngica é raramente implicada na endoftalmia associada à bolha filtrante. Admite-se que os microrganismos entrem nos olhos através de bolhas conjuntivais íntegras ou exsudantes. O teste de Seidl, é muitas vezes, negativo. Os sintomas comuns de apresentação consistem em corrimento e congestão conjuntival, dor e decréscimo da visão. O prognóstico quanto aos olhos portadores desta afecção é, em geral, ruim, e muitas vezes o resultado final é o desgaste.

2. B) *Propionibacterium acnes.*

A condição deste paciente é suspeita de oftalmia pós-operatória crônica. Os microrganismos comumente responsáveis pela oftalmia de início tardio pós-cirurgia de catarata incluem *Staphylococcus epidermidis*, espécies fúngicas como *Candida*, e *Propionibacterium acnes*. A endoftalmia causada pelo *P. acnes* apresenta-se normalmente de 3 meses a 2 anos depois da cirurgia, enquanto que a do *S. epidermidis* apresenta-se em geral dentro de 6 semanas e a da *Candida* dentro de 3 meses. A presença de uma placa branca dentro do saco capsular sugere especificamente o diagnóstico de *P. acnes*. O exame microscópico das placas removidas na ocasião da vitrectomia tem revelado a presença do *P. acnes*.

3. D) Vitrectomia, capsulectomia posterior e injeção intravítrea de vancomicina.

O quadro clínico sugere endoftalmia pós-operatória de início tardio causada pelo *P. acnes*. Esta infecção muitas vezes responde, inicialmente, aos esteróides tópicos; entretanto, a inflamação poderá recidivar. Embora a simples injeção intravítrea de vancomicina tenha resultado na regressão desta infecção, as recidivas são comuns. Atualmente, as recomendações para a terapia inicial incluem uma vitrectomia via *pars* plana com capsulectomia posterior e injeção intravítrea de vancomicina. Uma alternativa defendida por alguns cirurgiões é vitrectomia do pólo posterior, explante de LIO, capsulectomia posterior, vancomicina intravítrea, e uma LIO fixada.

4. C) *Klebsiella.*

Na etiologia da endoftalmia pós-operatória de início tardio, além dos microrganismos mais comumente responsá-veis, como *P. acnes*, *S. epidermidis*, e *Candida*, por esta Síndrome, têm sido relatados outros agentes, incluindo *Propionibacterium granulosum*, *Achromobacter*, e *Corynebacterium*. Na oftalmite endógena tem sido observada a presença de *Klebsiella* e outros bacilos Gram-negativos, que poderão ser uma causa improvável de endoftalmia pós-operatória de início tardio.

5. C) Células gigantes multinucleadas do tipo Langhans.

A descrição clínica de uma uveíte difusa crônica com evidência coroidal e adenopatia hilar é altamente sugestiva de sarcoidose. No diagnóstico da sarcoidose é útil uma biopsia da glândula lacrimal, especialmente quando a glândula está aumentada no momento da biopsia. Em aproximadamente 25% dos pacientes a glândula está envolvida. A lesão histológica encontrada na biopsia do sarcóide é um tubérculo de células epitelióides não-caseificado. O tubérculo é composto de células gigantes multinucleadas do tipo Langhans cercadas por uma margem de linfócitos. No xantogranuloma juvenil, geralmente são encontradas células gigantes Touton.

6. C) Conjuntivite folicular.

O sarcóide tem muitas manifestações proteiformes que afetam quase todas as estruturas oculares. Podem ser encontradas sob a forma de nódulos conjuntivais, de infiltração da glândula lacrimal, de uveíte anterior com nódulos de Koeppe e Busacca, vitreíte, nódulos coriorretinianos, papilite e esclerite. As seqüelas da inflamação crônica incluem ceratoconjuntivite seca, ceratopatia em faixa, sinéquias e glaucoma. Nas infecções virais da conjuntiva é comumente observada conjuntivite folicular.

7. B) Neovascularização retiniana.

O tratamento da uveíte do sarcóide muitas vezes requer corticosteróide tópico subTenon ou sistêmico. Como resultado desta medicação podem ocorrer muitas complicações oculares ou sistêmicas. As complicações oculares incluem formação de cataratas, glaucoma induzido por esteróide, afinamento da esclera, e atraso da cicatrização. No sarcóide poderá ocorrer neovascularização da retina, porém esta é resultado da inflamação e da isquemia, não uma conseqüência da terapia com esteróides.

8. D) Esclerose múltipla.

Esta apresentação com ceratopatia em faixa, uma leve reação da câmara anterior, de células no vítreo, e um *snow bank* em um paciente jovem, é altamente sugestiva de *pars plana*. A esclerose múltipla tem mostrado associação em 5% dos casos e, em 80% das vezes esta afecção é bilateral.

Outros sinais associados incluem cataratas subcapsulares posteriores, sinéquia da câmara anterior, membranas epirretinianas maculares, flebite retiniana e edema macular cistóide.

9. B) Componentes fibrogliais e vasculares.

O bloco de neve é histologicamente composto de elementos fibrogliais e vasculares. Não é um exsudato, mas uma membrana pré-retiniana que se forma em resposta a um estímulo inflamatório. A membrana encerra também elementos vasculares que ocasionalmente sangram em hemorragia do vítreo. As veias retinianas periféricas mostram muitas vezes um manguito perivascular constituído de linfócitos e os blocos de neve do vítreo são compostos de células epitelióides e células gigantes multinucleadas.

10. A) Síndrome uveíte–glaucoma–hifema (UGH).

Este paciente tem uma grave uveíte anterior com um hifema. Qualquer uveíte grave pode causar dano à vasculatura da íris, resultando em sangramento na câmara anterior. Em particular, a iridociclite do VZV e do HLA-B27 (Fig. 8-4) podem produzir este quadro. Uma lesão traumática pode causar ruptura da raiz da íris, além de incitar uma uveíte anterior. O sangue e a fibrina dispersos, podem parecer semelhantes à uveíte aguda. A síndrome UGH é resultado do deslocamento de uma LIO da câmara anterior, que irritem a íris e o ângulo, causando inflamação e sangramento. Este paciente é fácico, por isso esta etiologia não é possível.

11. C) Vogt–Koyanagi–Harada.

Os estados enumerados a seguir podem estar acompanhados de precipitados ceráticos distribuídos difusamente sobre o endotélio corneano: iridociclite heterocromática de Fuchs, sarcoidose, sífilis, ceratouveíte e, mais raramente, toxoplasmose. A maioria dos estados inflamatórios, incluindo Vogt-Koyanagi-Harada, exibem precipitados ceráticos predominantemente sobre a porção inferior do endotélio corneano. O achado de precipitados ceráticos distribuídos difusamente poderá ser um útil sinal diagnóstico.

12. A) Doença de Behçet.

Em aproximadamente 1% a 6% da população em geral está presente o genótipo HLA-B27; entretanto, em pacientes com irite aguda, poderá ser encontrado em maior porcentagem. É encontrado em quase 90% dos pacientes com espondilite ancilosante. É também comumente encontrado em afecções como artrite psoriática, doença de Crohn, colite ulcerativa e síndrome de Reiter. Entretanto, os pacientes com a doença de Behcet, têm maior incidência do HLA-B5 ou da subsérie Bw51.

13. D) Fator reumatóide positivo.

A tríade de uretrite, conjuntivite e artrite tem caracterizado a síndrome de Reiter clássica. Outras associações incluem: ceratoderma blenorrágico; irite, ceratite, balanite, prostatite, espondilite fasciite, tendinite, lesões da mucosa oral, e uma história recente de diarréia. Em cerca de 75% dos casos encontra-se o genótipo HLA-B27. O fator reumatóide geralmente não está presente.

14. D) *Rochalimaea*.

A síndrome de Reiter pode ocorrer depois de disenteria ou de uretrite não-gonocócica. Na forma pós-geniturinária tem se mostrado em associação com *Ureaplasma urealyticum* e com *Chlamydia trachomatis*. *Shigella*, *Salmonella* e *Yersinia* têm sido também relatados como desencadeantes desta condição depois de episódio de diarréia ou de disenteria causadas por esses agentes. A *Rochalimaea* foi implicada como a causadora da febre de arranhadura de gato e de neurorretinite, porém não desta condição.

15. C) Ceratoderma blenorrágica.

Na síndrome de Reiter, em aproximadamente 20% dos casos pode ser observado envolvimento da pele. A lesão clássica é conhecida como *ceratoderma blenorrágica* e está representada na Figura 8-5. A lesão é considerada o principal critério na feitura do diagnóstico da Síndrome de Reiter. Outros critérios principais incluem poliartrite, conjuntivite e uretrite. Os critérios menores consistem de sinais como fasciite, sacroileíte, espondilite, ceratite, cistite, prostatite, lesões da mucosa oral e diarréia. O diagnóstico definitivo da síndrome de Reiter é firmado pela presença de 3 ou mais dos critérios principais, por 2 principais e 2 menores.

16. C) Esta paciente tem doença pauciarticular envolvendo as extremidades inferiores sem envolvimento das articulações do punho.

A artrite reumatóide juvenil (ARJ) apresenta-se em crianças com menos de 16 anos de idade. Aproximadamente 80% dos pacientes com ARJ e irite são AAN-positivos e fator reumatóide negativos. O envolvimento poderá ser poliarticular ou pauciarticular (4 articulações ou menos). Quando existe iridociclite, o envolvimento é mais comumente do tipo pauciarticular (90% dos casos). A ARJ sistêmica com febre e exantema é raramente acompanhada de irite. As mulheres AAN-positivas com envolvimento pauciarticular de uma extremidade inferior e falta de comprometimento dos punhos estão no mais alto risco de manifestar irite. A inflamação da câmara anterior na ARJ crônica é caracterizada por um grau variavelmente leve de reação celular da câmara anterior com predominância de efeito Tyndall. A conjuntiva geralmente é íntegra.

17. C) Os espécimes patológicos deste caso revelaram a presença de plasmócitos dentro do corpo ciliar.

    O paciente tem iridociclite heterocromática de Fuchs. Esta afecção é, em geral, caracterizada por heterocromia, embora até 15% dos casos possam apresentar envolvimento bilateral sem óbvia heterocromia. Uma atrofia estromal difusa da íris com variável atrofia do epitélio pigmentar é que responde pela alteração da cor da íris no olho envolvido. Devido à perda do pigmento, os olhos castanhos parecem menos castanhos; os olhos azuis parecem mais azuis. Esta condição é também caracterizada por pequenos precipitados brancos ceráticos estrelados, difusamente presentes na superfície endotelial. Quase nunca são observadas sinéquias. A natureza inflamatória desta doença é apoiada pela presença de plasmócitos ao exame do tecido ocular.

18. B) Toxoplasma.

    Esta condição está claramente associada a cicatrizes coriorretinianas consistentes com toxoplasmose; entretanto, não está esclarecido se o agente causal é o toxoplasma. Nem todos os casos de iridociclite heterocromática de Fuchs apresentam cicatrizes coriorretinianas.

19. C) Latanoprost.

    Os análogos da prostaglandina exercem vários efeitos colaterais pós-inflamatórios, inclusive incitando o desenvolvimento de uma uveíte anterior e edema macular cistóide. O uso unilateral também poderá resultar em alterações da pigmentação da íris e crescimento dos cílios. A uveíte anterior cessa com a prednisolona tópica e com a interrupção da droga causadora.

20. A) IgD.

    A IgD não foi detectada em qualquer estudo das lágrimas humanas. A principal classe de imunoglobulina encontrada nas lágrimas humanas é a IgA. A IgG e a IgM são detectadas em apenas pequenas quantidades. É admitido que a IgE seja um dos principais mediadores de reações alérgicas. Ao contrário disso, na conjuntiva humana, dentro do tecido subepitelial, são encontradas todas as 5 imunoglobulinas.

21. B) A facoanafilaxia é uma reação de hipersensibilidade Tipo III.

    Existem 4 tipos gerais de reação de hipersensibilidade. Em qualquer resposta inflamatória poderá predominar um dos 4 tipos, embora possam estar envolvidos vários tipos ao mesmo tempo. As respostas inflamatórias *Tipo 1* são mediadas por anticorpos. A ligação dos anticorpos aos mastócitos libera histamina, leucotrienos, e outros mediadores inflamatórios. As reações alérgicas, tais como a rinite alérgica, são do Tipo I. As reações *Tipo II* são mediadas por anticorpos citotóxicos, tais como os observados no penfigóide ocular. As reações do *Tipo III* são mediadas por complexos imunes. Os anticorpos ligam-se com antígenos que estão flutuando livremente ou fixados e depois depositam-se como um complexo, ativando a cascata do complemento. A facoanafilaxia ajusta-se nesta categoria. Finalmente, as reações *Tipo IV* são mediadas pelas células T. As respostas inflamatórias observadas no sarcóide ou na tuberculose são exemplos de reações do Tipo IV.

22. A) Anticorpos HIV.

23. B) Aplicação de cola de cianoacrilato.

    Este paciente tem artrite reumatóide grave com ceratite ulcerativa periférica. As mãos do paciente (Fig. 8-30) mostram as deformidades estereotipadas da artrite reumatóide. Outras condições a considerar incluem as doenças colagenovasculares (granulomatose Wegener, poliarterite nodosa, policondrite recidivante), úlcera de Mooren, e infecções como tuberculose e sífilis. A ceratite ulcerativa periférica não é um marco da infecção HIV nem de AIDS.

    Os pacientes reumatóides podem ter fusão córnea indolente espontânea. Na fase aguda, os esteróides tópicos são contra-indicados porque podem potencializar as colagenases córneas e aumentar a fusão. Nesses pacientes pode-se, temporariamente, aplicar a cola até que sejam iniciados a prednisona sistêmica e os agentes imunossupressores. Os enxertos em um olho inflamado estão em alto risco de fracasso ou de recidiva da fusão.

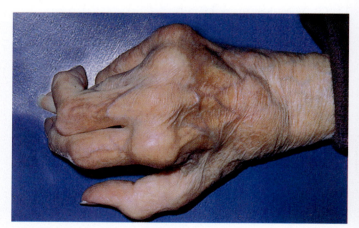

FIGURA 8-30.

24. A) Evolução recidivante e indolente.

    A coroidopatia serpiginosa (coroidopatia peripapilar helicóide geográfica) é uma doença indolente recidivante e crônica, de origem desconhecida. Afeta geralmente adultos, com perda indolente da visão. As lesões são peripapilares ou perimaculares e, na fase ativa, apresentam inflamação ao longo das margens. A propagação centrífuga de forma serpiginosa ocorre depois de meses ou anos. O tratamento com esteróides ou com agentes imunossupressores tem mostrado variável sucesso.

25. C) Poderá ser prevista a ocorrência de endoftalmite em até 10% dos casos de traumas semelhantes.

A endoftalmite pós-traumática penetrante ocorre tipicamente em menos de 10% dos casos. Os agentes mais comumente responsáveis por esta infecção são o *Staphylococcus epidermidis* e as espécies *Bacillus*, embora muitos outros microrganismos possam ser encontrados. Neste campo, o prognóstico quanto à recuperação visual é geralmente ruim, especialmente quando o implicado é o *Bacillus cereus*.

26. A) O microrganismo responsável se desenvolve em ágar-sangue e em glicose Sabouraud dentro de 24 a 48 horas.

No pólo posterior de um paciente debilitado, sob hiperalimentação e antibióticos anteriores, a lesão é altamente sugestiva de endoftalmite endógena, freqüentemente causada pela *Candida albicans*. A maioria dos casos de endoftalmite por Candida ocorre sem subseqüente fungemia ou hemoculturas positivas. Todas as espécies de *Candida* existem em 2 formas morfológicas: uma forma de levedo, conhecida como *blastoconídia (*pseudo-hifa), e estruturas de ramificação alongada (pseudomicelia). As espécies de *Candida* crescem tipicamente em ágar-sangue e em glicose Sabouraud dentro de 24 a 48 horas. Crescem como grandes colônias branco-cremosas. O teste de uma colônia no tubo de ensaio com apenas 24 horas de duração poderá resultar em um diagnóstico presumível de *Candida albicans*. Embora este microrganismo seja freqüentemente cultivado do trato respiratório, raramente causa pneumonia.

27. D) *Haemophilus influenzae.*

A endoftalmite como complicação de abuso de uma droga IV tem sido largamente relatada. Nestes casos os microrganismos mais comuns são de origem fúngica e muitas vezes ocorrem na ausência de fungemia. As causas bacterianas são predominantemente resultado de espécies *Staphylococcus*; entretanto, recentemente foi relatado o *Bacillus cereus* como um importante patógeno. Embora o *Haemophilus influenzae* possa causar a infecção, deverá ser incomum neste local.

28. C) Psoríase.

Os pacientes com a doença de Behçet têm, freqüentemente, uma variedade de lesões cutâneas associadas. Lesões lembrando o eritema nodoso estão freqüentemente presentes sobre a superfície anterior das extremidades inferiores. Essas lesões tipicamente cedem durante um período de várias semanas. Os pacientes também podem exibir lesões tipicamente acneiformes, foliculite ou tromboflebi-

te. Uma hipersensibilidade cutânea é também característica desta doença. O teste cutâneo à behçetina executado por punção da pele com uma agulha hipodérmica vazia poderá ser útil para fazer o diagnóstico da doença de Behçet. O teste positivo é indicado por uma pústula no sítio da punção dentro de minutos.

29. C) A colchicina poderá ser útil na prevenção das recidivas.

Os tratamentos comumente usados na doença Behçet incluem corticosteróides sistêmicos, agentes citotóxicos (agentes alquilantes como o clorambucil), colchicina, e ciclosporina. Nesses casos, os corticosteróides sistêmicos podem ser inicialmente eficazes para tratar a infecção ocular; entretanto, a longo prazo, seu emprego não tem demonstrado modificar a progressão desta doença. É conhecido que a colchicina inibe a migração dos leucócitos e tem sido considerada útil na prevenção das recidivas. A ciclosporina tem sido, também, considerada particularmente útil no tratamento da doença Behçet; todavia, deve ser cuidadosamente monitorizada devido à sua toxicidade renal.

30. C) A retinite associada a este estado pode ser confundida com uma retinite viral.

Na doença de Behçet a inflamação pode afetar os segmentos anterior e posterior e é em geral um processo bilateral. Os episódios inflamatórios explosivos recidivantes são típicos, com crises ativas que variam de 2 a 4 semanas. Em geral, não se manifesta um estado inflamatório crônico. É comum uma uveíte não-granulomatosa anterior, com formação de um hipópio transitório. A inflamação posterior é caracterizada por episódios oclusivos vasculares recidivantes com hemorragia retiniana e inflamação do vítreo. Tipicamente, a inflamação é confinada à retina e à vasculatura retiniana. Raramente é observado o envolvimento coroidal. A retinite da doença Behçet é muito sugestiva de ter uma origem viral, fato que deve ser considerado no diferencial.

31. C) Irite associada à HLA-B27.

A causa mais comum de irite com hipópio é a doença associada ao HLA-B27.

32. B) Em mulheres jovens com artrite reumatóide juvenil pauciarticular.

As mulheres jovens com a doença pauciarticular de início precoce têm, em geral, anticorpos antinucleares. Neste grupo não é encontrado o fator reumatóide. Os pacientes com a doença pauciarticular de início tardio são predominantemente homens e apresentam uma alta incidência de iridociclite associada ao HLA-B27. A doença poliarticular com fator reumatóide positivo e a doença pauciarticular com fator reumatóide negativo são raramente, ou mesmo nunca, associadas à uveíte.

33. C) Uveíte anterior.

    Dois terços dos pacientes com uveíte no sarcóide apresentam a forma de uveíte anterior. Existem 2 formas de uveíte anterior. Uma é tipo anterior recidivante crônico, que é difícil de tratar e de controlar com corticosteróides. A outra é uma iridociclite granulomatosa aguda, que responde bem à corticosteroideterapia.

34. A) Nas lesões epiteliais podem ser coletados vírus vivos.

    É mostrada a ceratite intersticial da varicela-zoster. Aí são esboçadas as diferenças com a ceratite do herpes simples. Freqüentemente existe uma erupção vesicular acompanhante (Fig. 8-31).

	Pseudodendrites da Varicela-Zoster Aguda	Dendrites do Herpes Simples
Replicação viral ativa	Sim	Sim
Aparência	Múltiplas lesões ramificantes, levemente elevadas	Lesões ramificantes ulceradas com dilatações terminais
Exantema cutâneo	Elevação vesicular no dermatoma VI, cessa com cicatriz	Erupção vesicular afetando as pálpebras
Lateralidade	Unilateral	Geralmente unilateral; pode ser bilateral em pacientes atópicos ou imunossupressos

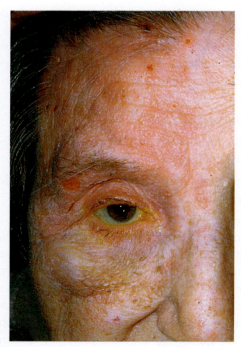

FIGURA 8-31.

35. A) Uveíte granulomatosa.

36. A) Uveíte granulomatosa.

    A iridociclite granulomatosa é freqüentemente marcada por nódulos da íris e precipitados ceráticos. Histopatologicamente, a presença de células epiteliais é um indicativo de inflamação granulomatosa.

37. B) Uveíte não-granulomatosa.

    Na iridociclite herpética ou na iridociclite heterocromática de Fuchs podem ser observados precipitados ceráticos distribuídos difusamente. A iridociclite herpética é tipicamente granulomatosa. A iridociclite heterocromática de Fuchs é crônica e não-granulomatosa.

38. B) Figura 8-11.

39. A) Figura 8-10.

40. C) Figura 8-12.

    A Figura 8-10 é de um paciente com esclerite nodular. Os pacientes se apresentam com uma dor profunda. Os vasos inflamados estão situados profundamente na escleras e não branqueiam com a fenilefrina tópica.
    A Figura 8-11 mostra um linfoma periocular. Este tumor rosado projeta-se para a superfície escleral. Freqüentemente esses tumores são uma proliferação de células B. A excisão pode ser curativa. A propagação sistêmica é rara.
    A Figura 8-12 é um sarcoma Kaposi conjuntival em um paciente com AIDS. Este tumor tem mostrado associação com o herpesvírus humano 8. Para as lesões oculares não é necessário tratamento, a menos que sejam volumosas e disformes. Para o tratamento sistêmico tem sido usada a doxorrubicina. Com a reconstituição imune, essas lesões podem regredir.
    A Figura 8-13 é de um paciente com quemose conjuntival benigna devida à sensibilidade a alérgenos ambientais.

41. D) Cistite hemorrágica.

    A hidratação suficiente, que poderá consistir em ingesta oral de 2 a 3 litros de líquidos ou a infusão IV de 1 a 2 litros de soluto, é importante para evitar a cistite hemorrágica durante o uso da ciclofosfamida. A ciclofosfomida oral tem mais probabilidade de produzir cistite hemorrágica do que via intravenosa.

42. B) Hipoglicemia.

    A terapia corticosteróide sistêmica tem mostrado numerosas complicações. As complicações oculares incluem cataratas e glaucoma. As complicações sistêmicas consistem em exacerbação da hipertensão ou do diabete melito, osteoporose, ulceração gástrica, hirsutismo, aumento de peso, fragilidade capilar, e aparência cushingóide.

RESPOSTAS

43. C) Imunomodulador da interleucina 2.

44. B) Antiinflamatório citostático.

45. A) Antimetabólito citotóxico.

A ciclosporina e o FK506, que é um agente relacionado, são potentes imunomoduladores com atividade muito específica contra a produção de interleucina-2 e dos receptores da interleucina-2, e inibem a proliferação de leucócitos. A prednisona é um agente antiinflamatório citostático que é um imunossupressor não-específico.

A ciclofosfamida e o clorambucil são agentes alquilantes citotóxicos. Atuam criando uma ligação cruzada entre os filamentos do DNA, que resulta em inibição da transcrição do RNA mensageiro. O clorambucil é o que tem a ação mais lenta dentre todos os agentes alquilantes.

A azatioprina e o metotrexato inibem a biossíntese do anel da purina. O metotrexato, além disso, inibe também a síntese do monofosfato do nucleotídeo monofosfato de desoxitimidina.

46. A) Manchas em lã de algodão.

As manchas em lã de algodão podem ocorrer em mais de 50% dos pacientes de AIDS. Essas manchas podem cessar espontaneamente e recidivar. A infecção oportunista mais comum do olho é a retinite por citomegalovírus. A necrose retiniana aguda é secundária à infecção retiniana pelo herpesvírus.

47. C) Taquizoítos.

Os microrganismos Toxoplasma tendem a ficar latentes sob a forma cística no hospedeiro humano intermediário. Na forma encistada, podem ser encontrados vários microrganismos. Esses microrganismos relativamente inativos dentro dos cistos são chamados de *bradizoítas*. Uma vez liberados, são chamados *taquizoítas*. Esses protozoários energizados metabolicamente são os responsáveis pela estimulação da inflamação intra-ocular.

48. C) A clindamicina pode destruir eficazmente microrganismos Toxoplasma.

A pirimetamina inibe a diidrofolase redutase. A sulfadiazina bloqueia a produção do diidrofolato a partir do ácido paraminobenzóico. A clindamicina é um antibiótico que pode, eficazmente, matar o toxoplasma. Os esteróides sistêmicos e perioculares podem ser usados no tratamento da toxoplasmose ocular em pacientes imunocompetentes.

49. A) Doença pauciarticular de início precoce.

A ARJ pauciarticular de início precoce é a entidade mais comumente seguida de iridociclite crônica recidivante. É observada em mulheres jovens. Nessas pacientes estão muitas vezes presentes anticorpos antinucleares, porém o fator reumatóide está uniformemente ausente. A artrite das extremidades inferiores é mais comum em pacientes com iridociclite.

50. D) Segmentos fotorreceptores mais externos bloqueando a malha trabecular.

A síndrome Schwartz é uma alta PIO associada a um descolamento regmatógeno da retina. Os segmentos fotorreceptores mais externos migram transvitrealmente para o aquoso, bloqueiam as vias de efluxo trabeculares, e resultam em elevação da PIO.

51. D) Muitas vezes é autolimitada.

A síndrome Posner-Schlossman apresenta-se com dor ocular unilateral, leve uveíte anterior, e PIO elevada. Os episódios que ocorrem são tipicamente autolimitados, porém às vezes requerem o uso de medicações tópicas para o glaucoma a fim de controlar a PIO. Para controlar a inflamação intra-ocular, podem ser usados corticosteróides tópicos leves. Corticosteróides sistêmicos e perioculares não estão indicados. As crises recidivantes desta síndrome podem induzir ao dano final do nervo óptico e a um glaucoma de início tardio.

52. B) Inflamação granulomatosa zonal.

53. C) Macrófagos cheios com material do cristalino.

As síndromes de uveíte induzidas pelo cristalino podem produzir inflamação granulomatosa ou não-granulomatosa. Embora a *facoanafilaxia* implique reações de hipersensibilidade do Tipo I, a palavra é errônea porque representa uma reação de hipersensibilidade imune Tipo III à proteína do cristalino, que resulta em uma inflamação granulomatosa zonal. Os macrófagos cheios de material do cristalino muitas vezes bloqueiam a rede trabecular e resultam em glaucoma facolítico. As LIOs podem produzir inflamação facotóxica não-granulomatosa pelo fato de irritar fisicamente a íris ou o corpo ciliar. A Síndrome UGH é um tipo de uveíte facotóxica.

54. C) Inicialmente é envolvido o pólo posterior, com propagação centrífuga.

A necrose retiniana aguda foi primeiramente descrita em pacientes sadios e imunocompetentes. Como causadores deste estado foram implicados os vírus herpes simples e o zoster. Os pacientes apresentam vitreíte, retinite necrosante periférica confluente, e arterite retiniana com vaso-oclusão. O pólo posterior é tipicamente poupado até tardiamente na evolução da doença. Os descolamentos da retina são comuns devido às múltiplas e grandes áreas de necrose da retina.

55. B) Hemorragia filiforme na paracentese.

A iridociclite heterocromática de Fuchs é tipicamente uma inflamação intra-ocular insidiosa crônica que pode não responder bem aos corticosteróides tópicos. Os sinais característicos consistem em precipitados de ceratite estrelados distribuídos difusamente, com leves células e halo do segmento anterior e perda das criptas e detalhes da íris. Na iridociclite heterocromática de Fuchs, as íris azuis ficam mais azuis e as íris castanhas ficam menos castanhas. A gonioscopia poderá revelar a evidência de pontes entre vasos no ângulo, embora não se desenvolva glaucoma neovascular com fechamento do ângulo. A paracentese da câmara anterior poderá resultar em pequena hemorragia filiforme no ângulo. Dentre os pacientes com iridociclite heterocromática de Fuchs, 50% manifestam cataratas; 60% desenvolvem glaucoma. A cirurgia de catarata não é seguida da alta taxa de perda do vítreo nem de ruptura capsular posterior em comparação com os olhos normais.

56. D) Sífilis.

Embora a uveíte sifilítica possa simular qualquer outra forma de uveíte, a uveíte intermediária é uma apresentação distintamente incomum. A *pars* plana é, sem dúvida, a entidade de uveíte intermediária mais comum, um diagnóstico de exclusão. Dentre os pacientes com esclerose múltipla, 5% a 25% podem apresentar evidência de periflebite e de uveíte intermediária.

57. B) Neovascularização coroidal.

Em pacientes jovens com *pars* plana pode se desenvolver ceratopatia calcificante em faixa. Uma neovascularização retiniana periférica pode resultar em hemorragia do vítreo e descolamentos tracionais. A progressão do descolamento tracional poderá também resultar em componentes regmatógenos. A neovascularização coroidal não é complicação associada à *pars* plana. A complicação macular mais comum da *pars* plana é o edema cistóide, que é a causa mais comum da perda de visão.

58. C) Revela diminuição das respostas escotópicas.

Devido a infiltrados coloidais cremosos, retinocoroidopatia, perda do campo visual periférico, nictalopia e disfunção dos bastonetes que são observados na retinocoroidopatia, o eletrorretinograma revela diminuição das respostas escotópicas.

59. A) Síndrome Vogt-Koyanagi-Harada.

Tipicamente, o edema macular cistóide não é observado em pacientes com a síndrome Vogt-Koyanagi-Harada. Os pacientes com esta afecção apresentam pan-uveíte bilateral, evidência de edema do disco, e múltiplos descolamentos serosos bilaterais. Nos casos crônicos podem ser observadas alterações pigmentares no *fundus*, porém não é edema cistóide macular. Além das entidades listadas, qualquer iridociclite, especialmente os casos crônicos recidivantes, poderá causar edema cistóide macular.

60. D) HLA-A29 e retinocoroidopatia *birdshot*.

A associação entre HLA-A29 e retinocoroidopatia *birdsot* é o mais consistente dentre todos os distúrbios médicos. Aproximadamente 90% dos pacientes com retinocoroidopatia *birdshot* HLA-A29 positiva (Tabela 8-1).

TABELA 8-1. Associações Importantes do HLA com Doenças Oculares

Doença	População estudada	Antígeno HLA	Porcentagem de pacientes
Coroidopatia *birdshot*	Brancos	HLA-A29	96%
Espondilite ancilosante	Brancos	HLA-B27	89%
	Asiáticos	HLA-B27	85%
Doença Behçet	Japoneses	HLA-B5	68%
Síndrome Reiter	Brancos	HLA-B27	80%
POHS	Brancos	HLA-B7	77%
	Brancos	HLA-DR2	81%

61. D) Os sinais iniciais são a redução da visão, células vítreas e edema do disco óptico.

Admite-se que a retinite subaguda unilateral difusa seja causada por numerosos e diferentes tipos de nematelmintos. As espécies mais comumente implicadas têm sido a *Baylisascaris*. Nas fases iniciais da doença são comuns a redução da visão, das células do vítreo, e edema do disco óptico. À medida que a doença progride, poderá ser observada atrofia óptica, esclerose vascular da retina, e alterações pigmentares difusas, resultando na síndrome do apagamento unilateral. A avaliação meticulosa do *fundus* quanto à presença de um pequeno verme no espaço sub-retiniano, seguida por uma fotocoagulação do verme, poderá deter a progressão desta doença.

62. C) O sinal pulmonar mais comum na sarcoidose é a adenopatia hilar.

Em qualquer doença granulomatosa difusa que afete o pulmão, poderá ser observada uma elevação do nível da enzima conversora da angiotensina no soro. Biopsias conjuntivais cegas em pacientes que têm apenas o diagnóstico presumível de sarcoidose mostram níveis caracteristicamente baixos. Se o diagnóstico foi feito com base na elevação dos níveis da enzima conversora da angiotensina e de uma radiografia do tórax positiva, as biopsias conjuntivais podem exibir até 60% a 70% de granulomas não-caseificados. Os sinais pulmonares do sarcóide incluem ausência de alterações, adenopatia hilar, e doença intersticial pulmonar difusa que poderá progredir para uma grave fibrose pulmonar em estágio terminal. O envolvimento ocular ocorre em aproximadamente 25% dos pacientes com sarcoidose sistêmica. Em até 60% dos pacientes com envolvimento ocular poderá ser observada uveíte.

63. C) Anticorpos citoplasmáticos antineutrófilos no soro.

64. A) Colchicina.

65. B) Corticosteróides perioculares.

66. D) Polimialgia reumática.

A Figura 8-15 mostra um paciente com esclerite necrosante grave. Os pacientes poderão sentir dor intensa, apresentar fotofobia e olhos vermelhos. Poderá ser visto o tecido uveal subjacente, dando à vermelhidão da esclerite um matiz violáceo. A terapia aguda deverá consistir de prednisona oral, 1 a 2 mg/kg/dia, com eventual adição de imunossupressores citotóxicos. Deve ser completada uma cuidadosa investigação quanto à vasculite sistêmica associada. Os corticosteróides perioculares devem ser evitado, porque os depósteróides poderão facilitar a atividade da colagenase sobre os leucócitos polimorfonucleares e resultar em maior fusão e necrose escleral. Não existe indicação para a biopsia da esclera com finalidades diagnósticas. Embora a polimialgia reumática seja um estado inflamatório, não se manifesta como uma esclerite.

67. A) Punção lombar.

68. B) Metotrexato intratecal, citarabina IV (Ara-C), e radiação total do cérebro e do olho.

69. A) Há um prognóstico ruim quanto à sobrevivência.

A Figura 8-16 mostra a apresentação característica do linfoma ocular primário. Este tipo de pele de leopardo do pigmento amarelado retiniano e a infiltração sub-retiniana das células linfomatosas, são tipicamente observados em pacientes com mais de 70 anos. Muitas vezes esses pacientes se apresentam inicialmente com vitreíte, que pode ser uni ou bilateral. A avaliação laboratorial inicial poderá não ser esclarecedora. Todavia, o exame do SNC pela RM, pela TC e pela punção lombar poderá revelar evidência do linfoma. Para estabelecer o diagnóstico e o estágio da neoplasia poderá ser necessária a vitrectomia *via pars* plana. Uma vez feito o diagnóstico e completado o estadiamento, a terapia consiste de combinações de metotrexato, agentes citotóxicos IV, e radiação total do cérebro e ocular. O uso de esteróides oculares e sistêmicos poderá mascarar a vitreíte e reduzir a inflamação intra-ocular, porém, a inflamação poderá recidivar pela interrupção das medicações. Nos pacientes portadores de linfoma intra-ocular o prognóstico é nefasto. O linfoma intra-ocular primário é uma subsérie do linfoma primário do SNC. Uma vez que tenham ocorrido sintomas de envolvimento do SNC, a sobrevivência média cai para menos de 6 meses.

70. D) Todos acima.

71. D) Corticosteróides.

72. B) Múltiplas áreas puntiformes de exsudação de fluoresceína para dentro do espaço sub-retiniano.

73. D) Neurorretinite aguda.

O paciente da Figura 8-17 tem a síndrome Vogt-Koyanagi-Harada. Este diagnóstico é de exclusão e devem ser feitos os exames laboratoriais apropriados para esta entidade. A Síndrome Vogt-Koyanagi-Harada é uma pan-uveíte granulomatosa bilateral que, na fase aguda da doença, determina edema do disco e descolamentos retinianos serosos bilaterais. É importante excluir entidades infecciosas, incluindo sífilis e, possivelmente, tuberculose. Deve também ser feito um teste de anticorpo antinuclear para excluir coroidopatia do lúpus. A ecografia modo-B poderá ser útil para mostrar a quantidade da infiltração coloidal, que é muito profunda no pólo posterior. Esta patologia é tratada com corticosteróides sistêmicos. A angiografia com fluoresceína revela caracteristicamente múltiplas áreas puntiformes de hiperfluorescência, que gradualmente exsudam fluoresceína para dentro do espaço sub-retiniano. A coloração vascular retiniana é rara. O diagnóstico diferencial deverá incluir esclerite posterior, oftalmia simpática, hipotonia, síndrome de efusão uveal, e coroidopatia do lúpus. Uma neurorretinite aguda não deverá se apresentar com descolamentos retinianos serosos.

74. D) Eczema.

As manifestações cutâneas da Síndrome Vogt–Koyanagi–Harada incluem alopecia, vitiligo, e *poliose* (embranquecimento dos cílios). Essas manifestações confirmam a noção de que a melanina é o agente imunogênico que resulta na inflamação intra-ocular nesta afecção. O eczema tem se mostrado em associação com atopia.

75. C) Defeitos da condução cardíaca.

76. C) Figura 8-19.

77. C) Figura 8-21 e enzima conversora da angiotensina.

78. A) Figura 8-22 e colchicina.

79. B) Aneurisma da artéria pulmonar.

80. D) Todos acima.

81. B) Distúrbio da Figura 8-19.

A Figura 8-18 mostra a oclusão de um ramo de veia retiniana em um paciente com a doença de Behçet. A Figura

8-19 mostra um paciente com retinocoroidopatia serpiginosa. A Figura 8-20 mostra um hipópio e a Figura 8-21 mostra um paciente com periflebite retiniana que poderá ser compatível com sarcoidose, com doença de Lyme, *pars plana*, uveíte intermediária associada à esclerose múltipla e, possivelmente, tuberculose e doença de Eales. A Figura 8-22 mostra uma úlcera aftosa em um paciente com a doença de Behçet. A Figura 8-23 mostra uma irite hipópio/plástica em um paciente que é HLA-B27 positivo.

A doença de Behçet pode estar acompanhada de hipópio-iridociclite dolorosa. Entretanto, a inflamação fibrinosa do segmento anterior é incomum. Na doença de Behçet, em presença de um hipópio, o olho poderá estar notavelmente assintomático, diferentemente do que ocorre na doença associada ao HLA-B27, onde a dor e a fotofobia dominam os sintomas. Na doença de Behçet há muitas vezes uma forte associação com HLA-B5. As alterações sistêmicas incluem acne, eritema nodoso, úlceras aftosas, úlceras genitais, e alterações intersticiais pulmonares. Um aneurisma da artéria pulmonar é um sinal radiográfico torácico patognomônico na doença de Behçet. O tratamento é com corticosteróides sistêmicos e perioculares. A colchicina poderá ser útil para reduzir as recidivas da doença. Poderão também ser necessários a ciclosporina e os agentes citotóxicos.

A coroidopatia serpiginosa é uma afecção de etiologia desconhecida com episódios recidivantes e progressivos de baixa visão indolente. Ocorre inflamação nas margens das lesões anteriores, com propagação centrífuga.

A periflebite é observada caracteristicamente na sarcoidose e na doença de Eales. Esta última é endêmica na Índia e muitas vezes é associada à tuberculose pulmonar. A etiologia exata da doença de Eales é desconhecida.

Ocorrem alterações cutâneas na doença de Behçet, na sarcoidose, e na doença de Lyme. As alterações cutâneas no sarcóide consistem de eritema nodoso e nódulos subcutâneos ou granulomas. A doença de Lyme é acompanhada de eritema migratório crônico (Fig.8-32).

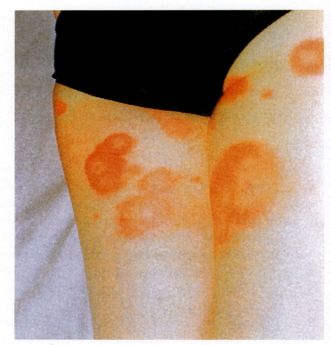

FIGURA 8-32.

82. C) Retinite por citomegalovírus.

83. C) Têm contagem de linfócitos CD4 inferior a 50 células/mm³.

Os pacientes com AIDS e retinite por citomegalovírus têm uniformemente uma contagem de CD4 abaixo de 50. A retinite por citomegalovírus em pacientes com AIDS é, sem dúvida, a infecção oportunística mais comum do segmento posterior. A retinocoroidite por toxoplasma poderá ocupar um distante segundo lugar. Os pacientes com retinite por citomegalovírus apresentam freqüentemente escotomas e perda do campo visual periférico. A sobrevida média depois da apresentação da retinite por citomegalovírus tem melhorado drasticamente com o uso da terapia antiviral sistêmica apropriada e com os agentes anti-retrovirais.

84. C) Devido à linfopenia, quase sempre não existe vitreíte.

Na AIDS, a toxoplasmose ocular é, com freqüência, acompanhada de um número significativamente maior de células do que na retinite por citomegalovírus. Embora exista alguma variabilidade quanto ao grau de inflamação do vítreo, com base no número de célula CD4 a vitreíte está quase sempre presente em alguma extensão.

85. D) Todas acima.

86. D) 14 dias.

Para o tratamento da retinite por citomegalovírus poderá ser usada a terapia antiviral IV ou intravítrea. A indução é tipicamente executada durante 14 dias. Uma vez que a retinite esteja sob controle, a terapia de manutenção é feita indefinidamente.

87. D) Todas acima.

88. B) Figuras 8-24 e 8-27.

89. D) Figura 8-28.

90. A) Figura 8-24.

91. B) Figura 8-26.

92. D) Todas acima.

As Figuras 8-24 e 8-25 são de um paciente que tinha AIDS e retinocoroidite por toxoplasma.

A Figura 8-26 mostra um paciente de AIDS que na apresentação tinha uma necrose retiniana externa progressiva e zoster cutâneo.

A Figura 8-27 mostra um paciente que tinha meningite criptocócica e papiledema bilateral.

A Figura 8-28 mostra um paciente que tem retinite peripapilar por citomegalovírus.

A retinocoroidite toxoplasmática em pacientes com AIDS é muitas vezes marcada por intensa inflamação do vítreo e grandes áreas de necrose da retina. O tratamento consiste de medicação tríplice antitoxoplasma sistêmica. Os esteróides devem ser evitados. Até 25% dos pacientes podem ter lesões intracranianas. Os estágios tardios da doença podem ser assinalados por descolamentos retinianos tracionais e regmatógenos combinados. Precipitados ceráticos em gordura de carneiro (*mutton fat*) podem ser dramáticos em pacientes com toxoplasmose, conforme é mostrado na Figura 8-25.

A síndrome de necrose retiniana externa progressiva é uma retinite viral que ocorre em pacientes com AIDS que têm uma história anterior de zoster cutâneo. O vírus herpes zoster tem sido implicado como causador desta necrose retiniana externa progressiva. O tratamento consiste de foscarnet IV ou de foscarnet e ganciclovir. O prognóstico é ruim. Em quase todos os casos a doença torna-se bilateral. A progressão é rápida — dentro de dias. A incidência de descolamento da retina é de aproximadamente 87%.

Os pacientes com meningite criptocócica apresentam hidrocefalia obstrutiva, cefaléias intensas e pressão intracraniana muito elevada. A doença pode resultar em papiledema extenso, conforme é evidenciado na Figura 8-27.

93. A) Pentamidina.

94. C) Pulmões.

A Figura 8-29 mostra o aspecto da infecção por *Pneumocystis carinii* em um paciente de AIDS. Esses pacientes freqüentemente apresentam contagem de CD4 abaixo de 200. Outras infecções relacionadas com a AIDS e que devem ser consideradas são: citomegalovírus, *Cryptococcus*, fungos, ou outros protozoários como Microsporídia. Este protozoário causa mais comumente uma pneumonite, porém a doença disseminada pode também resultar nas lesões coroidais amareladas que são mostradas. O tratamento consiste em trimetoprim/sulfametoxazol (Bactrim), atovaquona, pentamidina, ou dapsona.

95. D) Todas acima.

A neovascularização coroidal é comum em muitas uveítes posteriores. A inflamação coroidal poderá favorecer a produção de fatores angiogênicos e, quando ocorre a ruptura da membrana pigmentar do epitélio de Bruch da retina, pode se desenvolver neovascularização coroidal.

96. C) Precipitação do complexo antígeno-anticorpo.

É admitido que, no teste Ouchterlony, o infiltrado estromal seja semelhante ao da linha de precipitação. Os antígenos se difundem de uma área do gel e os anticorpos se difundem do outro. A linha se forma no ponto de encontro da difusão do antígeno e do anticorpo.

97. A) Rifabutina.

Recentemente foi relatada uma associação de uveíte anterior aguda com a rifabutina. Isto pode ocorrer em semanas ou meses depois do início da terapia com a rifabutina. A cultura do líquido da câmara anterior tem se mostrado negativa. Com a interrupção da rifabutina e a administração tópica de gotas de corticosteróides, ocorre a rápida resolução da uveíte.

98. D) Reação inflamatória às microfilárias mortas.

A infecção por vólvulo de Oncocerca resulta em disseminação das larvas de microfilária. Essas microfilárias podem ser observadas nadando na câmara anterior. Os microrganismos vivos podem causar uma leve uveíte e obstruir a malha trabecular; entretanto, os microrganismos mortos incitam uma vigorosa reação inflamatória que causa muito maior dano ocular.

99. B) Corticosteróides.

A entidade uveíte aguda deve sempre ser tratada primeiro com corticosteróides. Por isso, esses agentes são a primeira linha da terapia para todas as síndromes uveíticas. Para as situações nas quais os corticosteróides tópicos, perioculares ou sistêmicos sejam ineficazes ou precisem ser reduzidos em razão dos efeitos colaterais associados, as medicações imunossupressoras poderão ser úteis.

100. A) Eosinófilos.

Na infecção intra-ocular pelo toxocara ocorre um granuloma eosinófilo. Na histopatologia, a reação pode ser tão vigorosa que o microrganismo poderá não ser visível.

Anotações

Glaucoma

PERGUNTAS

1. O humor aquoso, em comparação com o plasma, tem maior concentração de qual desses elementos?
   A) Proteína.
   B) Ascorbato.
   C) Glicose.
   D) Dióxido de carbono.

2. Qual o vaso que fornece a suplência predominante para a camada de fibras nervosas da cabeça do nervo óptico?
   A) Artéria ciliar posterior curta.
   B) Vasos coroidais peripapilares.
   C) Vasos piais.
   D) Artéria central da retina.

3. Qual das afirmativas seguintes é FALSA no que concerne à condição mostrada na Figura 9-1?
   A) Tem um prognóstico pior do que o glaucoma de ângulo aberto primário (GAAP).
   B) Poderá ser monocular ou binocular.
   C) A extração do cristalino alivia o estado.
   D) A PIO é freqüentemente mais alta do que no GAAP.

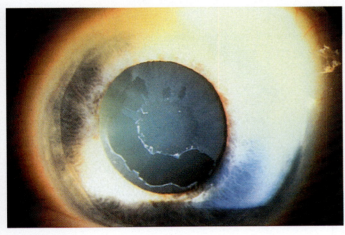

FIGURA 9-1.

4. Qual dos seguintes NÃO é um fator de risco para GAAP?
   A) Resposta ao corticosteróide tópico.
   B) Herança afro-americana.
   C) História familiar positiva.
   D) Diabetes melito.

5. Que droga usada durante a anestesia geral é associada a um aumento da pressão intra-ocular (PIO)?
   A) Halotano.
   B) Cetamina.
   C) Valium.
   D) Fenobarbital.

6. Os pacientes com homocistinúria estão em maior risco para o seguinte:
   A) Subluxação do cristalino.
   B) Glaucoma de ângulo fechado.
   C) Trombose intravascular na anestesia geral.
   D) Todos acima.

7. A tonometria indentada dá leituras falsamente baixas sob as condições que se seguem, EXCETO:
   A) Alta miopia.
   B) Decréscimo da espessura córnea central.
   C) Fluoresceína excessiva.
   D) Astigmatismo com a regra maior do que 3D.

8. A confiabilidade do teste do campo visual é suspeita quando o diâmetro da pupila é inferior a:
   A) 4 mm
   B) 3 mm
   C) 2 mm
   D) 1 mm

9. Qual o objeto de teste que tem 4 vezes a área e a mesma intensidade de luz que o alvo Goldmann II4e?
   A) III4e.
   B) II2e.
   C) II4c.
   D) V2a.

10. Um paciente é testado no perímetro automatizado de Humphrey. A máquina projeta uma luz no ponto cego e o paciente pressiona o botão. O que a resposta deste paciente representa?
    A) Resposta falso-positiva.
    B) Perda da fixação.
    C) Flutuação a curto-termo.
    D) Resposta falso-negativa.

11. O campo visual da Figura 9-2 é causado por uma lesão retiniana. Qual das seguintes lesões retinianas corresponde a este campo? (Nota: a fóvea está marcada com um "X").

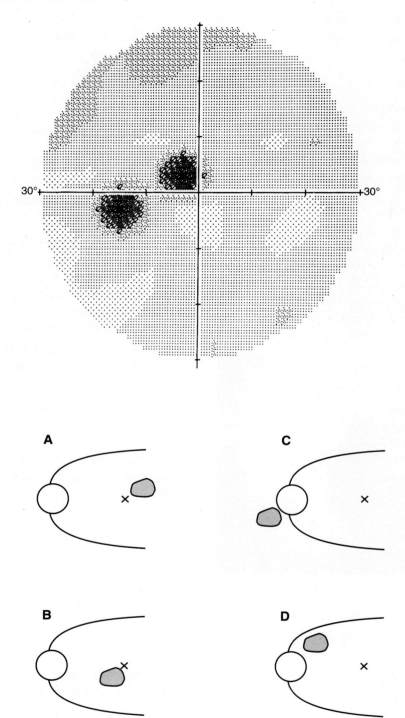

FIGURA 9-2. Segundo Wright K. Textbook of Ophtalmology. Baltimore: Williams & Wilkins, 1997.

12. Qual dos seguintes sinais é mais indicativo de neuropatia óptica glaucomatosa?
    A) Figura 9-3A.
    B) Figura 9-3B e C.
    C) Figura 9-3D.
    D) Figura 9-3E.

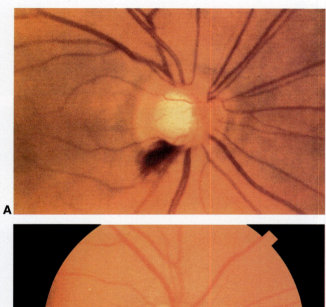

FIGURA 9-3A e B

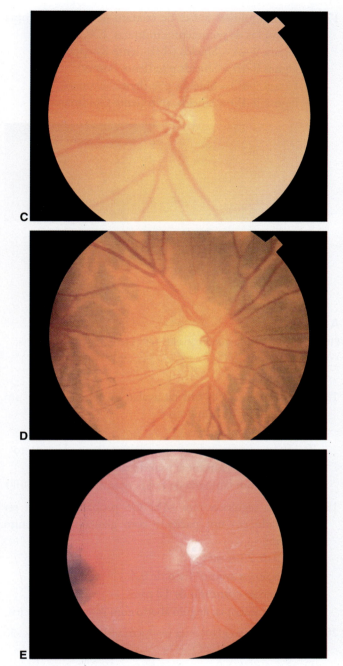

FIGURA 9-3C a E. *(Continuação)*

13. Com base nos exames histológicos, qual a porcentagem de axônios do nervo óptico deverá ter sido perdida antes de as alterações do campo visual serem detectadas pela perimetria Goldmann?
    A) 10%.
    B) 15%.
    C) 25%.
    D) 50%.

14. Todos os seguintes são sinais iniciais bem estabelecidos de dano glaucomatoso, EXCETO:
    A) alongamento vertical da escavação
    B) atrofia peripapilar
    C) hemorragia subungueal no disco
    D) perda da camada de fibras nervosas

15. Todas as condições seguintes são acompanhadas de um aumento da pigmentação da malha trabecular à gonioscopia, EXCETO:
    A) síndrome da pseudo-exfoliação (PXF)
    B) síndrome da dispersão do pigmento
    C) trauma anterior
    D) todas acima

16. Os defeitos de transiluminação da íris estão presentes em todas as condições seguintes, EXCETO:
    A) albinismo oculocutâneo
    B) PXF
    C) síndrome da íris em platô
    D) síndrome da dispersão do pigmento

17. Todas as seguintes lentes de contato para a gonioscopia são exemplos de goniolentes indiretas, EXCETO:
    A) Figura 9-4A = Shields p11b (lente Koeppe).
    B) Figura 9-4B = Shields p9c (lente Posner).
    C) Figura 9-4C = Shields, p9e (lente Sussman).
    D) Figura 9-4D = Shields, p9b (lente Goldmann).

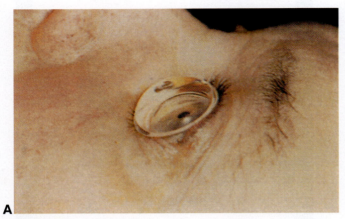
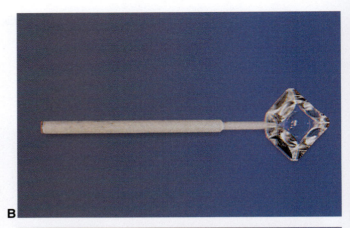
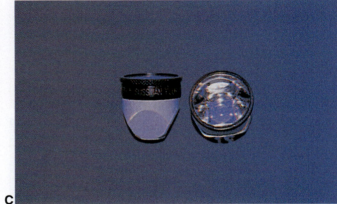
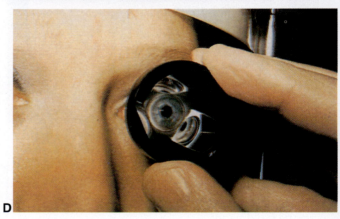

FIGURA 9-4A a **D**. Segundo Shields MB. Color atlas of glaucoma: Williams & Wilkins, 1998.

FIGURA 9-4. *(Continuação)*

18. A técnica MENOS útil na avaliação do aspecto de um nervo óptico glaucomatoso é:
    A) oftalmoscopia direta
    B) oftalmoscopia indireta usando uma lente de contato
    C) oftalmoscopia indireta usando uma lente 20D
    D) exame com lâmpada de fenda usando uma lente 90D

19. Qual dos seguintes tem MENOS probabilidade de ser encontrado em um paciente com glaucoma congênito primário?
    A) PIO de 23 mmHg.
    B) Relação escavação/disco de 0,4.
    C) Diâmetro corneano de 10 mm.
    D) Na gonioscopia, ângulo aberto com inserção alta da íris.

20. Com relação ao glaucoma uveítico, todos os seguintes são verdadeiros, EXCETO:
    A) as prostaglandinas, como latanoprost, devem ser usadas com cautela
    B) se as medicações forem ineficazes, a trabeculoplastia com *laser* de argônio (TLA) pode ser um útil adjunto
    C) os mióticos são geralmente evitados
    D) o tratamento da inflamação intra-ocular é importante no abaixamento da PIO

21. Qual dos sinais seguintes NÃO foi sugerido como um possível mecanismo fisiopatológico para a neuropatia óptica em pacientes suspeitos de ter glaucoma com tensão normal (glaucoma de baixa tensão)?
    A) Hipotensão sistêmica noturna.
    B) Vasoespasmo.
    C) Neuropatia óptica do choque (hipotensiva).
    D) Hipercolesterolemia sistêmica.

22. Qual das condições seguintes NÃO tem a mesma patogenia do glaucoma como as outras?
    A) Síndrome Sturge-Weber.
    B) Doença ocular tireóidea.
    C) Aniridia.
    D) Fístula do seio carótido-cavernoso.

23. Qual procedimento cirúrgico poderá ser usado inicialmente para tratar um glaucoma congênito primário que apresenta uma acentuada opacidade córnea?
    A) Trabeculectomia com mitomicina C.
    B) Ciclofotocoagulação.
    C) Goniotomia.
    D) Trabeculotomia.

24. Qual das seguintes é a causa MAIS comum de glaucoma em olhos que estão sendo tratados pelos estados mostrados na Figura 9-5?
    A) Células tumorais invadindo o ângulo.
    B) Neovascularização.
    C) Fechamento agudo do ângulo.
    D) Uveíte.

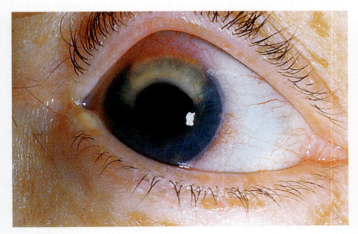

FIGURA 9-5.

25. Qual das seguintes queimaduras químicas tem MAIS probabilidade de estar acompanhada de uma elevação aguda da PIO?
    A) Alvejante de cloro.
    B) Ácido sulfúrico.
    C) Peróxido de hidrogênio.
    D) Hidróxido de sódio.

26. Com relação ao glaucoma por corticosteróides, todas as seguintes afirmativas são verdadeiras, EXCETO:
    A) na maioria dos casos, depois da suspensão do esteróide, a PIO retorna ao normal em vários dias ou semanas
    B) a PIO aumentada pode se manter por anos depois do inicio do esteróide
    C) a maioria dos casos dá-se pela administração oral do esteróide a longo prazo
    D) os pacientes com GAAP são mais suscetíveis às elevações da PIO induzidas por esteróides

27. A neuropatia óptica glaucomatosa é associada à lesão de quais tipos de células retinianas?
    A) Células amácrinas.
    B) Células ganglionares.
    C) Células bipolares.
    D) Fotorreceptoras.

28. Qual é a melhor terapia inicial para o glaucoma maligno?
    A) Pilocarpina a 2%.
    B) Iridotomia a *laser*.
    C) Terapia midriático-cicloplégica.
    D) Remoção do cristalino.

29. A condição mostrada na Figura 9-6 pode estar associada à qual das escolhas seguintes?
    A) Perda visual.
    B) Papiledema.
    C) Herança autossômico-recessiva.
    D) Bilateralidade em 25%.

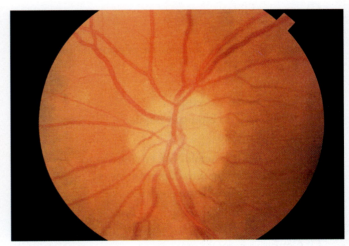

FIGURA 9-6.

30. O tratamento MAIS importante para um paciente com glaucoma neovascular diabético e boa visão é:
    A) atropina e esteróides tópicos
    B) supressores aquosos
    C) controle adequado da glicemia e da pressão sanguínea
    D) fotocoagulação pan-retiniana

31. Qual dos seguintes tipos de glaucoma tem MENOR probabilidade de responder à terapia clínica isoladamente?
    A) Glaucoma fagolítico.
    B) Glaucoma pigmentar.
    C) Glaucoma com partículas de cristalino.
    D) Pseudo-exfoliação.

32. A condição ocular com MENOS probabilidade de estar associada a uma síndrome da má direção é:
    A) glaucoma de ângulo fechado
    B) uveíte
    C) miopia
    D) nanoftalmia

33. Sabe-se que os antagonistas beta-adrenérgicos tópicos são associados a todos os seguintes efeitos colaterais, EXCETO:
A) aumento nos níveis plasmáticos de lipoproteínas de alta densidade
B) broncoespasmo e obstrução das vias aéreas
C) enfraquecimento da contratilidade miocárdica
D) intolerância ao esforço

34. Um paciente foi recentemente submetido a uma fotocoagulação panretiniana depois da oclusão da veia retiniana central e apresenta edema da córnea, neovascularização da íris e uma PIO de 58 mmHg. Todas as medicações seguintes são apropriadas, EXCETO:
A) atropina
B) dorzalamina
C) apraclonidina
D) pilocarpina

35. Os efeitos colaterais oculares da pilocarpina incluem todos os seguintes, EXCETO:
A) hiperopia
B) descolamento da retina
C) exacerbação do bloqueio pupilar
D) lacrimejamento

36. Qual dos seguintes sinais NÃO é considerado um possível efeito colateral de agentes hiperosmóticos?
A) Insuficiência cardíaca congestiva.
B) Hemorragia subdural.
C) Agravamento da doença obstrutiva pulmonar.
D) Confusão mental.

37. Qual é a causa mais provável da conjuntivite alérgica em um paciente de glaucoma? Assinale na ordem de probabilidade.
1. Latanoprost.
2. Dorzlamida.
3. Brimonidina.
A) 1 > 2 > 3
B) 3 > 2 > 1
C) 3 > 1 > 2
D) 2 > 3 > 1

38. Qual a afirmativa sobre inibidores da anidrase carbônica é FALSA?
A) A produção aquosa no olho não é significantemente reduzida até que mais de 90% da atividade da anidrase carbônica esteja inibida.
B) Os inibidores da anidrase carbônica causam redução da excreção urinária do citrato ou do magnésio, predispondo à formação de cálculos renais.
C) Os inibidores da anidrase carbônica podem causar miopia aguda idiossincrática transitória.

D) A acidose metabólica é maior com a acetazolamida oral do que com a injeção IV da acetazolamida.

39. Qual é a causa mais comum da falha da bolha?
A) Encapsulação da bolha (formação de cisto de Tenon).
B) Fibrose epiescleral.
C) Exsudação tardia da bolha.
D) Fechamento da esclerostomia interna.

40. Qual das seguintes é a medicação MAIS importante a interromper antes da cirurgia do glaucoma?
A) Pilocarpina.
B) Ecotiofato.
C) Dipivefrina.
D) Timolol.

41. O tratamento médico das exsudações da bolha envolve todos os seguintes, EXCETO:
A) fechamento com lentes de contato gelatinosas
B) injeção de sangue autólogo
C) supressores aquosos
D) 5-fluorouracil (5-FU)

42. O uso do 5-FU após a cirurgia da filtração tem mostrado associação com todos os seguintes, EXCETO:
A) exsudação da cicatriz conjuntival
B) hemorragia supracoroidal
C) maculopatia hipotônica
D) descolamento da retina

43. A apraclonidina (Iopidina), um agonista alfa$_2$-adrenérgico, tem todos os seguintes efeitos colaterais, EXCETO:
A) hipotensão sistêmica
B) retração da pálpebra superior
C) boca seca
D) branqueamento dos vasos conjuntivais

44. A dorzolamida (Trusopt) decresce a PIO pelo:
A) aumento do efluxo uveoescleral
B) diminuição da produção aquosa
C) aumento do efluxo convencional
D) diminuição da pressão venosa epiescleral

45. Qual a combinação MAIS eficaz para baixar a PIO?
A) Timolol e um inibidor da anidrase carbônica.
B) Ecotiofato e pilocarpina.
C) Pilocarpina e dipivefrina.
D) Timolol e dipivefrina.

46. Os análogos da prostaglandina abaixam a PIO predominantemente por qual dos seguintes mecanismos?
A) Aumento do efluxo uveoescleral.
B) Facilita o efluxo aquoso, estimulando a contração dos músculos ciliares.
C) Reduz o volume vítreo.
D) Reduz a produção aquosa.

47. Qual das afirmativas seguintes sobre TLA é VERDA-DEIRA?

A) A TLA alcança seu efeito criando aberturas físicas no tecido trabecular através das quais o humor aquoso pode passar da câmara anterior para dentro do canal de Schlemm.

B) A possibilidade de aumento da PIO pós-tratamento não é influenciada pelo número de queimaduras a *laser* aplicado em cada sessão de tratamento.

C) A melhor localização para os toques de *laser* com a finalidade de minimizar as complicações pós-trata-mento do aumento da PIO e da formação de sinéquias anteriores periféricas é a malha trabecular posterior.

D) A repetição da TLA nos olhos nos quais a TLA foi ini-cialmente eficaz e nos quais o controle da PIO foi eventualmente perdido, poderá proporcionar o con-trole da pressão em 1/3 ou na metade dos casos, em-bora 10% a 15% possam manter uma elevação per-manente da PIO.

48. A trabeculoplastia a *laser* tem mais probabilidade de ser útil em um olho com qual dos seguintes tipos de glauco-ma não-controlado?

A) Glaucoma pigmentar.

B) Glaucoma do ângulo em recessão.

C) Síndrome endotelial iridocorneana.

D) Glaucoma inflamatório.

49. As complicações da TLA são todas as seguintes, EXCE-TO:

A) irite com sinéquia posterior

B) espiga da PIO pós-operatória

C) fechamento do ângulo sinequial

D) formação de catarata

50. Quais são os campos mais apropriados do *laser* para a TLA?

A) Tamanho do ponto: 50 μ, duração: 0,1 s, energia: 700 mW.

B) Tamanho do ponto: 50 μ, duração: 0,5 s, energia: 500 mW.

C) Tamanho do ponto: 500 μ, duração: 0,1 s, energia: 200 mW.

D) Tamanho do ponto: 500 μ, duração: 0,5 s, energia: 800 mW.

51. As vantagens da trabeculoplastia a *laser* seletivo (TSL) sobre a TLA incluem todas as seguintes, EXCETO:

A) TLS é mais eficaz para reduzir a PIO.

B) TLS usa um *laser* potencialmente repetível.

C) TLS visa seletivamente células MT pigmentadas.

D) A estrutura da MT fica intacta pós-TSL.

52. Em quais das condições a iridectomia periférica a *laser* NÃO deveria ser indicada?

A) Íris arqueada.

B) Glaucoma neovascular.

C) Glaucoma com fechamento agudo do ângulo.

D) Profilaxia em um olho com ângulo estreito.

53. O *laser* Nd:YAG, em comparação com o *laser* de argônio, é associado a quais dos seguintes eventos em relação com as iridotomias?

A) Fechamento tardio da iridotomia.

B) Menos aplicações totais.

C) Menor freqüência de sangramento na aplicação.

D) Mais extenso dano histológico no local do tratamento.

54. Em contraste com a trabeculectomia sem mitomicina, o uso da mitomicina intra-operatoriamente durante a trabe-culectomia pode estar associado a:

A) menor taxa de sucesso cirúrgico

B) maior risco de endoftalmite a longo prazo

C) maior risco de descolamento da retina

D) mais inflamação e mais aparecimento de vesículas vas-culares

55. Qual dos procedimentos seguintes apresenta a mais alta incidência de hipotonia?

A) Esclerectomia de espessura total.

B) Trabeculectomia com mitomicina C.

C) Sedenho.

D) Trabeculectomia com 5-FU.

56. O uso adjuvante de agentes antifibróticos na trabeculecto-mia é indicado em todas as seguintes situações, EXCE-TO:

A) na cirurgia de filtração anterior que falhou

B) em pacientes míopes jovens

C) em pacientes afácicos/pseudofácicos

D) no glaucoma neovascular

57. As seguintes afirmações são verdades sobre as drogas usa-das para controlar a cicatrização pós-cirúrgica do glauco-ma, EXCETO:

A) BAPN (beta-aminoproprionitrilo), um inibidor da lisil-oxidase, bloqueia a ligação-cruzada do colágeno

B) 5-FU inibe a proliferação de fibroblastos, agindo sele-tivamente sobre a fase S do ciclo celular

C) a mitomicina C é um agente alquilante que decresce a síntese do DNA por provocar uma ligação cruzada do DNA

D) a colchicina atua inibindo a migração e a proliferação dos fibroblastos

58. Qual das seguintes é a vantagem teórica da cirurgia não-penetrante do glaucoma?

A) Mais baixa incidência de complicações pós-operatórias.

B) Tecnicamente mais fácil.

C) Melhor redução da PIO em comparação com a trabeculectomia padronizada.

D) Nenhuma das acima.

Perguntas 59-61

Um advogado de 34 anos foi golpeado no olho por uma bola de golfe arremessada por um oftalmologista. O oftalmologista corre ao seu consultório e examina o olho. Observa um hifema de 20% na câmara anterior. Não existe qualquer ruptura do globo.

59. O olho traumatizado está em risco de desenvolver os seguintes tipos de glaucoma, EXCETO:
    A) glaucoma de ângulo fechado
    B) glaucoma de ângulo aberto
    C) glaucoma de recessão do ângulo
    D) glaucoma facolítico

60. Como a PIO está elevada no olho traumatizado, o tratamento apropriado do hifema deverá incluir todos os seguinte, EXCETO:
    A) corticosteróides
    B) betabloqueadores
    C) ácido aminocapróico
    D) agentes mióticos

61. O hifema cessa dentro de 1 semana; entretanto, o olho permanece hipotônico durante várias semanas, embora mantendo boa visão. O advogado, quando em férias em uma região distante deste país, sentiu uma dor intensa e obscurecimento da visão no olho antes traumatizado. Horas mais tarde, ele é examinado em uma sala de emergência de um hospital rural local; o olho tem uma PIO de 62 mmHg na tonometria Schiotz. Foi instituído tratamento com gotas de timolol e comprimidos de acetazolamida e o paciente apressou-se para casa para tratamento com seu oftalmologista. Qual foi a causa mais provável desta elevação súbita da PIO?
    A) Glaucoma de recessão do ângulo.
    B) Glaucoma de células fastasmas.
    C) Recidiva do hifema.
    D) Fechamento espontâneo de uma fenda de ciclodiálise.

Perguntas 62-64

Uma mãe traz seu filho de 7 meses para exame por motivo de lacrimejamento excessivo de ambos os olhos. Ao exame, nota-se que o paciente é fotofóbico, tem aumento bilateral da córnea e tem opacificação da córnea.

62. Qual é a melhor providência a tomar?
    A) Enviar o paciente para casa e ensinar à mãe sobre como executar a massagem do saco lacrimal.
    B) Fazer um raspado da córnea e tratar como uma úlcera da córnea.
    C) Examinar o paciente sob anestesia geral.
    D) Fazer cintigrafia ultra-sonográfica B.

63. Este paciente poderá ter perda visual por todas as razões seguintes, EXCETO:
    A) ambliopia anisometrópica
    B) astigmatismo hiperópico
    C) retração corneana
    D) lesão do nervo óptico

64. As opções iniciais de tratamento deste paciente incluem todas as seguintes, EXCETO:
    A) goniotomia
    B) trabeculotomia
    C) terapia médica
    D) trabeculectomia

65. As indicações para a intervenção cirúrgica depois de um hifema traumático incluem todas as seguintes EXCETO:
    A) coloração sanguínea da córnea
    B) presença prolongada de um coágulo depois de 15 dias
    C) ressangramento
    D) PIO superior a 45 mmHg apesar das medicações tópica e sistêmica máximas que forem toleradas

Perguntas 66-67

Uma mulher hiperópica fácica de 65 anos é submetida à trabeculectomia por motivo de GAAP não-controlado. No primeiro dia pós-operatório, sua PIO é de 10 mmHg, há presença de vesículas difusas e a câmara anterior é profunda. Entretanto, no segundo dia pós-operatório, a câmara mostra-se rasa, com aposição iridocórnea periférica, e a PIO é de 22 mmHg.

66. O tratamento apropriado inclui todos os seguintes, EXCETO:
    A) medicações cicloplégicas tópicas
    B) iridotomia periférica a *laser*
    C) vitrectomia *via pars* plana
    D) corticosteróides tópicos

67. O paciente é observado no 3º dia pós-operatório e observa-se que tem a câmara anterior completamente plana, nenhuma vesícula, e uma PIO de 45 mmHg. Neste ponto o tratamento médico apropriado inclui todos os seguintes, EXCETO:
    A) medicações cicloplégicas tópicas
    B) supressores aquosos sistêmicos e tópicos
    C) medicações mióticas
    D) corticosteróides tópicos

68. Um homem afro-americano de 72 anos, fácico, é submetido à cirurgia de filtração de glaucoma por motivo de GAAP. É usada a mitomicina C intra-operatoriamente como adjunto. A PIO pós-operatoriamente se mantém em 2 a 3 mmHg e o paciente manifesta efusões coroidais. Deve ser considerada intervenção cirúrgica para todos os seguintes, EXCETO:

A) iminente falha da vesícula
B) hipotonia contínua além de 4 semanas
C) *kissing choroidals*
D) câmara anterior plana com descompensação córnea

69. Todos os eventos seguintes podem estar associados as anormalidades exibidas na Figura 9-7, EXCETO:
    A) inflamação
    B) pseudo-exfoliação
    C) neoplasia
    D) iridociclite heterocrômica de Fuchs

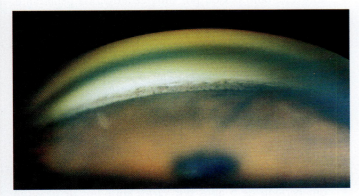

FIGURA 9-7.

Perguntas 70-71

Um homem de 60 anos, originário da Índia, apresenta-se com um olho doloroso. Tem baixa visão neste olho há anos, porém percebe que tem piorado durante as 2 últimas semanas. Nega qualquer trauma ocular. Ao exame, nota-se que ele tem edema epitelial, um denso halo, células (grandes células) e uma catarata densa e escura. A PIO é de 56 mmHg.

70. Qual é o diagnóstico mais provável?
    A) Glaucoma facomórfico.
    B) Glaucoma facolítico.
    C) Glaucoma facoanafilático.
    D) Glaucoma uveítico.

71. Qual é o tratamento definitivo deste estado?
    A) Trabeculectomia.
    B) Lavagem da câmara anterior.
    C) Extração de catarata extracapsular.
    D) Vitrectomia do pólo posterior.

72. De acordo com o Glaucoma *Laser* Trial (GLT) todos as seguintes atitudes são legítimas, EXCETO:
    A) A TLA é pelo menos tão eficaz para reduzir a PIO quanto um agente clínico para o glaucoma, como o timolol.
    B) A maioria dos pacientes tratados primeiro com *laser* não precisou de qualquer terapia clínica adicional para manter o controle da PIO.
    C) Os olhos tratados com *laser* apresentaram uma PIO um pouco mais baixa do que os tratados com medicamentos.
    D) A TLA é uma alternativa segura e pode ser oferecida como terapia inicial para os pacientes com GAAP.

Perguntas 73-74

Uma mulher asiática com 67 anos chega queixando-se de dor no olho direito, opacidade visual e vermelhidão há 3 horas. Tem a córnea opaca por edema epitelial, câmara anterior rasa, pupila de 4 mm não-reativa, e PIOs de 62 mmHg OD e 17 mmHg OE. A gonioscopia do olho esquerdo revela um ângulo esquerdo possivelmente ocluível com, nenhuma estrutura do ângulo visível. Ela nunca teve qualquer episódio semelhante.

73. Outros sinais previstos no exame são:
    A) precipitados ceráticos
    B) glaucoma com escotomas
    C) palidez e cúpulas do nervo óptico
    D) hiperemia e edema do nervo óptico

74. Qual dos tratamentos seguintes deverá ser tentado primeiro?
    A) Iridectomia periférica.
    B) Trabeculoplastia a *laser*.
    C) Trabeculectomia.
    D) Implante de sedenho.

75. O glaucoma de ângulo fechado primário ocorre mais comumente em pacientes com câmaras anteriores rasas. Entre os seguintes, quais eventos NÃO contribuem para uma câmara anterior rasa?
    A) Cristalino maduro.
    B) Hiperopia.
    C) Hipertensão ocular.
    D) Íris arqueada.

76. O glaucoma de fechamento secundário pode estar associado a cada uma das condições seguintes, EXCETO:
    A) tumor intra-ocular
    B) retração escleral devida a descolamento retiniano
    C) nanoftalmia
    D) síndrome de Schwartz

Perguntas 77-78

Um homem afro-americano de 72 anos submeteu-se a uma cirurgia de catarata e implantação de LIO na câmara posterior há 7 anos, e há 5 anos teve um descolamento de retina, que foi tratado por fixação escleral. Manifestou um glaucoma refratário naquele olho na gonioscopia de olho aberto. Apesar de ter sido submetido a duas sessões de trabeculoplastia a laser e estar agora sob tratamento clínico máximo tolerado e com acuidade visual de 20/200, a PIO permanece a 28 mmHg. O exame com lâmpada de fenda revela

360° de retração e conjuntiva não-móvel e existe uma escavação quase total do nervo.

77. Neste ponto do tratamento deste paciente, qual dos seguintes procedimentos deveria ser MAIS indicado?
    A) Ciclofotocoagulação transescleral.
    B) Trabeculectomia com antimetabólitos.
    C) Trabeculoplastia a *laser*.
    D) Iridotomia.

78. Se tiver que ser colocado um implante de drenagem no olho deste paciente, que tipo estará indicado?
    A) Implante placa-dupla de Molteno.
    B) Implante Krupin.
    C) Tubo de *shunt* na câmara anterior.
    D) Implante Ahmed.

79. Um homem de 65 anos é submetido à cirurgia de catarata extracapsular. Pós-operatoriamente manifestou pupila em fenda, hipotonia e incarceração da íris para dentro da cicatriz, com seidel. Duas semanas mais tarde foi notada a presença de uma membrana branco-acinzentada com uma margem espessada e denteada na superfície posterior da córnea. O tratamento do tecido envolvido da íris, feito com *laser* de argônio, fez a membrana ficar branca. O tratamento apropriado para este estado consiste em qual dos seguintes?
    A) Irradiação X para os tecidos envolvidos.
    B) Irradiação beta nos tecidos envolvidos.
    C) Fotocoagulação dos tecidos envolvidos da íris e crioterapia para as restantes membranas sobre o tecido córneo.
    D) Excisão dos tecidos envolvidos da íris e crioterapia para as membranas restantes sobre o tecido corneano.

80. Um paciente diabético teve um descolamento retiniano complicado, que foi tratado com a colocação de óleo de silicone. Qual dos seguintes é verdadeiro concernente à iridectomia periférica?
    A) Evita o bloqueio pupilar que poderia ocorrer devido à neovascularização da íris.
    B) Permite uma via alternativa muito necessária para a entrada de luz nos olhos.
    C) Impede o glaucoma de bloqueio pupilar que poderia ocorrer com o óleo de silicone.
    D) A iridectomia deve ter sido feita superiormente.

81. Qual das seguintes afirmativas é verdadeira em relação ao *Collaborative Initial Glaucoma Treatment Study* (CIGTS)?
    A) O estudo foi destinado a orientar a questão da terapia clínica *versus* cirurgia de filtração precoce sobre a progressão do glaucoma a longo prazo.
    B) Os pacientes do grupo de cirurgia inicial tiveram mais probabilidade de perder a acuidade visual e o campo visual durante os primeiros anos do estudo de acompanhamento.
    C) Depois de 4 anos de acompanhamento, ambos os grupos (o de tratamento clínico *versus* o da cirurgia) mostraram-se semelhantes na acuidade visual e no campo visual.
    D) Todas as afirmativas acima são verdadeiras.

82. Um homem branco de 75 anos fez uma cirurgia de catarata há 25 anos passados. Aproximadamente há 15 anos, recebeu uma lente secundária na câmara anterior. Há 2 anos este olho passou por uma ceratoplastia penetrante. Durante o ano passado ele manifestou uma uveíte recidivante neste olho e, na avaliação de rotina no consultório, sua PIO foi 25 mmHg. A gonioscopia revela um ângulo aberto e um pequeno hifema. O tratamento MAIS apropriado para este olho seria:
    A) ácido aminocapróico
    B) corticosteróides tópicos
    C) fotocoagulação panretiniana
    D) remoção cirúrgica da lente da câmara anterior

83. Um homem jovem é examinado no consultório durante um período de 5 anos por vários episódios de elevação unilateral da PIO até à faixa de 40 a 50 mmHg. Durante esses episódios eram notados finos precipitados ceráticos e leve eritema. É também notado um leve fluxo ciliar. Não é observada qualquer alteração na íris. Cada episódio parece responder bem aos corticosteróides tópicos e à supressão aquosa tópica e sistêmica. Qual é a mais provável causa deste glaucoma episódico?
    A) Iridociclite heterocrômica de Fuchs.
    B) Artrite reumatóide juvenil.
    C) Síndrome de Posner-Schlossman.
    D) Sarcoidose.

84. Os aspectos associados a esta doença mostrados na Figura 9-8 incluem todos os seguintes, EXCETO:
    A) 20% a 60% de incidência de glaucoma

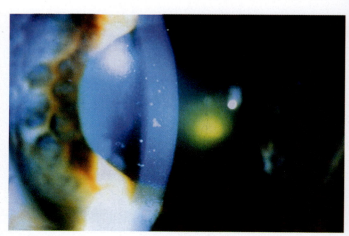

FIGURA 9-8.

B) má dilatação pupilar
C) zônulas fracas
D) defeitos de transiluminação da íris periférica

85. Todos os seguintes são verdadeiros em relação aos análogos da prostaglandina, EXCETO:
    A) unoprostona isopropil (Rescula) reduz a PIO por um aumento do efluxo uveoescleral
    B) latanoprost (Xalatan) é uma pró-droga que fica biologicamente ativa depois de ter sido hidrolisada pela esterase córnea
    C) bimatoprost (Lumigan) é um análogo da prostamida
    D) um efeito colateral conhecido dos análogos da prostaglandina é a hiperemia conjuntival

86. Uma mulher de 46 anos, com uma longa história de diabetes melito insulino-dependente, apresentou-se com uma hemorragia do vítreo no olho esquerdo, que não se absorveu. Foi submetida a uma vitrectomia para clarear a hemorragia. Em uma semana depois da cirurgia, ela se apresentou com dor no olho, PIO de 58 mmHg e com aspecto de lâmpada de fenda mostrado na Figura 9-9. O diagnóstico mais provável é:
    A) glaucoma hemolítico
    B) glaucoma facolítico
    C) glaucoma de células fantasmas
    D) hifema

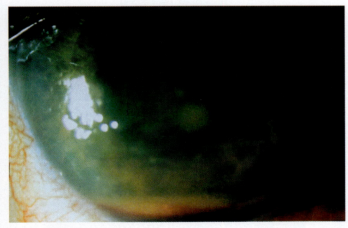

FIGURA 9-9.

Perguntas 87-88

Uma mulher de 64 anos, pseudofácica, apresentou-se por intensa dor no olho esquerdo 6 dias depois de uma trabeculectomia-padrão. Sua acuidade visual se limitava ao movimento das mãos e a PIO era de 33 mmHg. A câmara anterior do olho esquerdo era rasa.

87. O diagnóstico do estado desta paciente poderia incluir cada um dos seguintes, EXCETO:
    A) glaucoma maligno
    B) filtração excessiva
    C) hemorragia supracoroidal tardia
    D) iridectomia completa com obstrução da esclerotomia

88. Mais tarde observa-se que esta paciente tem grandes descolamentos coroidais (Fig. 9-10) com toque central. Qual dos seguintes fatores de risco NÃO demonstrou estar associado a este estado?
    A) PIO elevada pré-operatória.
    B) Afacia.
    C) Hiperopia.
    D) Vitrectomia anterior.

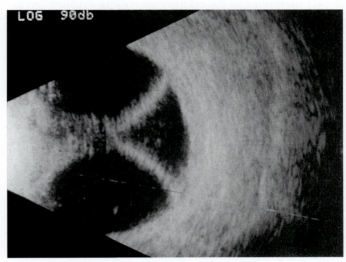

FIGURA 9-10. Segundo Wright K. Textbook of ophtalmology. Baltimore: Williams & Wilkins, 1997.

89. Um paciente idoso foi submetido a uma trabeculectomia não-complicada no olho esquerdo. No dia seguinte a PIO era de 1 mmHg e, na lâmpada de fenda, o paciente tinha o aspecto mostrado na Figura 9-11. A bolha é plana. A retina e a coróide parecem normais. Qual é a MAIS provável causa desses achados?
    A) Glaucoma maligno.
    B) Descolamentos coroidais.
    C) Exsudação da bolha.
    D) Filtração excessiva.

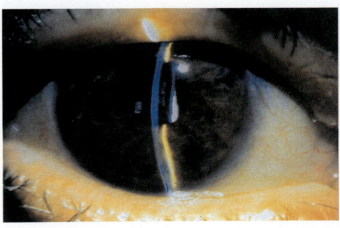

FIGURA 9-11.

90. Os tumores oculares podem causar glaucoma através de uma variedade de mecanismos. Os melanomas malignos do trato uveal anterior podem causar glaucoma através de cada um dos seguintes mecanismos, EXCETO:
    A) extensão direta do tumor para o tecido trabecular da esclera
    B) obstrução do tecido trabecular da esclera por macrófagos cheios de melanina
    C) disseminação das células tumorais para dentro dos canais de efluxo
    D) aumento da pressão venosa episcleral

91. Os efeitos colaterais conhecidos das gotas de análogos da prostaglandina (PG) incluem todos os seguintes, EXCETO:
    A) Hiperemia conjuntival.
    B) Edema macular cistóide (EMC).
    C) Melanose conjuntival.
    D) Aumento da pigmentação da íris.

92. Um homem de 68 anos sofreu, há 2 meses, uma oclusão da veia central da retina do olho esquerdo. Ele se apresentou com o olho vermelho e rubeose flórida (Fig. 9-12). Qual é o tratamento mais apropriado para este paciente?
    A) Fotocoagulação pan-retiniana.
    B) Implante de sedenho.
    C) Ciclofotocoagulação com diodo.
    D) Iridotomia a *laser*.

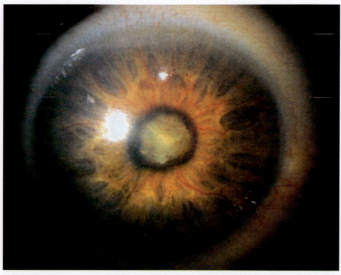

FIGURA 9-12.

93. De acordo com o *Ocular Hypertension Treatment Study* (OHTS), todos os seguintes são fatores de risco para glaucoma, EXCETO:
    A) raça afro-americana
    B) córneas espessas
    C) avanço da idade
    D) anatomia do nervo óptico

Perguntas 94-97 Defeitos do campo visual (Figs. 9-13 a 9-19)

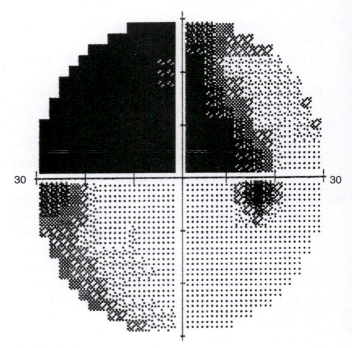

FIGURA 9-13.

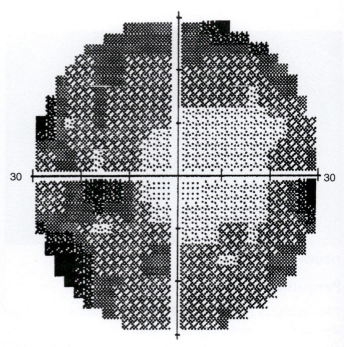

FIGURA 9-14.

94. Um paciente cujo campo visual corresponde a um maior dano no nervo óptico?
    A) Figura 9-13.
    B) Figura 9-14.
    C) Figura 9-16.
    D) Figura 9-18.

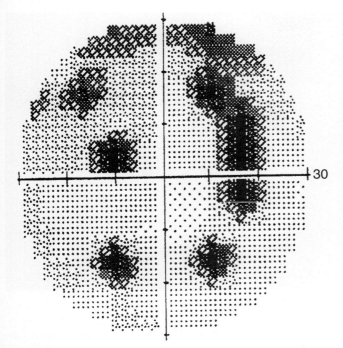

FIGURA 9-15.

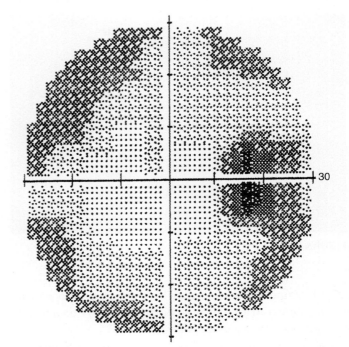

FIGURA 9-17.

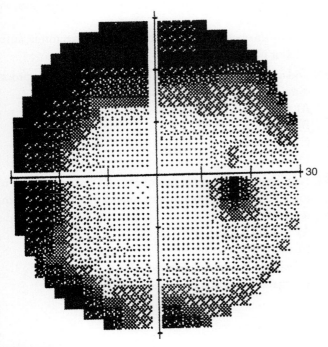

FIGURA 9-16.

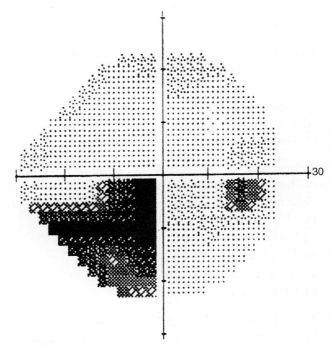

FIGURA 9-18.

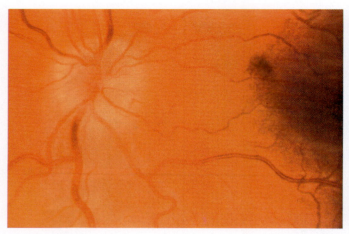

FIGURA 9-19.

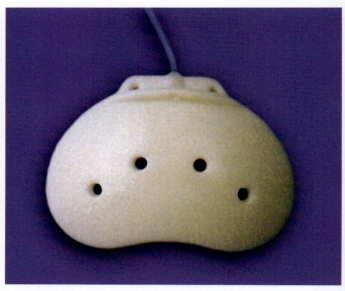

FIGURA 9-20.

95. O campo visual da Figura 9-15 foi observado em um paciente com aspecto sadio do nervo óptico e da retina. O que poderia responder por este achado?
    A) O paciente apertando o botão com muita freqüência.
    B) Mau posicionamento da cabeça.
    C) Teste do campo com ambos os olhos abertos.
    D) Falha ao apertar o botão no início do teste.

96. Qual o campo que melhor corresponde ao aspecto do nervo óptico da Figura 9-20?
    A) Figura 9-17.
    B) Figura 9-13.
    C) Figura 9-14.
    D) Figura 9-18.

97. A Figura 9-18 foi observada no exame do campo visual de um homem de 72 anos que, na avaliação do nervo óptico, tinha margens retinianas íntegras. Qual é a etiologia mais provável?
    A) GAAP.
    B) Miopia com atrofia peripapilar.
    C) Acidente vascular no SNC.
    D) Glaucoma de baixa pressão.

98. A cirurgia de implante no glaucoma (dispositivos de *shunt* aquosos) pode ser indicada nas circunstância seguintes, EXCETO:
    A) em uma cirurgia de filtração anterior com antimetabólitos que falhou
    B) glaucoma uveítico
    C) em paciente com glaucoma congênito e potencial visual ruim
    D) em um paciente de glaucoma com vitrectomia anterior e retração escleral

99. Todas as seguintes são complicações potenciais dos procedimentos com tubos de *shunt*, EXCETO:
    A) neovascularização córnea
    B) fusão conjuntival
    C) hipotonia
    D) diplopia

100. Para limitar a hipotonia pós-operatória com o instrumento da Figura 9-20, podem ser tomadas as medidas seguintes, EXCETO:
    A) procedimento em 2 estágios
    B) tampões de colágeno
    C) válvulas sensíveis à pressão
    D) ligadura do tubo de oclusão

RESPOSTAS

1. B) Ascorbato.

    O humor aquoso, em comparação com o plasma, é levemente hipertônico e ácido. O aquoso tem um acentuado excesso de ascorbato (15 vezes maior do que o do plasma arterial) e um acentuado déficit de proteína (0,2% no aquoso em comparação com 7% no plasma).

2. D) Artéria central da retina.

    As 4 divisões da cabeça do nervo óptico correlacionam-se grosseiramente com uma quarta-parte da suplência sangüínea (Fig. 9-21). A camada de fibras superficiais é suprida principalmente pelos ramos das artérias ciliares posteriores curtas. A região da lâmina cribrosa é também suprida por vasos que derivam diretamente das artérias ciliares posteriores curtas para formar um denso plexo na lâmina. A região retrolaminar é suprida pelas circulações ciliar e retiniana, a primeira provindo dos vasos piais recorrentes. A artéria central da retina fornece ramos centrípetos a partir da região pial.

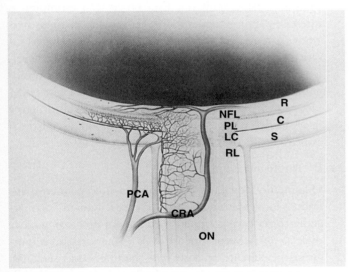

FIGURA 9-21. LC = lâmina cribrosa, S = esclera, C = coróide, R = retina, PCA = artéria ciliar posterior, NFL = camada de fibra nervosa, PL = pré-lâmina, RL = retrolaminar, CRA = artéria central da retina, ON = nervo óptico. Segundo Wright K. Textbook of ophtalmology. Baltimore: Williams & Wilkins, 1997.

3. C) A extração do cristalino alivia o estado.

    PXF (pseudo-exfoliação) é uma doença relacionada à idade e consistindo em um acúmulo de material extracelular fibrilar anormal dentro dos tecidos ocular e sistêmico. Nos olhos com PXF ocorre mais comumente glaucoma do que nos olhos sem este material. De fato, a presença de PXF tem sido reconhecida como a causa mais comumente identificável de glaucoma. O glaucoma é secundário de ângulo aberto e pode ser uni ou bilateral. Nesses casos as PIOs podem ser muito elevadas e são, às vezes, muito mais altas do que na GAAP. O glaucoma devido a PXF tende a responder menos bem à terapia médica do que o da GAAP, mais difícil de tratar, e a exigir mais freqüentemente intervenção cirúrgica, bem como a comportar um pior prognóstico global. A extração do cristalino, infelizmente, não é curativa, embora a pressão possa ser abaixada em alguns mmHg depois da simples extração da catarata.

4. A) Resposta ao corticosteróide tópico.

    GAAP é uma doença multifatorial que pode ocorrer na base de fatores de risco hereditários. Os fatores de risco para GAAP incluem história familiar de glaucoma (risco 5 a 6 vezes maior), herança afro-americana (incidência 5 a 8 mais elevada do que nos brancos), e a idade acima dos 50 (o risco de glaucoma aumenta em cada década de vida para quase uma incidência de 15% na população acima dos 80 anos de idade). É observado com maior freqüência em pacientes com diabetes melito, com alta miopia, com descolamento da retina, e com oclusão da veia central da retina. Os pacientes com GAAP e os parentes de pacientes com GAAP apresentam maior incidência de elevação da PIO em resposta aos corticosteróides tópicos ou sistêmicos, porém isso não é um fator de risco para GAAP; em vez disso, é um fator de risco para glaucoma de ângulo aberto secundário induzido por esteróides.

5. B) Cetamina.

    Na maioria dos casos os pacientes submetidos à anestesia geral têm um decréscimo da PIO. Em particular, o halotano e os anestésicos por inalação podem abaixar a PIO. Entretanto, a cetamina e o tricloroetileno causam um aumento da PIO. Os tranqüilizantes e os barbitúricos podem causar um pequeno decréscimo da PIO.

6. D) Todos acima.

    A homocistinúria é uma rara doença autossômico-recessiva. Os pacientes afetados são geralmente altos e têm osteoporose, escoliose e deformidades torácicas. Em cerca de 50% dos casos existe a associação de doença mental. Esses pacientes estão em maior risco de oclusões vasculares trombóticas e este fato deve ser tomado em consideração se for planejada a anestesia geral. Em 90% dos pacientes ocorre luxação do cristalino, que é, em geral, inferior e bilateral. A homocistinúria pode induzir a glaucoma de ângulo fechado se o cristalino se deslocar para dentro da câmara anterior.

7. C) Fluoresceína excessiva.

    Se os anéis de fluoresceína forem muito estreitos, a PIO é subestimada. Se forem demasiado espessos, a PIO será superestimada. O uso de fluoresceína em excesso causa uma espessa camada e superestimação da PIO. A espessura da córnea afeta a leitura da PIO. Se a córnea é fina, a PIO é subestimada. Na alta miopia há um decréscimo da rigidez escleral, que poderá induzir a uma subestimação da PIO. Se o astigmatismo da córnea for superior a 3D, a PIO é subestimada em relação ao astigmatismo a favor da regra e superestimada se ele for contra a regra.

8. B) 3 mm.

Um diâmetro pupilar inferior a 3 mm pode causar depressão geral do campo. É melhor testar o campo com a pupila maior que 3 mm. Os pacientes que usam pilocarpina podem precisar se abster de pingar a medicação durante 24 horas antes do teste ou de serem dilatados no momento do seu exame.

9. A) III4e.

No perímetro de Goldmann, os objetos de teste podem ser variados tanto em tamanho quanto em intensidade pelo uso de diferentes filtros. O tamanho do objeto-teste é representado por números romanos (I-V). Cada incremento do número romano duplica o diâmetro (e os quádruplos) da área do objeto-teste. A intensidade da luz pode ser alterada pelo uso de diferentes filtros de densidade neutra. Os filtros 1-4 estão em incrementos de 5 dB cada. Os filtros a-e estão em incrementos de 1 dB cada. O objeto-teste III4e deverá ter 2 vezes o diâmetro e 4 vezes a área do objeto-teste II4e.

10. B) Perda da fixação.

O perímetro automatizado de Humphrey possui um certo número de modos para testar a confiabilidade do paciente testado. Ocorre perda de fixação quando o paciente responde como se estivesse vendo uma luz quando o alvo é focalizado neste ponto cego. Ocorre teste falso-negativo quando o paciente deixa de responder a um estímulo supraliminar em uma localização que se poderia esperar que estivesse vendo. Esta resposta poderá indicar um paciente que está sonolento ou perdendo o interesse. Intermitentemente, o perímetro poderá dar uma pausa e a luz monitorada poderá mudar de posição, porém não deverá ser apresentado nenhum estímulo. Se o paciente pressionar o botão, será registrada uma resposta falso-positiva. Um paciente nervoso ou desencadeador-rápido poderá fornecer uma alta taxa de falso-positivos. A flutuação a curto prazo descreve a alteração da sensibilidade quando o mesmo ponto é retestado.

11. B)

O centro do campo visual corresponde à fóvea. O campo visual mostra uma lesão localizada superiormente à fóvea do olho esquerdo, entre a fóvea e o escotoma. Os defeitos superiores correspondem às lesões inferiores à fóvea na retina.

12. C) Figura 9-3D.

A Figura 9-3D mostra estreitamento (chanfradura) das margens.

Para cada detecção inicial do dano do nervo óptico granulomatoso, a mais importante variável parece ser o estreitamento focal ou chanfradura da margem neurorretiniana. Outras variáveis importantes são o tamanho da escavação em relação ao tamanho do disco óptico, assimetria do disco e a presença de hemorragia no disco. Todavia, podem ocorrer hemorragias no disco em outros estados (p. ex., neuropatia óptica isquêmica anterior [NOIA]) e a assimetria do disco poderá ser um achado normal se a diferença for pequena (< 0,2 de diferença).

13. D) 50%.

É conhecido que as alterações do campo visual são sempre precedidas por alterações patológicas do nervo óptico. De fato, até 50% dos áxônios do nervo óptico podem ser perdidos antes que possa ser detectada qualquer alteração no campo visual Goldmann. Esta observação estimulou o interesse para medir a espessura da camada de fibras nervosas da retina via computador. Diversas tecnologias foram desenvolvidas e estão sendo refinadas, mais notavelmente a cintigrafia polarimétrica a *laser* (GDx) e a tomografia de coerência óptica (OCT). Essas tecnologias poderão, provavelmente, ser úteis, porém nunca substituem a necessidade de um cuidadoso exame oftalmoscópico e a avaliação clínica.

14. B) Atrofia peripapilar.

O aumento focal da escavação mostra-se como uma chanfradura localizada na margem. Se o estreitamento da margem ocorrer no pólo superior ou inferior do disco, o cálice pode se tornar verticalmente oval. As hemorragias subungueais geralmente se absorvem durante várias semanas, porém muitas vezes são seguidas por chanfraduras localizadas nas margens. A atrofia óptica glaucomatosa é acompanhada de perda de áxônios da camada de fibras nervosas, que pode ser mais bem avaliada com a iluminação vermelho-livre. A atrofia peripapilar não é considerada um sinal de dano glaucomatoso inicial. Outras condições, como a histoplasmose ocular ou a miopia podem resultar em atrofia peripapilar.

15. D) Todas acima.

Em um olho jovem, normal, é incomum observar qualquer faixa de pigmento trabecular. Isto se explica porque o pigmento insuficiente se filtrou através do tecido trabecular para formar uma linha pigmentada visível. Se a pigmentação for aparente, é geralmente mais proeminente no ângulo anterior. As 2 condições mais comuns nas quais a faixa de pigmento é muito proeminente são a síndrome da dispersão pigmentar/glaucoma pigmentar e o PXF/glaucoma de pseudo-exfoliação. Quantidades menores de pigmentação trabecular podem ser observadas na irite, no diabetes, ou depois de cirurgia intra-ocular, cirurgia, trauma, ou *laser*.

16. C) Síndrome da íris em platô.

    No albinismo oculocutâneo existe uma transiluminação difusa da íris. Os pacientes com a síndrome da exfoliação apresentam defeitos de transiluminação peripapilar. Na síndrome da dispersão do pigmento podem ser observados defeitos de transiluminação da íris, separados ou confluentes. A síndrome da íris em platô não produz, comumente, defeitos de transiluminação

17. A) Figura 9-4A = Shields, p11b (lente Koeppe).

    Na gonioscopia direta o ângulo é visualizado diretamente através da lente de contacto. Na gonioscopia indireta, os raios são refletidos por um espelho na lente de contacto. A lente de 4-espelhos Zeiss é um exemplo de um gonioprisma indireto, onde todos os 4 espelhos estão inclinados a 64°. A lente Sussman é um gonioprisma manual tipo Zeiss. O espelho Goldmann é inclinado a 62° para a gonioscopia. A lente Koeppe é o protótipo das goniolentes de diagnóstico direto.

18. C) Oftalmoscopia indireta usando uma lente 20D.

    A pequena imagem obtida pelo uso da oftalmoscopia indireta não permite a avaliação adequada dos detalhes do nervo óptico. O exame cuidadoso com o oftalmoscópio indireto poderá fornecer importantes informações sobre a palidez da escavação do nervo óptico; entretanto, os métodos mais eficientes são o exame estereoscópico usando a lâmpada de fenda em combinação com uma lente de contacto de pólo posterior de 90D, ou uma lente Hruby.

19. C) Diâmetro corneano de 10 mm.

    Embora o glaucoma congênito tenha uma incidência de 1 em 12.500 nascimentos, responde por 5% dos estudantes visualmente incapacitados nas escolas. Em 2/3 dos pacientes é bilateral; dentre esses, 2/3 são masculinos; e cerca de 10% dos glaucomas congênitos são de natureza familiar (autossômico-recessivos). Os sintomas consistem em lacrimejamento, fotofobia e blefaroespasmo. Os sinais incluem:
    1. PIO acima de 21 mmHg
    2. Relação escavação/disco do nervo óptico superior a 0,3 (presente em apenas 2,6% dos recém-nascidos)
    3. diâmetro horizontal da córnea superior a 12,5 mm com ou sem edema ou fissuras na membrana de Descemet (Fig. 9-22)
    4. ângulo aberto com inserção anterior da íris (com inserção plana para dentro do tecido trabecular ou, menos comumente, inserção côncava com o plano da íris posterior ao esporão escleral e anterior ao estroma da íris, estendendo-se para cima e se inserindo na malha)
    5. nenhuma outra anormalidade na íris afora as descritas anteriormente (isto é, nenhuma hipoplasia ou corectopia)

    Os importantes diagnósticos a excluir são: disgenesia da crista neural (aniridia, anomalia Peter, Axenfelder-Rieger), facomatoses, anormalidades metabólicas (de Lowe, homocistinúria, mucopolissacaridoses), estados inflamatórios (rubéola congênita, iridociclite por herpes simples), neoplasias (retinoblastoma, xantogranuloma juvenil), doenças congênitas (megalocórnea ligada ao X, síndrome de Down, síndrome de Patau, síndrome de Zellweger, síndrome de Rubinstein-Taybi, persistência da hiperplasia primária do vítreo [PHPV], retinopatia da prematuridade), trauma e uso de esteróides.

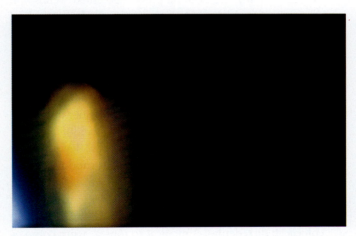

FIGURA 9-22.

20. B) se as medicações forem ineficazes, a trabeculoplastia a *laser* de argônio (TLA) poderá ser um útil adjunto.

    A inflamação ocular pode induzir glaucoma por uma variedade de mecanismos, incluindo: 1) obstrução do tecido trabecular por detritos inflamatórios, 2) aumento da viscosidade do humor aquoso, 3) neovascularização, 4) efusão uveal, 5) bloqueio pupilar, e 6) formação de sinéquias anteriores periféricas. O tratamento depende da doença subjacente, porém, na maioria dos casos, a inflamação é debelada por alguma combinação de corticosteróides tópicos, perioculares ou orais. Ocasionalmente são necessários outros agentes imunossupressores. A elevação da PIO é tratada, quando necessário, por medicações tópicas para o glaucoma. Os mióticos são geralmente evitados porque aumentam a dor e a congestão e promovem a formação de sinéquias posteriores. Os agentes da prostaglandina de-

Capítulo 9 ■ GLAUCOMA

vem ser usados com cautela porque podem exacerbar a uveíte. A TLA não é muito útil nos olhos com inflamação ativa.

21. D) Hipercolesterolemia sistêmica.

O glaucoma de pressão normal não é uma doença e sim um conjunto de processos mórbidos definidos por uma característica perda glaucomatosa do campo visual sem elevação da PIO. A hipotensão sistêmica noturna causada por doses excessivamente grandes de agentes anti-hipertensivos tomados no fim da tarde ou na hora de dormir foi recentemente sugerida como capaz de causar glaucoma devido ao comprometimento do aporte sanguíneo na base do nervo óptico. A hipercolesterolemia sistêmica não foi implicada na fisiopatologia do glaucoma de baixa pressão.

22. C) Aniridia.

A patogenia comum do glaucoma na síndrome de Sturge-Weber, na doença da tireóide, e na fístula do seio carótido-cavernoso é um aumento da pressão venosa episcleral devida a uma elevação da pressão do efluxo venoso ou da congestão orbitária. O glaucoma associado à aniridia é causado por agenesia congênita das estruturas do ângulo.

23. D) Trabeculotomia.

O tratamento do glaucoma congênito consiste em cirurgia: goniotomia (70% de sucesso) ou trabeculotomia (70% a 80% de sucesso). A goniotomia requer que a córnea esteja bastante clara para deixar ver o tecido. No cenário apresentado, o procedimento de escolha, devido à opacidade da córnea, é a trabeculotomia. De modo geral, no glaucoma congênito primário, se falharem as tentativas repetidas de goniotomia e/ou de trabeculotomia, deve ser considerada a cirurgia de filtração com mitomicina C ou colocação de sedenho. A medicação tópica, assim como os betabloqueadores, os mióticos ou os inibidores da anidrase carbônica, poderão contemporizar e, potencialmente, clarear suficientemente a córnea de modo a permitir a execução da goniotomia. A ciclofotocoagulação e outros procedimentos ciclodestrutivos são geralmente reservados para os olhos que foram submetidos sem sucesso a outras cirurgias.

24. B) Neovascularização.

Os melanomas malignos podem estar acompanhados de PIO normal, elevada ou diminuída. A elevação da PIO ocorre mais freqüentemente nos melanomas da íris/corpo ciliar do que nos melanomas coroidais. O glaucoma poderá ocorrer por uma variedade de mecanismos, incluindo; 1) obstrução da malha trabecular por macrófagos cheios de melanina (glaucoma melanomalítico), 2) extensão direta do tumor para dentro da malha trabecular, 3) fechamento do ângulo por um deslocamento anterior do diafragma cristalino-íris ou de sinéquias anteriores periféricas, 4) inflamação, e 5) neovascularização do ângulo. A causa mais comum de elevação da PIO parece ser a neovascularização do ângulo, especialmente nos olhos tratados por irradiação.

25. D) Hidróxido de sódio.

O glaucoma é mais vezes associado a queimaduras alcalinas, mas pode ser também observado depois de graves queimaduras ácidas. Inicialmente, a PIO se eleva devido ao encolhimento escleral e liberação de prostaglandinas. Mais tardiamente, a PIO se eleva devido à inflamação, as sinéquias posteriores causando bloqueio pupilar ou edema agudo do cristalino. Finalmente, a PIO pode continuar alta devido à lesão direta da malha trabecular. Poderá ser necessária a cirurgia de filtração, mas deverá ser difícil devido à retração conjuntival. Poderá ser necessário um procedimento ciclodestrutivo ou uma válvula sedenho.

26. C) A maioria dos casos dá-se pela administração oral do esteróide a longo prazo.

A maioria dos casos de glaucoma por corticosteróide é causada por gotas ou pomadas deste agente no olho. Os cremes, as loções e as pomadas de esteróides aplicados na face ou nas pálpebras podem alcançar os olhos em quantidade suficiente para elevar a PIO, tanto quanto podem os corticosteróides administrados sistemicamente. Tem havido relatos de casos de aumento da PIO pelo uso de inalantes de esteróides para a asma ou de aerossol nasal para a rinite alérgica. As elevações da PIO podem ocorrer dentro de 1 semana do início do tratamento ou podem se retardar durante anos. O primeiro passo no tratamento do glaucoma de esteróide é o de suspender a droga. Na maioria dos casos, a PIO pode retornar ao normal dentro de alguns dias a várias semanas. O glaucoma residual pode ser tratado com os medicamentos antiglaucomatosos, com *laser*, ou com cirurgia. É admitido que os corticosteróides aumentem a PIO por uma diminuição da facilidade de efluxo, talvez devido a um acúmulo de glicosaminoglicanos na malha trabecular.

27. B) Células ganglionares.

O nervo óptico transporta axônios das células ganglionares para o interior da retina. A camada de fibras nervosas é composta de axônios dessas células ganglionares.

28. C) Terapia midriático-cicloplégica.

Ocorre glaucoma maligno ou alteração no fluxo do aquoso quando o humor aquoso é secretado para dentro e seqüestrado na cavidade do vítreo, forçando para fora o cristalino, a face hialóide, e a íris, desse modo estabelecendo um colapso na câmara anterior e bloqueando a malha trabecular. Muitas vezes a PIO sobe até 20 a 60 mmHg e a câmara anterior é plana tanto central como perifericamente. Os aspectos clínicos comuns incluem: 1) câmara anterior superficial ou plana, 2) PIO aumentada ou normal, 3) má resposta aos mióticos, 4) resposta favorável aos cicloplégicos-midriáticos. Esses últimos agentes ajudam a forçar o cristalino-íris para a parte posterior

29. A) Perda visual.

Ocorrem drusas em 2% das peças de nervo óptico ao exame histopatológico e, em 50% dos casos são bilaterais Os estudos patológicos têm revelado calcificação intra-axonial da mitocôndria. A cabeça do nervo pode estar elevada, porém não existe inchação nem edema axonial. Drusas do nervo óptico podem ser herdadas de um modo autossômico-dominante e ocorrem mais freqüentemente em brancos. Poderá ocorrer perda visual e é admitido que resulte de compressão axonial, de hemorragia sub-retiniana, ou de formação de membrana neovascular coroidal. Estados sistêmicos acompanhados de drusas do nervo óptico incluem: doença de Paget, de Ehlers-Danlos, de células falciformes e o pseudoxantoma elástico.

30. D) Fotocoagulação panrretiniana.

O tratamento inicial do paciente com um episódio de glaucoma neovascular inclui um betabloqueador tópico, um alfa-agonista, e/ou um inibidor da anidrase carbônica, bem como atropina e esteróides tópicos. Os inibidores da anidrase carbônica podem ser menos eficazes em presença de acentuado edema da córnea. Os mióticos, as prostaglandinas e a adrenalina devem ser evitados. Na maioria dos casos deve-se proceder rapidamente uma fotocoagulação panretiniana (FTCR) para evitar fechamento total do ângulo. Depois da FTCR, os novos vasos podem regredir dentro de poucos dias ou algumas semanas. Se a PIO persistir elevada apesar da FTCR e dos medicamentos, poderão ser necessárias a cirurgia de filtração, a colocação de válvula seton, ou a ciclodestruição.

31. A) Glaucoma fagolítico.

Resulta um glaucoma fagolítico quando cataratas maduras ou hipermaduras exsudam proteínas solúveis através de defeitos microscópicos da cápsula do cristalino. Essas proteínas de alto peso molecular obstruem diretamente o efluxo do aquoso. Os macrófagos repletos com este material também podem obstruir os canais de saída. Embora seja desejável fazer primeiro a PIO chegar ao controle médico por meio dos hiperosmóticos, dos inibidores da anidrase carbônica e dos betabloqueadores tópicos, a terapia definitiva requer a remoção do cristalino. O glaucoma por partículas do cristalino pode ocorrer depois de trauma à cápsula do cristalino ou depois de cirurgia de catarata com retenção de material cortical. O material do cristalino poderá se reabsorver espontaneamente. Para controlar a PIO, é usado o tratamento clínico; entretanto, se este último falhar, poderá ser necessária a remoção cirúrgica do cristalino.

32. C) Miopia.

Os pacientes em risco particular de má direção do aquoso são os que têm congestionamento dos segmentos anteriores (isto é, fechamento do ângulo, nanoftalmia). A inflamação pós-operatória pode causar edema do corpo ciliar e do processo ciliar, que induzem a má direção do aquoso. A miopia não é associada a um maior risco de má direção do aquoso.

33. A) Aumento dos níveis plasmáticos de lipoproteínas de alta densidade.

O bloqueio dos receptores beta$_1$-adrenérgicos reduz a freqüência do pulso e diminui a contratilidade miocárdica, que poderão afetar o tempo de exaustão no esforço intenso. O bloqueio dos receptores beta$_2$-adrenérgicos produz contração dos músculos lisos brônquicos. O timolol tópico tem demonstrado aumentar os níveis das lipoproteínas de alta densidade do colesterol plasmático. O carteolol é um antagonista beta-adrenérgico tópico não-seletivo que possui atividade simpaticomimética intrínseca e tem demonstrado exercer menos efeitos adversos sobre os lipídios do plasma. O betaxolol é relativamente beta$_1$-seletivo e pode exercer menos efeito sobre os músculos respiratórios.

34. D) Pilocarpina.

Os supressivos aquosos têm a maior possibilidade de controlar a PIO. Como o efluxo trabecular foi ocluído pela neovascularização, as medicações mióticas poderão ser ineficazes e poderão, de fato, reduzir o efluxo uveoescleral, elevando ainda mais a PIO. Os mióticos são também menos eficazes nos olhos com PIO muito aumentada.

35. A) Hiperopia.

Os efeitos colaterais oculares da pilocarpina consistem em congestão vascular conjuntival, miose, miopia induzida, formação de catarata e cefaléias temporais ou periorbitárias. Mais raramente, a pilocarpina poderá causar descolamento da retina. A pilocarpina não causa hiperopia.

36. C) Agravamento da doença obstrutiva pulmonar.

Os agentes hiperosmóticos podem agravar a insuficiência cardíaca congestiva por um aumento do volume extracelular. Têm sido também relatados: dorsalgia, cefaléia, confusão mental e hemorragias subdurais, e mesmo subaracnóides.

37. B) 3 > 2 > 1.

Os análogos da prostaglandina, como o latanoprost (Xalatan), produzem, mais comumente, hiperemia conjuntival do que a verdadeira conjuntivite alérgica. Entre os pacientes que estão usando dorzolamida (Trusopt), 1% a 5% podem manifestar sintomas alérgicos. Dentre os pacientes que usam brimonidina (Alphagan), até 20% podem manifestar esses sintomas.

38. D) A acidose metabólica é maior com a acetazolamida oral do que com a injeção IV da acetazolamida.

A acidose metabólica é maior com a injeção IV de acetazolamida. A única reação ocular comumente associada aos inibidores da anidrase carbônica é a miopia aguda.

39. B) Fibrose epiescleral.

A causa mais comum de falha da cirurgia de filtração é a retração da bolha devido à fibrose epiescleral. Esta excessiva resposta cicatricial é, em grande parte, devida à proliferação de fibroblastos e à produção de colágeno e de glicosaminoglicanas. Para modular a cicatrização depois da cirurgia de filtração, tem sido usado o antimetabólito 5-FU. Este agente inibe a proliferação de fibroblastos para evitar a fibrose epiescleral. A mitomicina C, um antibiótico antitumoral isolado do *Streptomyces caespitosus*, também suprime a proliferação celular. Ambos os metabólitos têm sido usados para modificar a cicatrização da incisão na cirurgia do glaucoma.

40. B) Ecotiofato.

O ecotiofato é um forte inibidor da colinesterase, relativamente irreversível. Esta droga causa uma ruptura da barreira hematoaquosa, que poderá causar inflamação depois da cirurgia intra-ocular em olhos que foram previamente tratados com ecotiofato. Alguns agentes indiretos também bloqueiam outras colinesterases, incluindo a pseudocolinesterase plasmática, que desativa a succinilcolina. Depois de anestesia com a com succinilcolina, os pacientes podem ficar paralisados durante prolongados períodos de tempo e precisam ser avisados sobre isso. Por esses motivos, é aconselhável suspender a droga várias semanas antes da cirurgia. Muitos cirurgiões preferem também suspender a dipivefrina vários dias antes da cirurgia para reduzir a congestão conjuntival e epiescleral.

41. D) 5-fluorouracil (5-FU).

Colocação das lentes de contacto gelatinosas, injeções de sangue autólogo, e supressores aquosos têm sido usados no tratamento das exsudações de bolhas. As exsudações de bolhas são mais comuns nas bolhas císticas finas e depois de tratamento com antimetabólitos.

42. D) Descolamento da retina.

O 5-FU, além de inibir a proliferação de fibroblastos, inibe também o crescimento das células epiteliais da conjuntiva e da córnea. Pode produzir várias complicações indesejáveis, como vazamento das cicatrizes conjuntivais, defeitos epiteliais da córnea, bolhas isquêmicas de paredes finas, hipotonia e hemorragia supracoroidal. Não tem mostrado associação com aumento de risco de descolamento da retina.

43. A) Hipotensão sistêmica.

O cloridrato de apraclonidina é um derivado paramino do cloridrato de clonidina, um agonista alfa$_2$-adrenérgico que é usado clinicamente como um potente agente anti-hipertensivo. Diversos estudos têm mostrado a falta de efeito da apraclonidina sobre a pressão sanguínea e o pulso. Entretanto, é comumente relatada uma secura transitória da boca e do nariz. Os efeitos oculares consistem em retração das pálpebras, midríase e branqueamento conjuntival.

44. B) Diminuição da produção aquosa.

A dorzolamida é um inibidor tópico da anidrase carbônica que atua de modo análogo aos inibidores sistêmicos da anidrase carbônica (acetazolamida, metazolamida) inibindo a ação da anidrase carbônica sobre o epitélio ciliar e decrescendo a produção do aquoso. Os principais efeitos colaterais da dorzolamida são a ardência ou o obscurecimento durante a instilação e um gosto amargo ou metálico na boca. Parece produzir muito menos efeitos colaterais sistêmicos do que os agentes orais.

45. A) Timolol e um inibidor da anidrase carbônica.

O efeito combinado do timolol e um miótico ou do timolol e um inibidor da anidrase carbônica é significantemente maior do que o efeito de qualquer dessas medicações isoladamente. Entretanto, a combinação do timolol com um composto da adrenalina tem um efeito adicional menor na redução da PIO. Pelo fato de que a adrenalina estimula e os betabloqueadores inibem os receptores beta-adrenérgicos, uma droga pode interferir sobre a ação da outra. Quando um composto da adrenalina e um agente miótico são administrados em uma terapia de combinação, a redução da PIO não é geral do mesmo grau que a da combinação do timolol e uma inibidor da anidrase carbônica. Quando são administrados mióticos em combinação com a pilocarpina, eles não somente deixam de aumentar o efeito de redução da PIO, como também podem interferir na ação da pilocarpina.

46. A) Aumento do efluxo uveoescleral.

Os análogos da prostaglandina, dos quais o latanoprost é um membro, parecem abaixar a PIO por um aumento do efluxo uveoescleral. O fluxo do aquoso segue não só as vias convencionais, mas as vias não-convencionais. As vias convencionais, que respondem por 85% a 90% do efluxo do aquoso, consistem da malha trabecular, do canal de Schlemm e das veias epiesclerais/conjuntivais. A principal das vias não-convencionais é o trato uveal e a esclera. Respondem por 10% a 15% do efluxo total. Enquanto o efluxo convencional é dependente do nível básico da PIO, a via não-convencional não é.

47. **D)** A repetição da TLA nos olhos nos quais a TLA foi inicialmente eficaz e nos quais o controle da PIO foi eventualmente perdido poderá proporcionar o controle da pressão em 1/3 ou na metade dos casos, embora 10% a 15% possam manter uma elevação permanente da PIO.

A técnica de criar furos de *laser* através da malha trabecular é conhecida como *trabeculoplastia a laser* (trabeculotomia). Esta técnica foi a primeira tentativa para tratar o glaucoma usando a tecnologia *laser*, porém não foi bem-sucedida em pacientes nem em modelos animais. O risco de aumento da PIO aumenta com o número crescente de aplicações de *laser*. Por este motivo, alguns clínicos tratam 180º do ângulo com 50 queimaduras *laser* em cada sessão. Os toques *laser* devem ser feitos na malha trabecular anterior.

48. **A)** Glaucoma pigmentar.

A trabeculoplastia a *laser* abaixa eficazmente a PIO em pacientes com GAAP, com glaucoma pigmentar, ou com pseudo-exfoliação. É ineficaz e pode, realmente, piorar a PIO nos olhos com glaucoma inflamatório, com ângulo em recessão, ou com membranas no ângulo, bem como em pacientes com defeitos de desenvolvimento.

49. **D)** Formação de catarata.

A TLA tem mostrado as complicações de irite, de pico da PIO pós-operatória, e de formação de sinéquias anteriores, porém não mostra a formação de cataratas.

50. **A)** Tamanho do ponto: 50 µm, duração: 0,1 segundo, energia: 700 mW.

Um grande tamanho do ponto e uma longa duração proporcionam um efeito coagulante maior do que poderia ser empregado para a retração do tecido da íris por uma iridoplastia. Um tamanho menor do ponto e uma duração mais curta fornecem maior energia para uma determinada área de tecido tratado. Isto é mais apropriado para a TLAP aplicada a uma estrutura muito pequena e fina com ruptura do que um efeito coagulante.

51. **A)** TLS é mais eficaz para reduzir a PIO.

TLS atua irradiando e objetivando as células contendo melanina na malha trabecular, sem causar dano térmico às adjacentes células não-pigmentadas da malha trabecular nem aos feixes trabeculares subjacentes. Quando tratada com TLS, é induzida principalmente uma resposta biológica na malha trabecular. Esta resposta consiste na liberação de citocinas, que desencadeiam um recrutamento de macrófagos e outras alterações que induzem a uma redu-

ção da PIO. O feixe de *laser* contorna o tecido circundante, deixando-o isento da ação da luz. Isto explica porque, diferentemente da TLA, a TLS é repetível várias vezes. Os pacientes de TLA podem receber 2 tratamentos durante a vida, enquanto que os pacientes sob TLS podem receber 2 tratamentos por ano. Embora a TLS seja uma nova tecnologia promissora, são necessários maiores estudos para provar que a TLS é, de fato, melhor do que a TLA para diminuir a PIO; na melhor das hipóteses, atualmente a TLS tem se mostrado equivalente à TLA na redução da PIO.

52. **B)** Glaucoma neovascular.

No fechamento do ângulo agudo, a íris oclui a malha trabecular. Em alguns casos, isto pode ser aliviado por uma iridectomia periférica. As iridectomias profiláticas em olhos com ângulos estreitos podem evitar um subseqüente episódio de fechamento do ângulo. Na íris arqueada, as sinéquias entre a íris e o cristalino bloqueiam o fluxo normal do aquoso através da pupila para dentro da câmara anterior. Em decorrência desta obstrução, o fluido se acumula na câmara posterior, fazendo a íris abaular-se e obstruir o ângulo. Uma iridectomia periférica a *laser* cria uma via alternativa para o humor aquoso fluir da câmara posterior para a anterior. O glaucoma neovascular é causado pelo crescimento de novos vasos no ângulo. Para causar uma regressão do crescimento desses vasos, é necessária uma fotocoagulação pan-retiniana, e não uma iridectomia periférica.

53. **B)** Menos aplicações totais.

O *laser* de argônio de ondas contínuas era a unidade mais comumente usada inicialmente na cirurgia a *laser*; entretanto, atualmente, a modalidade mais usada é o *laser* Nd:YAG pulsado. As iridotomias criadas com o *laser* de argônio exibem, histologicamente, mais extenso edema inicial e destruição de tecido nas margens em comparação com os criados pelo *laser* Nd:YAG. O *laser* de argônio tem a desvantagem de causar maior irite, maior alteração pupilar e um fechamento tardio da iridotomia. Clinicamente, o *laser* Nd:YAG tem a desvantagem do sangramento freqüente. As iridotomias por *laser* Nd:YAG requerem menos aplicações locais, com uma acentuada redução da energia total em comparação com as iridotomias por *laser* de argônio. Em alguns casos, poderá ser vantajoso usar ambos os laseres: o de argônio pelos seus efeitos coagulantes e o Nd:YAG pelas suas propriedades disruptivas.

54. **B)** Maior risco de endoftalmite a longo prazo.

A mitomicina C é um potente agente antineoplásico que interfere no DNA e impede sua replicação. É tóxica para os fibroblastos e para as células endoteliais vasculares, e por isso dá origem a bolhas avasculares finas e difusas. Relatos recentes sugerem que essas finas bolhas podem apresentar mais alto risco de endoftalmite do que é apresentado pela cirurgia de filtração sem o uso da mitomicina C. Estudos comparando a mitomicina C com o 5-FU intra ou pós-operatório sugerem resultados grosseiramente iguais com relação à cirurgia de filtração bem-sucedida; entretanto, são ainda necessárias experiências bastante controladas e a longo-prazo.

55. A) Esclerectomia de espessura total.

A incidência de hipotonia é mais alta nos procedimentos de espessura total, como na esclerectomia da face posterior. Em razão disso, esses procedimentos são hoje executados com menos freqüência. Os procedimentos de espessura parcial, incluindo trabeculectomias com antimetabólitos, apresentam menores taxas de hipotonia. Os sedenhos ocupam um lugar intermediário na incidência, dependendo do tipo de implante ou se é usada uma ligadura ou outro dispositivo para ocluir o tubo de drenagem; afacia/pseudoafacia, glaucoma neovascular.

56. B) Em pacientes miópicos jovens.

Os agentes antifibróticos, embora originalmente postulados para uso nos olhos em alto risco, como na afácia/pseudoafácia, no glaucoma neovascular, ou na história de cirurgias que anteriormente falharam, são agora rotineiramente usados por muitos cirurgiões. Os agentes antifibróticos devem ser usados com cautela em pacientes míopes jovens, devido do risco de hipotonia.

57. D) A colchicina atua inibindo a migração e a proliferação dos fibroblastos.

A colchicina afeta a ligação cruzada do colágeno, decrescendo, deste modo, a formação de cicatriz.

58. Mais baixa incidência de complicações pós-operatórias.

A cirurgia não-penetrante do glaucoma consiste em esclerectomia profunda com implante de colágeno e esclerectomia com injeção de viscoelastic no canal de Schlemm (viscocanalostomia). A cirurgia consiste em criar um retalho escleral superficial e uma dissecção escleral mais profunda para deixar para trás uma fina camada de esclera e de membrana de Descemet. Os dados preliminares comparando os procedimentos não penetrantes com a trabeculectomia comum mostram redução maior de PIO depois da trabeculectomia-padrão, porém uma incidência mais baixa de complicações pós-operatórias, como hipotonia, depois dos procedimentos não-penetrantes. Entretanto, as cirurgias não-penetrantes são tecnicamente mais difíceis.

59. D) Glaucoma facolítico.

Um trauma difuso pode produzir glaucoma de recessão de ângulo, que é uma forma de glaucoma de ângulo aberto secundário. A contusão e o hifema podem, finalmente, causar a formação de sinéquias periféricas anteriores, com desenvolvimento de glaucoma de ângulo fechado crônico. O glaucoma facolítico se desenvolve a partir da obstrução da malha trabecular por macrófagos cheios de material do cristalino exsudado de um cristalino maduro.

60. D) Agentes mióticos.

No tratamento do hifema devem ser evitados os agentes mióticos, porque podem causar quebra da barreira hematoaquosa, aumento da inflamação, e agravo do desconforto pelo espasmo ciliar associado à lesão traumática.

61. D) Fechamento espontâneo de uma fenda de ciclodiálise.

Fendas de ciclodiálise ocorrem depois de lesões traumáticas. Comumente resulta em hipotonia crônica. As fendas fecham-se espontaneamente em semanas ou meses, e em geral resultam em um súbito aumento da PIO. O sistema de efluxo trabecular deverá começar comumente a funcionar de modo mais normal depois de um curto período de tempo que tenha ocorrido o pico da pressão.

62. C) Examinar o paciente sob anestesia geral.

Este modo é clássico para o glaucoma infantil bilateral. Quando possível, o diagnóstico deve ser feito no consultório pela medida da PIO, da refração cicloplégica (miopia induzida), e pelo exame do nervo óptico. Entretanto, na maioria dos casos, o paciente precisa ser levado para a sala de cirurgia para confirmar o diagnóstico e para iniciar a correção cirúrgica, enquanto sob a mesma anestesia.

63. A) Ambliopia anisometrópica.

A maioria dos casos de glaucoma congênito primário é bilateral. Os sinais incluem:
 aumento do tamanho do olho (buftalmia)
 megalocórnea
 edema da córnea
 estrias de Haab
 retração e descompensação da córnea
 ângulo e MT imaturos
 elevação da PIO
 nervo óptico caliceado
 miopia e astigmatismo (secundários ao aumento do globo e irregularidade K)

64. D) Trabeculectomia.

O glaucoma congênito é uma doença cirúrgica. A anormalidade básica é uma disgenesia generalizada das estruturas superficiais do ângulo, problema que poderá ser aliviado tanto por trabeculotomia como por goniotomia.

No tratamento do glaucoma pediátrico poderão ser úteis as medicações para abaixar a PIO: deverão reduzir o edema da córnea, que terminando facilita a cirurgia; a PIO mais baixa pode atenuar o dano ao nervo óptico até que possa ser executada a cirurgia; e as medicações que decrescem a PIO podem ser também usadas na evolução pósoperatória se for necessário. Uma opção cirúrgica poderá ser a trabeculectomia, porém, considerando que esses pacientes jovens poderão curar exuberantemente, seu sucesso poderá ser limitado. Por outro lado, o uso criterioso de antimetabólitos poderá melhorar o sucesso da trabeculectomia na população pediátrica.

65. C) Ressangramento.

O ressangramento não é uma indicação para operar, salvo se a pressão elevada e a coloração sanguínea da córnea forem ameaçadoras.

66. C) Vitrectomia *via pars* plana.

Existem múltiplas causas para a diminuição da câmara anterior depois da cirurgia de filtração do glaucoma. Neste caso, a PIO não é gravemente elevada e a câmara anterior não é completamente plana. Por este motivo, a síndrome da má direção do aquoso é improvável. A vitrectomia *via pars* plana exerce um papel no manuseio da síndrome da má direção do aquoso, porém não representa a escolha inicial de terapia. O bloqueio pupilar é uma causa provável e pode responder à cicloplegia ou à iridotomia a *laser*.

67. C) Medicações mióticas.

Neste campo clínico o diagnóstico mais provável é a má direção do aquoso (glaucoma de bloqueio ciliar, glaucoma maligno). Os pacientes em maior risco são os que têm câmaras anteriores rasas: pacientes mais velhos, mulheres, e hiperopes. A cicloplegia máxima e a supressão aquosa poderão ajudar a quebrar o ciclo do aquoso sendo dirigido erradamente para dentro da cavidade do vítreo. A reforma da câmara anterior com material viscoelástico poderá também ajudar a girar o corpo ciliar para trás e corrigir a má direção. A metade dos casos de olhos com má direção aquosa poderá ser tratada clinicamente com sucesso. Os olhos pseudofácicos poderão, em certas ocasiões, ser tratados com sucesso por *laser* Nd:YAG para romper a cápsula posterior e/ou a face hialóide anterior. O restante poderá exigir intervenção cirúrgica (vitrectomia *via pars* plana com ou sem lensectomia). A exsudação de uma cicatriz poderá apresentar uma câmara rasa e uma bolha chata; entretanto, a PIO poderá ser baixa.

68. B) Hipotonia contínua além de 4 semanas.

Depois da cirurgia de filtração do glaucoma poderá ocorrer hipotonia e efusões coroidais, especialmente se forem usados antimetabólitos. A janela terapêutica da mitomici-

na é especialmente pequena, indicando que a dose terapêutica ótima não está muito longe da dose tóxica. Se forem usadas doses excessivas de mitomicina intra-operatoriamente poderá ocorrer superfiltração. Na aparente falha da bolha deverá ser considerada a drenagem das efusões coroidais nos casos de piora das cataratas ou de disfunção córnea.

69. D) Iridociclite heterocrômica de Fuchs.

Uma intensa pigmentação da malha pode ser causada por pseudo-exfoliação, por síndrome da dispersão do pigmento, inflamação (uveíte), melanoma maligno, trauma, cirurgia, e hifema. A malha pode estar também mais pigmentada em indivíduos com íris pigmentadas de escuro e que pode ficar mais pigmentada com a idade. Os pacientes com iridociclite heterocrômica de Fuchs têm a presença de vasos anormais no ângulo sem a síndrome periférica anterior (APS), porém não apresentam malha hiperpigmentada.

70. B) Glaucoma facolítico.

71. C) Extração da catarata extracapsular.

Ocorre glaucoma facolítico quando as proteínas do cristalino exsudam através da cápsula íntegra do cristalino, induzindo a uma intensa resposta dos macrófagos. Com essas proteínas de alto peso molecular provindas do cristalino, e os macrófagos cheios dessas células, a rede trabecular fica obstruída. Isto geralmente ocorre em pacientes mais velhos portadores de catarata madura, hipermadura, ou mesmo morganiana. Para curar este problema, é necessário remover o cristalino. Ocorre glaucoma facomórfico em pacientes com grandes cristalinos, que causam bloqueio pupilar e fechamento secundário do ângulo. Glaucoma facoanafilático se produz depois que uma lesão traumática produz uma ruptura na cápsula do cristalino, possibilitando uma inflamação granulomatosa e glaucoma secundário.

72. B) A maioria dos pacientes tratados primeiro com *laser* não precisou de qualquer terapia clínica adicional para manter o controle da PIO.

O estudo GLT demonstrou que a TLA é uma alternativa razoável para a medicação (timolol) no tratamento inicial da GAAP. Entretanto, em 2 anos de estudo, 56% dos olhos tratados por *laser* precisaram de terapia clínica adicional para controlar a PIO. Os olhos tratados com *laser* tinham uma PIO mais baixa

73. D) Hiperemia e edema do nervo óptico.

No glaucoma por fechamento agudo do ângulo, a degeneração hidrópica e a perturbação do fluxo axoplásmico causam edema e hiperemia do nervo óptico. A presença de glaucoma com escotoma, palidez e escavação do nervo óptico poderiam indicar episódios anteriores de glaucoma por fechamento agudo do ângulo, que o paciente nega. Nos episódios prolongados podem ser observados células e rubor, porém raramente são vistos precipitados ceráticos.

74. A) Iridectomia periférica.

Grandes cristalinos em olhos hiperópicos podem causar bloqueio pupilar e subseqüente glaucoma de ângulo fechado. Nessas situações, uma iridectomia periférica poderá aliviar o bloqueio pupilar e a crise de fechamento do ângulo. Se a córnea não clarear suficientemente para permitir uma iridectomia periférica a *laser*, poderá ser necessária a iridectomia cirúrgica. A trabeculoplastia não tem papel nos episódios de fechamento do ângulo. A trabeculectomia e os implantes de sedenho poderão ser necessários no futuro, porém não representam a terapia inicial de uma crise de fechamento do ângulo.

75. C) Hipertensão ocular.

A elevação da PIO não acarreta, necessariamente, achatamento da câmara anterior. As outras condições citadas podem resultar em achatamento da câmara anterior ou em estreitamento do ângulo.

76. D) Síndrome de Schwartz.

Síndrome de Schwartz é o nome dado ao glaucoma de ângulo aberto depois de um descolamento regmatógeno da retina. A elevação da PIO resulta da obstrução do efluxo por inflamação, por pigmento liberado do epitélio pigmentar retiniano (EPR), por glicosaminoglicanos liberados pelos fotorreceptores, ou pelos segmentos mais externos do fotorreceptor. Geralmente cessa depois do reparo do descolamento da retina (DR). As reduções esclerais podem interferir na drenagem venosa do trato uveal, induzindo edema e rotação anterior do corpo ciliar, com resultante fechamento do ângulo. Na nanoftalmia, as efusões uveais resultantes da obstrução do fluxo sanguíneo venoso através de uma esclera anormalmente estreita, causa rotação do corpo ciliar para diante, com resultante fechamento do ângulo. Os tumores intra-oculares podem pressionar o ângulo fechado pela parte posterior, com o desenvolvimento de fechamento crônico do ângulo.

77. A) Ciclofotocoagulação transescleral.

A ciclofotocoagulação transescleral é útil em muitos tipos de glaucoma de retração, como o glaucoma na afacia ou na pseudoafacia, no glaucoma neovascular, no glaucoma acompanhado de inflamação e no glaucoma em olhos que múltiplos procedimentos de filtração falharam. As observações em olhos animais ou humanos sugerem que o mecanismo mais provável da redução da PIO é a redução da produção do aquoso pela destruição do epitélio ciliar. A execução de uma trabeculectomia em um olho com 360° de retração ou com uma conjuntiva não-móvel poderá ser muito difícil e tem probabilidade de falhar. Embora a repetição da trabeculoplastia seja útil em alguns olhos que tiveram uma boa resposta ao tratamento inicial, a maioria dos estudos tem demonstrado uma taxa menor de sucesso com a repetição deste procedimento, e é improvável que a resposta de diminuição da pressão possa ser adequada para este paciente. Este paciente tem uma configuração de ângulo aberto, de modo que a iridotomia poderá não exercer maior efeito na redução da PIO.

78. C) Tubo de *shunt* na câmara anterior.

Nos olhos com coexistente doença vitreorretiniana e glaucoma e que foram anteriormente submetidos e uma cirurgia de redução escleral, a colocação de um dispositivo de implante é difícil pela falta de área de superfície escleral suficiente para firmar o enxerto. Nesses casos poderá ser usado um tubo para estabelecer um *shunt* de fluido da câmara anterior ou da posterior da cápsula fibrosa que circunda o elemento epiescleral. Este procedimento permite a drenagem do aquoso para um reservatório pré-formado com uma grande área de superfície.

79. D) Excisão dos tecidos envolvidos da íris e crioterapia para as membranas restantes sobre o tecido corneano.

O crescimento do tecido epitelial para baixo foi descrito mais comumente como uma complicação da cirurgia da catarata, mas poderá ocorrer depois de ceratoplastia penetrante, de cirurgia de glaucoma, de trauma penetrante e de remoção parcial de cistos epiteliais do segmento anterior é mais provável quando a cirurgia é seguida de hemorragia, de perda do vítreo, ou de tecido incarcerado. Geralmente resulta de intratável glaucoma de ângulo fechado refratário, a menos que tratado com sucesso. O tratamento é difícil e normalmente sem garantia. Todas as técnicas tentam fechar a fístula e destruir o epitélio dentro do olho. A extensão do envolvimento da íris pode ser delineada usando-se *laser* de argônio. Irradiação e fotocoagulação foram descartadas como ineficazes. A excisão de tecido envolvido da íris com crioterapia nas membranas corneanas restantes é, atualmente, a melhor técnica, embora a visão boa só seja mantida em alguns casos. A prevenção é muito mais eficaz do que o tratamento da doença estabelecida.

80. C) Impede o glaucoma de bloqueio pupilar que poderia ocorrer com o óleo de silicone.

Quando é colocado óleo de silicone no olho, torna-se imperativa uma grande iridectomia periférica inferior

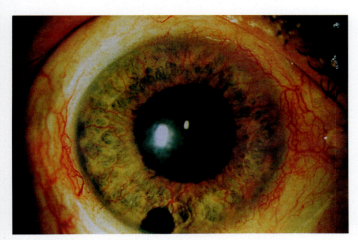

FIGURA 9-23.

(Fig. 9-23). O óleo é mais leve do que a água e, para evitar o glaucoma de bloqueio pupilar, é executada uma iridectomia periférica inferior

81. **D)** Todas as afirmativas acima são verdadeiras.

O tratamento médico padrão para um glaucoma recém-diagnosticado é o uso das gotas e/ou o tratamento *laser* para abaixar a pressão dentro do olho. Estudos recentes questionaram esta abordagem, sugerindo que o risco da perda de visão por glaucoma poderá ser reduzido pela execução imediata da cirurgia de filtração. O CIGTS foi destinado a orientar esta questão, fazendo uma comparação dos efeitos do tratamento médico com os da cirurgia de filtração precoce no glaucoma de ângulo aberto recém-diagnosticado.
O CIGTS observou que a PIO era significativamente reduzida tanto no grupo tratado clinicamente como cirurgicamente, com o grupo cirúrgico apresentando maior decréscimo. Entretanto, no grupo cirúrgico, a necessidade de subseqüente cirurgia de catarata foi significativamente mais elevada durante os primeiros anos do estudo de acompanhamento. Depois de 4 anos, os pacientes de ambos os grupos eram semelhantes em acuidade visual e no campo visual. Depois de cada um desses tratamentos alguns pacientes manifestaram séria perda de visão por glaucoma.
Os investigadores do CIGTS concluíram que os resultados do estudo não forneceram qualquer razão para mudar as atuais abordagens ao tratamento do glaucoma. Esses investigadores compararam, também, o impacto desses 2 tratamentos sobre a qualidade de vida desses pacientes quanto à saúde. Suas conclusões não proporcionaram qualquer motivo para alterar as atuais abordagens ao tratamento do glaucoma.

82. **D)** Remoção cirúrgica da lente da câmara anterior.

A síndrome da uveíte–glaucoma–hifema é hoje raramente observada, mas era uma complicação comum das antigas lentes rígidas e hápticas colocadas na câmara anterior e que padeciam de má conformação, deficientes características de acabamento, ou excessiva mobilidade, permitindo-lhes arranhar a superfície da íris. A ceratopatia bolhosa pseudofácica era também mais comum com esses tipos de lentes. As modernas lentes hápticas anteriores flexíveis são mais bem toleradas e menos aptas a causar essas complicações. Por este motivo, como a lente da câmara anterior deste paciente está causando problemas, deverá ser substituída ou, pelo menos, removida. Se for bem tolerada, a reposição cirúrgica poderá não ser necessária.

83. **C)** Síndrome de Posner-Schlossman.

O quadro clínico descrito lembra a síndrome de Posner-Schlossman. A iridociclite heterocrômica de Fuchs pode se apresentar com um quadro semelhante, porém com hipocromia da íris e nódulos branco-acinzentados na parte anterior da íris.

84. **D)** Defeitos de transiluminação da íris periférica.

A síndrome PXF é bilateral em 50% dos pacientes e manifesta-se em pacientes de idade mais avançada. É reconhecida pela presença de partículas semelhantes a caspas nas margens pupilares, na cápsula anterior do cristalino, nas zônulas, e em outras áreas do segmento anterior. (A Figura 9-8 mostra partículas PXF na superfície posterior da córnea, bem como na cápsula anterior do cristalino). O material é distribuído largamente na conjuntiva, nos tecidos orbitários, na pele e nas vísceras, apoiando o conceito de que a PXF é uma doença sistêmica. Os sinais oculares incluem fuso de Krukenberg, um decréscimo de densidade das células epiteliais da córnea, uma malha trabecular densamente pigmentada, ângulo estreito, má dilatação pupilar (degeneração dos músculos da íris e/ou falta de elasticidade do estroma da íris devido ao acúmulo de PXF), esclerose nuclear do cristalino, debilidade zonular induzindo a uma subluxação ou a um deslocamento do cristalino, e defeitos da transiluminação pupilar peripupilar (não-periférica). Também pode ser observado um acúmulo de pigmento ao longo da linha de Schwalbe (linha de Sampaolesi). Dentre 20% a 60% desses pacientes podem ter a associação de um glaucoma de ângulo aberto.

85. **A)** Unoprostona isopropil (Rescula) reduz a PIO por um aumento do efluxo uveoescleral.

Os análogos da prostaglandina são uma classe relativamente nova de agentes antiglaucomatosos. Diferentemente do latanoprost e do travoprost, que abaixam a PIO por aumentar o efluxo uveoescleral, o bimatoprost decresce a PIO aumentando o efluxo uveoescleral e o trabecular. O unoprostona parece abaixar a PIO, aumentando somente o efluxo trabecular. O latanoprost e o travoprost são pró-drogas que penetram no K e ficam biologicamente ativos depois de terem sido hidrolisados pela esterase corneana. Nem o bimatoprost nem o unoprostona parecem ser pró-drogas. Um efeito peculiar a esta classe de drogas é o escurecimento da íris e da pele periocular. Outros efeitos são a hipertricose das sobrancelhas, hiperemia conjuntival, exacerbação da ceratite por herpes, CME e uveíte.

86. C) Glaucoma de células fantasmas.

A presença de uma listra colorida é um aviso de glaucoma de células fantasmas. Para o desenvolvimento desta forma peculiar de glaucoma, são necessárias duas condições: hemorragia do vítreo (os eritrócitos degeneram e tornam-se rijos no vítreo) e uma quebra na face hialóide anterior (para permitir as células entrarem na câmara anterior). A camada de células fantasmas, de cor parda, fica fora da câmara anterior e pode ser distinguida dos eritrócitos mais frescos, criando o efeito de uma listra colorida. As células fantasmas não podem escapar facilmente da malha e, por isso, produzem obstrução intertrabecular e elevam a PIO. No glaucoma hemolítico, os macrófagos cheios de hemoglobina bloqueiam a malha, enquanto que no glaucoma facolítico os macrófagos ficam ingurgitados com proteínas do cristalino. O hifema também pode produzir elevação da PIO, especialmente no campo das hemoglobinopatias de células falciformes, incluindo o traço falciforme.

87. B) Filtração excessiva.

Um aumento da pressão durante o período pós-operatório imediato acompanhado de uma câmara anterior rasa ou chata (bloqueio ciliar) pode ser visto como glaucoma maligno, como uma iridectomia incompleta com obstrução da esclerotomia, ou como uma hemorragia supracoroidal tardia. A filtração excessiva é geralmente manifestada por hipotonia e uma câmara anterior chata. Outras causas de hipotonia pós-operatória com uma câmara anterior chata incluem os deslocamentos coroidais e um defeito conjuntival.

88. C) Hiperopia.

As hemorragias supracoroidais tardias depois da cirurgia de filtração, apresentam-se durante os primeiros dias pós-operatórios com dor intensa, náuseas ocasionais e uma acentuada redução da visão. A PIO é geralmente elevada, a câmara anterior é rasa ou chata e existem grandes descolamentos coroidais. Os fatores de risco associados a este estado incluem afacia, pseudo-afacia, miopia, vitrectomia anterior, e PIO pré-operatória acima de 30 mmHg.

89. C) Exsudação da bolha.

Uma PIO baixa, às vezes não-registrável, é comum durante o período pós-operatório imediato e é tipicamente associada a uma câmara anterior rasa. Se existir um orifício na conjuntiva, pode-se observar Seidel intensa e uma bolha chata. O fechamento espontâneo do defeito é muitas vezes possível com uma placa de pressão; entretanto, se esta placa não for eficaz, uma capa de compressão escleral de Simmons poderá ajudar a fechar o orifício. Outras opções de tratamento para a exsudação da bolha são a sutura do defeito, o ácido tricloroacético, as lentes de contato gelatinosas e a injeção de sangue autólogo.

Nos olhos hipotônicos, o fluido comumente se coleta no espaço supracoroidal, induzindo sérios descolamentos coroidais. Os fluidos nos descolamentos são ricos em proteína (67% da concentração plasmática). Os descolamentos coroidais mais graves cessam espontaneamente em conjunto a um aumento normal da PIO, durante os primeiros dias ou semanas pós-operatórios. Em outros casos, poderá não existir aparente defeito conjuntival, porém a filtração pode ter sido simplesmente excessiva em resultado de uma grande fístula ou de filtração da bolha. O glaucoma maligno é acompanhado de uma PIO elevada e de uma câmara anterior chata.

90. D) Aumento da pressão venosa episcleral.

A pressão venosa episcleral pode ser elevada em estados que obstruem a veia cava superior, nas doenças oculares tireóideas, ou nas fístulas arteriovenosas. Não é causada por tumores intra-oculares. Os melanomas, além de apresentarem extensão direta ou inseminação das vias de efluxo, podem elevar a PIO por dispersão do pigmento, inflamação, hemorragia, fechamento do ângulo, ou neovascularização do ângulo. O glaucoma melanomalítico resulta de bloqueio da malha trabecular por macrófagos que fagocitaram material liberado do tumor.

91. C) Melanose conjuntival.

Os análogos da PG representam uma nova classe de drogas para o glaucoma destinados a decrescer a PIO por um aumento do efluxo uveoescleral do humor aquoso. Os efeitos colaterais mais freqüentes consistem em hiperpigmentação da íris, formação de cistos na íris, hipertricose das sobrancelhas, hiperemia conjuntival e CME. Efeitos colaterais sistêmicos são raros.

92. A) Fotocoagulação pan-retiniana.

O paciente fotografado manifestou glaucoma neovascular depois de oclusão da veia central da retina. O tratamento definitivo consiste em destruir as áreas da retina isquêmicas daquele olho por meio da fotocoagulação ou da crioterapia. A implantação de sedenho poderá ser cheia de complicações neste olho quente e inflamado.

93. B) Córneas espessas.

O objetivo principal do estudo *Ocular Hypertension Treatment* foi o de determinar se a redução de uma PIO alta poderia retardar ou evitar o início do glaucoma e de subseqüente perda de visão em pessoas em risco de desenvolver esta complicação. O estudo mostrou que a redução da PIO por meio de gotas era eficaz para retardar (e, possivelmente, evitar) o início da GAAP. Os investigadores descreveram também vários fatores preditivos em indivíduos que poderiam desenvolver GAAP; esses fatores são principalmente a idade, a raça, a altura da PIO, a anatomia do nervo óptico, e a espessura central da córnea. Considerando esses fatores, o clínico poderá identificar os pacientes em risco de desenvolver glaucoma e os que têm mais probabilidade de se beneficiar do tratamento médico precoce. As córneas finas representam um fator de risco de desenvolvimento de glaucoma. A PIO obtida pela tonometria de aplanação é subestimada nos pacientes com córneas finas, isto é, a verdadeira PIO é, na verdade, maior do que a medida.

A Figura 9-13 demonstra um defeito arqueado superior/altitudinal. A Figura 9-14 a depressão generalizada como poderia ser observada com o desenvolvimento de uma catarata. A Figura 9-15 é de um campo com defeitos isolados e dispersos, que pode ser explicado por lesões retinianas ou artifícios do paciente. A Figura 9-16 mostra constrição periférica. O paciente da Figura 9-17 tem um ponto-cego aumentado. A Figura 9-18 apresenta uma quadrantanopsia respeitando as linhas médias horizontal e vertical.

94. A) Figura 9-13.

Este paciente tem uma perda quase completa do seu campo visual superior. A perda da fixação central é também indicativa de dano glaucomatoso mais elevado. Esses pacientes podem se beneficiar muito da redução da sua PIO.

95. D) Falha ao pressionar o botão no início do teste.

Certo número de artifícios pode resultar na dependência da compreensão e da obediência do paciente ao que manda o executor do teste. Defeitos isolados de depressão de um quadrante poderão resultar se o paciente omitir a parte inicial do teste na qual a máquina tenta determinar o limiar para cada quadrante. O paciente que aperta rapidamente o botão poderá ter um campo com grandes erros falso-positivos e uma elevada média de desvios. Se ambos os olhos forem abertos durante a verificação de um campo, não poderá ser inscrito nenhum escotoma.

96. D) Figura 9-17.

No papiledema agudo, a acuidade visual é, em geral, normal, a menos que exista edema macular. A visão de cores e a resposta pupilar são também normais. O campo visual geralmente mostra apenas um aumento do ponto cego. No papiledema crônico, a perda mais precoce do campo visual é normalmente no quadrante nasal inferior.

97. C) Acidente vascular no SNC.

As lesões da retina e do nervo óptico produzem defeitos no campo visual que geralmente não respeitam a linha média vertical. Na maioria dos pacientes, a presença ou a ausência de defeitos glaucomatosos do campo podem, em geral, ser previstas pelo aspecto da cabeça do nervo óptico. A presença de um defeito no campo que respeita a linha média vertical deverá sempre suscitar a suspeita de uma lesão neurológica (p. ex., acidente vascular cerebral, tumor), especialmente quando o disco e as alterações do campo não correspondem. Alguns estudos têm demonstrado que alguns pacientes com glaucoma de baixa pressão apresentam escotomas com inclinações maiores, com maior profundidade, e com proximidade mais estreita à fixação do que os pacientes de GAAP com PIO elevada.

98. C) Em paciente com glaucoma congênito e potencial visual ruim.

Os dispositivos de *shunt* do aquoso são reservados para os casos de glaucoma nos quais a cirurgia de filtração comum poderá falhar ou já falhou. Por este motivo, a cirurgia de implante no glaucoma é indicada nas seguintes situações:

 falha da trabeculectomia
 uveíte ativa
 glaucoma neovascular
 conjuntiva insuficiente
 necessidade imediata de PK*

Na presença de uma retração escleral, poderá ser colocado um tubo de *shunt*. Nos casos de pós-vitrectomia, o tubo pode ser colocado através da *pars* plana. Não deverá ser prudente executar cirurgia incisional em um olho com mau potencial visual considerando os riscos e, às vezes, a evolução pós-operatória complicada da cirurgia de tubo de *shunt*.

99. A) Neovascularização córnea.

As complicações do procedimento do implante no glaucoma são os seguintes: hipotonia, câmara superficial, migração/expulsão do tubo, fusão conjuntival, edema da córnea, diplopia, e elevação da PIO.

100. C) Válvulas sensíveis à pressão.

O implante Baerveldt, conforme mostrado na Figura 9-20, não possui uma válvula sensível à pressão, de modo que a hipotonia no período pós-operatório inicial deve ser tratada por outros modos. A hipotonia é comum quando os implantes de drenagem são instalados pelo procedimento de um estágio, sem tubo de oclusão completa. A ausência de qualquer resistência ao efluxo aquoso resulta, invariavelmente, em redução da PIO para abaixo dos níveis fisiológicos. Para limitar a hipotonia inicial tem sido recomendado o procedimento em 2 estágios. Durante a primeira operação, a placa escleral é suturada ao globo sem conectar o tubo à câmara anterior. Este procedimento é seguido por uma segunda operação em 2 a 8 semanas mais tarde, durante as quais o tubo é inserido à câmara anterior. Uma alternativa para evitar a superfiltração depois da instalação de um estágio consiste na oclusão temporária do lúmen do tubo com uma ligadura ou com tampões de lágrimas de colágeno semipermeáveis e biodegradáveis.

Anotações

Anotações

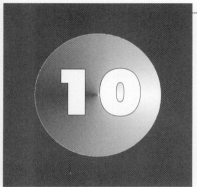

Córnea

PERGUNTAS

1. Todos os seguintes são incluídos no diagnóstico diferencial desta condição mostrada na Figura 10-1, EXCETO:
   A) vírus herpes simples (HSV)
   B) molusco contagioso
   C) reações alérgicas a drogas
   D) síndrome Stevens-Johnson

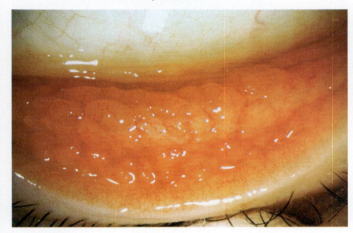

FIGURA 10-1.

2. Qual das seguintes doenças NÃO é causada pela *Chlamydia trachomatis*?
   A) Conjuntivite lenhosa.
   B) Conjuntivite de inclusão de adultos.
   C) Linfogranuloma venéreo.
   D) *Trachoma*.

3. Todos os seguintes poderão apresentar resultados falso-positivos *Venereal Disease Laboratories* (VDRL) e reagina plasmática rápida (RPR) para a sífilis, EXCETO:
   A) artrite reumatóide
   B) anticorpo anticardiolipina
   C) lúpus eritematoso sistêmico
   D) granulomatose de Wegener

4. Com base no aspecto do infiltrado da córnea na Figura 10-2, qual o teste de laboratório MENOS útil para ajudar no diagnóstico?
   A) Cultura no ágar-Sabouraud.
   B) Corante calcoflúor branco.
   C) Ágar Löwenstein-Jensen.
   D) Corante Giemsa.

5. Qual das seguintes associações entre um microrganismo e um meio útil para o crescimento é CORRETO?
   A) *Moraxella* - ágar-sangue em 5% a 10% de dióxido de carbono.
   B) Fungos – ágar-dextrose de Sabouraud com ciclo-heximida.
   C) *Mycobacterium tuberculosis* – meio de Loeffler.
   D) *Haemophilus* – ágar-sangue.

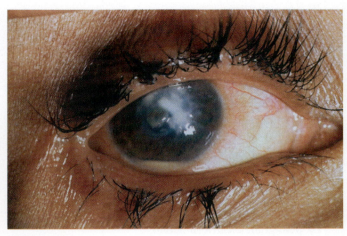

FIGURA 10-2.

6. Qual das seguintes medicações é mais comumente usada para tratar casos de ceratite fúngica filamentosa por *Fusarium* esp?
   A) Flucitosina.
   B) Natamicina.
   C) Anfotericina B.
   D) Miconazol.

7. Todos os seguintes são terapias apropriadas para a ceratite epitelial primária por HSV, EXCETO:
   A) trifluridina, sol oftálmica a 1%, de 2/2 h, enquanto acordado
   B) aciclovir 800 mg, 5 vezes/dia
   C) desbridamento das lesões córneas
   D) valaciclovir 500 mg, 2 vezes/dia

8. Qual das afirmativas abaixo é a VERDADEIRA sobre megalocórnea?
   A) A herança mais comum é autossômico-dominante.
   B) É acompanhada de um aumento progressivo da córnea.
   C) O diâmetro da córnea é superior a 10 mm.
   D) É associada à síndrome de Down.

Perguntas 9-11 Selecione as condições abaixo com os determinados sinais

9. Associadas a defeitos cardíacos congênitos:
   A) anomalia Peter
   B) síndrome de Axenfeld
   C) ambos
   D) nenhum

10. Podem resultar de mutação no gene PAX6:
    A) anomalia Peter
    B) síndrome Rieger
    C) ambos
    D) nenhum

11. Associadas a glaucoma:
    A) síndrome de Axenfeld
    B) anomalia Peter
    C) ambos
    D) nenhum

12. Qual dos seguintes NÃO está incluído no diagnóstico diferencial das escleras azuis?
    A) Síndrome Hurler.
    B) Osteogênese imperfeita.
    C) Síndrome de Turner.
    D) Síndrome de Marfan.

13. Todos os seguintes são associados à cicatrização conjuntival, EXCETO:
    A) ceratoconjuntivite atópica
    B) penfigóide cicatricial ocular
    C) síndrome de Stevens-Johnson
    D) ceratoconjuntivite límbica superior

14. Qual dos seguintes é uma característica de esclerocórnea?
    A) Esta doença é secundária a um processo inflamatório.
    B) A maioria dos casos é unilateral.
    C) A maioria dos pacientes afetados é mulher.
    D) Este processo não é progressivo.

15. Todos os seguintes podem ser considerados parte da síndrome endotelial iridocorneano, EXCETO:
    A) síndrome de Chandler
    B) atrofia essencial
    C) síndrome Cogan-Reese
    D) embriotoxo posterior

16. Um menino de 2 anos tem baixa-visão nos 2 olhos, retardamento mental, lábio superior fino, e implantação baixa das orelhas. A mãe do paciente está sendo atualmente tratada com dissulfiram por seu problema de abuso de substância. No exame da criança, os sinais poderiam sugerir todos os seguintes, EXCETO:
    A) anomalia de Peter
    B) vasos retinianos tortuosos
    C) hipoplasia do nervo óptico
    D) esclerocórnea

17. Qual dos seguintes é encontrado na anomalia de Rieger?
    A) Herança autossômico-dominante.
    B) Hipoplasia maxilar.
    C) Hipospádia.
    D) Dentes em cavilha.

18. Qual dos seguintes NÃO é o diagnóstico diferencial em uma criança cuja córnea é mostrada na Figura 10-3?
    A) Distrofia estromal hereditária congênita.
    B) Anomalia Peter.
    C) Glaucoma congênito.
    D) Síndrome endotelial iridocórnea.

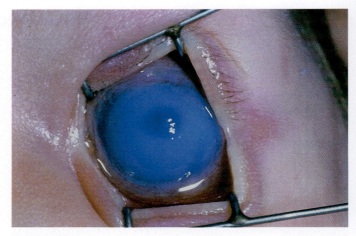

FIGURA 10-3.

19. Qual das seguintes representa um coristoma?
    A) Dermolipoma.
    B) Ceratoacantoma.
    C) Hemangioma.
    D) Linfangioma.

20. Qual dos seguintes OCORRE com o estado mostrado na Figura 10-4?
    A) O meridiano mais inclinado da córnea é adjacente a esta lesão.
    B) Esses sinais são benignos, sem nenhum potencial maligno.
    C) Podem aumentar rapidamente.
    D) Os pacientes podem ter, também, cardiopatia congênita.

21. Qual a estrutura não encontrada na lesão da Figura 10-4?
    A) Pele.
    B) Músculo.
    C) Glândulas sebáceas.
    D) Cabelos.

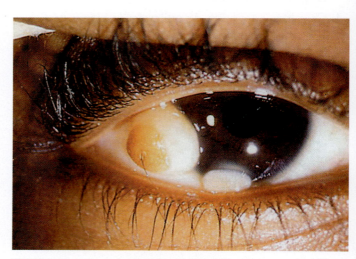

FIGURA 10-4. Cortesia de Helen K. Wu, MD.

PERGUNTAS

22. Todos os seguintes são verdadeiros na síndrome de Goldenhar, EXCETO:
    A) podem estar presentes colobomas da íris
    B) podem estar presentes colobomas da pálpebra superior
    C) podem estar presentes excrescências pré-auriculares
    D) poderá haver herança autossômico-dominante

23. O eritema multiforme major (síndrome Stevens-Johnson) é associado a quais dos seguintes fatores etiológicos?
    A) Pneumonia por *Mycoplasma*.
    B) Sulfonamidas.
    C) Coxsackievírus.
    D) Todos acima.

24. Qual dos seguintes NÃO é associado a aumento dos nervos corneanos?
    A) Doença de Refsum.
    B) Glaucoma congênito.
    C) Ictiose.
    D) Neoplasia endócrina múltipla (NEM), tipo I.

Perguntas 25-27 (Fig. 10-5AaD)

25. Quais das seguintes fotos representam uma patologia causada por vírus?
    A) Figura 10-5A.
    B) Figura 10-5B.

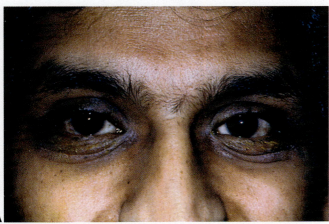

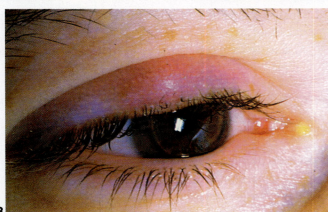

FIGURA 10-5A e **B**.

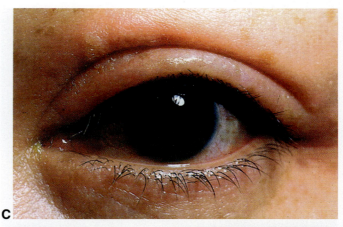

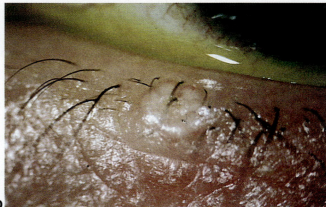

FIGURA 10-5 C e **D**. *(Continuação)*

   C) Figura 10-5C.
   D) Nenhuma das acima.

26. Que tratamento pode ter sucesso para o paciente da Figura 10-5D?
    A) Aciclovir.
    B) Pomada de esteróide.
    C) Excisão.
    D) Doxiciclina.

27. Todos os estados abaixo estão associados ao aspecto mostrado na Figura 10-5A, EXCETO:
    A) artrite reumatóide
    B) asma
    C) febre do feno ou alergias sazonais
    D) eczema

28. Qual microrganismo NÃO é um comensal comumente encontrado nas pálpebras e supercílios?
    A) *Moraxella catarrhalis*.
    B) *Haemophilus influenzae*.
    C) *Propionibacterium acnes*.
    D) *Staphylococcus epidermidis*.

29. Qual das afirmativas seguintes é CORRETA para a condição mostrada na Figura 10-6?

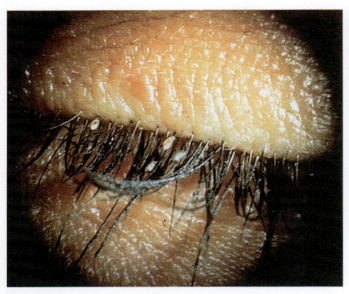

FIGURA 10-6.

A) *Phthirus pubis* é um comensal normal das glândulas meibomianas do adulto.
B) *Demodex folliculorum* é transmitido pelo contato sexual.
C) A fisostigmina atua como um tóxico respiratório para o *Phthirus pubis*.
D) *Demodex folliculorum* é responsável por colarinhos ao longo da base das sobrancelhas.

30. Todas as medicações seguintes causam comumente o estado mostrado na Figura 10-7, EXCETO:
A) atropina
B) neomicina
C) cetorolaco
D) apraclonidina

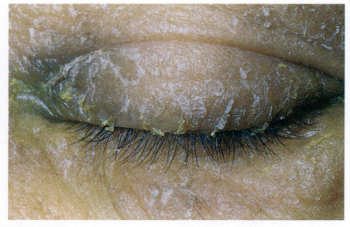

FIGURA 10-7.

31. É conhecido que todas as seguintes bactérias causam o estado clínico mostrado na Figura 10-8, EXCETO:
A) estreptococos

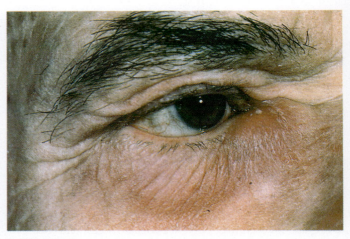

FIGURA 10-8.

B) estafilococos
C) nocardia
D) *haemophilus*

Perguntas 32-33

Um homem de 60 anos apresenta-se no seu consultório queixando-se de um "ponto" no olho direito, como é mostrado na Figura 10-9.

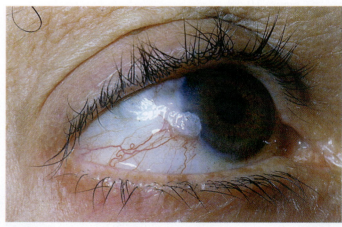

FIGURA 10-9.

32. Qual dos seguintes tratamentos não é apropriado para esta lesão?
A) Excisão local com largas margens seguida por crioterapia.
B) Gotas de prednisolona tópica.
C) Radioterapia local com uma placa de rutênio 106 suturado ao leito escleral após a excisão.
D) Mitomicina C.

33. A lesão mostrada na Figura 10-9:
A) é sempre benigna
B) é contagiosa e facilmente se propaga para os outros
C) afeta somente o epitélio superficial
D) pode produzir ceratina

34. Qual das afirmativas seguintes sobre linfoma conjuntival é a VERDADEIRA?
    A) O exame microscópico sem atipia celular poderá confirmar a natureza benigna da lesão.
    B) Sempre se origina de metástase sistêmica.
    C) A apresentação inicial é freqüentemente a perda dolorosa da visão.
    D) Uma lesão de cor salmão na conjuntiva bulbar é característica.

35. Todas as seguintes afirmativas sobre o carcinoma mucoepidermóide da conjuntiva são verdadeiras, EXCETO:
    A) geralmente ocorre em pacientes idosos
    B) representa uma variante mais agressiva do carcinoma de células basais
    C) deve ser suspeitada na recidiva de um carcinoma de células basais da conjuntiva
    D) tem tendência a invadir o globo

36. Os pacientes com penfigóide cicatricial ocular:
    A) têm imunoglobulinas ligadas à membrana basal conjuntival
    B) podem apresentar um aumento do número de células caliciformes
    C) beneficiam-se pelo transplante de células-tronco limbares
    D) freqüentemente apresentam esclerite

Perguntas 37-39

Um estudante de 24 anos apresenta-se por ter notado uma área localizada de vermelhidão no olho direito, próximo da carúncula, conforme a Figura 10-10. Ele já teve episódios semelhantes que cederam espontaneamente.

37. O que esta lesão tem probabilidade de mostrar histologicamente?
    A) Células fusiformes atípicas com núcleos escuros.
    B) Epitélio acantótico sobre centros fibrovasculares.
    C) Canais vasculares de pequeno calibre no estroma de colagenase.
    D) Epitélio escamoso estratificado não-queratinizante revestido.

38. Que terapia poderá ser mais apropriada neste tempo?
    A) Observação.
    B) Excisão simples.
    C) Fotocoagulação.
    D) Excisão com biopsia de congelação.

39. Que vírus tem sido implicado nesta lesão?
    A) Vírus Epstein-Barr.
    B) Papilomavírus humano.
    C) HSV.
    D) Vírus molusco contagioso.

40. Qual é o tumor epitelial maligno mais comum da conjuntiva?
    A) Carcinoma de células basais.
    B) Carcinoma de células escamosas.
    C) Melanoma maligno.
    D) Papiloma escamoso.

41. Com referência à neoplasia epitelial conjuntival, qual das seguintes afirmativas é a VERDADEIRA?
    A) Raramente ocorre na zona interpalpebral.
    B) O tratamento é por enucleação.
    C) Uma vascularização anormal é rara.
    D) Toda a espessura do epitélio pode ser envolvida.

42. Qual dos seguintes eventos NÃO é uma causa de melanose conjuntival adquirida secundária?
    A) Gravidez.
    B) Gotas tópicas de adrenalina.
    C) Doença de Addison.
    D) Esclerite.

Perguntas 43-46 (Figs. 10-11 a 10-14)
    A) Figura 10-11.
    B) Figura 10-12.
    C) Figura 10-13.
    D) Figura 10-14.

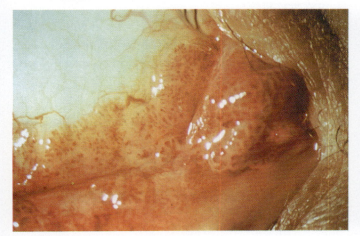

FIGURA 10-10.

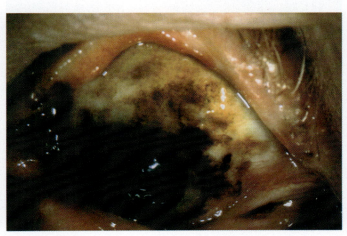

FIGURA 10-11.

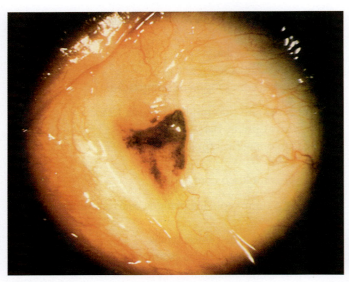
FIGURA 10-12.

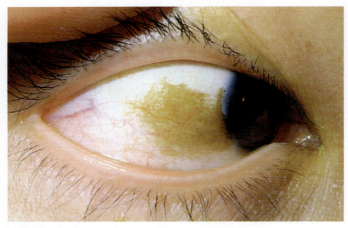
FIGURA 10-13.

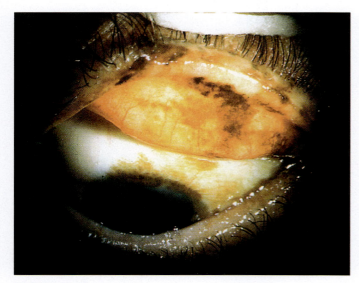
FIGURA 10-14.

43. Qual destes tem o mais baixo potencial neoplásico?
44. Qual destes ocorre com freqüência bilateral?
45. Qual destes pode aumentar durante a adolescência ou na gravidez?
46. Qual destes requer investigação de uma doença sistêmica?

Perguntas 47-49

Um fazendeiro de 47 anos apresenta-se com uma lesão fotografada na Figura 10-15. Ele afirma que esta mancha existe por pelo menos há 2 anos e vem aumentando gradualmente de tamanho.

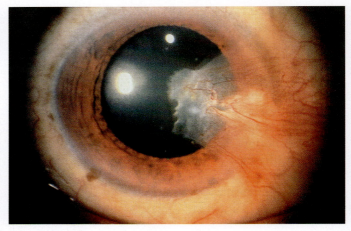
FIGURA 10-15.

47. Esta lesão pode ser devida a todos os seguintes diagnósticos, EXCETO:
    A) uma depressão adjacente
    B) achatamento do meridiano envolvido e com alteração do astigmatismo central
    C) destruição da camada de Bowman
    D) metástase distante

48. Se for uma lesão recidivante, as possíveis opções de tratamento poderão incluir, provavelmente, todas as seguintes, EXCETO:
    A) excisão simples, deixando esclera descoberta
    B) excisão com enxerto de membrana amniótica
    C) excisão com aplicação de mitomicina C e auto-enxerto conjuntival
    D) excisão com auto-enxerto conjuntival

49. Qual é o correto no que concerne à lesão representada na Figura 10-15?
    A) A histopatologia mostra crescimento fibrovascular para dentro, abaixo da camada de Bowman.
    B) Na margem corneana da lesão é encontrada uma linha de ferro pigmentada (linha de Ferry).
    C) A exposição actínica prolongada é um fator de risco.
    D) A recidiva depois do tratamento é rara.

Perguntas 50-51

50. Qual das seguintes frases, relativas à condição mostrada na Figura 10-16, é a VERDADEIRA?
    A) A sensação da córnea está reduzida.
    B) Poderá ser indicada a ressecção da conjuntiva adjacente.
    C) O tratamento com o bastão de nitrato de prata é benéfico.
    D) É útil um tampão Fox na hora de dormir.

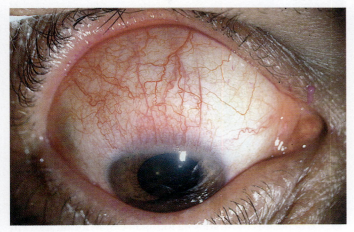

FIGURA 10-16.

51. Que sinal sistêmico poderia ser encontrado em associação com este estado?
    A) Aumento das catecolaminas na urina.
    B) Exantema macular cutâneo.
    C) Hiperextensibilidade das articulações.
    D) Decréscimo do hormônio estimulante da tireóide.

52. Qual dos seguintes é o tratamento apropriado do estado mostrado na Figura 10-17?
    A) Moxifloxacina tópica.
    B) Testes cutâneos para os alérgenos.
    C) Troca das lentes de contato duras pelas gelatinosas.
    D) Estabilizadores tópicos dos mastócitos ou gotas de corticosteróides.

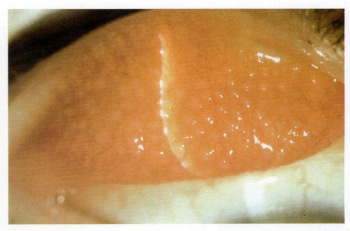

FIGURA 10-17.

Perguntas 53-55 Tipos de coloração da córnea na Figura 10-18

53. Que tipo pode ser encontrado em um paciente com doença ocular tireóide e proptose?
    A) Figura 10-18M.
    B) Figura 10-18D.
    C) Figura 10-18N.
    D) Figura 10-18E.

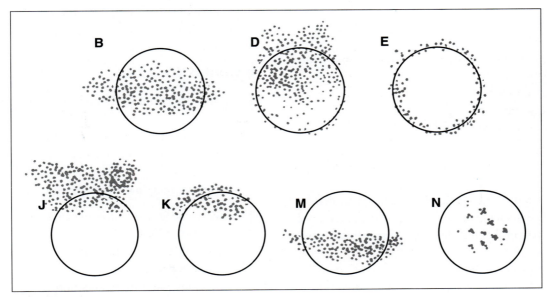

FIGURA 10-18.

54. Que padrão é mais típico da ceratopatia de Thygeson?
    A) Figura 10-18K.
    B) Figura 10-18E.
    C) Figura 10-18N.
    D) Figura 10-18B.

55. A Figura 10-18J corresponde a qual condição seguinte?
    A) Ceratite límbica superior.
    B) Ceratoconjuntivite epidêmica (CCE).
    C) Ceratoconjuntivite rosácea.
    D) Ceratopatia de exposição.

Perguntas 56-57 (Fig. 10-19)

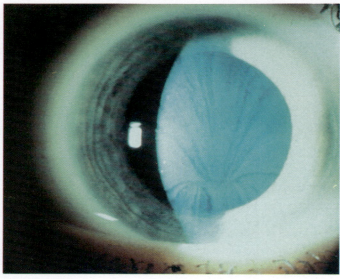

FIGURA 10-19.

56. Todas as seguintes drogas podem causar uma aparência da córnea como a Figura 10-19, EXCETO:
    A) amiodarona
    B) lítio
    C) cloroquina
    D) indometacina

57. Que doença metabólica pode se manifestar como a mostrada na Figura 10-19?
    A) Doença de Fabry.
    B) Doença de Tay-Sachs.
    C) Síndrome de Alport.
    D) Doença de Refsum.

58. Qual dos seguintes é MAIS exato em referência a um homem de 54 anos com cistinose?
    A) Todos os outros irmãos devem ter sinais semelhantes.
    B) Ele provavelmente tem baixa estatura e disfunção renal.
    C) Ele não tem probabilidade de manifestar erosões epiteliais.
    D) Os depósitos de cisteína começam centralmente dentro do estroma anterior e progridem até envolver toda a córnea.

Perguntas 59-60

Uma menina de 15 anos apresenta-se por motivo de tremores musculares e um anel pardo perto do limbo, mostrado na Figura 10-20.

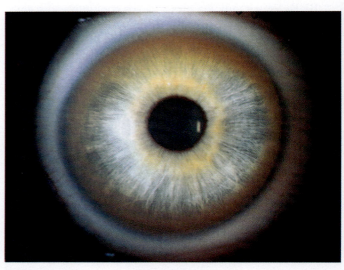

FIGURA 10-20.

59. Os depósitos mostrados na fotografia estão localizados em que camada da córnea?
    A) Epitélio.
    B) Camada de Bowman.
    C) Estroma posterior.
    D) Membrana de Descemet.

60. Qual das afirmativas relativas a esta doença é a VERDADEIRA?
    A) É uma doença esporádica, não-hereditária.
    B) Os sinais corneanos podem ser usados para monitorizar a terapia.
    C) É causada por um defeito nos rins.
    D) Os sinais corneanos são patognomônicos da doença deste paciente.

Perguntas 61-62

61. Os sinais na Figura 10-21 podem ser encontrados em quais casos?
    A) Conjuntivite de inclusão de adultos.
    B) Ceratoconjuntivite vernal.
    C) Tracoma.
    D) Ceratite marginal estreptocócica.

62. Todos os seguintes sinais oculares podem acompanhar esta doença, EXCETO:
    A) *(pannus)* corneano superior
    B) retração conjuntival
    C) folículos conjuntivais superiores
    D) leucoplasia

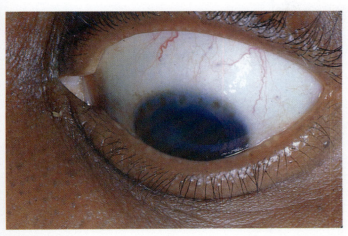

FIGURA 10-21.

Perguntas 63-64

63. Qual das afirmativas seguintes referentes ao processo mórbido mostrado na Figura 10-22 é FALSA?
    A) Os depósitos consistem de hidroxiapatita de cálcio e são encontrados, principalmente, na camada de Bowman.
    B) Este paciente pode ter deposição de cobre no fígado, nos rins e no cérebro.
    C) Os pacientes com esta doença podem estar sob esteróides a longo prazo.
    D) Esta doença pode estar associada à exposição crônica ao mercúrio.

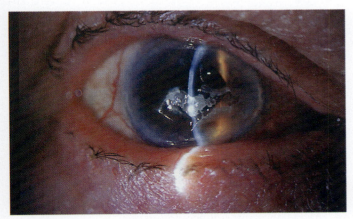

FIGURA 10-22.

64. Que agente tópico poderia ser usado para tratar este estado?
    A) Ácido etilenodiaminotetracético (EDTA).
    B) Penicilamina.
    C) Corticosteróides.
    D) Acetilcisteína.

65. Qual das seguintes afirmativas referentes à degeneração esferoidal da córnea é FALSA?
    A) É geralmente bilateral.
    B) Patologicamente, mostra-se como uma deposição de lipídios na córnea.
    C) Os pacientes geralmente são assintomáticos.
    D) A exposição actínica é implicada na patogenia de degeneração esferoidal.

66. Qual das seguintes é a apresentação MAIS CORRETA sobre o estado mostrado na Figura 10-23?
    A) É, com freqüência, associado a uma doença sistêmica auto-imune.
    B) Via de regra pode ser induzido astigmatismo.
    C) O afinamento é mais aparente do que real.
    D) O epitélio permanece íntegro.

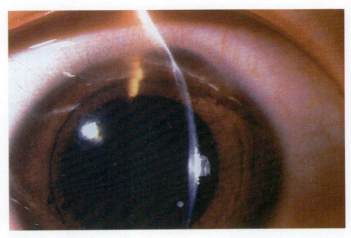

FIGURA 10-23.

67. Qual das afirmativas seguintes sobre o estado clínico observado nesta mulher de 73 anos (Fig. 10-24) é a VERDADEIRA?
    A) A biópsia da conjuntiva adjacente mostra aumento de plasmócitos.
    B) Rapidamente poderá ocorrer perfuração corneana.
    C) Poderão ser necessários imunossupressores sistêmicos.
    D) É um processo indolente, rapidamente progressivo.

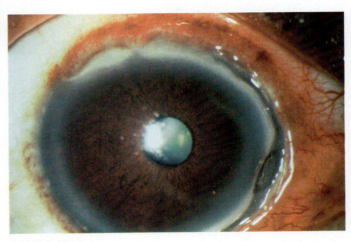

FIGURA 10-24.

68. Qual é a VERDADE sobre a degeneração marginal pelúcida?
    A) O decréscimo da visão resulta da deposição de lipídios.
    B) A protrusão da córnea é no ponto de afinamento máximo.
    C) É uma afecção bilateral.
    D) As mulheres são afetadas mais do que os homens.

Perguntas 69-71

69. Qual dos seguintes NÃO é característico da condição mostrada na topografia da córnea (Fig. 10-25)?
    A) Cicatrização atípica.
    B) Supressão do reflexo vermelho na retinoscopia.
    C) Perfuração espontânea.
    D) Anel de Fleischer.

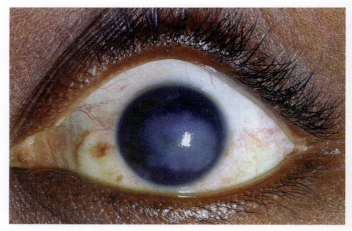

FIGURA 10-26.

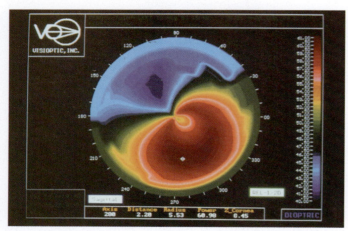

FIGURA 10-25.

70. Todas as medidas de tratamento seguintes são aceitas para a reabilitação visual deste estado, EXCETO:
    A) correção por óculos
    B) colocação de lentes de contacto duras
    C) ceratoplastia penetrante
    D) ceratectomia fotorrefrativa

71. Este mesmo paciente retorna com um dramático decréscimo da visão e este aspecto da córnea (Fig. 10-26). Qual é o tratamento inicial?
    A) Solução salina hipertônica.
    B) Gotas antibióticas.
    C) Transplante da córnea.
    D) Ceratectomia fototerapêutica com *excimer laser*.

72. Qual das seguintes é VERDADEIRA no que concerne ao ceratocone posterior circunscrito?
    A) Os homens são mais comumente afetados do que as mulheres.
    B) Na área do defeito, estão ausentes a membrana Descemet e o endotélio.
    C) É unilateral, com ocorrência esporádica.
    D) É um processo mórbido progressivo.

73. As afirmativas seguintes sobre a degeneração marginal pelúcida são verdadeiras, EXCETO:
    A) ocorre tipicamente em pacientes acima dos 60 anos
    B) normalmente causa astigmatismo irregular
    C) afeta, mais comumente, a córnea inferior
    D) freqüentemente é bilateral

74. Qual das seguintes é VERDADEIRA sobre distrofia endotelial hereditária congênita?
    A) O nistagmo está ausente na forma recessiva da doença.
    B) Em geral está associada a anormalidades sistêmicas.
    C) A forma recessiva é não-progressiva, enquanto que a forma herdada de modo dominante é lentamente progressiva.
    D) A opacidade da córnea está presente ao nascer em ambas as formas.

75. Qual das seguintes, concernentes à distrofia estromal hereditária congênita, é FALSA?
    A) Herança autossômico-dominante.
    B) Dor, lacrimejamento, fotofobia.
    C) Opacidade estromal anterior central flocosa, plumosa.
    D) Córnea de espessura normal.

76. Qual das seguintes é a mais comum das distrofias corneanas?
    A) Distrofia estromal em treliça.
    B) Distrofia estromal lacunar.
    C) Distrofia estromal granulosa.
    D) Distrofia de Meesmann.

Perguntas 77-78

Uma mulher de 24 anos apresenta-se com irritação ocular, sensação de corpo estranho, baixa visão no olho direito e o sinal mostrado na Figura 10-27.

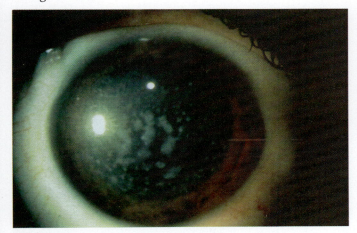

FIGURA 10-27.

77. O que deverá aparecer no exame histopatológico da córnea?
    A) Depósitos amilóides.
    B) Colesterol e gorduras neutras.
    C) Mucopolissacarídeos ácidos.
    D) Hialino.

78. Qual das seguintes afirmativas referentes à doença mostrada na Figura 10-27 é a VERDADEIRA?
    A) Todos os irmãos do paciente são igualmente afetados.
    B) A doença é causada por um defeito na síntese do sulfato de ceratan.
    C) Erosões epiteliais são um problema freqüente e recidivante.
    D) Na maioria dos casos, somente é afetada a córnea central.

Perguntas 79-80

Uma mulher de 27 anos apresenta-se com sensação de corpo estranho nos olhos e tem os sinais mostrados na Figura 10-28.

79. Qual das seguintes frases é VERDADEIRA?
    A) Inicialmente, os depósitos são concentrados na periferia.
    B) Os sinais corneanos são mais bem evidenciados pela reflexão especular.
    C) Os depósitos são encontrados no estroma posterior.
    D) Os sinais cutâneos e as paralisias dos nervos são manifestações de envolvimento sistêmico.

80. Todos os seguintes corantes podem esclarecer a natureza dos depósitos observados nesta doença, EXCETO:
    A) tioflavina T
    B) vermelho-Congo
    C) *alcian blue*
    D) cristal-violeta

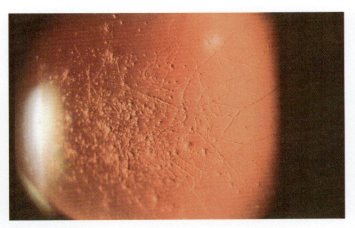

FIGURA 10-28.

81. Todas as afirmativas seguintes sobre distrofia córnea granulosa são verdadeiras, EXCETO:
    A) os sinais corneanos precedem os sintomas por vários anos
    B) a córnea intermediária é caracteristicamente clara entre as lesões
    C) as erosões recidivantes são comuns
    D) os depósitos consistem de hialino que se coram com o tricromo Masson

Perguntas 82-86 Combine o estado(s) com o sinal associado

    A) Figura 10-29.
    B) Figura 10-30.
    C) Ambas.
    D) Nenhuma.

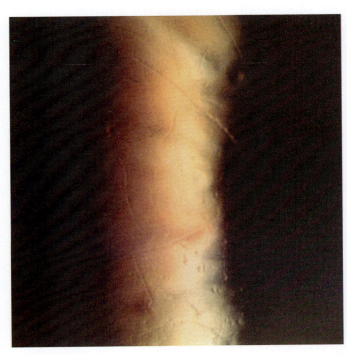

FIGURA 10-29.

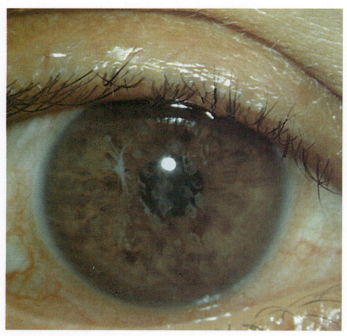

FIGURA 10-30.

82. Doença progressiva?
83. Recidiva de doença em enxertos?
84. Herança autossômico-recessiva?
85. Freqüentemente ocorrem erosões epiteliais?
86. Na maioria dos casos a visão é gravemente afetada?

Perguntas 87-88

Um homem de 34 anos apresenta-se com a queixa de diminuição da acuidade visual em ambos os olhos. Teve muitos episódios de dor e vermelhidão nas últimas semanas. Seu pai tem os mesmos sintomas. Seu olho direito é mostrado na Figura 10-31.

87. Qual das afirmativas seguintes referentes a esses sinais é a VERDADEIRA?
    A) As opacidades estão no estroma.
    B) As lesões estão entre as mais comuns que recidivam depois da ceratoplastia penetrante.
    C) Esta condição não é progressiva.
    D) As erosões recidivantes são raras.

88. A histopatologia poderá mostrar:
    A) ruptura ou ausência da camada de Bowman
    B) "substância peculiar" substituindo a camada de Bowman
    C) birrefringerância e dicroísmo
    D) coloração dessas lesões com óleo vermelho O

89. Todas as afirmativas seguintes relativas ao estado mostrado na Figura 10-32 são verdadeiras, EXCETO:
    A) é a distrofia corneana anterior mais comum
    B) é a causa distrófica mais comum de erosões corneanas recidivantes
    C) ocorre como uma doença unilateral
    D) os sintomas são mais comuns depois da idade dos 30

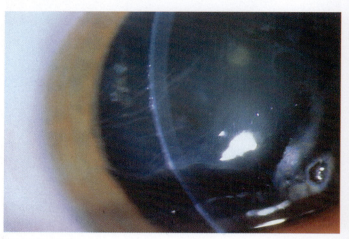

FIGURA 10-32.

Perguntas 90-92

Uma mulher de 72 anos apresenta-se por uma visão nublada em ambos os olhos, que é pior logo que acorda e melhora um pouco durante o dia. Ela nega dor ocular. Ambos os olhos têm uma aparência clínica semelhante, que é mostrada na Figura 10-33.

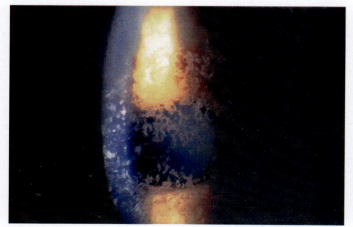

FIGURA 10-31.

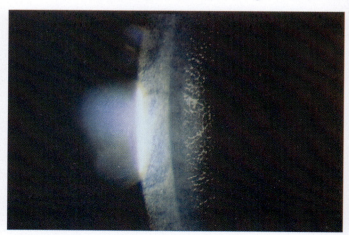

FIGURA 10-33.

90. Qual dos seguintes poderá ser encontrado nesta doença?
    A) Membrana de Descemet multilaminar, salpicada de excrescências.
    B) Deposição densa de pigmento no tecido trabecular.
    C) Falhas na membrana de Descemet.
    D) Deposição de proteoglicanos no estroma da córnea.

91. Qual a modalidade de exame fornece o diagnóstico definitivo?
    A) Paquimetria.
    B) Topografia da córnea.
    C) Microscopia especular.
    D) Biopsia da córnea.

92. A afirmativa MAIS correta sobre o tratamento e o prognóstico é:
    A) Para tratar as bolhas rôtas pode ser usado tampão com lente de contato.
    B) Gotas hipertônicas e redução da PIO são as medidas a longo prazo para o edema da córnea.
    C) A ceratoplastia penetrante apresenta prognóstico ruim.
    D) Para tratar as bolhas rôtas fora do eixo visual poderá ser usada a punção estromal anterior.

93. Um paciente é submetido à cirurgia de catarata e, no dia imediato à cirurgia, mostra o aspecto da Figura 10-34. Todas as seguintes podem ser as causas disto, EXCETO:
    A) retenção de material viscoelástico dentro da câmara anterior
    B) toxicidade endotelial pelos antibióticos intracâmara
    C) facoemulsificação de um denso núcleo na câmara anterior
    D) descolamento da Descemet

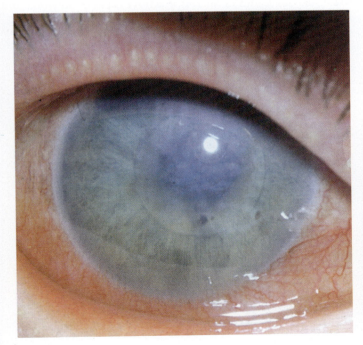

FIGURA 10-34

94. Todas as distrofias corneanas citadas a seguir são ligadas ao cromossoma 5q31, EXCETO:
    A) distrofia de Meesmann
    B) distrofia em treliça
    C) distrofia de Reis-Buckler
    D) distrofia de Avelino

95. O que NÃO é verdade referente à condição mostrada na Figura 10-35:
    A) é associada à tracoma, distrofia da membrana basal anterior, e rosácea grave
    B) as lesões são mais freqüentemente localizadas na córnea mesoperiférica
    C) há presença de material colágeno nodular entre o epitélio e a camada de Bowman
    D) é mais bem tratada por ceratectomia fototerapêutica com *excimer laser*

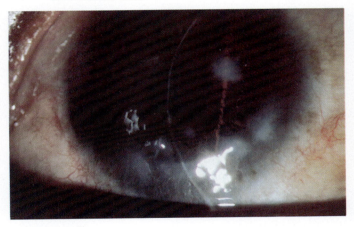

FIGURA 10-35.

96. Uma mulher de 65 anos fez cirurgia de catarata. Retornou para a consulta de 1 semana; o olho é mostrado na Figura 10-36. O que poderá ser feito para resolver este problema?
    A) Iniciar com gotas antibióticas reforçadas.
    B) Aumentar a freqüência das gotas de esteróides tópicos.
    C) Interromper as gotas de fluoroquinolona.
    D) Raspar a lesão e pesquisar hifas no microscópio.

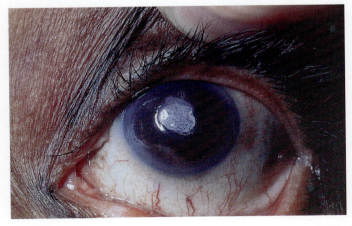

FIGURA 10-36.

Um homem de 42 anos apresenta-se com fotofobia e lacrimejamento. Ambos os olhos têm aspecto semelhante. O olho direito é mostrado na Figura 10-37.

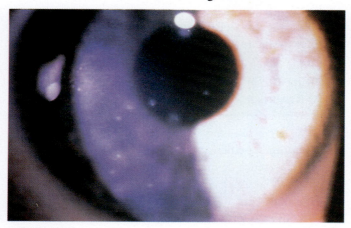

FIGURA 10-37.

97. Todos os seguintes são verdadeiros, EXCETO:
    A) a sensibilidade da córnea está reduzida
    B) poderá ser tratada com ciclosporina tópica
    C) existe normalmente uma evolução crônica recidivante
    D) é associada ao antígeno de histocompatibilidade HLA-DR3

98. Uma mulher de 32 anos depois de 1 semana de hiperemia, secreção e prurido em ambos os olhos, diminuição da visão, e com uma concomitante infecção respiratória superior. Na Figura 10-38 é mostrado seu olho direito. Todos os tratamentos citados a seguir são possíveis, EXCETO:
    A) compressas frias
    B) terapia esteróide tópica
    C) desbridamento
    D) lubrificação

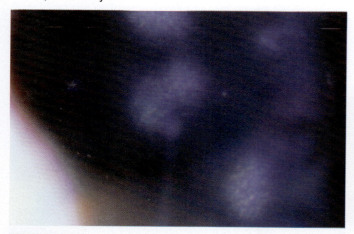

FIGURA 10-38.

Perguntas 99-101

Uma mulher de 37 anos apresenta-se com a queixa de 2 dias de vermelhidão, lacrimejamento e sensação de areia nos olhos. A córnea é mostrada na Figura 10-39.

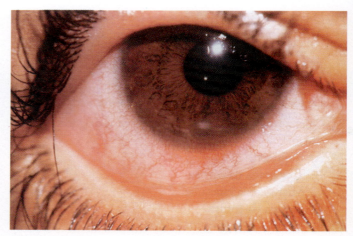

FIGURA 10-39.

99. Que microrganismo estará associado a este quadro?
    A) Herpes simples.
    B) *Propionibacterium acnes.*
    C) *Staphylococcus aureus.*
    D) Hepatite C.

100. Que doença concomitante este paciente poderá ter?
    A) Blefarite.
    B) Lagoftalmo.
    C) Exantema cutâneo.
    D) Artrite.

101. Que tratamento poderia resolver rapidamente este estado?
    A) Acetato de prednisolona.
    B) Cloreto de sódio hipertônico.
    C) Trifluridina.
    D) Gatifloxacina.

102. Qual dos seguintes microrganismos é capaz de atravessar o epitélio corneano íntegro e estabelecer uma ceratite bacteriana conforme mostrado na Figura 10-40?
    A) *Staphylococcus aureus.*
    B) *Staphylococcus epidermidis.*
    C) *Pseudomonas aeruginosa.*
    D) *Haemophilus influenzae.*

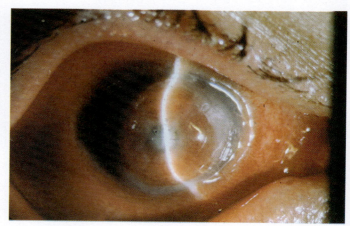

FIGURA 10-40.

Perguntas 103-104

Um estudante de medicina, com 23 anos de idade, foi submetido a uma ceratectomia por uma leve miopia. Passou bem durante o procedimento, porém, pós-operatoriamente, queixou-se de dor intensa. Com 3 dias da operação o defeito epitelial não tinha curado e parecia inalterado no tamanho e com margens denteadas. Depois de 1 semana da operação o olho se apresentava como é mostrado na Figura 10-41.

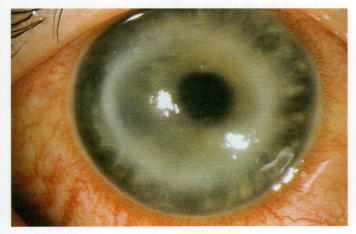

FIGURA 10-41.

103. Qual dos seguintes é MENOS provável no diagnóstico diferencial?
    A) Ceratite bacteriana.
    B) Ceratite fúngica.
    C) Tóxica-medicamentosa.
    D) Ceratite disciforme.

104. Todos os seguintes passos diagnósticos são importantes a dar, EXCETO:
    A) raspado da córnea para lâmina e cultura
    B) indagações sobre o uso de medicações tópicas
    C) biopsia da córnea
    D) teste de sensação da córnea

Perguntas 105-109

   A) Ceratite por herpes simples
   B) Ceratite por herpes zoster
   C) Ambas
   D) Nenhuma

105. Anestesia córnea?
106. Replicação viral nas lesões epiteliais?
107. Atrofia da íris setorial?
108. Lesão epitelial ulcerada?
109. Exantema cutâneo vesicular?

110. Qual dos seguintes referentes à distrofia córnea cristalina de Schnyder é INCORRETA?
    A) As opacidades recidivam nos transplantes corneanos.
    B) É composto de cristais de colesterol.
    C) Existem arcos lipídicos associados.
    D) É um indicador da elevação dos níveis dos lipídios sistêmicos.

Perguntas 111-112

Um homem de 32 anos apresenta-se com uma história de 3 dias de vermelhidão e fotofobia no olho direito. Ele vagamente se lembra de ter tido vermelhidão neste mesmo olho há 6 meses, mas que cedeu espontaneamente. Nega trauma. O aspecto do olho na lâmpada de fenda é mostrado na Figura 10-42.

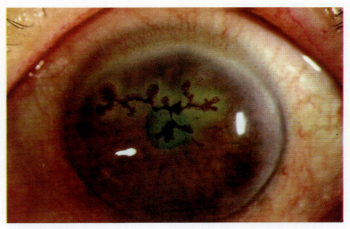

FIGURA 10-42.

111. Qual dos seguintes é o MAIS certo sobre este estado?
    A) Seu episódio anterior de vermelhidão ocular é irrelevante.
    B) As margens dessas lesões coram-se com o rosa-bengala.
    C) A histopatologia poderá mostrar inclusões intracitoplasmáticas.
    D) É necessário o tratamento para a cura.

112. Este mesmo paciente se apresenta 2 anos depois conforme é mostrado (Fig. 10-43). Todas as afirmativas seguintes sobre tratamento são verdadeiras, EXCETO:
    A) aciclovir oral poderá acelerar a cura

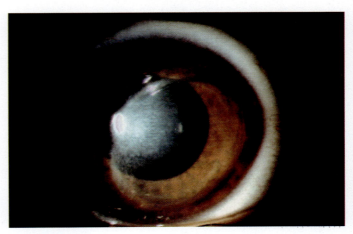

FIGURA 10-43.

B) poderá ser usado um antiinflamatório tópico (esteróide) na dose eficaz mais baixa
C) devem ser usados antivirais tópicos concomitantemente aos esteróides tópicos
D) os pacientes com lesões periféricas e inflamação leve e que mantenham boa acuidade visual devem ser observados

Perguntas 113-114

Uma adolescente de 17 anos, usuária de lente de contato, tem dor, vermelhidão e baixa da acuidade visual há 2 dias. Ela afirma que cuida e limpa meticulosamente das suas lentes e não usa por mais de 8 horas por dia. Declara ter estado em acampamento durante 3 dias há cerca de 1 semana. Seu olho esquerdo é mostrado na Figura 10-44.

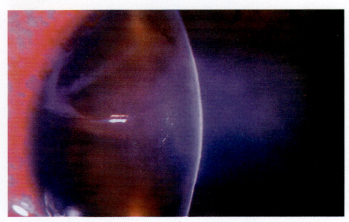
FIGURA 10-44.

113. Qual dos seguintes referentes a este estado é o VERDADEIRO?
    A) A paciente queixa-se de uma dor moderada e difusa.
    B) Os nervos ópticos aumentados são patognomônicos.
    C) Esses microrganismos se desenvolvem melhor no caldo tioglicolato.
    D) O simples desbridamento mecânico pode ser curativo quando confinado ao epitélio da córnea.

114. É previsto que a biopsia da córnea poderá provar:
    A) bastonetes Gram-negativos
    B) cistos de parede dupla
    C) bastonetes pleomórficos ácido-resistentes
    D) hifas ramificantes

115. Uma mulher de 25 anos, portadora de lente de contato gelatinosa, sente dor intensa no olho direito depois de dormir com a lente durante toda a noite por 1 semana. Seu olho direito é fotografado (Fig. 10-45). A terapia MENOS apropriada é:
    A) moxifloxacina tópica
    B) cefazolina tópica
    C) gatifloxacina tópica
    D) vancomicina e tobramicina tópicas

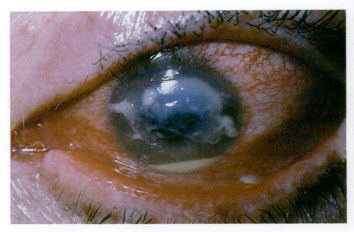
FIGURA 10-45.

116. Qual é a causa MAIS comum de ceratite intersticial bilateral?
    A) Sífilis congênita.
    B) Tuberculose.
    C) Síndrome de Cogan.
    D) Sífilis adquirida.

Perguntas 117-118

117. Qual das seguintes é a causa do estado da Figura 10-46?
    A) Síndrome de Sjögren.
    B) Paralisia do V nervo craniano.
    C) Contato direto com produto químico.
    D) Paralisia de Bell.

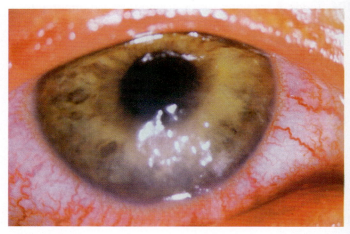
FIGURA 10-46.

118. Qual dos seguintes tratamentos poderá ser mais eficaz para este estado?
    A) Tarsorrafia.
    B) Tampão com lente de contato.
    C) Ceratoplastia de contato.
    D) Micropuntura estromal anterior.

Perguntas 119-120

Uma mulher de 72 anos apresenta-se no seu consultório com a queixa de olhos vermelhos e sensação de corpo estranho há vários meses. Notou também recentemente o início de disfagia. O aspecto dos seus olhos na lâmpada de fenda é mostrado na Figura 10-47.

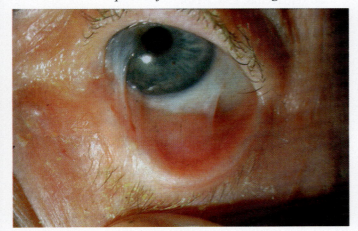

FIGURA 10-47.

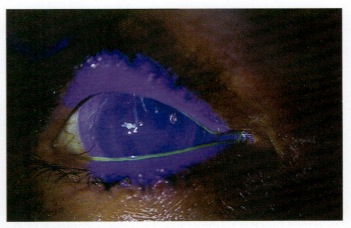

FIGURA 10-48.

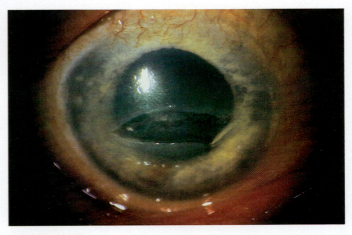

FIGURA 10-49.

119. Todas as seguintes afirmativas são verdadeiras, EXCETO:
    A) ela deve ser indagada sobre o uso de medicações tópicas
    B) os raspados conjuntivais poderão revelar eosinófilos
    C) a retração e a vascularização da córnea são tratadas com sucesso por ceratoplastia penetrante
    D) são depositadas imunoglobulinas ao longo da membrana basal conjuntival

120. Qual o tratamento que deverá ser MAIS eficaz para este estado?
    A) Dapsona.
    B) Gotas tópicas de esteróides.
    C) Lise de membranas.
    D) Ciclosporina tópica.

121. Qual dos seguintes NÃO é uma causa de conjuntivite cicatrizante?
    A) Tracoma.
    B) Queimadura química.
    C) Síndrome Stevens-Johnson.
    D) Hipersensibilidade estafilocócica.

122. Todas as condições seguintes podem causar o quadro corneano mostrado na Figura 10-48, EXCETO:
    A) oclusão prolongada
    B) olhos secos
    C) ceratoconjuntivite límbica superior
    D) síndrome da pálpebra frouxa.

123. Esta córnea manifesta acentuado decréscimo de sensação (Fig. 10-49). O paciente nega história de trauma. Qual das afirmativas seguintes é a MENOS correta?
    A) Este estado pode ser induzido cirurgicamente.
    B) Os esteróides a longo prazo podem ser úteis.
    C) A oclusão pode ser benéfica.
    D) Nos casos refratários, a tarsorrafia poderá ser útil.

Perguntas 124-125

Um homem negro sadio, com 18 anos, apresenta um hifema total no olho direito após um golpe com bola de tênis. A acuidade visual limita-se aos movimentos das mãos e a PIO é normal (Fig. 10-50).

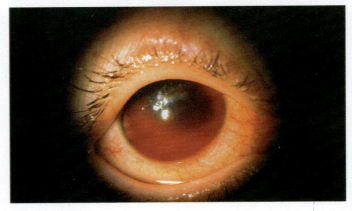

FIGURA 10-50.

124. Qual dos seguintes poderá ser apropriado no tratamento deste paciente?
    A) Esteróides tópicos e um cicloplégico.
    B) Repouso no leito, elevação da cabeceira, vendas bilaterais.

C) Ácido aminocapróico bilateral.
D) Todos acima.

125. Se a pressão intra-ocular (PIO) deste paciente estiver alta e resultar em uma pequena quantidade de coloração sanguínea da córnea, qual deverá ser o passo MAIS apropriado?
    A) Descompressão da câmara anterior.
    B) Uso tópico de inibidor da anidrase carbônica.
    C) Observação continuada.
    D) Injeção de ativador plasminogênico de tecido na câmara anterior.

126. A ceratectomia fototerapêutica superficial é indicada no tratamento dos sintomas nas condições seguintes, EXCETO:
    A) distrofia Reis-Buckler
    B) distrofia granulosa
    C) distrofia da membrana basal epitelial
    D) distrofia Fleck

Perguntas 127-128

Um homem de 28 anos recebeu, durante o trabalho, um salpico nos olhos por um solvente químico. Sentiu dor imediata e decréscimo da visão, apesar da irrigação agressiva. O olho direito é mostrado na Figura 10-51.

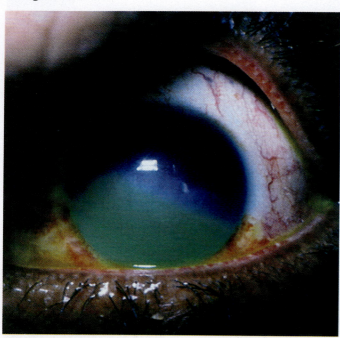

FIGURA 10-51.

127. Qual das seguintes afirmativas concernentes a esta lesão é VERDADEIRA?
    A) As queimaduras ácidas causam perda de substância básica e inchação do colágeno.
    B) O pior dano das queimaduras ácidas ocorre imediatamente.
    C) As queimaduras do limbo e as da conjuntiva palpebral têm um prognóstico semelhante.
    D) Poderá ocorrer uveíte grave e glaucoma.

128. Todas as seguintes afirmativas concernentes ao tratamento são verdadeiras, EXCETO:
    A) a irrigação deve ser iniciada imediatamente e continuada na sala de emergência
    B) deve ser executado o desbridamento da conjuntiva necrosada
    C) para decrescer a resposta inflamatória são usados esteróides tópicos a longo prazo
    D) o prognóstico para a ceratoplastia penetrante é melhor depois que tenha cessado o processo inflamatório

Perguntas 129-130

Um homem branco de 20 anos, sadio, apresenta-se com início súbito de lacrimejamento, vermelhidão e irritação do olho direito (Fig. 10-52). Não se queixa de escotomas, visão opaca, nem dor aos movimentos dos olhos. A acuidade visual é de 20/20 em ambos os olhos.

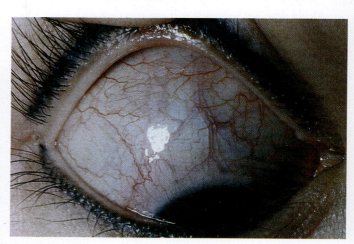

FIGURA 10-52.

129. Qual dos seguintes meios poderá ser MENOS útil para seu diagnóstico?
    A) História recente de infecção do trato respiratório superior.
    B) Exame sob luz natural.
    C) Exame pupilar.
    D) Exame da conjuntiva com lâmpada de fenda.

130. Os vasos dilatados na Figura 10-52 eram rosa-salmão, moviam-se livremente com a conjuntiva, e embranqueciam pela aplicação de adrenalina tópica. Qual das seguintes poderá ser a terapia MENOS apropriada?
    A) Observação.
    B) Esteróides tópicos.
    C) Antibióticos tópicos.
    D) Agentes não-esteróides orais.

131. Qual das seguintes formas de esclerite é a MAIS destrutiva?
    A) Esclerite anterior difusa.
    B) Esclerite necrosante com inflamação.
    C) Esclerite anterior nodular.
    D) Escleromalacia perfurante.

132. Todas as doenças seguintes têm mostrado associação com esclerite, EXCETO:
    A) gota
    B) tuberculose
    C) lepra
    D) doença Behçet

133. Todas as seguintes são terapias aceitáveis para a esclerite, EXCETO:
    A) injeção de esteróide subTenon posterior
    B) agentes antiinflamatórios não-esteróides (AINEs) orais
    C) ciclosporina tópica
    D) esteróides sistêmicos

134. Qual dos seguintes não é associado a uma anormalidade de proliferação das células-tronco do limbo?
    A) Úlcera escudo.
    B) Síndrome de Stevens-Johnson.
    C) Aniridia.
    D) Lesão química.

135. A redução da pressão positiva do vítreo durante a cirurgia ocular pode ser obtida por todos os seguintes modos, EXCETO:
    A) aspiração do vítreo líquido através da *pars* plana
    B) mau ajustamento de um espéculo de pálpebra
    C) manitol IV
    D) hipoventilação durante a anestesia geral

136. Você obtém uma córnea para ceratoplastia penetrante eletiva e nota que a cor do meio de acúmulo é amarelo alaranjado em vez do róseo comum. O que isto indica?
    A) Decréscimo do nível de antibióticos.
    B) Perda do epitélio.
    C) Uma córnea com mais de 3 dias de idade.
    D) Possível contaminação microbiana.

137. Dentre os seguintes eventos, qual é a MAIS freqüente indicação para a ceratoplastia penetrante em adultos?
    A) Distrofia de Fuchs.
    B) Ceratoplastia bolhosa afácica.
    C) Ceratoplastia bolhosa pseudofácica.
    D) Ceratite por herpes simples.

138. Dentre as seguintes, qual é a mais freqüente indicação para a ceratoplastia penetrante em crianças?
    A) Esclerocórnea.
    B) Ceratite intersticial.
    C) Anomalia de Peter.
    D) Ceratite bacteriana.

139. As considerações especiais ao executar ceratoplastia penetrante em crianças incluem todas as seguintes, EXCETO:
    A) enxertos muito grandes
    B) apoio escleral durante a cirurgia
    C) remoção precoce das suturas pós-operatoriamente
    D) freqüente acompanhamento pós-operatório

140. As complicações pós-operatórias da ceratoplastia penetrante pediátrica incluem as seguintes, EXCETO:
    A) glaucoma
    B) ambliopia
    C) cicatrização lenta ou tardia
    D) rejeição do enxerto

141. De modo global, aproximadamente qual a porcentagem de enxertos de córnea estão claros com mais de 1 ano pós-operatoriamente?
    A) 90%.
    B) 65%.
    C) 50%.
    D) 40%.

142. Aproximadamente, qual a porcentagem de enxertos córneos executados por ceratite de que HSV permanecem claras por mais de 1 ano pós-operatoriamente?
    A) 90%
    B) 65%
    C) 50%
    D) 40%

143. No total, o risco de um episódio de rejeição de enxerto é:
    A) 1%
    B) 5%
    C) 20%
    D) 40%

144. De acordo com o *Collaborative Corneal Transplant Study*:
    A) a compatibilidade dos antígenos leucocitários humanos (HLA) nos tecidos é claramente vantajosa
    B) a compatibilidade HLA tecidual foi considerada custo-benefício
    C) a incompatibilidade sanguínea ABO foi demonstrada como um possível fator de risco
    D) a vascularização periférica da córnea não foi um significante fator de risco

145. Os maus candidatos para a cirurgia refrativa incluem:
    A) portadores de miopia patológica (segmento posterior)
    B) portadores de ceratocone
    C) pacientes com história de ceratite por HSV
    D) todos os acima

146. A maioria dos usuários de lentes de contato rígidas com material gás-permeável deverão interromper o uso das suas lentes pelo menos por quantos dias antes da avaliação da cirurgia refrativa?

A) 7 dias.

B) 21 dias.

C) 30 dias.

D) 60 dias.

147. No que concerne à ceratotomia radial, depois de quantas incisões o efeito dióptrico por incisão decresce significativamente?

A) 4 incisões

B) 8 incisões

C) 16 incisões

D) 32 incisões

148. No que concerne à ceratotomia astigmática para o astigmatismo que ocorre de modo natural, as incisões arqueadas superiores são contra-indicadas a quantos graus?

A) 60°.

B) 90°.

C) 120°.

D) 130°.

149. Qual das seguintes foi a conclusão do *Collaborative Corneal Transplant Study*?

A) A compatibilidade HLA-A, HLA-B, e HLA-DR entre o doador e o receptor não exerce qualquer efeito sobre a sobrevida do enxerto.

B) Os enxertos com suturas corridas produziram melhoras mais precoces da visão em comparação com os enxertos com suturas interrompidas.

C) A compatibilidade da idade do doador com a do receptor é benéfica para a sobrevida do enxerto a longo prazo.

D) A combinação do tipo sanguíneo ABO não reduz o risco de rejeição do enxerto.

150. Nos pacientes de ceratotomia radial, e com base na paquimetria intra-operatória, qual desses quadrantes da córnea central é freqüentemente o mais fino?

A) Nasal.

B) Inferior.

C) Superior.

D) Temporal.

☑ **RESPOSTAS**

1. D) Síndrome Stevens-Johnson.

Este paciente tem uma conjuntivite folicular. Os folículos são pequenos montículos avasculares compostos de linfócitos e mastócitos. As papilas são formadas por edema e exsudação de fluido dos vasos telangiectáticos. O diagnóstico diferencial de uma conjuntivite folicular inclui ceratoconjuntivite epidêmica (CCE), HSV, clamídia, molusco contagioso, bem como reações a drogas tópicas (hipersensibilidade tipo IV às medicações como brimonidina ou neomicina).

A síndrome de Stevens-Johnson é uma doença auto-imune sistêmica que causa descamação das membranas (incluindo a conjuntiva). Esta poderá ser uma reação a medicamentos como sulfamídicos, Dilantina e outros. Nos casos mais leves os pacientes podem apresentar uma conjuntivite papilar.

2. A) Conjuntivite lenhosa.

Chlamydia trachomatis causa uma variedade de doenças oculares e sistêmicas. O tracoma causado pela *C. trachomatis* sorotipos A, B, Ba, e C é considerado a causa principal de cegueira em todo o mundo. Nos seus estágios iniciais, o tracoma se apresenta como uma conjuntivite folicular. Uma inflamação grave pode induzir retração tarsal (que pode provocar triquíase e entrópio), retração córnea e cegueira. A *Chlamydia trachomatis* dos sorotipos D-K é associada à conjuntivite de inclusão de adultos, que pode se manifestar como uma conjuntivite folicular crônica. O linfogranuloma venéreo é resultado da infecção pelos sorotipos L1, L2, e L3. Esta doença geralmente não afeta os olhos.

A conjuntivite lenhosa pode resultar de qualquer infecção ocular que determine uma resposta tão vigorosa para produzir exsudação de fibrina e formação de uma membrana dura como madeira. A etiologia da lenhosa não é conhecida, porém foi sugerida uma deficiência de plasminogênio.

3. D) Granulomatose de Wegener.

Os testes VDRL e RPR detectam anticorpos antilipóides produzidos pelo hospedeiro durante a infecção treponêmica. As doenças auto-imunes, como a artrite reumatóide, apresentam anticorpos semelhantes que podem dar um resultado falso-positivo. A granulomatose de Wegener é associada ao anticorpo citoplasmático antineutrófilo.

4. C) Ágar Löwenstein-Jensen.

Esta é a apresentação típica de uma ceratite fúngica. Para ajudar a identificar micobactérias é usado o ágar-Sabouraud. O calcoflúor branco liga-se às paredes celulares dos fungos e da *Acanthamoeba*, facilitando sua visibilidade sob o microscópio fluorescente. Os corantes Giemsa são úteis para identificar fungos, bactérias e inclusões intracitoplasmáticas nas infecções clamidiais pela microscopia de luz.

5. A) *Moraxella* – ágar-sangue em 5% a 10% de dióxido de carbono.

Moraxela é uma bactéria anaeróbica de crescimento lento que se desenvolve melhor nas condições descritas a 37°C. É classicamente conhecida como causadora de blefarite angular, embora menos comumente do que o estafilococo. A moraxella também pode causar conjuntivite e ceratite.

As culturas para fungos oculares devem ser postas em placas com dextrose-ágar-Sabouraud sem cicloeximida que, quando presente, poderia inibir o crescimento de fungos saprófitas. O meio sérico de Loeffler é usado para especificar o tipo de *Moraxella*, tomando como base as características de crescimento. O meio Löwenstein-Jensen é usado para isolamento do *Mycobacterium tuberculosis*, enquanto as micobactérias atípicas podem se desenvolver no ágar-sangue. O *Haemophilus* requer hemina e nicotinamida adenina dinucleotídeo (NAD) para seu crescimento, e poderão não se desenvolver a menos que estejam presentes, como no ágar-chocolate.

6. B) Natamicina.

A droga de escolha para os fungos filamentosos é a natamicina, que é um antifúngico polieno. Para o *Paecilomyces lilacinus* a droga de escolha é o miconazol tópico. Para combater as infecções causadas pelo *Aspergillus* e pelas espécies de *Candida* é usada a anfotericina tópica. Para tratamento adjunto das espécies de *Candida* é usada a flucitosina.

7. B) Aciclovir, 800 mg, 5 vezes/dia.

As opções para o tratamento da ceratite primária pelo HSV incluem: trifluridina (Viroptic) 9 vezes/dia; vidarabina, pomada oftálmica a 3%, 5 vezes/dia; ou aciclovir, pomada oftálmica a 3%, 5 vezes/dia. No herpes primário, o desbridamento das lesões córneas poderá acelerar a recuperação. Poderá também ser necessário o desbridamento para as cepas de vírus resistentes. Nos casos graves ou recalcitrantes, o aciclovir oral poderá ser benéfico como terapia adjuvante. Nesses casos, os tratamentos de escolha são o fanciclovir, 500 mg 2 vezes/dia ou o valaciclovir, 500 a 1.000 mg, 2 vezes/dia durante 5 dias. Para o herpes zoster oftálmico, a dosagem do aciclovir é de 800 mg, 5 vezes/dia.

8. D) É associado à síndrome de Down.

A megalocórnea é, em geral, um aumento da córnea, com um diâmetro horizontal superior a 13 mm. É de natureza congênita e não-progressiva, ligada ao X. Tem mostrado associação com estados sistêmicos como as síndromes de Down, de Marfan e de Alport, craniossinostose, e hemiatrofia facial.

9. A) Anomalia Peter.

10. A) Anomalia Peter.

11. C) Ambos.

Condição	Herança	Sinais no segmento anterior	Outros sinais
Embriotoxo posterior	Autossômico-dominante	Deslocado para diante Linha de Schwalbe	
Anomalia de Axenfeld	Autossômico-dominante	Embriotoxo posterior e processo da íris ligado à linha de Schwalbe	
Síndrome de Axenfeld	Autossômico-dominante	Anomalia de Axenfeld	Glaucoma, anormalidades esqueléticas, hipertelorismo, ombro hipoplásico
Anomalia de Rieger	Autossômico-dominante	Anomalia de Axenfeld e hipoplasia estromal da íris anterior	Glaucoma em 60%
Síndrome de Rieger	Autossômico-dominante	Anomalia de Rieger	Hipoplasia maxilar, microdontia, malformação óssea
Anomalia Peter	Esporádica	Ausência de tecido córneo posterior e leucocoria, ± aderência cristalino-	

12. D) Síndrome de Marfan.

A síndrome de Hurler, ou mucopolissacaridose tipo I, é acompanhada de córneas opacas, retardo mental e defeitos esqueléticos. A síndrome de Turner apresenta uma anormalidade cromossômica XO e é associada à ptose, escleras azuis e nistagmo. A doença de Marfan, embora seja um distúrbio da síntese do colágenos, só raramente exibe escleras azuis.

13. D) Ceratoconjuntivite límbica superior.

A síndrome Stevens-Johnson, o penfigóide conjuntival ocular, e a ceratoconjuntivite atópica são acompanhados de cicatrização conjuntival. Outras etiologias que apresentam cicatrização conjuntival, porém não necessariamente, são: queimaduras químicas, tracoma, carcinoma de células escamosas, conjuntivite infecciosa e esclerodermia. A ceratoconjuntivite límbica superior não causa retração

conjuntival, mas provoca uma reação papilar no tarso superior, além de queratinização e redundância da conjuntiva bulbar superior.

14. D) Este processo não é progressivo.

A esclerocórnea é um processo de esclerização não-inflamatória e não-progressiva da córnea. Noventa por cento dos casos são bilaterais, sem predileção de sexo. A metade dos casos é esporádica. A outra metade pode ser dominante ou recessiva.

15. D) Embriotoxo posterior.

A síndrome ICE é um espectro de doenças que inclui atrofia progressiva (essencial) da íris, síndrome de Chandler, e síndrome de Cogan-Reese (síndrome íris-nevo). Todas são caracterizadas pelo aspecto de "prata martelada" do endotélio da córnea e variáveis graus de alteração da íris tais corectopia, orifícios e atrofia. A síndrome de Chandler apresenta, normalmente, edema córneo mais grave do que as outras. A atrofia essencial da íris é associada à policoria e íris com furos apertados. A síndrome de Cogan-Reese é caracterizada por numerosos pequenos nódulos pigmentados, atrofia da íris e distorção pupilar. A distrofia polimorfa posterior da córnea é considerada pos alguns como relacionada à síndrome ICE. O embriotoxo posterior é o deslocamento da linha Schwalbe para diante e não é relacionada esta síndrome.

16. D) Esclerocórnea.

A síndrome do álcool fetal é associada a múltiplas anormalidades sistêmicas e oculares, incluindo dobras epicânticas, estrabismo, blefarofimose, longas sobrancelhas, microftalmia, telecanto, disgenesia do segmento anterior, e persistência do vaso hialóide. Entre as mães que abusam de álcool, 30% dos lactentes são afetados. O dissulfiram (Antabuse) é dado às mães como um esforço para que evitem beber.

17. A) Herança autossômico-dominante.

Os outros sinais fazem parte da síndrome de Rieger, que inclui a anomalia de Rieger (embriotoxo posterior, processo da íris, atrofia da íris) além de anormalidades esqueléticas.

18. D) Síndrome endotelial iridocórnea.

Todas as condições listadas nesta questão são caracterizadas por opacidade da córnea, notada logo depois do nascimento. A distrofia apresenta pressão ocular normal, espessura estromal normal e córnea com diâmetro normal. A anomalia de Peter faz parte do espectro da disgenesia do segmento anterior e mostra ausência do endotélio corneano e da membrana de Descemet na área opacificada do leucoma córneo. O glaucoma congênito é caracterizado por fotofobia, lacrimejamento, aumento do diâmetro das córneas e aumento da pressão ocular. A ICE pode apresentar anormalidades do endotélio; entretanto, não produz edema da córnea nem opacificação, conforme é mostrado.

19. A) Dermolipoma.

Coristomas representam tecido normal em uma localização anormal, enquanto que *hamartomas* representam crescimento anormal de tecido em sua localização normal. Hemangiomas e linfangiomas representam hamartomas.

20. B) Esses sinais são benignos, sem nenhum potencial maligno.

Os dermóides limbares são lesões redondas bem circunscritas, de cor amarela esbranquiçada, que representam coristomas (lesões heterotópicas congênitas que resultam de tecido normal desenvolvido em uma localização anormal). O meridiano mais plano da córnea é adjacente ao dermóide. Não têm potencial maligno. Têm tendência a aumentar de tamanho à medida que a criança cresce, porém muito lentamente. Podem estar associados à síndrome Goldenhar, que é uma tríade de dermóides epibulbares, anomalias faciais, e anomalias esqueléticas.

21. B) Músculo.

Dermóides são coristomas contendo elementos ectodérmicos (pele, cabelo, gordura e glândulas sebáceas). Não é previsto encontrar tecido muscular nesta lesão.

22. A) Podem estar presentes colobomas da íris.

A síndrome de Goldenhar é uma síndrome do primeiro arco branquial, que pode ser esporádica ou herdada de modo autossômico-dominante. Consiste de uma tríade: dermóides epibulbares; anomalias faciais, incluindo colobomas da pálpebra superior, excrescências cutâneas pré-auriculares, fístulas aurais; e anomalias esqueléticas.

23. D) Todos acima.

Numerosas medicações podem produzir a síndrome de Stevens-Johnson. Algumas dessas são: penicilina, barbitúricos, sulfamídicos, bem como algumas medicações tópicas (sulfamídicos, cicloplégicos). Muitas etiologias infecciosas têm também sido implicadas como capazes de provocar a síndrome de Stevens-Johnson. Essas incluem a pneumonia por micoplasma, coxsackievírus, ecovírus, e influenza vírus.

24. D) Neoplasia endócrina múltipla (NEM) tipo I.

A neoplasia endócrina múltipla tipo IIb (síndrome de Sipple-Gorlin), é associada ao aumento dos nervos correanos, carcinoma medular da glândula tireóide, feocromocitoma e neuromas de mucosa. O aumento dos nervos pode ser também encontrado na doença Refsum, na ictiose, no glaucoma congênito e em outras doenças.

25. C) Figura 10-5C.

26. C) Excisão.

27. A) Artrite reumatóide.

Figura 10-5A é um paciente com atopia. Os pacientes atópicos possuem sistemas imunes que reagem a muitos alérgenos ambientais. Podem, também, ter outros estados alérgicos, como asma, eczema ou alergias sazonais.
Figura 10-5B é um calázio. É devido a um bloqueio do orifício da glândula meibomiana. A glândula acumula secreções, causando inchação nodular da pálpebra. O tratamento definitivo é a excisão e a drenagem.
Figura 10-5C é devida ao HSV. As lesões vesiculares da pálpebra superior podem ulcerar e formar crosta. É possível a infecção por bactérias. Os pacientes devem ser monitorados quanto ao desenvolvimento de dendrites córneas.
Figura 10-5D é uma lesão palpebral por molusco contagioso. O paciente deve ter a associação de uma conjuntivite folicular. As opções de tratamento consistem em observação, cauterização química ou térmica, e excisão. A incisão dessas lesões também tem resultado em involução.

28. B) *Haemophilus influenzae.*

Certo número de bactérias normalmente é encontrado no ambiente. Estas podem ser coletadas nas sobrancelhas, e na maioria das vezes não causam doença ocular. Freqüentemente são encontradas *Corynebacterium* esp., *Staphylococcus epidermidis, Moraxella catarrhalis, e Streptococcus viridans.* Microrganismos Gram-negativos não são comumente encontrados na superfície ocular. As bactérias patogênicas incluem *Haemophilus influenzae, Pseudomonas aeruginosa, Streptococcus pneumoniae, Staphylococcus aureus, Bacillus subtilis* e *Neisseria gonorrhoeae.*

29. C) A fisostigmina atua como um tóxico respiratório para o *Phthirus pubis.*

Phthirus pubis ("chato") infesta os pêlos púbicos e as sobrancelhas (Fig. 10-6) e é transmitido pelo contato sexual. O tratamento é feito pela remoção mecânica ou com pomadas brandas aplicadas às pálpebras para sufocar o parasita adulto. A fisostigmina é eficaz como um tóxico respiratório contra o parasita, porém tem muitos efeitos colaterais oculares, limitando sua utilidade. Demodex é um comensal normal em adultos, vivendo nas glândulas meibomianas. Classicamente, são encontradas "colaretes" na base dos cílios, indicando a infestação por Demodex. O tratamento é feito escovando-se as pálpebras. Os colaretes são encontrados nas blefarites estafilocócicas.

30. C) Cetorolaco.

A Figura 10-7 mostra um caso de dermatite de contato por alergia a uma medicação tópica. Muitas vezes os pacientes têm uma conjuntivite acompanhante. Ocorrem também alergias por medicações oftálmicas tópicas, incluindo atropina, neomicina, apraclonidina, e dipivefrina (Propina).

31. C) Nocardia.

A Figura 10-8 mostra uma dacriocistite. O edema e a sensibilidade na área do saco lacrimal são evidentes. As etiologias conhecidas são os estreptococos e os estafilococos. Em crianças, um agente comum de dacriocistite é o *Haemophilus*. A *Nocardia*, uma bactéria filamentosa, não é causa comum de dacriocistite, provocando mais vezes canaliculite (menos do que o Actinomyces) e, mais raramente, ceratite ou esclerite depois de trauma.

32. B) Gotas de prednisolona tópica.

33. D) Pode produzir queratina.

O carcinoma de células escamosas do limbo é raro. Essas lesões tendem a ter aparência gelatinosa, leucoplásica ou, ocasionalmente, papiliforme. Histologicamente, células epidermóides ou fusiformes substituem o epitélio conjuntival normal. À medida que crescem, podem produzir uma placa de ceratina esbranquiçada. O carcinoma de células escamosas pode invadir principalmente a córnea sem envolvimento conjuntival. Poderá também invadir as estruturas intra-oculares. A maioria das lesões pode ser tratada por excisão local com largas margens acompanhadas por crioterapia. Durante as ressecções maiores, é a técnica de Mohs valiosa. Poderá também ser empregada a radioterapia local com uma placa rutênio 106 depois da excisão. Em diversos relatos de casos têm sido empregados a terapia adjuvante com mitomicina C. Não se deve esperar que os esteróides tópicos afetem esta lesão.

34. D) Uma lesão de cor salmão na conjuntiva bulbar é característica.

O linfoma conjuntival se apresenta como uma lesão indolente de cor salmão na conjuntiva bulbar. Poderá ser um achado isolado ou estar associado à doença sistêmica. O achado histopatológico de linfócitos B monoclonais é associado à malignidade, de modo que a presença de atipia celular não é um critério para um potencial maligno. O tratamento deverá consistir de cirurgia, quimioterapia local ou radioterapia.

35. B) Representa uma variante mais agressiva do carcinoma de células basais.

O carcinoma epidermóide da conjuntiva é a variante mais agressiva do carcinoma de células escamosas. Deve ser suspeitado nos casos de recidiva depois da excisão primária ou nos quais não ocorre invasão para dentro do globo. Incide normalmente em pacientes acima de 60 anos de idade e envolve células que são capazes de produzir células mucossecretoras malignas (células caliciformes).

36. A) Têm imunoglobulinas ligadas à membrana basal conjuntival.

O penfigóide cicatricial é uma doença crônica que afeta as superfícies mucosas tipicamente na população mais idosa. A imunoglobulina ao nível da membrana basal pode ser vista com corantes imunofluorescentes. O penfigóide cicatricial ocular é, em geral, bilateral (mas pode ser muito assimétrico) e associado a uma conjuntivite crônica. Isto induz a uma fibrose subconjuntival e, uma queda do número de células caliciformes. A fibrose subconjuntival também pode induzir obstrução dos canais das glândulas lacrimais e das lacrimais acessórias. A progressão geralmente resulta em simbléfaro, encurtamento dos fórnices e anciloblefaro. A queratinização do epitélio conjuntival, bem como a neovascularização e cicatrização corneana são características do penfigóide cicatricial ocular em estágio terminal.

37. B) Epitélio acantótico sobre centros fibrovasculares.

A Figura 10-10 mostra um papiloma conjuntival. Em crianças e em adultos jovens as lesões podem ser múltiplas e são, em geral, encontradas na conjuntiva palpebral. São de origem viral, e é comum a resolução espontânea. Essas lesões contrastam com os papilomas não-infecciosos, que ocorrem em adultos mais velhos e são quase sempre de ocorrência única, com freqüência no limbo. Histopatologicamente, podem ser encontradas células atípicas com núcleo escuro. Em um granuloma piogênico são encontrados canais vasculares de pequeno calibre no estroma de colagenase e os cistos de inclusão epitelial são revestidos por epitélio escamoso estratificado não-queratinizante.

38. A) Observação.

Os episódios anteriores com resolução espontânea sugerem origem viral. A excisão incompleta ou o sangramento durante a excisão podem induzir à inseminação de outros sítios e múltiplos papilomas. O tratamento preferido é a crioterapia isoladamente ou em conjunto à excisão cirúrgica com margens de 2 a 3 mm. A fotocoagulação não está indicada.

39. B) Papilomavírus humano.

O papilomavírus humano DNA tem sido encontrado nas lesões papilomatosas da conjuntiva. O vírus também tem sido também implicado em casos de carcinoma de células escamosas da conjuntiva.

40. B) Carcinoma de células escamosas.

O tumor maligno mais comum da pele da pálpebra é o carcinoma de células basais, porém o carcinoma de células escamosas é a malignidade que mais freqüentemente ocorre na conjuntiva. Os papilomas escamosos são lesões benignas que podem, em raras ocasiões, empreender transformação maligna.

41. D) Toda a espessura do epitélio pode ser envolvida.

A neoplasia intra-epitelial conjuntival é o estágio pré-invasivo do carcinoma de células escamosas. Por definição, não existe invasão da membrana basal, porém, na neoplasia conjuntival toda a espessura do epitélio deverá estar envolvida (em cujo ponto é designada *carcinoma in situ*). Ocorre, invariavelmente, na área interpalpebral e é caracterizada por leucoplaquia, espessamento do epitélio, e vascularização anormal. O tratamento é por biopsia incisional, com ou sem crioterapia para a base.

42. D) Esclerite.

As causas de melanose conjuntival adquirida secundária incluem doença de Addison, irradiação, e gravidez. Depósitos de adenocromo negro conjuntival resultam de produtos oxidativos decompostos da adrenalina.

43. C) Figura 10-13.

44. C) Figura 10-13.

45. B) Figura 10-12.

46. A) Figura 10-11.

O melanoma maligno conjuntival (Fig. 10-11) é uma lesão elevada pigmentada que aumenta progressivamente no decorrer do tempo. Ocorre mais comumente na conjuntiva bulbar. Esses tumores são muito vasculares e podem ser vistos os vasos dilatados alimentando o tumor. O prognóstico é geralmente melhor do que os dos melanomas cutâneos. Para orientar o tratamento é necessária uma investigação sistêmica quanto a metástases. Os melanomas conjuntivais podem surgir sozinhos (30%), ou derivar de nevos (40%) ou de uma melanose primária adquirida (30%).
Um nevo conjuntival (Fig. 10-12) é uma lesão pigmentada plana ou levemente elevada na conjuntiva bulbar. Poderá ter cistos de inclusão epitelial dentro da sua substância. Essas lesões podem crescer ou aumentar de número durante a adolescência ou na gravidez. As lesões suspeitas devem ser biopsiadas para excluir o melanoma.
A melanose primária adquirida (Fig. 10-14) é uma lesão unilateral encontrada em pessoas brancas de meia-idade. Em 20% a 30% dos pacientes, essas placas de pigmentação planas, múltiplas e superficiais desenvolvem-se em melanomas malignos. Em qualquer suspeita de lesões nodulares deve ser executada a biopsia excisional.
A melanose racial ou ocular (Fig. 10-13) é encontrada, mais comumente, em indivíduos pigmentados e representam coleções benignas de melanina na conjuntiva. Mostram-se como uma poeira perilimbal de pigmento pardo claro. Não existe potencial maligno.

47. D) Metástase distante.

48. A) Excisão simples, deixando a esclera descoberta.

49. C) A exposição actínica prolongada é um fator de risco.

A Figura 10-15 mostra um pterígio do olho direito. Os pterígios são dobras de conjuntiva e de tecido fibrovascular em forma de asa, que invadem a superfície da córnea. A etiologia exata não é conhecida, porém tem sido documentada uma forte relação causal com a exposição ultravioleta. Freqüentemente ocorre destruição da camada de Bowman e alterações do astigmatismo corneano. Quando inflamados, os pterígios podem se hipertrofiar, com alterações localizadas da córnea adjacente, que podem incluir ceratopatia *puntata*, e mesmo formação de depressões. A deposição de ferro na margem principal do pterígio é conhecida como linha de Stocker. Devem ser apenas observadas, porém muitas vezes é indicada a excisão se estiver ameaçado o eixo visual ou se existir extrema irritação. A taxa de recidivas é significante, com aproximadamente 40% recidivando por excisão simples. De acordo com alguns estudos, o auto-enxerto conjuntival e o enxerto de membrana amniótica podem reduzir a incidência das recidivas. A aplicação de mitomicina C também pode evitar a recidiva. Essas lesões são raramente malignas e as metástases deverão ser extremamente incomuns.

50. B) Poderá ser indicada a ressecção da conjuntiva adjacente

A Figura 10-16 mostra hiperemia limbar superior e leve ceratite, consistentes com conjuntivite limbar superior. Pode também estar presente uma reação papilar conjuntival superior, micropanus e filamentos. Os corantes vitais que esclarecem a conjuntiva afetada são o rosa-bengala ou a lissamina verde (Fig. 10-53). O tratamento poderá con-

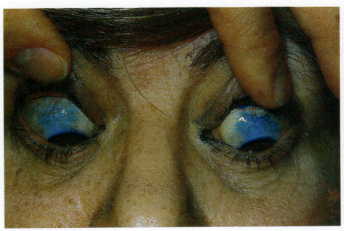

FIGURA 10-53.

sistir em uma solução de nitrato de prata a 0,5 a 1% (não um lápis de nitrato de prata), vedagem de pressão, raspagem mecânica, ressecção conjuntival, ou tampão com lente de contato. Deve ser considerada a possibilidade de disfunção tireóidea, solicitar os exames de função da tireóide.

Na doença herpética é comum a redução da sensação corneana e não está ligada a uma ceratoconjuntivite límbica superior. A síndrome da pálpebra frouxa, que é mais comum em indivíduos obesos e se caracteriza por fácil eversão do tarso superior e resposta pupilar, responde bem ao sono com um tampão protetor dos olhos.

51. D) Decréscimo do hormônio estimulante da tireóide.

As anormalidades da tireóide têm mostrado associação com ceratoconjuntivite límbica superior. Nas infecções por herpes simples ou zoster pode ser observado um exantema cutâneo.

52. D) Estabilizadores tópicos dos mastócitos ou gotas de corticosteróides.

Apesar de a conjuntivite papilar gigante (CPG) ser historicamente classificada como uma alergia ocular, ela é provavelmente secundária a uma irritação mecânica. A CPG não significa uma reação alérgica sistêmica. É geralmente ligada ao uso de lentes de contato gelatinosas (raramente causada por lentes rígidas de material gás-permeável), a próteses oculares, ou a suturas expostas. Sinais associados à CPG são a presença de grandes folículos (> 1,0 mm de diâmetro, tipicamente confinados à conjuntiva palpebral superior), hiperemia conjuntival e corrimento de muco. Também tem sido relatada a presença de folículos limbares (tipicamente associados à conjuntivite vernal). O tratamento consiste em estabilizadores de plasmócitos, corticosteróides, melhora da higiene das lentes, ou mudança das lentes de contato para outras lentes mais bem toleradas. Se as lentes de contato forem abandonadas, a CPG geralmente desaparece. A moxifloxacina é uma fluoroquinolona de quarta geração; seu uso não é necessário, porque não é uma infecção.

53. A) Figura 10-18M.

54. C) Figura 10-18N.

55. A) Ceratite límbica superior.

Os tipos de corantes correspondem às condições listadas:

B = ceratoconjuntivite seca
D = ceratoconjuntivite induzida por lente de contato
E = portador de lente de contato gelatinosa
J = ceratoconjuntivite límbica superior
K = catarro vernal, síndrome da "pálpebra frouxa"
M = lagoftalmia
N = ceratite epitelial focal (de Thygeson, EKC, molusco)

56. B) Lítio.

Cornea verticillata é uma deposição em forma de verticilo no epitélio da córnea. As drogas que podem causar este aspecto incluem amiodarona, clorpromazina, cloroquina, indometacina, meperidina e tamoxifeno.

57. A) Doença de Fabry.

A doença de Fabry é uma glicolipidose. Os sinais da sua presença são: *cornea verticillata;* cataratas; angioceratomas; anomalias vasculares do coração, dos rins e do cérebro; e dor ardente nas mãos e nos pés.

58. D) Os depósitos de cisteína começam centralmente dentro do estroma anterior e progridem até envolver toda a córnea.

Na cistinose, os cristais na córnea são evidentes no estroma anterior e, com freqüência, são encontrados no exame de rotina. São conhecidas 3 formas de cistinose. A mais grave, a forma infantil com nanismo, raquitismo e insuficiência renal; a maioria dos pacientes morre antes da puberdade, porém alguns chegam à idade adulta através de diálise ou de transplante renal. A forma adolescente é semelhante, porém menos grave que a infantil, e ambas são autossômico-recessivas. Os portadores da forma adulta são em geral assintomáticos e não apresentam os sintomas sistêmicos das formas anteriores. O modo de herança é incerto e a expectativa de vida é normal. Todas as formas têm em comum a deposição de cristais de cisteína na córnea e na conjuntiva (bem como no trato uveal).

59. D) Membrana Descemet.

60. B) Os sinais corneanos podem ser usados para monitorizar a terapia.

A Figura 10-20 mostra um anel Kayser-Fleischer na córnea, que representa uma deposição de cobre na lamínula posterior da membrana Descemet. Este anel pode ser encontrado na doença de Wilson, na cirrose biliar primária, na hepatite crônica, ou na colestase intra-hepática progressiva da infância, porém somente os pacientes com a doença de Wilson deverão mostrar sinais neurológicos. O tratamento da doença de Wilson é com a penicilamina, e o anel Kayser-Fleischer deverá desaparecer com o tratamento apropriado, proporcionando assim um modo de monitorizar a terapia. Na doença de Wilson o defeito é um decréscimo da produção de ceruloplasmina pelo fígado.

61. C) Tracoma.

A Figura 10-21 mostra concavidades Herbert encontradas no tracoma. São remanescentes cicatriciais de nódulos inflamatórios no limbo. Os pontos Horner-Trantas, observados na ceratoconjuntivite vernal, são infiltrados limbares focais de eosinófilos. A ceratite marginal estafilocócica apresenta infiltrados corneanos, caracteristicamente com córnea clara entre estes e o limbo.

62. D) Leucoplasia.

As manifestações do tracoma incluem *pannus* corneano superior, retração conjuntival e folículos conjuntivais superiores. A presença de leucoplasia é suspeita de carcinoma de células escamosas da conjuntiva.

63. B) Este paciente pode ter deposição de cobre no fígado, nos rins e no cérebro.

A Figura 10-22 ceratopatia de calcificação em fita com degeneração da córnea superficial envolvendo deposição de hidroxiapatita de cálcio, principalmente na camada de Bowman. A *degeneração hepatolenticular*, ou doença de Wilson, é acompanhada de anel Kayser-Fleischer na córnea periférica. A ceratopatia em faixa pode ser um estado hereditário ou ser devida a uma exposição crônica ao mercúrio. Outras causas incluem doença ocular crônica, inflamação, hipercalcemia ou hiperfosfatemia.

64. A) Ácido etilenodiaminotetracético (EDTA).

O EDTA é capaz de quelar o cálcio encontrado na ceratopatia em faixa. É necessário raspar o epitélio para expor o cálcio ao EDTA. A penicilamina liga-se pesadamente aos íons metálicos tais como fero, cobre e chumbo, e pode ser útil na doença de Wilson e na hemocromatose. A acetilcisteína é um agente anticolagenolítico.

65. B) Patologicamente, mostra-se como deposição de lipídios na córnea.

A degeneração esferoidal consiste em depósitos proteináceos no estroma superficial, que é considerado como sendo devido, em parte, por exposição à luz solar. É geralmente bilateral e mais comum em homens.

66. D) O epitélio permanece íntegro.

A Figura 10-23 mostra um caso de degeneração marginal Terrien. O afinamento periférico ocorre primeiro superiormente, depois circunferencialmente. O afinamento, diferentemente do que ocorre na úlcera Mooren ou ceratite ulcerosa periférica da doença auto-imune ocorre em um epitélio íntegro em um olho essencialmente normal. O afinamento até a perfuração é raro. Muitas vezes é induzido um astigmatismo contra a regra. O afinamento, que é mais aparente do que real, é uma característica de degeneração em sulcos, um estado benigno que não afeta a visão.

67. A) A biopsia da conjuntiva adjacente mostra aumento de plasmócitos.

A Figura 10-24 mostra um caso de úlcera Mooren. Notar a congestão conjuntival, a ulceração da córnea periférica e as margens principais corroídas. A dor pode ser intensa, e acompanhada de fotofobia. Provavelmente um processo auto-imune exerce um papel porque na conjuntiva adjacente encontra-se imunoglobulina, complemento e plasmócitos. São descritos 2 tipos clínicos. O tipo encontrado em adultos mais velhos é, em geral, unilateral, acompanhado de dor leve, e é mais responsivo à terapia, como os esteróides tópicos. A perfuração da córnea é rara. O outro tipo é bilateral, mais comumente encontrado em homens negros jovens, e é rapidamente progressivo. Essas lesões respondem deficientemente à terapia, e muitas vezes são necessários imunossupressivos sistêmicos.

68. C) É uma afecção bilateral.

Degeneração marginal pelúcida é uma afecção bilateral, não-hereditária. Manifesta protrusão da córnea acima da área de afinamento máximo inferiormente na córnea, enquanto que no ceratocone a protrusão córnea é no ponto de afinamento máximo. Afeta igualmente homens e mulheres, e é mais freqüentemente diagnosticado entre os 20 e 40 anos de idade. Não ocorre vascularização nem depósitos de lipídios e a visão é decrescida secundariamente ao alto astigmatismo irregular.

69. C) Perfuração espontânea.

A perfuração corneana mostrada é característica do ceratocone. Nesta caso particular, é evidente o declive ínfero-temporal (Fig. 10-54), mas poderá ser inferior, ínfero-nasal, ou mesmo central, dependendo do sítio do afinamento e da formação do cone. Quase todos os casos são bilaterais, mas podem ser muito assimétricos, com possivelmente apenas um leve astigmatismo em um olho. Na retinoscopia, muitas vezes um primeiro sinal são fragmentos do reflexo vermelho. Depósitos de ferro em volta da base do cone (anel Fleischer) e linhas estromais verticais profundas (estrias Vogt) (Fig. 10-55) são também caracte-

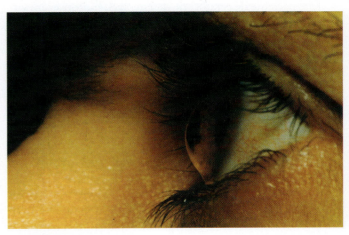

FIGURA 10-54.

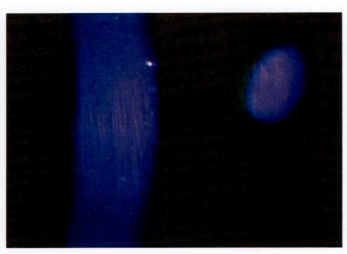

FIGURA 10-55.

rísticas do ceratocone. Podem ocorrer rupturas agudas da membrana Descemet ou hidropsia aguda, induzindo a edema da córnea, que muitas vezes cede espontaneamente, deixando retração estromal. A perfuração da córnea é rara, a menos que provocada por trauma.

70. D) Ceratectomia fotorrefrativa.

Nos casos de ceratocone iniciais ou leves, a correção com óculos poderá ser suficiente, desde que seja alcançada uma acuidade visual aceitável. Uma lente de contato dura poderá neutralizar um astigmatismo irregular, embora a adaptação possa ser difícil, especialmente nos casos avançados com cones acentuados. Se a visão for inaceitável com as lentes de contato duras, deverá ser considerada a ceratoplastia penetrante. O transplante da córnea nesses pacientes tem um prognóstico excelente. A ceratectomia fotorrefrativa com o uso do *excimer laser* é contra-indicada no ceratocone porque resulta em afinamento da córnea e progressão potencial da doença.

71. A) Solução salina hipertônica.

Este paciente de ceratocone desenvolveu hidropsia em virtude de uma ruptura da membrana Descemet. O líquido da câmara anterior pode fluir para dentro do estroma córneo, causando edema e opacificação. A terapia inicial consiste em esteróides tópicos, cicloplégicos e gotas de solução salina hipertônica.

72. C) É unilateral, com ocorrência esporádica.

Um ceratocone posterior circunscrito é observado na maioria das vezes em mulheres e é caracterizado por um denteamento da córnea posterior com variáveis intensidades de opacidade. Ocorre perda de substância estromal, porém a membrana Descemet e o endotélio estão íntegros. A ocorrência é esporádica, geralmente unilateral e não-progressiva. Poderá ocorrer ambliopia.

73. A) Ocorre normalmente em pacientes acima de 60 anos.

A *degeneração marginal pelúcida* é uma degeneração não-inflamatória da periferia da córnea, que geralmente afeta a parte inferior. Ocorre mais comumente entre as idades de 20 e 40 anos e é mais freqüente em descendentes de europeus ou de japoneses. Não existe predileção de sexos. É um processo unilateral que resulta em astigmatismo irregular, contra-a-regra. O tratamento consiste em lentes de contato e, eventualmente, ceratoplastia penetrante.

74. C) A forma recessiva é não-progressiva, enquanto que a forma herdada de modo dominante é lentamente progressiva.

Na forma recessiva há a associação de nistagmo, porém não na forma dominante da doença. Não existe associação conhecida com outras doenças oculares ou sistêmicas. Na forma recessiva observa-se edema da córnea ao nascer, enquanto que na forma dominante da doença geralmente não ocorre descompensação senão no decorrer do primeiro ou do segundo ano de vida.

75. B) Dor, lacrimejamento, fotofobia.

A distrofia estromal hereditária congênita é uma rara afecção autossômico-dominante que se apresenta ao nascer sob forma penuginosa estromal anterior, que poderá causar redução da acuidade visual. A periferia da córnea é clara. Não existe dor, fotofobia, nem lacrimejamento porque a PIO é normal.

76. A) Distrofia estromal em treliça.

A distrofia estromal mais comum é em treliça, seguida pela granulosa. A distrofia de Meesmann é uma distrofia epitelial muito rara.

77. C) Mucopolissacarídeos ácidos.
78. B) A doença é causada por um defeito na síntese do sulfato de ceratan.

A Figura 10-27 mostra uma *distrofia córnea macular*, a menos comum das distrofias estromais clássicas. Geralmente induz sintomas em um estágio mais inicial do que a distrofia em treliça ou a granulosa e é causada por um erro na síntese do sulfato de ceratan, induzindo a um ceratan não-sulfatado, que não é degradado eficazmente. Esses depósitos mucopolissacarídeos acumulam-se por toda a córnea (incluindo a periferia) e coram-se com o ferro coloidal e com *alcian blue*.

79. D) Os sinais cutâneos e as paralisias de nervos são manifestações de envolvimento sistêmico.
80. C) *Alcian blue*.

A *distrofia da córnea em treliça*, mostrada na Figura 10-28, é herdada de modo autossômico-dominante e consiste de deposição de amilóide no estroma anterior da córnea, que

RESPOSTAS

é mais bem observado pela retroiluminação. Existem 2 formas reconhecidas da doença: o tipo I é localizado na córnea, e o tipo II (síndrome de Meretoja) consiste na deposição disseminada de amilóide e resulta em sinais sistêmicos, como: pele seca e frouxa; paralisia dos nervos cranianos; orelhas anormais; e face de máscara. A distrofia em treliça é uma causa freqüente de erosões recidivantes, porque a deposição de amilóide no estroma anterior induz a uma fraca aderência do epitélio à camada de Bowman. O amilóide cora-se com o vermelho-Congo, metacromaticamente com o cristal-violeta e também com a tioflavina T. No microscópio polarizado, exibe birrefringência e dicroísmo.

81. C) As erosões recidivantes são comuns.

As erosões recidivantes são incomuns na distrofia granulosa em oposição à distrofia em treliça, na qual ocorrem muito mais freqüentemente. A *distrofia granulosa* é uma doença com herança autossômico-dominante que ocorre no início da vida, embora os sintomas geralmente não se manifestem senão anos mais tarde. Na distrofia macular da córnea, a córnea intermediária é opaca, enquanto que na granulosa permanece clara. O tricromo Masson cora vivamente os depósitos hialinos.

82. C) Ambas.

83. C) Ambas.

84. D) Nenhuma.

85. A) Figura 10-29.

86. D) Nenhuma.

	Treliça	Granulosa	Macular
Herança	Autossômico-dominante	Autossômico-dominante	Autossômico-recessiva
Sintomas	Erosões epiteliais recidivantes	Irritação leve	Visão gravemente diminuída
Aspecto	Linhas entrelaçadas, pontos e flocos, claro entre as opacidades	Poeira de "migalhas de pão", estroma claro entre as opacidades	Opacidades cinzas indistintas, estroma intermediário opaco
Material	Deposição de amilóide	Hialino	Mucopolissacarídeos
Corante típico	Vermelho-Congo	Tricromo Masson	*Alcian blue*
Recidiva de enxerto	Sim	Sim	Sim

87. B) As lesões estão entre as mais comuns que recidivam depois da ceratoplastia penetrante.

Este é o caso da *distrofia Reis-Buckler*, que é progressiva, autossômico-dominante. Os sintomas freqüentemente se desenvolvem na idade adulta e incluem erosões recidivantes dolorosas e baixa da acuidade visual. As lesões ocorrem na região da camada Bowman. O tratamento poderá incluir ceratectomia parcial, ceratectomia fototerapêutica com *excimer laser*, ou ceratoplastia penetrante. A recidiva no enxerto é comum tanto na distrofia de Reis-Buckler como na de treliça.

88. A) Ruptura ou ausência da camada de Bowman.

A histopatologia mostra substituição da camada de Bowman por um tecido fibrocelular. Na distrofia de Meesmann é encontrada a "substância peculiar" nas células epiteliais. O amilóide, quando visto no microscópio polarizante, exibe birrefringência e dicroísmo. Na distrofia cristalina de Schnyder é usado o corante óleo vermelho O para mostrar as opacidades estromais feitas de colesterol.

89. C) Ocorre como uma doença unilateral.

A distrofia da membrana anterior da córnea (*map-dot-fingerprint*) ocorre bilateralmente, mas pode ser assimétrica. Pode ser herdada de modo dominante. Os sinais clínicos característicos consistem de formações císticas, geográficas, ou em impressões digitais que podem ser observadas com o dispersor esclerótico ou pela retroiluminação. Os sinais patológicos consistem em espessamento das membranas basais, células epiteliais anormais com microcistos, e material fibrilar entre a membrana basal e a camada Bowman. Os sintomas ocorrem tipicamente entre a 4ª e a 6ª décadas da vida. As opções de tratamento consistem em lubrificantes tópicos, cloreto de sódio a 5%, raspagem, vedamento, punção estromal anterior ou, possivelmente, ceratectomia fototerapêutica.

90. A) Membrana de Descemet multilaminar, salpicada de excrescências.

Os pacientes com a distrofia endotelial de Fuchs têm mau funcionamento das bombas de Na-K ATPas nas paredes laterais das células endoteliais. Esta baixa da função das bombas resulta em edema do estroma da córnea. A citocromocidase é também reduzida, podendo indicar um decréscimo da atividade metabólica das mitocôndrias endoteliais. O exame histológico poderá revelar uma membrana Descemet multilaminar salpicada de excrescências (Fig. 10-56). Este tecido anormal é uma resposta inespecífica. À medida que a doença progride, a microscopia especular poderá demonstrar um endotélio mais pleomórfico com redução da densidade das células endoteliais.

A deposição de pigmento na malha trabecular poderá resultar na elevação da PIO e edema da córnea. As rupturas da Descemet por ceratocone ou por trauma de parto poderão se mostrar como linhas separadas, visíveis na retroiluminação.

91. C) Microscopia especular.

Distrofia endotelial de Fuchs é uma distrofia corneana autossômico-dominante (variável) que em geral afeta as

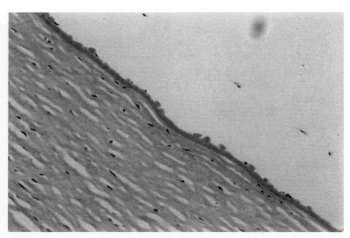

FIGURA 10-56.

mulheres pós-menopausa. Os sinais clínicos podem incluir as "gotas da córnea" e as dobras Descemet. Na doença mais avançada e com descompensação endotelial, podem estar presentes edema estromal e epitelial, e bolhas epiteliais. Existem polimegatismo e pleomorfismo das células endoteliais da córnea, com excrescências e espessamento da membrana Descemet, mais bem avaliados com a microscopia especular. Os sintomas geralmente são piores pela manhã, como um resultado do decréscimo da superfície de evaporação durante a noite. Resultados semelhantes poderão ser conseguidos pelo fato de o paciente manter o olho vedado durante várias horas. A paquimetria demonstra espessamento da córnea central, porém não indica a etiologia.

92. A) Para tratar as bolhas rôtas pode ser usado tampão com lente de contato.

As medidas de tratamento são destinadas a limitar a disfunção e o desconforto visual devidos à degradação e ruptura das bolhas. As soluções e as pomadas hipertônicas podem proporcionar algum alívio, porém, fazem pouco quando o edema está avançado. Alguns acham que a redução da PIO pode ajudar a controlar o edema. Todavia, tanto as soluções hipertônicas quanto os agentes de redução da PIO, são apenas medidas de temporização e não soluções a longo prazo. As bolhas rôtas podem ser tratadas com vedação ou com lentes de contato. A ceratoplastia penetrante comporta um bom prognóstico nesses pacientes. A punção estromal anterior não está indicada na distrofia de Fuchs, mas pode ser útil para tratar casos de erosão recidivante.

93. A) Retenção de material viscoelástico dentro da câmara anterior.

O edema da córnea pós-cirurgia de catarata pode ser devido a um certo número de fatores. Na Figura 10-34 há uma Descemet proeminente e profundas dobras estromais em vez de edema microcístico da córnea. A lesão das células endoteliais ou da membrana Descemet pode também estar implicada. A retenção do viscoelástico poderá causar elevação da PIO, desenvolvimento de bolhas córneas e edema microcístico na superfície epitelial.

94. A) Distrofia Meesmann.

Todas essas distrofias autossômico-dominantes, exceto a distrofia Meesmann, têm sido ligadas ao cromossoma 5q31. A *distrofia Meesmann* consiste em espessamento do epitélio e da membrana basal, as células epiteliais contendo um acúmulo eletrodenso de "substância peculiar". A *distrofia de Reis-Buckler* é uma doença progressiva que afeta a camada de Bowman. A *distrofia de Avellino* (granulosa-treliça) apresenta depósitos hialinos típicos da distrofia granulosa e depósitos amilóides típicos observados na distrofia em treliça.

95. D) É mais bem tratada por ceratectomia fototerapêutica com *excimer laser*.

A degeneração nodular Salzmann é associada a muitas condições, incluindo tracoma, ceratite com rosácea, distrofia *map-dot-fingerprinting* e ceratoconjuntivite vernal. Esses nódulos subepiteliais mesoperiféricos, de cor cinza-azulada, aparecem gradualmente na inflamação crônica. Depois que a inflamação cessa, esses nódulos persistem. Histologicamente, parece haver um material colagenoso nodular entre o epitélio e a camada Bowman intacta. Esta circunstância pode permitir uma clivagem plana durante a remoção. Os tratamentos incluem ceratectomia superficial e ceratoplastia laminular. Poderá ser feita a ceratectomia terapêutica com *excimer laser*, mas não é o tratamento de primeira linha.

96. C) Interromper as gotas de fluoroquinolona.

A Figura 10-36 mostra a precipitação da ciprofloxacina sobre a superfície da córnea depois da cirurgia da catarata. O uso de outras fluoroquinolonas não resulta em depósitos na córnea. A ruptura da superfície epitelial pode permitir que os depósitos se acumulem mais facilmente. A interrupção das gotas de ciprofloxacina poderá permitir que os depósitos se reabsorvam lentamente.
Uma infecção bacteriana ou fúngica deverá ser muito incomum neste olho tranqüilo. Isto não deve ser confundido com uma úlcera de escudo por uma ceratoconjuntivite limbar vernal, porém a úlcera em escudo tem uma base estromal cinzenta, com uma falha epitelial suprajacente.

97. A) A sensibilidade da córnea está reduzida.

A *ceratite puntata superficial de Thygeson* é uma doença bilateral (embora possa ser assimétrica) consistindo de um trajeto de ceratite pontilhada, sem uma conjuntivite acompanhante. Essas lesões podem ou não ser coradas pela fluoresceína. A sensibilidade da córnea é normal. A córnea é muito responsiva aos corticosteróides tópicos, mas pode aumentar a taxa de recidivas. A ciclosporina tópica poderá ser benéfica. Ainda não foi estabelecida nenhuma etiologia clara, porém foi postulada uma origem viral (embora as medicações antivirais não tenham se comprovado benéficas). As pessoas que portam o antígeno de histocompatibilidade HLA-DR3 têm um risco relativo 5.65 maior de serem afetadas pela ceratite *puntata* superficial de Thygeson.

98. C) Debridamento.

Esta fotografia é típica de uma ceratoconjuntivite por adenovírus; os agentes causais mais comuns são os sorotipos 8, 11 e 19. O tratamento é, principalmente, de apoio. Podem ser recomendadas as compressas frias e a lubrificação, bem como os vasoconstritores tópicos. Existe pouca evidência em apoio ao uso de antibióticos tópicos. O uso de antibióticos tópicos é controvertido e está somente indicado em presença de uma membrana ou pseudomembrana conjuntival, de acentuada sensação de corpo estranho e quemose, ou de redução da visão devida à ceratite epitelial e subepitelial. Para esta infecção não é necessário o desbridamento.

99. C) *Staphylococcus aureus.*

100. A) Blefarite.

101. A) Acetato de prednisolona.

A Figura 10-39 mostra um infiltrado marginal estafilocócico, admitido como sendo causado por uma hipersensibilidade às exotoxinas estafilocócicas. O infiltrado subepitelial tem, tipicamente, uma área luzidia separando-a do limbo. O epitélio superposto ao infiltrado poderá se degradar, causando muitos dos sintomas do paciente. Esses pacientes apresentam também comumente blefarite e meibomite. Gotas de esteróides em concentração fraca (prednisolona 0,125%) obtêm rápida resolução. Muitas vezes, a combinação de um antibiótico com gotas de esteróide é uma excelente escolha. Os únicos remanescentes de um episódio anterior são um leve afinamento e vascularização da córnea.

102. D) *Haemophilus influenzae.*

A Figura 10-40 mostra ceratite infecciosa grave; este quadro clínico pode ser causado por muitas bactérias, como *S. aureus, S. epidermidis* e *P. aeruginosa.* A maioria das bactérias promove uma ruptura do epitélio da córnea para ganhar acesso e subseqüente aderência à córnea subjacente. O *Haemophilus* é o único microrganismo que pode invadir o epitélio íntegro e estabelecer a infecção. Outras bactérias que não requerem ruptura do epitélio são *Neisseria* esp., *Corynebacterium spp*, e *Listeria spp.*

103. D) Ceratite disciforme.

Na Figura 10-41 estão presentes uma congestão conjuntival, um grande defeito epitelial, e um infiltrado corneano. Devem ser consideradas a ceratite infecciosa, a infecção bacteriana, ou uma infecção por fungos. Deve ser também considerada uma ceratite não-infecciosa ou estéril, como as derivadas do abuso de anestésicos tópicos. A ceratite disciforme mostra clinicamente edema do estroma da córnea, precipitados ceráticos subjacentes, e iridociclite entre leve e moderada. É classicamente descrita em casos de herpes simples e também pode ser observada no herpes zoster, na caxumba, na varicela e, possivelmente, nas lesões químicas.

104. C) Biopsia da córnea.

Esfregaços e culturas da córnea poderão identificar uma etiologia infecciosa. Entretanto, uma cultura negativa não deverá afastar a etiologia infecciosa. O paciente deve ser interrogado sobre o uso de qualquer medicação tópica afora a prescrita. Neste caso, o paciente admitiu o uso da proparacaína tópica a cada 30 minutos. É conhecido que os anestésicos tópicos são tóxicos para o epitélio da córnea e podem causar um defeito epitelial não-cicatrizante, infiltrado estromal, hipópio, e perfuração da córnea com perda do olho. Para fazer o diagnóstico é essencial a suspeita clínica. Em um caso significantemente anormal, poderá ser útil o teste de sensibilidade da córnea. A biopsia da córnea não está indicada nesses casos, porém poderá ser necessária se outros exames não forem esclarecedores.

105. C) Ambas.

106. C) Ambas.

107. B) Ceratite por herpes zoster.

108. A) Ceratite por herpes simples.

109. C) Ambas.

Certo número de características é partilhado entre a infecção dendrítica por HSV e a do vírus herpes zoster (HZV). Ambas podem apresentar um exantema concomitante (ao longo de um dermátomo na HZV) e anestesia da córnea. A replicação viral ativa causa descamação das células epiteliais na HSV, enquanto que na HZV as células epiteliais ficam inchadas e amontoadas. Ambas as formas podem recidivar. Em ambas as infecções virais podem ser observadas irite e elevação da PIO; entretanto, a atrofia da íris é mais comum na HZV.

110. D) É um indicador da elevação dos níveis dos lipídeos sistêmicos.

Na distrofia corneana cristalina de Schnyder, o colesterol e as gorduras neutras se acumulam em partículas cristalinas no estroma. Os pacientes mantêm excelente acuidade apesar da densa coleção de cristais no eixo visual. Depois da ceratoplastia penetrante, é possível a recidiva. Embora alguns pacientes tenham níveis elevados de lipídeos em associação com esta doença, os cristais não são indicativos de um nível lipídico em particular. O tipo Schnyder pode ser encontrado também em pacientes com lipidogramas normais.

111. B) As margens dessas lesões coram-se com o rosa-bengala.

A fotografia é de uma ceratite dendrítica causada por HSV. O episódio anterior de vermelhidão pode ter representado herpes ocular primário, que em geral persiste apenas alguns dias. Na ceratite dendrítica a duração é de aproximadamente 3 semanas, seguidas de resolução. A terapia mais comumente usada para acelerar a cura são os antivirais tópicos, porém o simples desbridamento poderá ser eficaz. Histologicamente, esses casos mostram corpos de inclusão intranucleares (corpos Lipschütz ou inclusões Cowdry tipo A). Na infecção por *Chlamydia* existem inclusões intracitoplásmicas.

As células epiteliais nas margens das lesões dendríticas estão desvitalizadas e repletas de vírus, corando-se bem com o rosa-bengala; isto está em contraste com as lesões pseudodendríticas do herpes zoster, que se coram com dificuldade.

112. A) Aciclovir oral poderá acelerar a cura.

A Figura 10-43 mostra ceratite disciforme, neste caso secundária à infecção por HSV. A terapia esteróide tópica decresce a resposta inflamatória, mas pode prolongar a atividade da doença, e a redução da dose dos esteróides poderá ser difícil. Por este motivo, as lesões periféricas sem neovascularização significativa e as lesões centrais que permitam boa atividade visual deverão ficar sem tratamento. Quando for necessário o tratamento, o esteróide tópico deverá ser usado na mais baixa dose eficaz, e a maioria concorda que uma dose de acetato de prednisolona a 1% usada mais de uma vez por dia deverá ser acompanhada por um agente antiviral tópico, gota por gota. O *Herpetic Eye Disease Study* mostrou que não resultava qualquer significativo benefício estatístico ou clinico pelo uso do aciclovir sistêmico em pacientes que estão recebendo concomitantemente esteróides tópicos e antivirais com relação à falha do tratamento, à cura da ceratite, ao tempo para a cura, ou aos 6 meses para a melhor correção da acuidade visual. Entretanto, a maioria dos pacientes do grupo aciclovir melhorou da acuidade visual depois dos 6 meses.

113. D) O simples desbridamento mecânico pode ser curativo quando confinado ao epitélio da córnea.

A história descrita é clássica da ceratite por acantameba. Os pacientes são muitas vezes portadores de lentes de contato que limpam suas lentes com soluções caseiras ou com água de torneira. Outros fatores de risco são o trauma da córnea, a exposição direta ao solo e a exposição a águas paradas (águas de poço, lagoas e lagos). A ceratite por acantameba é geralmente acompanhada de dor, que muitas vezes está fora de proporção com o exame clínico. A Figura 10-41 mostra uma úlcera córnea infiltrada em anel, que é um sinal característico, porém tardio. Nos estágios iniciais poderá exibir pequenos cistos epiteliais, enquanto que nos estágios tardios poderá mostrar ulceração supurada, com hipópio. Uma proeminência maior dos nervos da córnea, devido à infiltração perineural, representa um aspecto desta infecção, porém não é patognomônico. Esses protozoários de vida livre, podem se desenvolver bem nos meios de cultura comuns (ágar-sangue e chocolate); entretanto, crescem melhor em um ágar não-nutritivo, revestido com *Escherichia coli* ou com *Enterococcus*. Vários corantes podem permitir a identificação pela microscopia de luz e, para visualizar o microrganismo *in vivo*, pode ser usada a microscopia confocal. A Figura 10-57 mostra o aspecto em uma preparação úmida. Se a infecção for limitada ao epitélio, o tratamento consistirá em simples desbridamento. Os agentes tópicos, incluindo neomicina, propamidina, miconazol, poliexametileno biguanida, clorexidina, e cetoconazol oral podem ser benéficos. As infecções mais graves podem requerer transplante de córnea, porém podem ser complicadas por recidivas no enxerto.

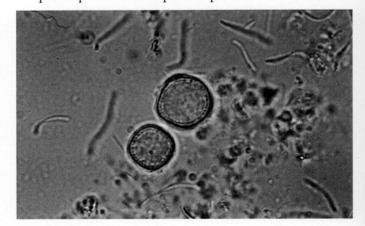

FIGURA 10-57.

114. B) Cistos de parede-dupla.

A ulceração da córnea em um usuário de lente de contato é mais comumente causada por bastonetes Gram-negativos, principalmente *Pseudomonas sp*. Entretanto, nesses casos, o agente infeccioso é a acantameba e, na biópsia da córnea, pode ser observado o cisto de parede dupla do trofozoíto. Os bastonetes pleomórficos ácido-resistentes podem ser *Mycobacterium* sp. que raramente causam ceratite. Nas infecções fúngicas podem ser observadas hifas ramificantes, e esses filamentos podem ser também observados nas infecções causadas por *Nocardia* sp. e por *Actinomyces* sp.

115. B) Cefazolina tópica.

A fotografia é de uma úlcera corneana por *Pseudomonas aeruginosa* em um usuário de lentes de contato. A terapia antimicrobiana inicial deverá proporcionar cobertura de largo espectro tanto para micróbios Gram-positivos como gram-negativos. A terapia de combinação com uma cefalosporina e um aminoglicosídeo (tobramicina ou gentamicina) proporciona excelente cobertura. É também usada a monoterapia com fluoroquinolonas de 4ª geração (moxifloxacina e gatifloxacina). Demonstraram dar cobertura contra micróbios Gram-positivos e Gram-negativos. A monoterapia com uma cefalosporina (cefazolina) não fornece cobertura adequada para Gram-negativos.

116. A) Sífilis congênita.

Tuberculose, herpes simples e sífilis adquirida deverão causar, mais provavelmente, uma ceratite intersticial bilateral. A sífilis congênita causa uma ceratite intersticial que poderá não se manifestar senão quando o paciente tiver 10-20 anos de idade. A síndrome de Cogan afeta adultos de meia-idade, com perda da audição, vertigem e ceratite intersticial.

117. D) Paralisia de Bell.

A Figura 10-46 mostra uma córnea com graves erosões epiteliais pontilhadas na área interpalpebral exposta, tais como as observada na ceratopatia de exposição. As causas destas incluem: lagoftalmia, paralisia de Bell, proptose com fechamento incompleto das pálpebras, ectrópio. O pestanejamento incompleto deixa o terço inferior da córnea exposto e seco. A *síndrome de Sjögren* é um estado de ressecamento global do olho, com decréscimo da produção de mucina pelas células caliciformes e diminuição de produção de lágrimas. Poderá se mostrar como secura de toda a córnea. Um esguicho químico também poderá afetar mais a córnea do que o mostrado aqui.

118. A) Tarsorrafia.

Para fechar a pálpebra e reduzir a área que está exposta, a tarsorrafia poderá ser um excelente tratamento. Uma lente de contato poderá não ser tolerada neste olho seco. As ceratoplastias penetrantes em olhos secos tais como este resulta em altas taxas de fracasso. Nos pacientes com erosões recidivantes, a micropuntura estromal poderá ser útil.

119. C) a retração e a vascularização da córnea são tratadas com sucesso por ceratoplastia penetrante

120. A) Dapsona.

Na Figura 10-47 é mostrada uma retração e formação de simbléfaro causadas por penfigóide cicatricial ocular. Muitas vezes os pacientes se apresentam com sintomas de olhos secos e eritema inespecíficos. Lesões da mucosa extraocular e da pele são comuns. Formação de fibrose subconjuntival e simbléfaro são sinais importantes. Desenvolve-se grave secura ocular, retração corneana e vascularização. Os raspados conjuntivais mostram linfócitos, plasmócitos e eosinófilos. A imunopatologia dos espécimes na biopsia conjuntival mostram depósitos de IgA ao longo da zona da membrana basal. Quando encontrar este quadro clínico, é imperativo indagar sobre o uso de preparados oculares tópicos. Outras causas de conjuntivite cicatrizante ou de apresentação penfigóide incluem o uso de antivirais, de mióticos (tanto diretos quanto indiretos), de adrenalina, e de timolol. O diagnóstico diferencial inclui também queimaduras químicas, radioterapia, rosácea ocular, e síndrome de Stevens-Johnson. Sinais monoculares estritos podem ser pós-cirúrgicos, mas devem também levantar a suspeita de carcinoma conjuntival. O tratamento consiste em dapsona oral e, para as exacerbações agudas, prednisona sistêmica. A ciclofosfamida poderá ser benéfica quando se manifesta falha ou intolerância pela dapsona. Como este fato pode ser devido a uma doença auto-imune sistêmica, a ciclosporina tópica deverá ter um benefício limitado.

121. D) Hipersensibilidade estafilocócica.

A hipersensibilidade estafilocócica pode causar irritação, infiltrados corneanos e uma conjuntivite localizada. Não resulta em retração conjuntival.

122. D) Síndrome da pálpebra frouxa.

Filamentos, fibras de muco e células epiteliais que não foram descamadas pela ação do pestanejamento. Podem ser encontrados em muitos estados de ressecamento dos olhos, nos casos de oclusão prolongada e em afecções como ceratoconjuntivite límbica. A síndrome da pálpebra frouxa poderá provocar uma reação papilar conjuntival. Nesses casos não são encontrados filamentos.

123. B) Os esteróides a longo prazo podem ser úteis.

A Figura 10-49 mostra um defeito do epitélio corneano. Em uma córnea com sensibilidade acentuadamente anormal e sem trauma, este defeito representa mais provavelmente uma ceratite neutrófila. Este estado é causado por uma paralisia ou inflamação do nervo trigêmeo, especialmente a divisão oftálmica. As causas incluem herpes simples ou zoster, cirurgia, apoplexia e tumores. A evidência da etiologia herpética consiste em uma história anterior de olhos vermelhos, com ou sem dor, de herpes zoster ("cobreiro"), retração palpebral e/ou conjuntival, retração do estroma da córnea, precipitados ceráticos endoteliais, irite e atrofia setorial da íris.

Um defeito epitelial oval está geralmente presente na parte inferior da córnea, com margens retorcidas e espessadas. Os defeitos crônicos podem ser acompanhados de perda estromal. O tratamento inclui lubrificantes, profilaxia antibiótica, oclusão dos olhos e fechamento das pálpebras, oclusão do ponto poderá ser benéfica. A inflamação crônica ao nível da membrana basal epitelial poderá impedir a cura completa do defeito epitelial; por este motivo, em alguns casos, baixas doses de esteróides tópicos podem promover a cura. Entretanto, os esteróides devem ser usados com grande cautela porque podem potencializar a atividade da colagenase e o afinamento da córnea. Por isso, de modo geral, não estão indicados. Nos casos refratários poderá ser usada a tarsorrafia, especialmente em pacientes com sensibilidade corneana acentuadamente anormal e com distúrbios da pálpebra.

124. D) Todos acima.

Para um hifema traumático com PIO normal, a observação é apropriada quanto às modalidades para reduzir o risco de um ressangramento; essas modalidades incluem o repouso no leito, a elevação da cabeça e o vedamento para reduzir os movimentos dos olhos. O ácido aminocapróico oral pode também ser útil para evitar o ressangramento. Em pacientes negros é essencial fazer uma lâmina para células falciformes.

125. A) Descompressão da câmara anterior.

Se a PIO estiver elevada no hifema e não existirem sinais de coloração sanguínea da córnea, é apropriado o tratamento médico da PIO. Na possibilidade de células falciformes em paciente negro, um inibidor da anidrase carbônica não deverá ser o melhor agente para baixar a PIO. Se a PIO ainda persistir elevada e/ou aparecerem sinais de coloração sanguínea da córnea, então é necessária a intervenção cirúrgica com descompressão da câmara anterior. O t-PA intracâmera poderá ser capaz de lisar o coagulo; entretanto, os produtos de degradação do sangue deverão, ainda, permanecer, e a PIO poderá não ser reduzida.

126. D) Distrofia Fleck.

A ceratectomia fototerapêutica superficial utiliza o *excimer laser* para a ablação das camadas superficiais da córnea (epitélio, camada de Bowman, ou estroma superficial a fim de remover o tecido distrófico ou retraído. A distrofia granulosa e a Reis-Buckler são acompanhadas de erosões recidivantes, que são tratadas por ceratectomia superficial ou por ceratectomia fototerapêutica. A distrofia da membrana basal (também chamada *map-dot-fingerprinting* ou distrofia microcística de Cogan) é uma anormalidade na maturação epitelial, na reposição e na produção de membranas basais. A remoção do epitélio lesado e da membrana basal anterior é eficaz e pode ser feita por ceratectomia terapêutica. A distrofia Fleck é uma distrofia estromal geralmente assintomática com opacidades branco-acinzentadas no estroma. O epitélio, a camada Bowman, a membrana Descemet e o endotélio não são afetados.

127. D) Poderá ocorrer uveíte grave e glaucoma.

A lesão química com substâncias ácidas causa desnaturação e precipitação das proteínas, que limita sua penetração ocular. As queimaduras por álcalis, ao contrário, penetram rapidamente o globo, com dano progressivo. Formação de simbléfaro, uveíte grave, neovascularização do segmento anterior, glaucoma, e catarata constituem complicações tardias. As queimaduras no limbo comportam particularmente um mau prognóstico devido à isquemia potencial e crescimento de tecido neovascular.

128. C) para decrescer a resposta inflamatória, são usados os esteróides tópicos a longo prazo.

Deve ser iniciada imediatamente uma copiosa irrigação. Deve ser feito o desbridamento da conjuntiva necrosada e das partículas de matéria, porque podem conter mais substância química. Durante e depois da irrigação é útil testar o pH dos fórnices conjuntivais. A vedação ou lente de contato podem ser usadas para ajudar na cura do epitélio durante a profilaxia antibiótica. Os esteróides tópicos para suprimir a resposta inflamatória; entretanto, seu uso deve ser limitado aos primeiros 7 dias depois do acidente, porque podem potencializar a ação das colagenases, induzindo a uma contínua perda estromal. As alterações cicatriciais da pálpebra deverão ser reparadas antes da ceratoplastia penetrante.

129. Exame pupilar.

O exame da pupila, embora seja parte integrante de qualquer exame ocular, poderá aduzir pouca informação clínica. Os diagnósticos mais prováveis incluem episclerite, conjuntivite (alérgica e viral), esclerite, uveíte anterior, e trauma.

130. C) Antibióticos tópicos.

A entidade clínica mostrada na Figura 10-52 é uma episclerite. Embora seja geralmente autolimitada, as terapias razoáveis são os esteróides tópicos, os lubrificantes, ou os não-esteróides orais se os sintomas justificarem. Considerando a natureza não-infecciosa do processo, os antibióticos tópicos não são necessários nem úteis. Se existir secreção purulenta ou outros sinais de infecção, será necessária a cultura e depois a cobertura apropriada com agentes antibióticos.

RESPOSTAS

131. B) Esclerite necrosante com inflamação.

A forma mais benigna de esclerite é a anterior difusa. Na esclerite necrosante com inflamação, 60% dos casos manifestam complicações como ceratite, catarata, uveíte, e afinamento escleral, e 40% sofrem perda visual. Muitos pacientes com este processo morrem dentro de alguns anos do diagnóstico em razão de doenças auto-imunes sistêmicas graves como artrite reumatóide, poliarterite nodosa, e granulomatose de Wegener.

132. D) Doença de Behçet.

Tem sido observada esclerite em associação com doenças infecciosas (sífilis, tuberculose, herpes zoster e lepra), com doenças auto-imunes (artrite reumatóide, granulomatose de Wegener, poliarterite nodosa) e com doenças metabólicas (gota).

133. A) Injeção de esteróide subTenon posterior.

A injeção de esteróides no espaço subTenon é contra-indicada porque pode aumentar o risco de afinamento e fusão escleral. O tratamento inicial é geralmente com um AINE oral, seguido por esteróides sistêmicos e ciclosporina tópica. Eventualmente poderá ser necessário o uso de imunossupressores com azatioprina ou metotrexato.

134. A) Úlcera escudo.

Vários distúrbios da superfície ocular resultam de uma anormalidade das células-tronco limbares. Os distúrbios adquiridos incluem lesões, tanto químicas quanto térmicas, uso de lentes de contato induzindo ceratoconjuntivite limbar superior, e a síndrome de Stevens-Johnson. Algumas etiologias hereditárias incluem ceratite devida á deficiência endócrina múltipla e aniridia bilateral. As úlceras-escudo ocorrem também na ceratoconjuntivite limbar vernal. Na úlcera-escudo não existe deficiência de células-tronco limbares.

135. D) Hipoventilação durante a anestesia geral.

Durante a maioria das cirurgias intra-oculares, especialmente nos procedimentos "a céu aberto", tais como na ceratoplastia penetrante, é importante a redução da pressão positiva no vítreo. As manobras intra-operatórias para reduzir a pressão do vítreo consistem na redução do volume do vítreo por aspiração ou por desidratação (manitol IV), ou pela remoção da pressão no globo. A hiperventilação, ao contrário da hipoventilação, também poderá ser usada durante os casos sob anestesia geral para diminuir a pressão no vítreo.

136. D) Possível contaminação microbiana.

O meio de acúmulo corneano às vezes encerra indicadores colorimétricos pH. Uma mudança de cor indica mudança no pH, que pode ser consistente com contaminação microbiana.

137. C) Ceratopatia bolhosa pseudofácica.

A indicação mais freqüente para a ceratoplastia penetrante em adultos é a ceratopatia bolhosa pseudofácica. Esta condição deverá declinar no futuro em razão das melhoras na tecnologia das LIOs da câmara anterior e das fixadas na íris, assim como na da facoemulsificação. Os reenxertos e o ceratocone são também freqüentes indicações para a ceratoplastia.

138. C) Anomalia de Peter.

A mais freqüente indicação para a ceratoplastia penetrante em crianças é a anomalia de Peter.

139. A) Enxertos muito grandes.

A ceratoplastia em crianças pode ser muito desafiadora. O globo ocular é extremamente flácido e o apoio escleral é muitas vezes, crucial. É comum um abaulamento do diafragma cristalino-íris para diante, e muitos cirurgiões preferem usar enxertos de pequeno tamanho para reduzir este problema, bem como para reduzir a possibilidade de formação de sinéquias periféricas. Acompanhamento pós-operatório freqüente e remoção precoce das suturas (com 2 a 4 semanas pós-operatoriamente em neonatos) ajudam a reduzir a incidência de neovascularização do enxerto.

140. C) Cicatrização lenta ou tardia.

Os transplantes de córnea em crianças e em adultos jovens curam muito rapidamente, as suturas tornando-se vascularizadas e frouxas dentro dos primeiros meses. São possíveis o glaucoma e a rejeição do enxerto, tal como nos transplantes dos adultos. Em crianças muito pequenas, a ambliopia apresenta um problema real e difícil. A adaptação dessas crianças com as lentes de contato poderá restaurar a visão mais rapidamente e atenuar o grau de ambliopia que se desenvolveria. Além dessas complicações, um problema freqüente é o trauma auto-induzido.

141. A) 90%.

Com as técnicas atuais, a sobrevida dos enxertos de córnea é excelente. Esta possibilidade é ainda mais elevada para casos como o ceratocone.

142. B) 65%.

A transparência do enxerto é freqüentemente mais elevada para os olhos não-inflamados. Por esse motivo, a ceratoplastia penetrante deverá ser retardada até que o olho fique tranqüilo (se possível).

143. C) 20%.

De acordo com a maioria dos estudos, globalmente, a possibilidade do episódio de rejeição de um enxerto endotelial é de 20% a 25%. Se a rejeição for reconhecida no início, o tratamento intensivo poderá salvar o enxerto.

Capítulo 10 ■ CÓRNEA

144. C) A incompatibilidade sanguínea ABO foi demonstrada como um possível fator de risco.

A conclusão mais interessante desse estudo foi a mesma para ceratoplastias de alto risco; a compatibilidade tecidual HLA não foi nem claramente vantajosa nem teve custo-benefício. Existia também a possibilidade da correlação do risco e da incompatibilidade sanguínea ABO. É preciso um estudo adicional para se decidir se este teste de seleção é necessário.

145. D) Todos os acima.

Pacientes com distúrbios no tecido conjuntivo, distúrbios traumático ou hereditário da superfície epitelial, blefarite mal controlada ou ceratoconjuntivite seca e as expectativas irreais são também maus candidatos.

146. B) 21 dias.

A maioria dos usuários de lentes de contato é muito relutante em interromper o uso das suas lentes por qualquer significante período de tempo. Ao se decidir um plano cirúrgico, são importantes a estabilidade e a topografia da refração. A maioria dos cirurgiões, para verificar a estabilidade, requer pelo menos 2 a 3 semanas de "férias" de lente de contato. Alguns pacientes precisam de um período maior antes de mostrar a estabilidade.

147. B) 8 incisões.

A adição de 8 incisões a uma ceratotomia radial poderá, muitas vezes, acrescentar pouco mais efeito miópico e poderá induzir mais problemas de desestabilização da córnea, de abertura da incisão e, potencialmente, um risco maior de hiperopia progressiva. Por outra parte, é tecnicamente difícil fazer essas incisões suficientemente profundas e uniformes depois de executar as primeiras 8.

148. B) 90°

A maioria dos cirurgiões raramente poderá executar incisões arqueadas com mais de 90°, devido à menor eficácia e maior instabilidade do efeito.

149. A) A compatibilidade HLA-A, HLA-B, e HLA-DR entre o doador e o receptor não exerce qualquer efeito sobre a sobrevida global do enxerto.

Os *Collaborative Corneal Transplantation Studies* representam uma série de experiências multicêntricas que investigaram a eficácia da compatibilidade dos HLAs entre doador e receptor sobre a incidência de rejeição do enxerto e a sobrevida do enxerto nos receptores de alto risco submetidos à ceratoplastia penetrante. A compatibilidade HLA-A, HLA-B, e HLA-DR não mostraram qualquer efeito sobre a sobrevida global do enxerto nem sobre a incidência de rejeição irreversível do enxerto. Não foi avaliada a compatibilidade da idade doador-receptor. Esta questão está sendo mais bem investigada no *Corneal Donor Study*. A técnica das suturas e o prognóstico visual não foram avaliados no *Collaborative Corneal Transplant Study*.

150. D) Temporal.

Na maioria dos pacientes (38%) o quadrante mais fino é o ínfero-temporal. Dentre as escolhas oferecidas, os quadrantes mais finos (em ordem descendente) são o temporal (28%), o inferior (19%), o nasal (11%) e o superior (4%). Existem variações individuais entre os pacientes; por este motivo, para determinar a região mais fina, é importante avaliar múltiplas medidas paracentrais. A determinação da medida corneal paracentral mais fina é usada para determinar a profundidade da lâmina para a ceratotomia radial, bem como para saber qual o quadrante a incisar primeiro.

Anotações

Anotações

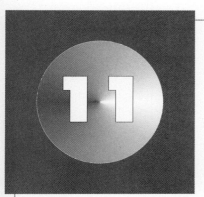

Cristalino/Cataratas

PERGUNTAS

Perguntas 1-5 Concernentes às Figuras 11-1 a 11-6

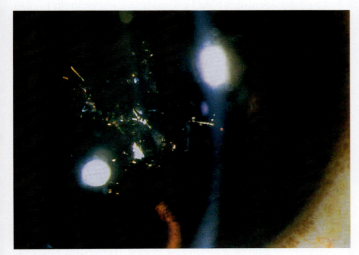

FIGURA 11-1.

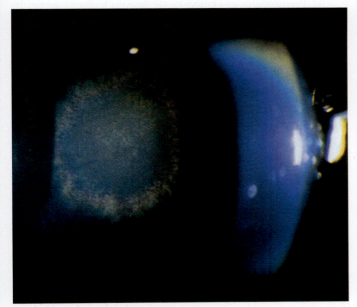

FIGURA 11-2.

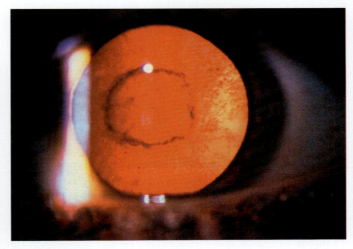

FIGURA 11-3.

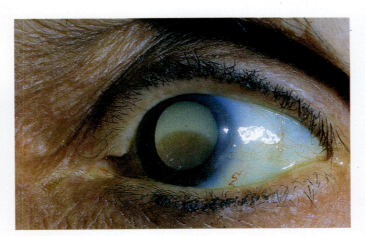

FIGURA 11-4.

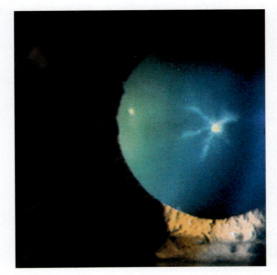

FIGURA 11-5.

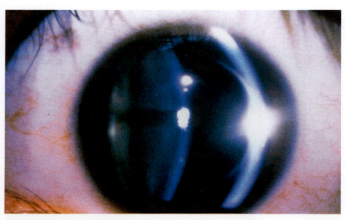

FIGURA 11-6. Segundo Wright K. Textbook of ophthalmology. Baltimore: Williams & Wilkins, 1997.

1. Qual a catarata que é relacionada ao uso prolongado de corticosteróides?
   A) Figura 11-3.
   B) Figura 11-2.
   C) Figura 11-6.
   D) Figura 11-4.

2. O que pode ser encontrado em um paciente com surdez e nefrite hemorrágica?
   A) Figura 11-4.
   B) Figura 11-2.
   C) Figura 11-5.
   D) Figura 11-6.

3. Um paciente cuja catarata está mostrada na Figura 11-2. Qual das seguintes afirmativas NÃO é verdadeira sobre este paciente?
   A) Pode ser observado um anel Kayser-Fleischer na córnea.
   B) A catarata foi causada pelos depósitos de ferro na cápsula anterior do cristalino.
   C) Os pacientes também podem ter envolvimento do fígado e do cérebro.
   D) A catarata não é, em geral, visualmente significante.

4. Que sinal adicional poderia ser observado no paciente com a catarata exibida na Figura 11-1?
   A) Elevação da glicose no sangue.
   B) Debilidade muscular.
   C) Glaucoma de ângulo fechado.
   D) Precipitados ceráticos.

5. Que catarata poderá ser encontrada em um lactente de 1 mês?
   A) Figura 11-5.
   B) Figura 11-3.
   C) Figura 11-6.
   D) Figura 11-1.

6. O sinal no cristalino mostrado na Figura 11-4 é devido a:
   A) lesão traumática
   B) doença metabólica sistêmica
   C) dano por irradiação
   D) alterações avançadas do cristalino maduro

7. Qual dos seguintes NÃO é associado à retenção do núcleo do cristalino?
   A) Trissomia 13.
   B) Rubéola.
   C) Anomalia de Peter.
   D) Síndrome de Lowe.

8. Quais dos seguintes tipos de cataratas é classicamente associado à distrofia miotônica?
   A) Catarata nuclear.
   B) Catarata cristalina policromática.
   C) Catarata subcapsular posterior.
   D) Catarata polar anterior.

9. Um menino branco, de 5 anos, apresenta-se por dificuldade de enxergar o quadro-negro do colégio. Ao exame observa-se que ele é altamente míope. Tem baixa estatura, dedos grossos, mãos largas e articulações rijas. Qual das seguintes é a MAIOR probabilidade?
   A) Predisposto ao glaucoma de ângulo fechado agravado pela administração de pilocarpina.
   B) Predisposto ao glaucoma de ângulo fechado agravado pela administração de um cicloplégico.
   C) Pais aparentemente normais.
   D) Alto risco de deslocamento do cristalino ao menor trauma.

10. Qual dos seguintes testa a acuidade por meio da sensibilidade de contraste?
    A) Gráfico de Pelli-Robson.
    B) Fenômeno vascular Purkinje.
    C) PAM (Potential Acuity Meter).
    D) Teste campo-azul entóptico.

11. Quando se desenvolveu a catarata da Figura 11-7?

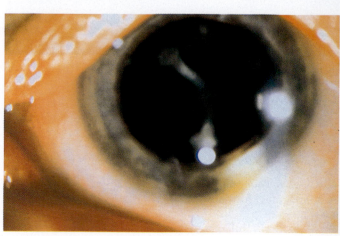

FIGURA 11-7.

A) Entre o nascimento e os 2 anos de idade.
B) Durante a adolescência.
C) *In utero.*
D) Com mais de 40 anos.

12. Qual das seguintes afirmativas é a CORRETA no que tange às cataratas induzidas por drogas?
    A) Amiodarona causa deposição de pigmento estrelado axial anterior.
    B) Fenotiazina causa deposição de pigmento na cápsula posterior do cristalino.
    C) O tratamento prolongado da dermatite palpebral com esteróides tópicos não causa cataratas.
    D) O uso do ecotiofato em crianças origina a formação progressiva de catarata.

Perguntas 13-14

13. Qual dos seguintes poderá ter MENOS probabilidade de estar associado aos olhos mostrados na Figura 11-8?
    A) Dedos compridos, semelhantes aos de aranha (aracnodactilia).
    B) Subluxação não-progressiva do cristalino.
    C) Baixo risco de descolamento da retina.
    D) Anormalidade da fibrilina.

14. Qual dos seguintes poderá ser o tratamento inicial MAIS apropriado para o paciente da Figura 11-8?
    A) Remoção cirúrgica imediata do cristalino.
    B) Correção do erro refrativo com óculos ou lente de contato.
    C) Nenhum tratamento, porque há apenas um risco muito baixo de ambliopia.
    D) Pilocarpina, para promover a constrição da pupila.

Perguntas 15-16

15. Todos os seguintes são característicos da condição mostrada na Figura 11-9, EXCETO:
    A) predisposição para glaucoma de ângulo fechado

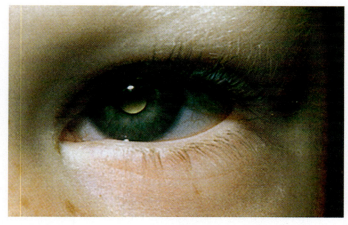

FIGURA 11-9. Segundo Wright K. Textbook of ophtalmology. Baltimore: Williams & Wilkins, 1997.

B) formação progressiva de catarata
C) processo unilateral
D) herança autossômico-dominante

16. O diagnóstico diferencial do paciente da Figura 11-9 inclui todos os seguintes, EXCETO:
    A) retinoblastoma
    B) retinopatia da prematuridade
    C) homocistinúria
    D) doença de Coats

17. Um lactente de 6 meses apresenta catarata unilateral, completa. Não existe história familiar de doença ocular. Qual deverá ser a hipótese MENOS útil na determinação da etiologia?
    A) Títulos para TORCH (toxoplasmose, rubéola, citomegalovírus, herpes simples, outros), e sorologia para sífilis.
    B) Ultra-sonografia B.
    C) Análise cromossômica.
    D) Urinálise para proteínas e substâncias redutoras.

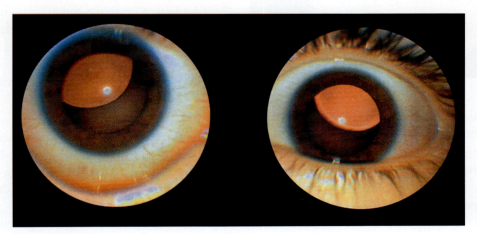

FIGURA 11-8.

18. Sobre cataratas relacionadas à idade, qual é o CORRETO no concernente às seguintes alterações histopatológicas?
    A) Catarata subcapsular posterior — glóbulos morganianos.
    B) Catarata cortical — células Wedl (bexiga).
    C) Catarata escleróticas nucleares — homogênea, perda de lâminas celulares.
    D) Pérolas de Elschnig — proliferação de cápsulas na lente.

Perguntas 19-20

19. Um menino de 10 anos apresenta sinais bilaterais, simétricos. Na Figura 11-10 é mostrada a fotografia do seu olho. O paciente é alto e tem cabelos louros. Seus pais parecem normais. Dentre os seguintes, qual o que tem MENOR probabilidade de ser encontrado neste paciente?
    A) Retardo mental.
    B) Osteoporose.
    C) Baixa dos níveis de metionina no soro.
    D) Aumento de tromboembolia em cirurgias e em anestesia geral.

20. Qual deverá ser a terapia apropriada para este paciente (Fig. 11-10)?
    A) Vitamina A.
    B) Coenzima Q.
    C) Vitamina B_6.
    D) Dieta pobre em fenilalanina.

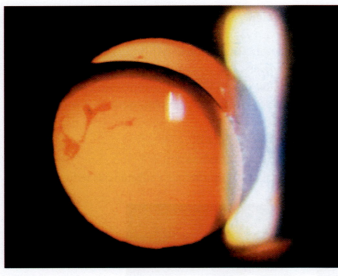

FIGURA 11-10.

21. Qual das seguintes afirmativas concernentes às cataratas polares é a correta?
    A) As cataratas polares anteriores geralmente causam mais distúrbios visuais do que as cataratas polares posteriores.
    B) As cataratas polares posteriores têm mostrado associação com os remanescentes da túnica vascular do cristalino.
    C) Tanto as cataratas polares anteriores quanto as posteriores podem ser esporádicas ou herdadas de modo recessivo.
    D) As cataratas polares posteriores sempre progridem para cataratas completas.

Perguntas 22-23

22. As complicações durante ou depois da cirurgia da catarata do paciente mostrado na Figura 11-11 devem, provavelmente, ser devidas à:
    A) inflamação pós-operatória grave
    B) deiscência zonular
    C) descompensação da córnea
    D) retenção de viscoelástico

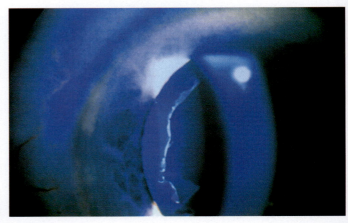

FIGURA 11-11.

23. Em qual dos seguintes indivíduos esta imagem é mais tipicamente observada?
    A) Homens jovens míopes.
    B) Homens com a personalidade do tipo A.
    C) Mulheres de estatura alta, magras.
    D) Mulheres brancas idosas.

24. Um viscoelástico dispersivo usado na facoemulsificação tem qual das seguintes propriedades?
    A) Adere e protege o endotélio contra lesões.
    B) É fácil de remover no término da cirurgia.
    C) O viscoelástico retido não causa aumento pós-operatório da PIO.
    D) Evita o colapso da câmara anterior durante o alto vácuo.

25. Durante um caso complicado de remoção de catarata, foram removidos o cristalino e o saco capsular e foi colocada uma lente na câmara anterior. No primeiro dia pós-operatório, a PIO foi de 50 mmHg e a íris está abaulada para fora em volta da LIO. Qual dos seguintes recursos deverá ser mais eficaz?
    A) Medicações tópicas para o glaucoma e estrita observação.

B) Iridectomia periférica a *laser.*
C) Aumento da freqüência dos esteróides tópicos.
D) Paracentese para liberar humor aquoso.

26. Um paciente tem um astigmatismo direto. Durante a cirurgia de catarata não-complicada foi colocada no saco capsular uma lente intra-ocular (LIO) de câmara posterior e alinhada com o astigmatismo. No dia seguinte à cirurgia, a lente pareceu ter rodado 90°. Qual das afirmativas seguintes é a mais exata?
    A) É necessário o explante da lente, porque não está estável.
    B) O astigmatismo medido aumentou.
    C) A lente deve ter sido colocada no sulco ciliar.
    D) A rotação da lente poderá ser feita em qualquer tempo durante os primeiros 3 meses.

27. Qual das seguintes possibilidades NÃO é associada à microesferofacia?
    A) Baixa estatura, dedos curtos e grossos, redução da mobilidade articular.
    B) Síndrome de Alport.
    C) Rubéola congênita.
    D) Hiperlisinemia.

Perguntas 28-29

Em um neonato de 1 semana, o pediatra notou um reflexo vermelho anormal em ambos os olhos. O olho direito é mostrado na Figura 11-12. O olho esquerdo tem uma aparência semelhante. Não existem outras anormalidades.

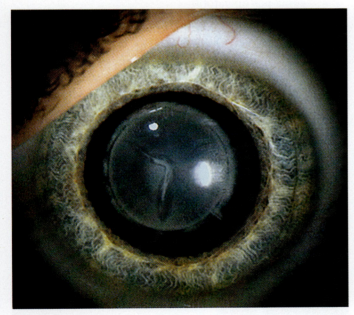

FIGURA 11-12.

28. Qual das seguintes poderá ser a terapia mais apropriada para este lactente?
    A) Vedar o olho que fixa melhor e acompanhar e fazer a cirurgia no outro olho.
    B) Executar a cirurgia em um olho o mais cedo possível e no outro olho depois dos 3 meses de idade.
    C) Fazer cirurgia em um olho, com imediata correção afácica; fazer a cirurgia no outro olho antes dos 3 meses de idade.
    D) Observar até os 3 meses de idade e executar a cirurgia de catarata somente se surgir nistagmo.

29. Os métodos cirúrgicos ou passos durante a cirurgia da catarata neste lactente incluem todos os seguintes, EXCETO:
    A) aspiração do cristalino com catarata
    B) implante de LIO na câmara posterior
    C) capsulectomia posterior e vitrectomia anterior parcial
    D) extração da catarata extracapsular

30. Qual é a causa da opacificação capsular posterior após a facoemulsificação e implante de uma LIO?
    A) Crescimento fibrovascular para dentro estimulado pela lente.
    B) Seqüestração e colonização bacterianas.
    C) Proliferação de epitélio residual do cristalino.
    D) Toxicidade da LIO.

31. Qual das seguintes NÃO é uma complicação conhecida após capsulotomia por *laser* YAG (*yttrium-aluminum-garnet*)?
    A) Irite.
    B) Descolamento da retina.
    C) Edema da córnea.
    D) Subluxação do cristalino.

32. Qual dos seguintes é verdadeiro no concernente aos diferentes modelos de máquinas de facoemulsificação?
    A) A bomba peristáltica requer uma lenta obtenção de vácuo para a aspiração.
    B) A bomba-diafragma permite vácuo instantâneo.
    C) A bomba Venturini possui graduações compassadas do vácuo.
    D) A velocidade dos roladores nas bombas peristálticas permite um controle linear do vácuo.

33. Um excessivo prolapso da íris durante a extração de catarata extracapsular via facoemulsificação poderá ser causada por todos os seguintes, EXCETO:
    A) garrafa de infusão demasiado alta
    B) tamanho da incisão demasiado grande para a ponta da facoemulsificação
    C) força excessiva da facoemulsificação
    D) hemorragia supracoroidal

Perguntas 34-35

Uma mulher de 37 anos é golpeada no olho esquerdo por um corpo estranho metálico. Ao exame, você observa uma laceração córnea, ruptura da cápsula do cristalino com opacificação e subluxação, e presença do vítreo anterior ao cristalino. Não é encontrado nenhum corpo estranho e o pólo posterior parece normal.

34. Após o reparo da laceração córnea, qual das seguintes abordagens é a melhor?
    A) Vitrectomia *via pars* plana, lensectomia.

B) Extração da catarata extracapsular via expressão do núcleo e vitrectomia anterior.
C) Extração da catarata extracapsular via facoemulsificação, vitrectomia anterior.
D) Extração da catarata extracapsular, vitrectomia anterior.

35. Após a remoção do cristalino e da vitrectomia, você nota uma iridodiálise que se estende da posição de 5 horas para a posição de 7 horas. Qual das seguintes afirmativas é a mais correta de referência à implantação secundária de lente neste paciente?
    A) Uma lente na câmara posterior poderia, provavelmente, ter apoio suficiente.
    B) Uma lente suturada na câmara posterior é apropriada.
    C) Um implante de lente na câmara anterior poderia ser tecnicamente mais fácil e mais estável.
    D) É melhor deixar o paciente afácico para poder portar uma lente de contato afácica.

36. A irrigação das LIOs com polimetilmetacrilato logo antes da inserção é tentada para:
    A) hidratar a lente para alcançar a força refrativa correta
    B) facilitar a inserção através de uma incisão apertada
    C) remover as cargas estáticas que atraem detritos
    D) lavar os óleos residuais deixados pelo processo de fabricação

37. Qual dos seguintes é o correto no concernente à cirurgia da catarata em pacientes com nanoftalmia?
    A) As chances de um mau prognóstico visual são semelhantes às daqueles com outras cirurgias de cataratas.
    B) O processo recomendado é a extração de catarata extracapsular sem inserção de LIO.
    C) Não é recomendada a trabeculectomia no momento da extração da catarata.
    D) As esclerotomias anteriores podem ser indicadas no momento da cirurgia.

38. Um homem de 76 anos está programado para a cirurgia de catarata no olho direito porque sua acuidade visual caiu para 20/200 devido à opacidade do cristalino. Anteriormente ele se submeteu à cirurgia de catarata no outro olho, que resultou em uma hemorragia coroidal expulsiva e nenhuma visão de percepção da luz. Todos os seguintes podem ser passos para evitar uma hemorragia expulsiva neste olho, EXCETO:
    A) incisão em córnea clara
    B) usar um balão Honan depois da anestesia retrobulbar
    C) fechamento das incisões com suturas de náilon
    D) manter a pressão sanguínea bem controlada durante a cirurgia.

39. Qual dos seguintes é correto com relação à cirurgia da catarata em pacientes com uveíte?
    A) Nos pacientes com artrite reumatóide e iridociclite, a colocação da LIO deve ser na câmara posterior.
    B) Idealmente, a uveíte deve estar controlada pelo menos 3 a 6 meses antes da cirurgia eletiva.
    C) Pacientes com iridociclite heterocrômica de Fuchs têm prognóstico ruim.
    D) O risco de complicações é maior em pacientes com orbiculite.

40. O risco de complicações durante a extração da catarata que anteriormente foi submetida à vitrectomia *via pars plana* é, principalmente, devido a:
    A) colapso do globo durante a cirurgia
    B) pressão positiva a partir da cavidade do vítreo
    C) excessiva mobilidade da cápsula posterior
    D) iridodonese

41. Um paciente lhe é enviado por motivo de diminuição da acuidade visual devido à catarata. Ao exame você encontra significantes cataratas escleróticas nucleares e uma acuidade visual de 20/80 em cada olho. O exame do fundo dilatado mostra retinopatia diabética proliferativa e edema macular clinicamente significante. Com relação à cirurgia da catarata, você deve dizer ao paciente que:
    A) a cirurgia da catarata deve ser feita o mais cedo possível para visualizar o fundo
    B) deve ser feita uma tentativa para fotocoagulação antes da cirurgia da catarata
    C) o procedimento de escolha é a extração da catarata extracapsular sem implante de LIO
    D) a extração de catarata extracapsular com a cápsula posterior intacta é associada à maior possibilidade de glaucoma pós-operatório

42. Uma mulher de 72 anos apresenta-se com a queixa de dor e vermelhidão no olho esquerdo (Fig. 11-13). Há a presença moderada de células e halo e de mínimo edema da córnea. A PIO é de 38 mmHg e o ângulo parece aberto, embora a observação seja deficiente. Ela tem tido baixa visão por este olho há pelo menos 6 meses. Não é notado qualquer defei-

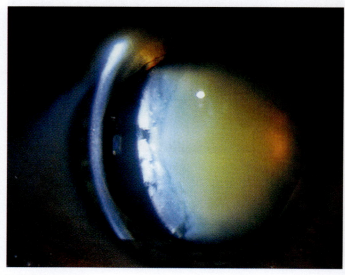

FIGURA 11-13

to pupilar aferente relacionado. Neste caso, todas as seguintes opções de tratamento são aceitáveis, EXCETO:
A) agentes de redução da PIO e esteróides tópicos
B) iridotomia periférica a *laser* e esteróides tópicos
C) extração da catarata extracapsular com inserção de LIO na câmara posterior
D) se houver significante deiscência zonular, extração da catarata intracapsular

43. Um homem de 60 anos é submetido com sucesso à facoemulsificação de catarata nuclear no olho esquerdo. Acidentalmente, o cirurgião deixou uma moderada quantidade de viscoelástico neste olho. Durante quanto tempo depois do procedimento o paciente poderá sentir uma significante elevação da PIO?
A) 30 minutos.
B) 4 horas.
C) 10 horas.
D) 24 horas.

Perguntas 44-45

Um homem de 65 anos foi submetido à cirurgia de catarata com colocação de uma LIO na câmara posterior. Apresentou-se 2 anos depois conforme mostrado na Figura 11-14. Apresenta inflamação de baixo grau e reação celular 1+ na câmara anterior.

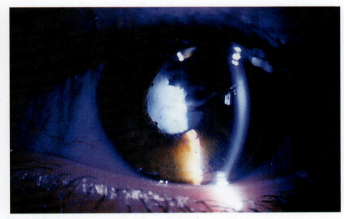

FIGURA 11-14.

44. A causa deste estado é freqüentemente atribuída a:
A) infecção pelo *P. acnes*
B) uso de LIOs de silicone
C) retenção de material cortical
D) uma pequena capsulorrexia

45. O tratamento deste caso deveria ser com:
A) esteróides tópicos
B) vancomicina intra-ocular
C) troca da LIO
D) uso do *laser* YAG para retirar o material esbranquiçado

46. Um paciente com refração OD pré-operatória de – 3,00 + 2,00 × 90 tem uma catarata visualmente significante. A ceratometria é de 40,00 @ 180 e 42,00 @ 90. Qual o comprimento e localização do túnel escleral para cirurgia de catarata que poderia ajudar a diminuir o grau de astigmatismo pós-operatório neste paciente?
A) Incisão escleral de 3,5 mm superiormente.
B) Incisão escleral de 6,0 mm superiormente.
C) Incisão escleral de 3,5 mm temporalmente.
D) Incisão escleral de 6,0 mm temporalmente.

47. Depois da remoção da LIO da câmara anterior, você decide colocar uma LIO na câmara posterior, suturada à esclera. A agulha deve ser passada posteriormente em que distância do limbo?
A) 2,0 mm.
B) 1,5 mm.
C) 0,75 mm.
D) 0,25 mm.

48. Um homem de 68 anos é submetido à extração de catarata por facoemulsificação e inserção de LIO na câmara posterior. No primeiro dia pós-operatório ele retorna com moderado edema epitelial e estromal. Uma semana depois, o edema ainda está presente. Qual NÃO deverá ser a causa deste persistente edema da córnea?
A) Elevação da PIO.
B) Toxicidade química.
C) Crescimento epitelial para baixo.
D) Trauma cirúrgico.

49. Um homem de 70 anos foi submetido à extração de catarata extracapsular há 2 anos, que foi complicada por leve deiscência da incisão. Isto foi observado e ele recuperou a visão no mês passado. Sua PIO atual é de 5 mmHg naquele olho. O exame com lâmpada de fenda revela o sinal mostrado na Figura 11-15. Isto representa mais provavelmente:

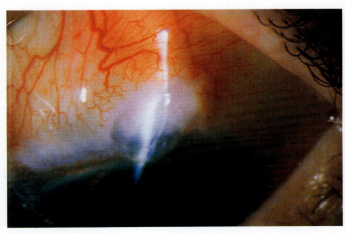

FIGURA 11-15.

A) ceratopatia bolhosa localizada

B) infecção limbar por HSV

C) hiperplasia conjuntival

D) vesícula de filtração

50. Qual é a incidência do edema macular cistóide clínico após uma extração de catarata extracapsular não-complicada?

A) menos de 1%

B) 1% a 2%

C) 10%

D) 20%

☑ RESPOSTAS

1. A) Figura 11-3.

2. D) Figura 11-6.

3. B) A catarata foi causada por depósitos de ferro na cápsula anterior do cristalino.

4. B) Debilidade muscular.

5. C) Figura 11-6.

6. D) Alterações avançadas do cristalino maduro.

Os seguintes números das figuras relacionam as cataratas fotografadas:
Figura 11-1 = catarata árvore de Natal, distrofia miotônica
Figura 11-2 = catarata girassol
Figura 11-3 = catarata subcapsular posterior
Figura 11-4 = catarata morgagniana
Figura 11-5 = catarata por fenotiazina
Figura 11-6 = catarata polar anterior
A *catarata cristalina policromática múltipla*, ou catarata "árvore de Natal", é ligada à distrofia miotônica. Não existe ao nascer, mas se manifesta à medida que o paciente vai se desenvolvendo. Os pacientes não apresentam sintomas tipicamente devidos a esses cristais. Na distrofia miotônica os sinais sistêmicos consistem em bossas temporais, atrofia e debilidade muscular, retardo mental, e anormalidades na condução cardíaca.
A *doença de Wilson* tem apresentação multissistêmica como resultado de metabolismo anormal do cobre. O cobre se acumula na cápsula anterior do cristalino, produzindo o aspecto de girassol. A deposição de cobre na membrana Descemet produz também o anel pardacento Kayser-Fleischer. As manifestações sistêmicas incluem cirrose, perturbação renal, e degeneração dos gânglios basais. O tratamento é direcionado para a diminuição dos níveis do cobre pela penicilamina.
A catarata subcapsular posterior pode ser encontrada em muitos pacientes como um resultado de alterações relacionadas à idade; entretanto, o uso dos corticosteróides tem sido implicado como causa desta opacidade.
Cataratas morgagnianas são cataratas maduras nas quais o material cortical periférico fica liquefeito e o denso núcleo central pode se depositar inferiormente.
A fenotiazina e a amiodarona podem formar depósitos na cápsula anterior do cristalino, conforme é mostrado na Figura 11-5. Não afeta a visão.
As cataratas polares anteriores são remanescentes idiopáticos (90%) do sistema hialóide. Estão tipicamente presentes desde o nascimento, não são progressivas e não afetam a visão. Têm sido descritas em associação com lenticone anterior como parte da síndrome de Alport (surdez, glomerulonefrite).

7. C) Anomalia de Peter.

A *anomalia de Peter* cai no espectro das disgenesias do segmento anterior. É caracterizada por aderências lenticular-córnea e ausência da membrana Descemet na região da adesão. O cristalino dessas crianças pode ser anormal; entretanto, o núcleo do cristalino não é retido.

8. B) Catarata cristalina policromática.

Em quase todos os adultos com distrofia miotônica ocorrem cataratas. As clássicas alterações iniciais no cristalino são constituídas por cristais iridescentes, geralmente de cor vermelha ou verde nas regiões capsulares anteriores e posteriores.

9. A) Predisposto ao glaucoma de ângulo fechado agravado pela administração de pilocarpina.

O paciente tem a descrição clássica da síndrome Weill-Marchesani, uma doença herdada de modo autossômico recessivo. Considerando a forma esférica do cristalino, os pacientes estão predispostos ao glaucoma de ângulo fechado, que é agravado por miose. A cicloplegia pode decrescer o bloqueio pupilar por zônulas apertadas, diminuindo o diâmetro ântero-posterior do cristalino e forçando o cristalino para trás.

10. A) Gráfico de Pelli-Robson.

O gráfico Pelli-Robson, os gráficos de sensibilidade Weill-Marchesani, e o Vectorvision são testes de contraste de sensibilidade. O *Potential Acuity Meter* usa o princípio da oftalmoscopia indireta para projetar ima imagem de uma letra na mácula do paciente. O fenômeno vascular Purkinje e o teste entópico campo-azul são visualizações da vasculatura do próprio olho quando a luz é projetada através das pálpebras ou de esclera. Esses testes são altamente subjetivos e variáveis.

11. C) *In utero.*

A Figura 11-7 é uma catarata sutural demonstrando opacificação das suturas em Y fetais. É uma catarata congênita cuja formação ocorre durante o desenvolvimento do núcleo do cristalino fetal.

12. A) A amiodarona causa deposição de pigmento estrelado axial anterior.

A amiodarona e a fenotiazina causam cataratas estreladas na cápsula anterior do cristalino. Todas as formas de esteróides têm demonstrado produzir formação de catarata.

O ecotiofato, embora tenha mostrado associação com a formação progressiva de cataratas em adultos, este fato não foi relatado em crianças.

13. C) Baixo risco de descolamento da retina.

A síndrome de Marfan é uma anormalidade genética da fibrilina, uma proteína estrutural do colágeno. Os pacientes com a síndrome de Marfan são altos; têm dedos compridos e finos; têm articulações hiperextensíveis; muitas vezes apresentam aneurisma da aorta. As manifestações oculares incluem subluxação supratemporal do cristalino e alto risco de descolamento da retina.

14. B) Correção do erro refrativo com óculos ou lente de contato.

Considerando o alto risco de descolamento da retina, o maior risco de complicações com a cirurgia de rotina da catarata, e com a natureza geralmente não-progressiva da subluxação, devem ser primeiro tentados os óculos ou as lentes de contato. A dilatação da pupila é algumas vezes útil, porque permite ao paciente enxergar em volta do cristalino subluxado. Secundariamente, será necessário um auxiliar de leitura, devido à má acomodação do cristalino por deiscência zonular.

15. D) Herança autossômico-dominante.

A persistência do vítreo hiperplástico primário (PVHP) é uma malformação ocular congênita, não-hereditária. Os sinais associados são o alongamento dos processos ciliares, proeminência dos vasos radiais da íris, persistência da artéria hialóide, microftalmia e ectopia do cristalino.

16. C) Homocistinúria.

PVHP está incluído no diagnóstico diferencial da leucocoria. A homocistinúria não causa leucocoria, mas é associada à ectopia do cristalino, juntamente com PVHP.

17. D) Urinálise para proteínas e substâncias redutoras.

Sem nenhuma história familiar e com catarata completa unilateral, não está justificada a investigação laboratorial. A pesquisa de proteína e de substâncias redutoras na urina são triagens para a síndrome de Lowe ou para a galactosemia com cataratas bilaterais. As cataratas bilaterais são acompanhadas por anormalidades cromossômicas como trissomia 13 e síndrome de Turner. Se não for possível a vista do *fundus*, será necessária a ultra-sonografia-B para excluir causas secundárias, como tumores intra-oculares.

18. C) Cataratas escleróticas nucleares – homogêneas, perda de lâminas celulares.

Nas cataratas subcapsulares posteriores, há uma migração de células epiteliais do cristalino que incham ao longo da cápsula posterior. Essas células inchadas são chamadas *células de Wedl* ou *células-bexiga*. Nas cataratas corticais, existe inchação hidrópica das células do cristalino. O

material globular eosinófilo entre as fibras do cristalino é designado como *glóbulos morgagnianos*.

19. C) Baixa dos níveis de metionina no soro.

A história e o sinais físicos são consistentes com o diagnóstico de homocistinúria, na qual os níveis séricos da homocistina estão elevados. A herança é autossômico-recessiva. Os pacientes parecem normais ao nascer, mas desenvolvem convulsões, osteoporose e retardo mental. O clássico deslocamento do cristalino é bilateral, simétrico, geralmente ínfero-nasal.

20. C) Vitamina B_6.

Na homocistinúria há um distúrbio no metabolismo da metionina. É admitido que a deficiência de cisteína enfraqueça as zônulas, que têm uma alta concentração de cisteína. A vitamina B_6, uma dieta pobre em metionina e rica em cisteína, e a suplementação de vitaminas têm se mostrado promissoras no tratamento desses pacientes e na redução da ectopia do cristalino. A coenzima Q tem sido elogiada para pacientes para com neuropatia óptica hereditária de Leber, e a Vitamina A tem se mostrado útil em alguns casos de retinite pigmentar.

21. B) As cataratas polares posteriores têm mostrado associação com os remanescentes da túnica vascular do cristalino.

As cataratas polares anteriores são em geral pequenas e não-progressivas, geralmente não perturbam a visão e podem ser observadas em associação com microftalmia, com persistência da membrana pupilar, e com lenticone anterior. As cataratas polares posteriores causam mais perturbação visual e tendem a ser maiores do que as cataratas polares anteriores. Ambas podem ser autossômico-dominantes ou esporádicas. As cataratas polares posteriores podem estar acompanhadas de um lenticone posterior ou por um remanescente da túnica vascular do cristalino.

22. B) Deiscência zonular.

Este é um exemplo de síndrome da pseudo-exfoliação. Notar a deposição de detritos pseudo-exfoliativos na cápsula anterior do cristalino e na margem pupilar. Esta síndrome é associada a uma taxa aproximadamente 5 vezes maior de perda do vítreo durante a extração de catarata extracapsular. Em alguns casos, pela lâmpada de fenda pode ser observada facodonese ou iridodonese, assinalando subluxação do cristalino. Entretanto, em outras vezes, a subluxação do cristalino e a deiscência zonular poderão não ser evidentes senão durante a cirurgia. Uma inflamação pós-operatória grave e uma descompensação da córnea não são necessariamente mais comuns nesses pacientes. A retenção de viscoelástico poderá causar um aumento temporário da PIO depois da cirurgia, que poderá complicar os casos com glaucoma pseudo-exfoliativo.

23. D) Mulheres brancas idosas.

A pseudo-exfoliação é tipicamente encontrada em pessoas de descendência escandinávica, e a incidência aumenta com a idade. Homens jovens míopes podem estar predispostos à síndrome da dispersão pigmentar. O paciente de coroidopatia serosa central é caracteristicamente um homem de personalidade tipo A. Alto, aspecto corporal magro, pode ser portador da síndrome de Marfan.

24. A) Adere e protege o endotélio contra lesões.

Um viscoelástico dispersivo tem uma baixa tensão superficial e, quando usado no olho, manifesta uma retenção mais alta do que um viscoelástico coesivo. O viscoelástico dispersivo, durante um vácuo mais alto, tende a fragmentar-se, tornando mais difícil removê-lo do olho. Uma camada deste viscoelástico pode proteger o endotélio contra fragmentos do cristalino durante a facoemulsificação. Todos os viscoelásticos, quando retidos no olho, podem causar aumento da PIO.

25. B) Iridectomia periférica a *laser*.

Este caso descreve uma *íris arqueada*, que poderá ocorrer se o humor aquoso produzido pelo corpo ciliar for incapaz de se movimentar em volta da LIO para a malha trabecular. A íris é forçada perifericamente para diante e causa um fechamento secundário do ângulo. Uma situação semelhante poderá ocorrer na uveíte se as sinéquias formarem 360° em torno da margem pupilar. Neste caso será necessária uma iridectomia periférica para criar uma localização alternativa para o aquoso. Poderá não ser fácil executar uma paracentese com esta posição da íris para diante. Uma liberação do aquoso também poderá agravar este estado.

26. B) O astigmatismo que foi medido aumentou.

As lentes tóricas são destinadas a contrabalançar o astigmatismo da córnea. Quando a lente gira fora do eixo, o grau de correção do astigmatismo decresce. Quando a lente gira 90°, gira para fora do eixo, o astigmatismo medido poderá ser maior do que o astigmatismo da córnea. A lente deverá ser rodada para trás, para a correção correta, e isto dentro de várias semanas depois da cirurgia e antes que as cápsulas anterior e posterior se fundam e torne mais difícil manipular a lente. A lente não deve ser colocada no sulco ciliar porque poderá não ficar estável nesta localização.

27. D) Hiperlisinemia.

Todas essas condições já foram descritas em associação com microesferofacia, exceto a hiperlisinemia, que tem sido relacionada com a ectopia da lente. Os pacientes de Weill-Marchesani têm baixa estatura, dedos curtos e grossos e mãos largas, e articulações rijas. Weill-Marchesani é também associada com deslocamento anterior do cristalino.

28. C) Fazer a cirurgia em um olho com imediata correção afácica; fazer a cirurgia no outro olho antes dos 3 meses de idade.

As cataratas congênitas bilaterais com significante opacidade, como na Figura 11-12, devem ser tratadas cirurgicamente o mais cedo possível. A correção afácica, com lentes de contato afácicas, é executada imediatamente após a operação. A cirurgia do segundo olho deve ser feita logo que possível depois da cirurgia do primeiro. Se a opacidade do cristalino for axial, e se as pupilas forem continuamente dilatadas, a visão poderá se desenvolver normalmente sem cirurgia.

A cirurgia, quando indicada, deve ser executada antes que a criança tenha 3 meses de idade. Nesta idade a ambliopia é profunda e se desenvolve o nistagmo. A cirurgia da catarata depois do desenvolvimento do nistagmo muitas vezes não melhora a acuidade visual e o nistagmo persiste.

29. B) Implante de LIO na câmara posterior.

A cirurgia da catarata em lactentes difere daquela dos adultos em vários pontos. Em lactentes, o núcleo, embora opaco, é mole e gomoso. Se a cápsula posterior for deixada intacta, aí ocorrerá acentuada opacificação, formação de membrana, e hialóide anterior. Adicionalmente, existem significantes aderências entre o cristalino e a face hialóide anterior. Por esses motivos, a extração da catarata intracapsular não é considerada porque poderá ocorrer perda do vítreo. A extração da catarata extracapsular é executada pela aspiração do núcleo e do córtex com a caneta de facoemulsificação manual ou com um instrumento de vitrectomia. Uma capsulectomia posterior é seguida por uma vitrectomia anterior parcial. A correção afácica pós-operatória via lentes de contato deve ser iniciada imediatamente. O implante de LIOs em crianças é controverso. Em lactentes com menos de 2 anos de idade, em geral as lentes são contra-indicadas porque normalmente o olho empreende uma drástica alteração no poder refrativo à medida que cresce. Uma LIO implantada teria de ser removida ou trocada anos mais tarde.

30. C) Proliferação de epitélio residual do cristalino.

A opacificação da cápsula posterior após extração do cristalino extracapsular não é um problema incomum. As causas principais incluem proliferação do epitélio do cristalino que está retido, assim como fibrose e contração capsular. Nesses casos, poderá ser feita uma abertura na cápsula por meio de *laser* YAG, proporcionando uma via visual clara.

31. C) Edema da córnea.

As complicações das capsulotomias por YAG resultam da energia liberada ao olho. YAG cria microexplosões que rompem a cápsula posterior. Este fato pode também exercer tração sobre o vítreo, causando uma ruptura da retina. Elevação da PIO, irite e edema macular são também complicações resultantes. Se o *laser* for apropriadamente focalizado na cápsula posterior, poderá deixar de provocar edema da córnea.

32. D) A velocidade dos roladores na bomba peristáltica permite um controle linear do vácuo.

Nas máquinas de emulsificação existem três tipos de aspiração. A *bomba peristáltica* tem roladores que se movimentam ao longo de uma tubagem e geram um aumento relativamente rápido do vácuo. A *bomba-diafragma* tem válvulas tanto na entrada como na saída de uma câmara fluida coberta por um diafragma. Este sistema permite uma formação mais lenta do vácuo. A *bomba Venturi* produz o mais rápido aumento do vácuo. Entretanto, este tipo poderá ser o mais perigoso, porque permite o lançamento quase instantâneo de tecidos indesejáveis como o da cápsula ou da íris.

33. C) Força excessiva da facoemulsificação.

O prolapso de íris associado a uma câmara anterior excessivamente profunda sugere uma garrafa demasiado alta, que pode ser remediado por um simples abaixamento da garrafa. Se o prolapso da íris estiver associado a uma profundidade normal ou superficial da câmara anterior, o fato poderá ser causado por exsudação da incisão em volta da ponta da facoemulsificação ou, possivelmente, por hemorragia supracoroidal. Uma iridectomia periférica no sítio do prolapso também pode ajudar a reposicionar a íris. A força excessiva da facoemulsificação não resulta em prolapso da íris.

34. A) Vitrectomia *via pars* plana, lensectomia.

Quando existe ruptura capsular traumática com subluxação do cristalino e ruptura da face hialóide anterior, a abordagem da *pars* plana e lensectomia e vitrectomia é a mais apropriada. A presença de um núcleo duro poderá tornar tecnicamente difícil este método. Na perda da integridade zonular e presença de um vítreo livre, poderá não estar indicada a extração da catarata extracapsular. Quando o vítreo está presente a cápsula está rota, a extração da catarata extracapsular está contra-indicada.

35. B) Uma lente suturada na câmara posterior é apropriada.

Neste caso, o apoio para uma lente na câmara posterior, quando feita no sulco ou no saco capsular, poderá provavelmente ser insuficiente. Deverá ser considerada a colocação da lente na câmara anterior, porém a presença de uma grande iridodiálise poderá complicar a colocação. Outros fatores que constituem contra-indicações relativas à colocação da lente na câmara anterior incluem a distrofia endotelial da córnea, vasos ou estruturas anormais no ângulo e sinéquias anteriores periféricas. Entretanto, a colocação da lente na câmara anterior poderá ser tecnicamente mais fácil. A fixação no sulco via sutura transescleral com prolipropileno (Proleno) poderá ser apropriada, mas é tecnicamente mais difícil. O uso de lente de contato afácica é uma opção, porém não é a melhor.

36. C) Remover as cargas estáticas, que atraem detritos.

As lentes PMMA, quando embaladas, podem portar cargas estáticas que atraem poeira e detritos quando abertas. Por este motivo, antes da inserção, as lentes devem ser enxaguadas com uma solução balanceada de sal. As lentes de silicone não requerem este cuidado e, de fato, podem ser mais difíceis de manipular desde que sejam mantidas secas. A aplicação do viscoelástico, como o hialuronato, poderá facilitar a inserção das lentes, especialmente das dobráveis, através de uma pequena incisão.

37. D) As esclerotomias anteriores podem ser indicadas no momento da cirurgia.

As indicações para a cirurgia da catarata em pacientes nanoftálmicos são semelhantes às de outros pacientes. Entretanto, as possibilidades de complicações e de um mau prognóstico visual são significantemente mais altas. Essas complicações incluem descolamento da retina, efusão coroidal, glaucoma de ângulo fechado pós-operatório, câmara anterior rasa, edema macular cistóide, descompensação corneal, e glaucoma maligno. O procedimento de escolha é geralmente a extração da catarata extracapsular com inserção de lente na câmara posterior, usando a menor incisão possível. Em alguns casos com pressão positiva refratária do vítreo e conglomerado no segmento anterior, o melhor procedimento é sem implante de LIO. Nos olhos com glaucoma significante, a cirurgia da catarata com pequena incisão poderá ser combinada com a trabeculectomia. Quando a câmara anterior já é rasa pré-operatoriamente e a coróide está espessada, estarão indicadas as esclerotomias anteriores no momento da cirurgia.

38. A) Incisão em córnea clara.

Os fatores de risco para uma hemorragia coroidal expulsiva incluem miopia, glaucoma, doença vascular aterosclerótica, hipertensão, e anterior hemorragia expulsiva no outro olho. É importante fazer uma incisão o menor possível e estar preparado para executar rapidamente uma esclerotomia. Antes da abertura do globo, poderá ser útil a descompressão por pressão digital ou outro instrumento. Para evitar hemorragias tardias, fechar a incisão com suturas não absorvíveis, preferentemente náilon. Durante a cirurgia é também benéfico manter o controle da pressão sanguínea e, se for usada a anestesia geral, manter profundo o nível da anestesia. As incisões em camadas ou que se autofechem facilitam uma cicatrização mais rápida e repressurização do globo caso ocorra sangramento.

39. B) Idealmente, a uveíte deve estar controlada há pelo menos 3 a 6 meses antes da cirurgia eletiva.

As indicações para a cirurgia da catarata em pacientes com uveíte são semelhantes às dos pacientes sem uveíte. Entretanto, as complicações no período pós-operatório precoce ou tardio podem surgir em certas uveítes. A cirurgia eletiva da catarata é mais bem executada depois de vários meses que a inflamação cedeu. Uma inflamação pré-operatória, mesmo mínima ou basal, poderá resultar em acentuada inflamação pós-operatoriamente. A profilaxia ou o tratamento poderá exigir a administração horária de esteróides tópicos ou mesmo de esteróides sistêmicos.

Em pacientes com artrite reumatóide juvenil e iridociclite associada, o implante de LIO é contra-indicado. O desenvolvimento de membranas cíclicas e de subseqüente descolamento do corpo ciliar após a extração de catarata extracapsular sugere a necessidade de completa remoção capsular. Por este motivo, é recomendada a combinação de lensectomia com vitrectomia subtotal através do limbo ou da *pars* plana. Os pacientes com iridociclite heterocromática de Fuchs estão entre o grupo dos que passam melhor após a extração da catarata e depois que uma LIO tenha sido implantada com segurança. Poderá se desenvolver um transitório hifema pós-operatório, que entretanto cede sem seqüelas. Apesar de que os casos com *pars* plana não tenham na aparência um risco significantemente maior de complicações em associação com a cirurgia de rotina da catarata, a lensectomia-vitrectomia *via pars* plana poderá estar indicada porque as opacidades pós-operatórias do vítreo podem limitar a acuidade visual. A acuidade visual também pode ser limitada por edema macular cistóide.

40. C) Excessiva mobilidade da cápsula posterior.

A cápsula posterior, sem o apoio do vítreo, é capaz de se movimentar mais para trás do que normalmente. Durante a extração da catarata extracapsular, nas tentativas de expressão do núcleo, poderá resultar deiscência zonular. Durante a extração da catarata extracapsular via facoemulsificação e aspiração, a cápsula posterior tem também maior probabilidade de se deslocar para diante com o cristalino. Como resultado, podem ser mais prováveis as rupturas capsulares. Com uma facoincisão bem formada, geralmente o colapso do globo não é problemático. Quando a cavidade do vítreo está ocupada pelo vítreo ocorre mais freqüentemente pressão positiva a partir do segmento posterior.

41. B) Deve ser feita uma tentativa para fotocoagulação antes da cirurgia de catarata.

De acordo com o *Early Treatment of Diabetic Retinopathy Study* (ETDRS), na retinopatia diabética, antes da cirurgia da catarata deverá ser tentada uma fotocoagulação a *laser* argônio até o grau permitido pela opacidade do cris-

talino. Neste caso, deverá ser executada uma concomitante fotocoagulação focal e panretinal, ou o *laser* focal seguido de fotocoagulação panretinal. Ainda antes da cirurgia deverão ser feitos quantos pontos de *laser* forem possíveis para controlar a neovascularização.

Embora a extração da catarata extracapsular com ou sem implante de LIO possa ser indicada após a fotocoagulação, parece ser importante a manutenção de uma cápsula posterior intacta. A integridade da cápsula posterior (ou da face hialóide anterior) parece agir como uma barreira, até certa extensão, aos postulados fatores angiogênicos que induzem ao desenvolvimento da neovascularização. A extração bem-sucedida da catarata extracapsular, deixando a cápsula posterior intacta, não parece aumentar o risco de neovascularização do segmento anterior induzindo a glaucoma neovascular pós-operatório.

42. B) Iridotomia periférica a *laser* e esteróides tópicos.

Este caso é de um glaucoma facolítico devido a uma catarata hipermadura. É notada uma catarata branca, densa, e uma inflamação do segmento anterior. Proteínas do cristalino, que se liquidificaram, exsudam através da cápsula intacta do cristalino e atraem macrófagos, com resultante inflamação. A combinação de proteínas do cristalino e macrófagos bloqueia a malha trabecular com elevação da PIO. O tratamento definitivo é a extração da catarata. Entretanto, quando possível, será benéfico tentar o controle medicamentoso da inflamação e da PIO antes da cirurgia. A maioria dos cirurgiões prefere a extração da catarata extracapsular com implante de LIO, porém, se for descoberta deiscência zonular significante, será preferível a extração da catarata intracapsular. Não está indicada a iridotomia periférica a *laser*, porque neste caso o glaucoma não é devido ao fechamento do ângulo.

43. B) 4 horas.

Lambe *et al.* avaliaram que a elevação da PIO devida ao uso de 3 agentes viscoelásticos (hialuronato de sódio, sulfato de condroitina e hidroximetilcelulose) e todos produziram significante elevação da pressão em 4 ± 1 hora pós-operatoriamente. A remoção do viscoelástico não elimina a significante elevação pós-operatória da PIO, embora quando foi removido o sulfato de condroitina, a elevação da pressão foi levemente menor.

44. A) Infecção pelo *P. acnes.*

45. B) Vancomicina intra-ocular.

A endoftalmite pós-operatória crônica, conforme aqui mostrado, pode ocorrer em meses ou anos após a cirurgia da catarata. Da placa esbranquiçada tem sido isolado um certo número de organismos bacterianos, entre os quais o *Propionibacterium acnes*. A inflamação de baixo grau pode aumentar e diminuir e responde aos esteróides tópicos. O tratamento inclui vancomicina intracâmera e/ou vitrectomia e excisão da placa.

O material cortical retido pode incitar inflamação nos meses seguintes à cirurgia da catarata, porém a inflamação remota em virtude do material do cristalino é incomum. A proliferação do epitélio do cristalino (pérolas Elschnig e anéis Soemmering) não é inflamatória.

46. B) Incisão escleral de 6,0 mm, superiormente.

    O paciente tem astigmatismo direto, sem óbvio componente lenticular. Uma incisão de 6,0 mm feita superiormente pode ajudar a decrescer o astigmatismo pré-operatório em 1,5 ± 0,5 D. Uma incisão de 3,5 mm poderia ser mais astigmaticamente neutra com 0,5 ± 0,3 D de desvio inverso.

47. C) 0,75 mm.

    O sulco ciliar está apenas a 0,83-mm verticalmente posterior ao limbo e a 0,46-mm horizontalmente posterior (Fig. 11-16). Quando possível, evitar o alinhamento de 3 a 9 horas, devido à possibilidade de lesar as artérias e nervos ciliares longos. A Figura 11-17 mostra um exemplo de um cristalino programado para uma sutura transescleral. Notar os dois opérculos para a sutura.

48. C) Crescimento epitelial para baixo.

    Entre as causas de edema da córnea no dia seguinte ao da extração da catarata estão a elevação da PIO (por inflamação, glaucoma, detritos obstruindo a malha trabecular), descompensação da córnea (baixa contagem epitelial como na distrofia de Fuchs, toxicidade química endotelial), ou trauma do endotélio. O crescimento do endotélio para baixo poderá não se apresentar imediatamente depois da cirurgia e passar semanas para se desenvolver. A descompensação da córnea poderá estar abaixo da área do crescimento para baixo e poderá ser vista uma membrana no endotélio e na íris.

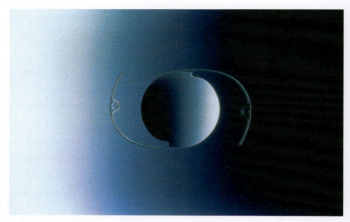

FIGURA 11-17. Fotografia de cortesia de Alcon Laboratories, Inc., Ft. Worth, TR.

49. D) Vesícula de filtração.

    Representa a presença inadvertida de uma vesícula de filtração após a cirurgia da catarata.

50. A) Menos de 1%.

    A incidência clínica de edema macular cistóide após a extração de uma catarata não-complicada é de menos de 1%. A incidência de evidência angiográfica de edema macular cistóide é de aproximadamente 10 vezes maior.

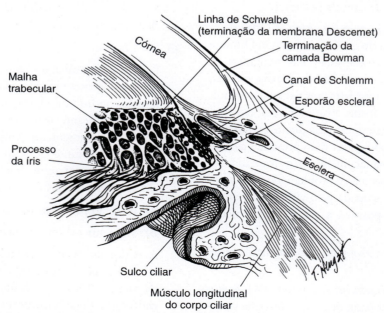

FIGURA 11-16. *Segundo* Wright K. Textbook of ophtalmology. Baltimore: Williams & Wilkins, 1997.

Anotações

Anotações

Retina e Vítreo

PERGUNTAS

Perguntas 1-3

Um homem de 72 anos, com história de tonteiras, é examinado por motivo de um olho cronicamente vermelho e um leve decréscimo da visão. O angiograma da íris mostra enchimento ipsilateral retardado. São mostradas hemorragias no pólo posterior (Fig. 12-1A) e mesoperiféricas (Fig. 12-1B).

1. Qual dessas condições tem mais probabilidade de estar respondendo pelas patologias abaixo?
   A) Êmbolos cardíacos.
   B) Trombose da veia central da retina.
   C) Diabetes melito.
   D) Estenose da carótida.

2. Qual o sinal ocular que NÃO poderia ser esperado?
   A) Hipópio.
   B) Eritema da câmara anterior.
   C) Hipotonia.
   D) Rubeose.

3. Que teste poderia ser mais útil para o diagnóstico?
   A) Oftalmodinamometria.
   B) Eletrorretinograma.
   C) Teste colorimétrico.
   D) Teste de tolerância à glicose.

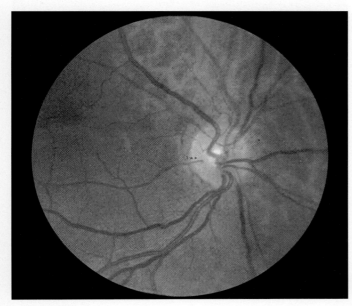

FIGURA 12-1A.

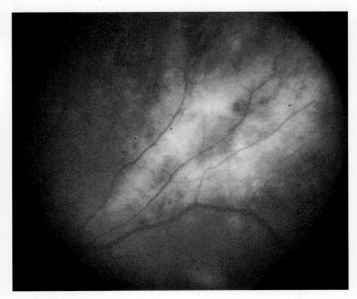

FIGURA 12-2.

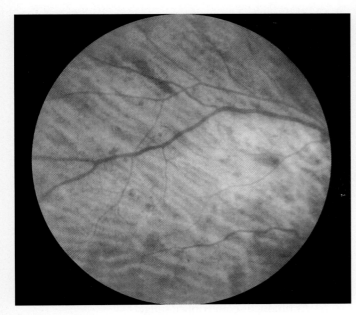

FIGURA 12-1B.

Perguntas 4-6

Um homem branco, de 34 anos, relata que tem escotomas há 1 semana. O exame do fundus é mostrado na Figura 12-2.

4. Qual o estado sistêmico mais relevante para o diagnóstico?
   A) Diabetes melito insulino-dependente desde a idade de 11 anos.
   B) Hipertensão não-controlada.
   C) Pneumonia recidivante, perda de peso e lesões vasculares cutâneas.
   D) Anemia de células falciformes.

5. Qual dos seguintes poderá ser observado histopatologicamente?
   A) Necrose da retina.
   B) Perda de pericitos.
   C) Macroaneurismas.
   D) Espessamento e excrescências da membrana de Bruch.

6. Que complicação ocular poderá estar associada a esta condição
   A) Descolamento da retina.
   B) Glaucoma neovascular.
   C) Neovascularização do disco óptico.
   D) Estrias de Siegrist.

Perguntas 7-8

Uma mulher de 60 anos com diabetes melito e hipertensão informa que tem dificuldade de ler há 4 meses. Sua acuidade visual é de 20/25. Fotografia do fundus é mostrada na Figura 12-3.

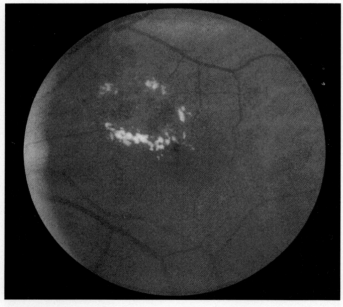

FIGURA 12-3.

7. De acordo com o *Early Treatment of Diabetic Retinopathy Study* (ETDRS), qual dos seguintes é clinicamente significante edema macular diabético?
   A) Exsudatos duros dentro de 500 μm da fóvea.
   B) Espessamento da retina superior em tamanho à área de 1 disco e dentro do diâmetro de 1 disco do centro da fóvea.
   C) Exsudatos difusos na angiografia fluoresceínica.
   D) Um anel circinado de exsudatos localizado a 2 áreas de disco da fóvea.

8. Qual o tratamento indicado para o paciente mostrado?
   A) Nenhum tratamento, porém um reexame dentro de 2 meses.
   B) Se a acuidade visual for inferior a 20/40, fotocoagulação focal a *laser*.
   C) Fotocoagulação pan-retiniana a *laser*.
   D) Fotocoagulação focal a *laser*.

Perguntas 9-11

Uma menina de 7 anos queixa-se de enxergar mal há 2 semanas. Apresenta um fundus *conforme mostrado na Figura 12-4.*

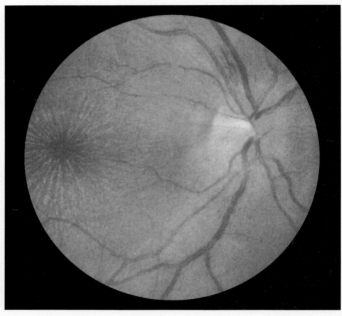

FIGURA 12-4. Segundo Wright K. Textbook of ophtalmology. Baltimore: Williams & Wilkins, 1997.

9. Que informação na anamnese poderia ser útil para o diagnóstico?
   A) Prematuridade com baixo peso ao nascer.
   B) Diabetes melito de início juvenil.
   C) Trauma difuso na órbita por uma bola de futebol.
   D) Um gato em casa.

10. Quais são os exames laboratoriais apropriados?
    A) Urinálise; fezes para ovos e parasitas.
    B) HMC (hemograma completo); teste VDRL (*Venereal Disease Research Laboratories*); título para toxoplasma; triagem para títulos virais.
    C) Anticorpos antinucleares; eletroforese das proteínas do soro (EFPS); lipoproteínas.
    D) Tomografia computadorizada (TC) da cabeça e das órbitas.

11. Que tratamento você poderá fazer?
    A) Antibióticos com tríplice sulfas.
    B) Vitrectomia.
    C) Observação.
    D) Fotocoagulação a *laser*.

12. Qual das seguintes afirmativas sobre a doença de Coat é VERDADEIRA?
    A) É geralmente bilateral.
    B) É acompanhada de microftalmia.
    C) Tem distribuição etária bimodal.
    D) É igualmente comum em ambos os sexos.

13. Em uma oclusão da veia central da retina (OVCR) não-perfundida, qual é o tempo mais apropriado para fazer a fotocoagulação pan-retiniana (FPR)?
    A) Logo que possível depois da oclusão da veia.
    B) Quando existir desenvolvimento de neovascularização de qualquer tipo.
    C) Se existir edema macular no IVFA.
    D) Depois da absorção das hemorragias retinianas.

14. Qual dos seguintes NÃO é um fator de risco para OVCR?
    A) Hipertensão.
    B) Glaucoma.
    C) Diabetes.
    D) Válvulas cardíacas protéticas.

15. Qual das condições seguintes tem mostrado associação com hipoplasia foveal?
    A) Coroideremia.
    B) Aniridia.
    C) Retinosquise juvenil ligada ao X.
    D) Doença de Tay-Sachs.

16. Qual dos seguintes NÃO deverá apresentar um pródromo viral?
    A) Epiteliopatia pigmentar placóide multifocal posterior aguda.
    B) Síndrome do ponto branco evanescente múltiplo.
    C) Neurorretinopatia subaguda unilateral difusa.
    D) Neurorretinite estrelada de Leber.

17. Qual a camada da retina que responde pela aparência cística petalóide do edema macular cistóide (EMC)?
    A) Camada de fibras nervosas.
    B) Camada plexiforme interna.
    C) Camada plexiforme externa.
    D) Camada nuclear externa.

Perguntas 18-20

Uma mulher branca de 60 anos diz ter baixa visão no olho esquerdo há 4 meses. Na Figura 12-5 é mostrado o fundus oculi.

18. Qual é o diagnóstico da paciente?
    A) Descolamento da retina.
    B) Buraco macular.
    C) EMC.
    D) Membrana epirretiniana.

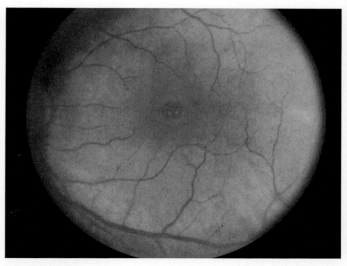

FIGURA 12-5.

19. O que poderá ser evidenciado pela angiografia fluoresceínica?
    A) Hipofluorescência central por bloqueio.
    B) Exsudação no tipo petalóide.
    C) Defeito em janela central.
    D) Misturas de fluoresceína.

20. Qual o tratamento a ser feito?
    A) Vitrectomia com injeção intra-ocular de gás.
    B) Fotocoagulação a *laser*.
    C) Injeção de esteróide subTenon.
    D) Procedimento de redução escleral.

21. Todas as seguintes hipóteses são associadas aos sinais clínicos mostrados na Figura 12-6, EXCETO:
    A) hemorragia do vítreo
    B) hipertensão
    C) carcinoma de células renais
    D) edema macular

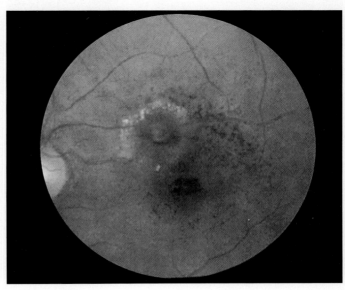

FIGURA 12-6.

22. De acordo com o *Diabetic Retinopathy Study*, todos os itens enunciados abaixo preenchem os critérios de uma perda visual significante motivada pela retinopatia diabética proliferativa (RDP), EXCETO:
    A) 1 DA isolado NVE.
    B) 1/3 DA NVD.
    C) 1/4 DA NVD com hemorragia do vítreo.
    D) 1/2 DA NVE com hemorragia pré-retiniana.

23. Qual dos seguintes poderá estar associado ao estado mostrado na Figura 12-7 e no angiograma da Figura 12-8?
    A) Neovascularização do disco.
    B) Edema macular.
    C) Manchas em lã de algodão.
    D) Descolamento do epitélio pigmentado.

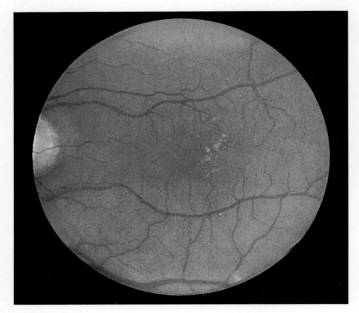

FIGURA 12-7.

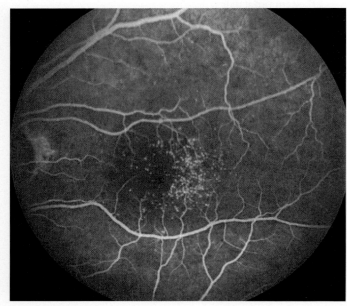

FIGURA 12-8.

Perguntas 24-25

Um advogado de 34 anos apresenta-se com a queixa de obscurecimento indolente no olho direito; o fundus é mostrado na Figura 12-9. Há cerca de 2 anos teve um episódio semelhante.

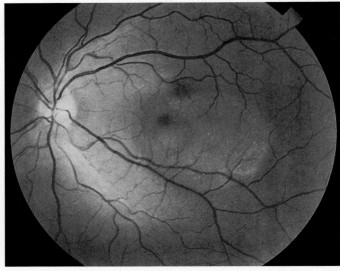

FIGURA 12-9. Segundo Wright K. Textbook of ophtalmology. Baltimore: Williams & Wilkins, 1997.

24. O que o angiograma com fluoresceína terá probabilidade de demonstrar?
    A) Exsudação coroidal difusa.
    B) Mancha quente exsudativa focal.
    C) Membrana neovascular coroidal subfóvea (MNCS) rendilhada.
    D) Exsudação do nervo óptico.

25. Qual a terapia MAIS apropriada para este estado?
    A) Observação.
    B) FPR.
    C) Injeção de corticosteróides subTenon posterior.
    D) Redução escleral e posterior drenagem do fluido.

Perguntas 26-28

Um homem de 27 anos apresenta-se com uma história de 2 dias de visão nublada e metamorfopsia em seu olho esquerdo. Seu fundus é mostrado na Figura 12-10 e angiograma com fluoresceína é mostrada na Figura 12-11.

26. Quais as lesões retinianas periféricas poderiam ser previstas?
    A) Espículas ósseas.
    B) Neovascularização brisa do mar.
    C) Exsudatos banco de neve.
    D) Escaras coriorretinianas em saca-bocado da coróide.

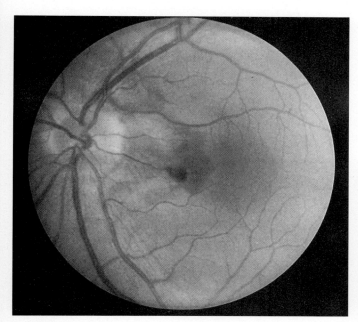

FIGURA 12-10.

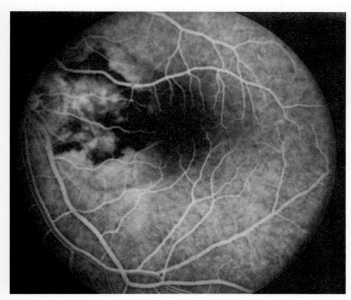

FIGURA 12-11.

27. Onde poderia ter vivido este paciente?
    A) Vale San Joaquin.
    B) Vale do rio Ohio-Mississippi.
    C) Montanhas Rochosas.
    D) Carolina do Norte.

28. Qual o tratamento indicado?
    A) Cirurgia submacular.
    B) Fotocoagulação a *laser*.
    C) Esteróides orais.
    D) Antibióticos de tríplice sulfa.

29. Você examina um paciente cujo *fundus* está mostrado na Figura 12-12. Na arteríola retiniana do disco pode ser vista uma placa refrátil amarelada. Com este achado, qual dos sintomas seguintes é possível?
    A) Escotomas.
    B) Metamorfopsia.
    C) Amaurose.
    D) Fachos luminosos.

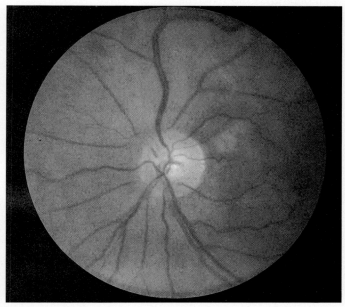

FIGURA 12-12.

Perguntas 30-32

Um paciente de 69 anos diz não ser capaz de ver para assinar seus cheques para cuidar das suas finanças pessoais.

30. O que a Figura 12-13 mostra?
    A) NMVC.
    B) Descolamento do epitélio pigmentar.

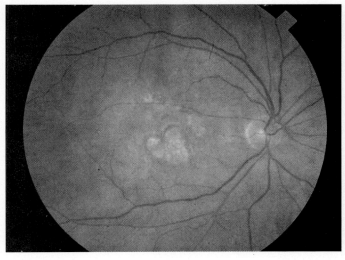

FIGURA 12-13.

C) Ruptura do epitélio pigmentar retiniano (EPR).

D) Atrofia geográfica (degeneração macular relacionada à idade [DMRI]).

31. Como você poderá tratar este caso?
A) Terapia com vitamina E.
B) Aconselhar e monitorizar com a grade de Amsler.
C) Imediata fotocoagulação a *laser*.
D) Cirurgia sub-retiniana.

32. Que sinal no outro olho poderia ser mais preocupante?
A) Sangue sub-retiniano.
B) Atrofia geográfica.
C) Drusas moles.
D) Cicatrizes de fotocoagulação.

33. De acordo com o *Endophtalmitis Vitrectomy Study*:
A) Todos os pacientes com endoftalmite aguda se beneficiam com a vitrectomia imediata.
B) Os antibióticos sistêmicos são benéficos quanto ao prognóstico visual final e devem ser instituídos além dos antibióticos intravítreos.
C) A biopsia do vítreo e a injeção de antibióticos intravítreos em pacientes com visão melhor do que a dos movimentos das mãos são igualmente tão boas quanto a dos pacientes que tiveram vitrectomia imediata e injeção de antibióticos intravítreos no que se refere ao prognóstico visual final.
D) Em pacientes com percepção somente à luz, nem a vitrectomia nem o fechamento do vítreo mostraram significante benefício no resultado visual final.

34. Qual dos seguintes pode se apresentar com neovascularização retiniana periférica?
A) Incontinência pigmentar.
B) Telangiectasia justafoveal.
C) Miopia patológica.
D) Coriorretinite esclopetária.

35. Qual das seguintes é a etiologia MENOS provável de uma oclusão da artéria central da retina (OACR) em uma mulher de 25 anos?
A) Embolia cardíaca.
B) Anticoncepcionais orais.
C) Enxaqueca.
D) Aterosclerose.

36. Todos os sinais abaixo podem ser associados à doença de células falciformes, EXCETO:
A) nódulos Dalen-Fuchs
B) explosões solares
C) vascularização brisa do mar
D) hemorragia *salmon patch*

37. A degeneração de células retinianas é a causa principal da retinite pigmentar?
A) Epitélio pigmentar retiniano (EPR).
B) Bastonetes.
C) Células ganglionares.
D) Cones.

38. Todos os seguintes são verdadeiros sobre a oftalmia simpática, EXCETO:
A) poderá ocorrer 2 anos após uma lesão penetrante no olho
B) ocorre uveíte granulomatosa bilateralmente
C) histopatologicamente é uma pan-uveíte que poupa os coriocapilares
D) o único tratamento eficaz é a enucleação do olho traumatizado

39. Todos os seguintes podem desenvolver uma complicação semelhante que induza a uma perda visual central, EXCETO:
A) presumível síndrome da histoplasmose ocular (PSHO)
B) estrias angióides
C) miopia patológica
D) nanoftalmia

40. Que lesão poderia induzir ao desenvolvimento de uma dobra macular (membrana epirretiniana)?
A) Degeneração em pedras redondas.
B) Furo retiniano.
C) Nevo coroidal.
D) Pigmentação em espícula óssea.

41. Que porcentagem da população deverá ter uma artéria ciliorretiniana?
A) 85%.
B) 65%.
C) 45%.
D) 25%.

42. Que complicação ocular poderia resultar depois de uma oclusão da artéria central da retina (OACR)?
A) Edema da córnea.
B) Estafiloma.
C) Rubeose da íris.
D) MNVC.

43. Qual o EMC no qual uma das seguintes condições poderá exsudar na angiografia com fluoresceína?
A) Goldmann-Favre.
B) Retinosquise juvenil ligada ao X.
C) Maculopatia por ácido nicotínico.
D) Membrana epirretiniana.

44. Todos os seguintes podem se apresentar com hemorragia sub-retiniana, intra-retiniana e pré-retiniana, EXCETO:
    A) neovascularização coroidal
    B) retinopatia por células falciformes
    C) trauma
    D) macroaneurisma

45. Um paciente de células falciformes, com 35 anos, chega por ter recebido uma pancada por bola no olho, conforme é mostrado na Figura 12-14. Queixa-se de dor forte, há um decréscimo da visão para 20/50 e a pressão ocular (PIO) é de 50 mmHg. Qual dos seguintes tratamentos é o MAIS apropriado?
    A) Redução da PIO com timolol e acetazolamida.
    B) Dilatação da pupila com fenilefrina (Neo-Sinefrina) e tropicamida.
    C) Lavagem da câmara anterior.
    D) Criopexia para reduzir as áreas isquêmicas.

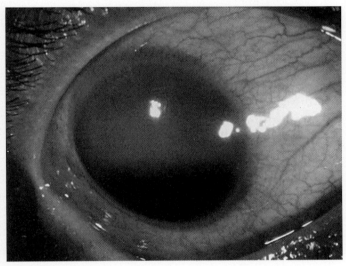

FIGURA 12-14.

Perguntas 46-49

Um homem afro-americano de 48 anos chega para um exame de rotina e é feito seu angiograma de fluoresceína, mostrado na Figura 12-15.

46. Todos os aspectos históricos seguintes poderão ser úteis para confirmar a etiologia, EXCETO:
    A) articulações hiperextensíveis
    B) fratura de ambos os fêmures
    C) esplenectomia recente
    D) cefaléias e náuseas

47. Em outro exame, este paciente apresenta áreas de lesões cutâneas papulosas amareladas e dobras redundantes e inelásticas de pele no pescoço e nas coxas. Que manifestação ocular desta doença poderia estar presente?
    A) Drusas do nervo óptico.
    B) Macroaneurismas arteriais.

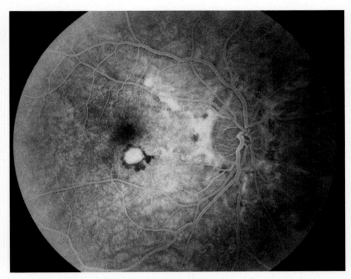

FIGURA 12-15. Segundo Wright K. Textbook of ophtalmology. Baltimore: Williams & Wilkins, 1997.

    C) *Salmon patch.*
    D) Esclera azul.

48. Que complicação sistêmica deste estado é possível?
    A) Neuropatia periférica.
    B) Sangramento gastrointestinal.
    C) Embolia da carótida e apoplexia.
    D) Perda de peso e anorexia.

49. Que complicação ocular poderá ocorrer?
    A) Neovascularização coroidal.
    B) Degeneração EPR.
    C) Descolamento da retina.
    D) Hemorragia do vítreo.

50. Qual o tipo de *laser* é melhor para a FPR em um paciente com retinopatia diabética proliferativa (RDP) e uma leve hemorragia do vítreo?
    A) Arco xenônio.
    B) Criptônio vermelho.
    C) Argônio verde.
    D) *Laser* de dióxido de carbono.

51. Todos os seguintes são verdadeiros sobre cistos da *pars* plana, EXCETO:
    A) podem ocorrer em olhos normais sob outros aspectos
    B) contêm mucopolissacarídeos
    C) podem ocorrer em pacientes com mieloma múltiplo
    D) podem ocorrer em menos de 1% das autópsias de olhos

52. Qual das mucopolissacaridoses não causa degeneração EPR?
    A) doença de Hunter
    B) doença de Hurler
    C) síndrome de Maroteaux-Lamy
    D) doença de Scheie

53. Podem ser vistos cristais retinianos pelo uso de todas as medicações seguintes, EXCETO:
    A) tamoxifeno
    B) cantaxantina
    C) metoxiflurano
    D) cloroquina

54. Uma coróide autograficamente silenciosa ou negra pode, com freqüência, ser vista em:
    A) doença de Hunter
    B) APMPPE
    C) doença de Stargardt
    D) arterite de células gigantes

55. Que método é usado para reparar os descolamentos da retina em decorrência do citomegalovírus (CMV)?
    A) Criopexia e uma bolha de gás intra-ocular.
    B) Vitrectomia e *endolaser*.
    C) Retração escleral com drenagem do fluido sub-retiniano.
    D) Vitrectomia e tamponamento com óleo de silicone.

56. Ocorrem descolamentos exsudativos em todas as seguintes condições, EXCETO na:
    A) síndrome de Vogt-Koyanagi-Harada (VKH)
    B) miopia
    C) toxemia da gravidez
    D) ERG plana irreversível

57. Um corpo estranho de cobre intra-ocular pode causar todos os seguintes, EXCETO:
    A) catarata em girassol
    B) anéis Kayser-Fleischer
    C) endoftalmia supurada
    D) ERG plano irreversível

58. Um homem branco de 67 anos hipertenso acordou com uma perda aguda e dolorida da visão. O exame revela acuidade visual de movimentos das mãos e um defeito pupilar aferente. O *fundus* é mostrado na Figura 12-16. Qual dos seguintes NÃO é defensável como um possível tratamento para este estado?
    A) Oxigênio hiperbárico.
    B) Fechamento da câmara anterior.
    C) Acetazolamida e betabloqueadores locais.
    D) Cumadinização.

59. Qual das seguintes afirmativas referentes à síndrome da efusão uveal é VERDADEIRA?
    A) Ocorre em olhos com comprimento axial anormalmente curto.
    B) É eficazmente evitada pelo uso de um anel Flieringa.
    C) É tratada por vitrectomia para drenar as coróides.
    D) Os fatores de risco são a hipertensão e a aterosclerose.

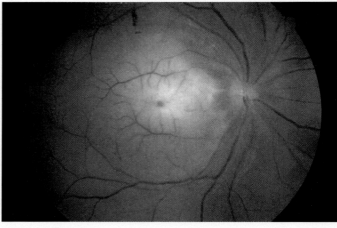

FIGURA 12-16.

60. Qual é o tratamento para os buracos maculares traumáticos?
    A) Corticosteróides sistêmicos.
    B) Observação.
    C) Redução escleral e vitrectomia.
    D) Vitrectomia e troca de gás-fluido.

61. Qual dos seguintes corpos estranhos oculares poderia ser mais bem tolerado?
    A) Areia.
    B) Madeira.
    C) Latão.
    D) Ferro.

62. Concussão da retina representa:
    A) edema da retina por lesão de contusão
    B) interrupção traumática da circulação coroidal resultando em edema da retina
    C) ruptura de elementos fotorreceptores e lesão das células fotorreceptoras
    D) edema da retina por dano da vasculatura retiniana

63. Qual é, por ordem de freqüência, a probabilidade de ruptura da retina depois de um trauma ocular difuso?
    1. Ruptura periférica em treliça.
    2. Rupturas retinianas gigantes.
    3. Diálise ínfero-temporal.
    4. Diálise súpero-nasal.
    5. Rupturas em retalhos.
    A) 3 > 2 > 4 > 5 > 1
    B) 4 > 3 > 2 > 1 > 5
    C) 3 > 4 > 2 > 5 > 1
    D) 4 > 2 > 3 > 5 > 1

64. Todos os seguintes sobre retina na síndrome do bebê sacudido são verdadeiras, EXCETO:
    A) presença de hemorragias intra e pré-retinianas
    B) tem um bom prognóstico visual com cicatrização completa das lesões da retina
    C) também pode existir hemorragia do vítreo
    D) semelhante à OVCR, retinopatia de Purtscher e retinopatia Valsalva

65. A síndrome de Terson pode apresentar:
   A) hemorragias retinianas em pacientes com hemorragias subaracnóides espontâneas ou traumáticas
   B) hemorragias do vítreo em pacientes com hemorragias subaracnóides espontâneas ou traumáticas
   C) tanto A quanto B
   D) nem A nem B

66. A retinopatia de Purtscher ocorre em pacientes com todos os seguintes, EXCETO:
   A) trauma com compressão torácica grave
   B) pancreatite aguda
   C) síndrome da embolia gordurosa
   D) coagulação intravascular disseminada

67. A exsudação é um achado comum na angiografia fluoresceínica em pacientes com:
   A) maculopatia solar
   B) lesão fótica
   C) tanto A quanto B
   D) nem A nem B

68. A persistência do vítreo hiperplásico primário (PVHP):
   A) no início, o cristalino é claro ou minimamente opaco e pode, mais tarde, formar uma densa catarata
   B) freqüentemente é bilateral
   C) sempre requer lensectomia e vitrectomia
   D) é associado à buftalmia

Perguntas 69-70

Um paciente de 27 anos teve uma ruptura no olho direito com prolapso uveal, que foi reparado antes de apresentar fotofobia, visão nublada e dor no olho esquerdo.

69. Qual das afirmativas seguintes relativas a este paciente é a VERDADEIRA?
   A) São encontrados precipitados ceráticos granulomatosos em ambos os olhos.
   B) Neste caso, a enucleação do olho direito poderia ser benéfica.
   C) Esta é uma endoftalmia endógena e poderá se beneficiar com antibióticos IV.
   D) Este estado ocorre em 5% dos casos de trauma ocular penetrante.

70. Que tratamento está indicado?
   A) Vitrectomia posterior do olho esquerdo.
   B) Medicações antiinflamatórias não-esteróides orais.
   C) Corticosteróides tópicos e sistêmicos.
   D) Injeção de antibióticos intravítreos.

71. Qual dos seguintes NÃO é uma causa de hemorragia retiniana com centro branco (pontos de Roth)?
   A) Endocardite bacteriana subaguda.
   B) Leucemia.
   C) Sarampo.
   D) Doença colágeno-vascular.

72. Todos os seguintes são associados à coroidopatia interna pontilhada (CIP), EXCETO:
   A) miopia
   B) sexo feminino
   C) pródromo viral
   D) MNVCs

73. APMPPE é associada a:
   A) preponderância feminina
   B) perda irreversível e grave da visão
   C) pródromo viral
   D) início na 5ª e 6ª décadas

74. Os sinais angiográficos típicos da APMPPE são:
   A) hiperfluorescência inicial das lesões
   B) hiperfluorescência tardia das lesões
   C) hipofluorescência tardia das lesões
   D) exsudação do nervo óptico

75. Os sinais da síndrome do ponto branco evanescente múltiplo (SPBEM) na angiografia fluorescente incluem todos os seguintes, EXCETO:
   A) hipofluorescência precoce dos pontos brancos
   B) coloração tardia dos pontos brancos
   C) coloração tardia do disco
   D) hiperfluorescência precoce dos pontos brancos

76. A complicação mais freqüente da coroidite multifocal é:
   A) descolamento da retina
   B) EMC
   C) neovascularização coroidal
   D) membrana epirretiniana

77. O eletrooculograma (EOG) é valioso na detecção e na confirmação do diagnóstico de todos os seguintes, EXCETO:
   A) portadores da doença de Best
   B) doença de Best no estágio pré-viteliforme
   C) distrofia viteliforme foveomacular de início adulto
   D) doença de Best no estágio viteliforme

78. ERG é diagnóstico em casos de:
   A) amaurose congênita de Leber
   B) doença de Stargardt
   C) tanto A quanto B
   D) nem A nem B

Perguntas 79-81 Combine as seguintes entidades de retinosquise com o nível da fenda

79. Retinosquise juvenil ligada ao X.
   A) Camada de fibras nervosas.
   B) Camada plexiforme interna.
   C) Camada plexiforme externa.
   D) Camada nuclear externa.

80. Retinosquise reticular.
    A) Camada de fibras nervosas.
    B) Camada plexiforme interna.
    C) Camada plexiforme externa.
    D) Camada nuclear externa.

81. Retinosquise involutiva ou senil.
    A) Camada de fibras nervosas.
    B) Camada plexiforme interna.
    C) Camada plexiforme externa.
    D) Camada nuclear externa.

82. A maculopatia *bull's-eye* pode ocorrer com todos os seguintes, EXCETO:
    A) distrofia do cone
    B) retinopatia induzida por tioridazina
    C) lipofucsinose ceróide
    D) retinopatia induzida por cloroquina

83. As complicações da retinosquise juvenil ligada ao X que ameaçam a visão, incluem:
    A) EMC
    B) hemorragia do vítreo
    C) MNVC
    D) descolamento exsudativo da retina

84. A doença de Oguchi é caracterizada por:
    A) fenômeno Mizuo-Nakamura
    B) herança autossômico-recessiva
    C) *fundus* pardo-dourado no estado adaptado ao escuro e *fundus* normal no estado adaptado ao claro
    D) cegueira noturna progressiva

85. A atrofia do giro é caracterizada por todos os seguintes, EXCETO:
    A) deficiência de ornitina transcarbamilase
    B) afeta, inicialmente, o PRE periférico
    C) altos níveis de ornitina no soro
    D) anormalidades no cromossoma 10

86. Qual das afirmativas seguintes é FALSA?
    A) Nos portadores de retinite juvenil ligada ao X as amplitudes do ERG estão reduzidas.
    B) Nos portadores de coroideremia, as amplitudes do ERG estão reduzidas.
    C) Na distrofia viteliforme foveomacular de início adulto, a relação do pico da luz do EOG do claro para o escuro é normal.
    D) Nos portadores da doença de Best, a relação do pico da luz do claro para o escuro está reduzida.

87. Uma mancha vermelho-cereja é observada na:
    A) doença de Niemann-Pick
    B) doença de Tay-Sachs
    C) tanto A quanto B
    D) nem A nem B

88. Todas as afirmativas seguintes referentes ao albinismo são verdadeiras, EXCETO:
    A) o albinismo oculocutâneo tem, geralmente, herança autossômico-dominante
    B) o albinismo ocular é ligado ao X ou autossômico-recessivo
    C) as manifestações retinianas do albinismo incluem hipoplasia da fóvea e tipo de pigmentação periférica em mosaico
    D) a decussação do quiasma óptico é anormal

89. A síndrome de Hermansky-Pudlak é caracterizada por todos os seguintes, EXCETO:
    A) disfunção de plaquetas
    B) disfunção reticuloendotelial
    C) albinismo
    D) herança porto-riquense

90. A síndrome de Chediak-Higashi é definida por todos os seguintes, EXCETO:
    A) disfunção plaquetar
    B) topete branco e cabelos prateados
    C) albinismo
    D) infecções piogênicas recidivantes

91. Qual a incidência da ruptura da retina em um olho com posterior descolamento do vítreo e hemorragia do vítreo?
    A) 90%.
    B) 66%.
    C) 50%.
    D) 25%.

92. Qual dos seguintes suscita o mais alto risco de descolamento da retina?
    A) Miopia.
    B) Descolamento da retina no outro olho.
    C) Degeneração em treliça.
    D) História familiar de descolamento da retina.

93. Qual é a incidência do descolamento da retina no outro olho de pacientes com rupturas retinianas gigantes?
    A) 50%.
    B) 25%.
    C) 100%.
    D) < 5%.

94. Qual é a localização mais comum das rupturas da retina?
    A) 10-2 horas meridianas.
    B) 3-9 horas meridianas.
    C) 4-8 horas meridianas.
    D) 6-12 horas meridianas.

95. Qual é o mais importante fator na determinação do prognóstico visual no descolamento da retina?
    A) Presença de hemorragia do vítreo.

B) Duração do descolamento.
C) Número de quebras retinianas.
D) Inserção da mácula.

96. Qual é a causa mais comum de descolamento recidivante da retina ou da falha do procedimento de redução escleral?
    A) Redução escleral muito grande causando dobras e rupturas em boca de peixe.
    B) Redução escleral muito pequena resultando em apoio insuficiente das rupturas.
    C) Nenhuma faixa circunferencial para apoiar a base do vítreo.
    D) Vitreorretinopatia proliferativa.

Perguntas 97-100

Qual é a mais provável localização para a ruptura retiniana primária em cada um dos seguintes descolamentos da retina?
   A) 12 horas.
   B) 9 horas.
   C) 3 horas.
   D) 6 horas.

97. Figura 12-17.
98. Figura 12-18.
99. Figura 12-19.
100. Figura 12-20.

101. Qual dos seguintes, referentes ao descolamento exsudativo da retina, é FALSO?

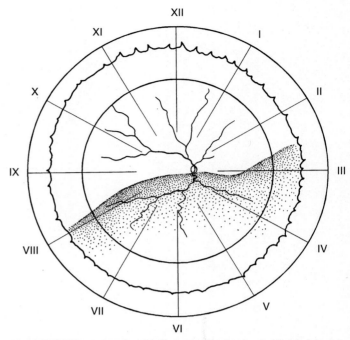

FIGURA 12-18. Segundo Wright K. Textbook of ophtalmology. Baltimore: Williams & Wilkins, 1997.

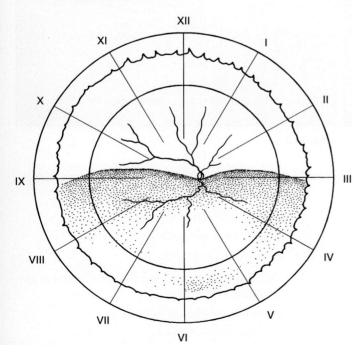

FIGURA 12-17. Segundo Wright K. Textbook of ophtalmology. Baltimore: Williams & Wilkins, 1997.

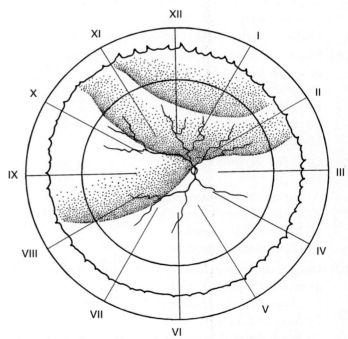

FIGURA 12-19. Segundo Wright K. Textbook of ophtalmology. Baltimore: Williams & Wilkins, 1997.

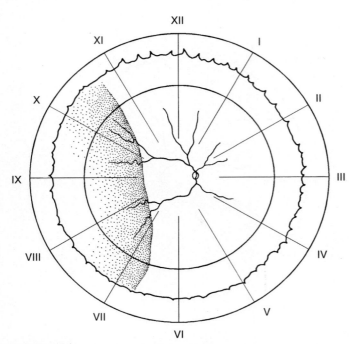

FIGURA 12-20. Segundo Wright K. Textbook of ophtalmology. Baltimore: Williams & Wilkins, 1997.

  A) Pode ocorrer nos hemangiomas de coróide.
  B) Pode ocorrer nos melanomas de coróide.
  C) Deve ser tratado com redução escleral e vitrectomia com drenagem interna do fluido sub-retiniano.
  D) São caracterizados por desvio do fluido sub-retiniano.

102. Os descolamentos retinianos tracionais ocorrem em todos os seguintes casos, EXCETO:
  A) diabetes melito
  B) vitreorretinopatia exsudativa familiar
  C) retinopatia da prematuridade
  D) retinosquise juvenil ligada ao X

103. Qual dos seguintes referentes à hialose asteróide é FALSO?
  A) Representa precipitação de condensações de cálcio.
  B) Fenômeno predominantemente unilateral.
  C) Pacientes assintomáticos.
  D) Hipercalcemia sistêmica.

104. Um paciente tem sínquise cintilante. Qual o aspecto pregresso mais provável?
  A) Trauma difuso com hifema.
  B) Arco senil denso.
  C) Aterosclerose da carótida com uma história de amaurose.
  D) Aspecto cushingóide por uso de esteróides a longo prazo.

105. Uma bolha intra-ocular da qual um dos seguintes gases poderá persistir mais tempo?
  A) AR.
  B) Perfluoropropano (C_3F_8).
  C) Hexafluoreto de enxofre (SF_6).
  D) Perfluoroetano (C_2F_6).

106. A rapidez da expansão intra-ocular é mais rápida para:
  A) ar
  B) C_3F_8 100%
  C) SF_6 100%
  D) C_3F_8 14%

107. A tensão superficial do óleo de silicone contra a retina é:
  A) maior do que a do C_3F_8 contra a retina
  B) maior do que a do ar contra a retina
  C) menor do que a do SF_6 contra a retina
  D) igual à da água contra a retina

108. O peso específico do óleo de silicone é:
  A) maior do que uma solução balanceada de sal
  B) menor do que a da água
  C) menor do que a do perfluoro-octano
  D) igual ao do vítreo

Perguntas 109-111

Um paciente teve uma perda súbita da visão até o nível de percepção da luz, no olho esquerdo. O angiograma com fluoresceína é mostrado na Figura 12-21.

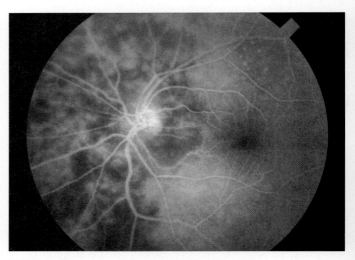

FIGURA 12-21.

109. Qual é o próximo passo MAIS apropriado na avaliação?
  A) Ultra-sonografia Doppler da carótida.
  B) TC do tórax e de abdome.
  C) Velocidade de sedimentação das hemácias.
  D) RM da cabeça e das órbitas.

110. Qual das seguintes alterações de ERG deverão estar presentes neste olho?
  A) Decréscimo da amplitude da onda b.
  B) Aumento do tempo implícito.
  C) Aumento da resposta escotópica.
  D) Resposta plana ao estímulo oscilante.

111. Qual é a terapia MAIS apropriada?
    A) Corticosteróides sistêmicos e biopsia da artéria temporal.
    B) Descompressão da bainha do nervo óptico.
    C) Endarterectomia da carótida.
    D) Aspirina diariamente.

Perguntas 112-114 (Fig. 12-22)

112. O que este paciente terá mais probabilidade de relatar?
    A) Fotofobia dolorosa.
    B) Fotopsia com luz fraca unilateral.
    C) Doença viral há 2 semanas antes da apresentação.
    D) Febres recidivantes.

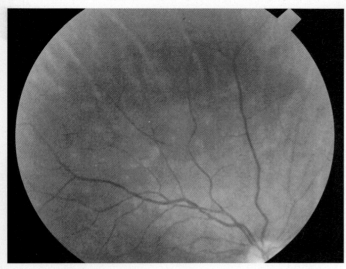

FIGURA 12-22.

113. Qual dos seguintes é um aspecto característico deste distúrbio?
    A) Mais comum em mulheres.
    B) Pacientes míopes.
    C) Geralmente recidivante, causando perda progressiva da visão.
    D) Muitas vezes requer corticosteróides para acelerar a resolução.

114. Qual é o mais consistente achado dos testes auxiliares?
    A) Minúsculos pontos hiperfluorescentes que exsudam na angiografia com fluoresceína.
    B) Aumento do ponto cego no teste do campo visual.
    C) Múltiplos objetos brilhantes nas imagens de RM T2.
    D) Visão das cores profundamente reduzida.

Perguntas 115-117 (Fig. 12-23)

No exame de rotina de um homem de 37 anos você observa múltiplas manchas amareladas mesoperiféricas em ambos os olhos. O angiograma com fluoresceína é mostrado na Figura 12-23.

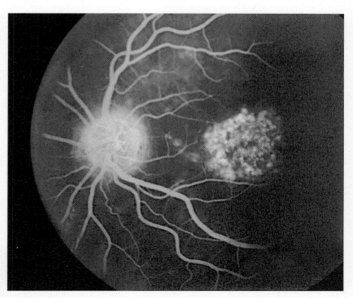

FIGURA 12-23.

115. Qual das seguintes é característica clínica deste distúrbio?
    A) Visão profundamente reduzida em 1 olho.
    B) Visão profundamente reduzida nos 2 olhos.
    C) Herança autossômico-dominante.
    D) Herança autossômico recessiva.

116. Qual é a causa histopatológica do aspecto característico da fluoresceína?
    A) Não-perfusão coroidal.
    B) Acúmulo de gangliosídeos nas células ganglionares da retina.
    C) Acúmulo de grânulos de lipofuscina no EPR.
    D) Espessamento difuso da membrana de Bruch.

117. Qual dos seguintes sinais eletrofisiológicos é característico deste estado?
    A) A relação do pico de luz para o escuro no EOG está profundamente reduzida.
    B) As amplitudes fotópicas no ERG estão extintas.
    C) As amplitudes escotópicas no ERG estão extintas.
    D) As amplitudes no ERG estão freqüentemente normais.

Perguntas 118-120 (Fig. 12-24)

118. Qual é a causa mais provável deste aspecto angiográfico?
    A) Toxicidade pela tioridazina.
    B) Retinite pigmentar.
    C) Distrofia de cones.
    D) Doença de Tay-Sachs.

119. A toxicidade de qual das seguintes medicações poderá produzir este aspecto angiográfico?
    A) Clorpromazina.
    B) Isoniazida.
    C) Cloroquina.
    D) Digoxina.

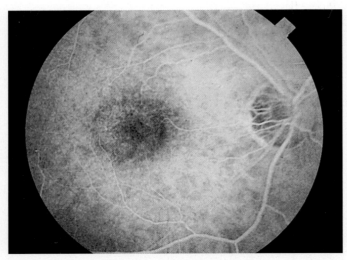

FIGURA 12-24.

120. Qual é o possível achado eletrofisiológico?
    A) ERG fotópico anormal.
    B) ERG escotópico anormal.
    C) Onda a supranormal no ERG escotópico.
    D) Onda b subnormal no ERG escotópico.

Perguntas 121-124

Durante que fase do angiograma fluoresceinado as seguintes lesões contrastam inicialmente? As escolhas podem ser usadas mais de uma vez, ou em nenhuma.
    A) Coroidal.
    B) Inicial arterial.
    C) Arteriovenosa.
    D) Tardia.

121. Hemangioma capilar.
122. Melanoma maligno.
123. Neovascularização do disco.
124. Artéria ciliorretiniana.
125. As ondas a, b e c do ERG originam-se seqüencialmente das seguintes estruturas retinianas:
    A) EPR, células ganglionares, células Müller
    B) células ganglionares, células bipolares, EPR
    C) fotorreceptores, células bipolares, EPR
    D) células Müller, células bipolares, fotorreceptores
126. As afirmativas seguintes sobre a doença de Best (distrofia macular viteliforme) são corretas, EXCETO:
    A) nos pacientes afetados e nos portadores, o EOG é patológico
    B) os campos visuais periféricos, o ERG, e a prova de adaptação ao escuro são normais
    C) é autossômico-dominante
    D) tem um prognóstico visual ruim
127. Selecione a afirmativa INCORRETA sobre o corante fluoresceína sódica:
    A) 40% combinam-se à proteína do plasma
    B) tem um peso molecular de 376 Daltons
    C) é excitada por uma luz de 465-490 nm e emite luz de 520-530 nm
    D) cora o colágeno
128. Qual afirmativa é CORRETA no concernente aos eventos que ocorrem no *fundus* depois que a fluoresceína é injetada na veia antecubital?
    A) O corante entra na circulação coroidal pelas artérias ciliares posteriores curtas em 10 a 15 segundos depois da injeção.
    B) O fluxo coroidal é lento.
    C) A fase arteriovenosa ocorre em 10 a 15 segundos depois da fase arterial.
    D) O enchimento capilar é geralmente completado pela fase de recirculação tardia.
129. Os aspectos angiográficos de uma MNVC clássica ou bem definida NÃO incluem:
    A) um tipo rendilhado ou uma forma de roda de carroça
    B) uma hiperfluorescência salpicada tardia
    C) uma bem definida hiperfluorescência no início da fase de trânsito
    D) coloração do exsudato, porém não do sangue, no espaço sub-RPE

Perguntas 130-131

Uma mulher diabética, 50 anos de idade, tem progressivo obscurecimento da visão no olho direito. Um episódio semelhante ocorreu no olho esquerdo há 2 meses. Ela nunca fez fotocoagulação a laser.

130. Quais os aspectos angiográficos NÃO são observados na Figura 12-25?
    A) Exsudação profusa a partir da neovascularização do nervo óptico (NVD) e neovascularização múltipla em outras partes (NVO).
    B) Hipofluorescência causada por um defeito de bloqueio.
    C) Hiperfluorescência pontilhada difusa na mácula.
    D) Dilatação e exsudação do leito capilar retiniano.

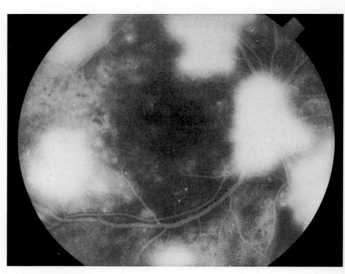

FIGURA 12-25.

131. Que terapia inicial poderia ser MAIS apropriada para esta paciente?
   A) Vitrectomia via *pars* plana.
   B) FCPR (PRP [*pan retinal photocoagulation*]).
   C) Combinação de FCPR e focal/tratamento da grade macular.
   D) Visita para acompanhamento em 1 mês.

Perguntas 132-140 (Fig. 12-26 a 12-33)

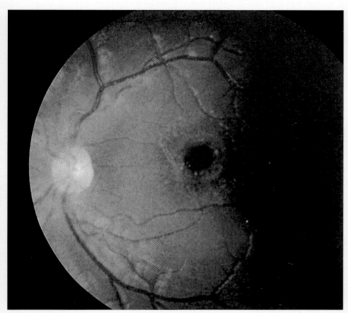

FIGURA 12-26.

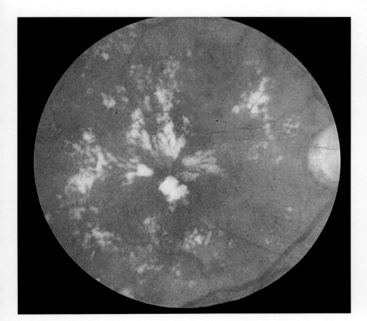

FIGURA 12-27.

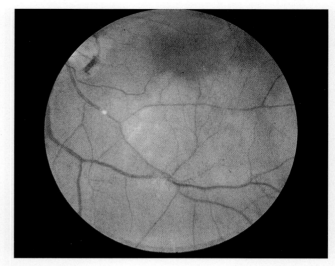

FIGURA 12-28.

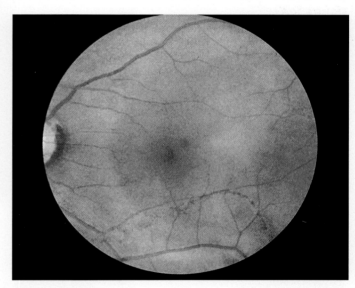

FIGURA 12-29.

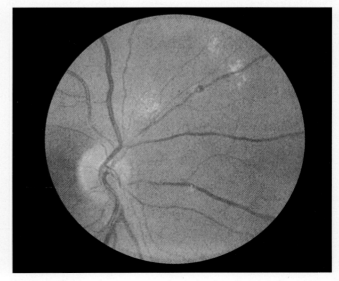

FIGURA 12-30.

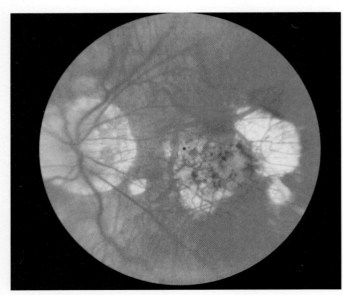

FIGURA 12-31.

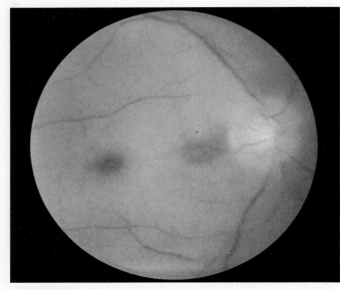

FIGURA 12-32.

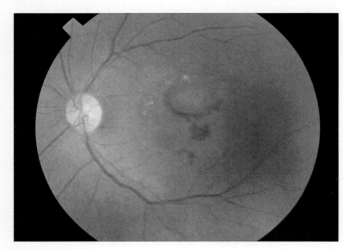

FIGURA 12-33.

132. Qual dos seguintes NÃO é associado a NMVCs?
    A) Figura 12-31.
    B) Figura 12-33.
    C) Figura 12-30.
    D) Figura 12-29.

133. Na Figura 12-28 que investigações seriam mais apropriadas?
    A) Angiografia com fluoresceína.
    B) Cintigrafia por TC.
    C) Doppler da carótida e ecocardiografia.
    D) HMC e velocidade de sedimentação eritrocítica (VHS).

134. Em que patologia a fotocoagulação *laser* é imprópria?
    A) Figura 12-26.
    B) Figura 12-27.
    C) Figura 12-29.
    D) Figura 12-33.

135. Na Figura 12-30 a condição sistêmica mais comumente associada a este distúrbio é:
    A) diabetes melito
    B) hipertensão sistêmica
    C) anemia de células falciformes
    D) doença tromboembólica

136. De referência à Figura 12-26, as indicações para a vitrectomia poderão incluir todos os estágios seguintes da doença, EXCETO:
    A) estágio I
    B) estágio II
    C) estágio III
    D) estágio IV

137. Se um descolamento posterior do vítreo estava presente no paciente visto na Figura 12-26, em que estágio esta patologia deveria estar?
    A) Estágio I.
    B) Estágio II.
    C) Estágio III.
    D) Estágio IV.

138. Em qual das condições seguintes é contra-indicado o tratamento a *laser*?
    A) Figura 12-27.
    B) Figura 12-28.
    C) Figura 12-30.
    D) Figura 12-33.

139. Em qual das condições seguintes o angiograma com indocianina verde (ICV) poderá ser útil no tratamento do paciente?
    A) Figura 12-27.
    B) Figura 12-28.
    C) Figura 12-30.
    D) Figura 12-33.

140. Todas as condições abaixo podem dar origem ao aspecto do *fundus* observado na Figura 12-27, EXCETO:
    A) retinopatia diabética
    B) retinopatia por irradiação
    C) vitreorretinopatia proliferativa
    D) retinopatia hipertensiva

141. As indicações para a vitrectomia em pacientes com retinopatia diabética inclui todos os seguintes, EXCETO:
    A) hemorragia do vítreo que não se absorve
    B) descolamento retiniano tracional extramacular
    C) descolamento retiniano combinado regmatógeno e tracional
    D) proliferação fibrovascular

142. As indicações para a vitrectomia e retirada da membrana em pacientes com membrana epirretiniana macular (Fig. 12-34) incluem todos as seguintes, EXCETO:
    A) decréscimo da acuidade visual para menos de 20/70
    B) acentuada distorção retiniana
    C) NMVC
    D) metamorfopsia

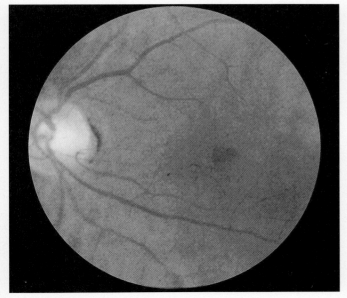

FIGURA 12-34.

143. Qual dos seguintes não tem liquefação do vítreo e um vítreo que parece opticamente vazio?
    A) Síndrome de Stickler.
    B) Síndrome de Jansen.
    C) Síndrome de Kearns-Sayre.
    D) Síndrome de Wagner.

144. Qual o tipo observado na angiografia ICV em um paciente com DMRI tem MAIS probabilidade de ser útil para guiar a fotocoagulação a *laser*?
    A) Hiperfluorescência pontilhada.
    B) Placa hiperfluorescente bem definida.
    C) Mancha quente.
    D) Área de hipofluorescência.

Perguntas 145-147

Um homem branco e sadio, 36 anos, residente no oeste do Estados Unidos, apresenta-se por uma perda da visão central e metamorfopsia no olho esquerdo, associado a um descolamento seroso da mácula com múltiplas cicatrizes atróficas coriorretinianas periféricas e cicatrizes coriorretinianas peripapilares (Figs. 12-35 e 12-36). Não existe reação inflamatória na câmara anterior nem no vítreo.

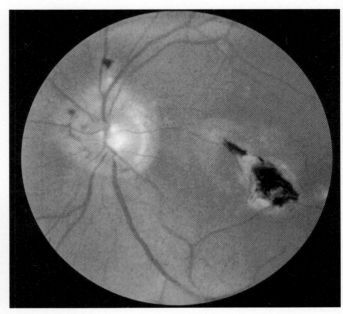

FIGURA 12-35.

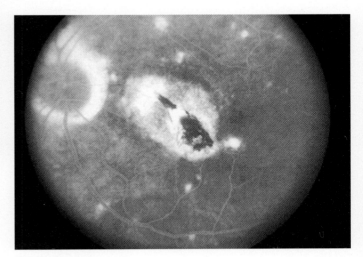

FIGURA 12-36.

145. Qual é o diagnóstico mais provável?
    A) DMRI.
    B) Toxoplasmose.
    C) PSHO.
    D) Coroidite multifocal e coroidite.

146. Qual dos seguintes NÃO é um sinal de MNVC?
    A) Anel ou montículo pigmentado.

B) Hemorragia sub-retiniana.

C) Cicatriz coriorretiniana.

D) Lesão sub-retiniana branco acinzentada oval ou redonda.

147. Em que localização a fotocoagulação *laser* NÃO tem mostrado benefício quando a MNVC está bem demarcada?

A) Extrafoveal.

B) Justafoveal.

C) Subfoveal.

D) Justapapilar.

148. Qual dos seguintes NÃO é um aspecto da degeneração em treliça da retina?

A) Vítreo liquefeito cobrindo a lesão.

B) Vasos escleróticos atravessando a lesão.

C) Aderência do vítreo às margens da lesão.

D) Orifícios operculados secundários à tração do vítreo.

149. Qual a facomatose que NÃO apresenta sinais retinianos característicos?

A) Louis-Bar.

B) Wyburn-Mason.

C) Bourneville.

D) von Hippel-Lindau.

150. As complicações maculares da retinite pigmentar incluem todos os seguintes, EXCETO:

A) atrofia macular

B) membrana epirretiniana

C) EMC

D) retração sub-retiniana

☑ **RESPOSTAS**

1. D) Estenose da carótida.

2. A) Hipópio.

3. A) Oftalmodinamometria.

Na Figura 12-1 é mostrada a síndrome isquêmica ocular em um paciente. Nesses casos existem hemorragias em pontos e em manchas na retina mesoperiférica e que podem se estender para o pólo posterior. No colapso da artéria central da retina, à oftalmodinamometria a pressão de perfusão ocular mostra-se substancialmente reduzida. As manifestações no segmento anterior incluem um fluxo limbar, células e halo na câmara anterior, neovascularização da íris e do ângulo, e catarata. Poderá também haver hipotonia por decréscimo de produção do aquoso ou por elevação da PIO por neovascularização do ângulo. A causa comum é um alto grau de estenose da carótida. Muitos desses pacientes têm também hipertensão sistêmica, aterosclerose e diabetes melito. O prognóstico desta condição geralmente é ruim, especialmente quando existe neovascularização.

A obstrução da veia central da retina poderá apresentar manchas do tipo lã de algodão, hemorragias da camada de fibras nervosas, e vasos mais dilatados e tortuosos do que está condição poderia explicar. Em ambos os casos, a angiografia fluoresceinada poderá apresentar retardamento de enchimento da vasculatura retiniana.

4. C) Pneumonia recidivante, perda de peso, e lesões vasculares cutâneas.

A foto do *fundus* na Figura 12-2 exibe múltiplas manchas lã de algodão e necrose hemorrágica da retina depois de uma distribuição vascular. Em um paciente jovem com infecções recidivantes deve ser considerada uma deficiência imune, e deve ser sempre verificado o estado HIV. Entre 15% a 40% dos pacientes com AIDS manifestam retinite por CMV. Os sinais de apresentação comum incluem escotomas e decréscimo da visão. Nas oclusões dos ramos das veias retinianas podem ser vistas manchas lã de algodão e hemorragias; entretanto, poderá não haver vitreíte associada.

5. A) Necrose da retina.

A retinite por CMV é uma retinite necrosante hemorrágica envolvendo todas as camadas da retina. No diabetes, podem ser encontrados corpos de inclusão intranucleares, perda de pericitos e de macroaneurismas. Espessamentos e excrescências na membrana de Bruch correspondem às drusas observadas na DMRI.

6. A) Descolamento da retina.

A retinite por CMV pode induzir significante atrofia da retina e subseqüente descolamento. Freqüentemente estão presentes múltiplos defeitos e os pacientes precisam de tamponamento interno a longo prazo com óleo de silicone para evitar recidivas dos descolamentos. As estrias de Siegrist são áreas atróficas do EPR encimando áreas de infarto de um lóbulo coroidal e podem ser encontradas na retinopatia hipertensiva.

7. B) Espessamento da retina superior em tamanho à área de 1 disco e dentro do diâmetro de 1 disco do centro da fóvea.

Edema macular clinicamente significante (*EMCS*) no diabético é definido como preenchendo um ou mais dos seguintes critérios:

1. Espessamento da retina dentro de 500 µm da fóvea.
2. Exsudatos duros dentro de 500 µm da fóvea com associação de expessamento da retina.
3. Espessamento da retina 1 área de disco ou maior, parte do qual está dentro de 1 diâmetro de disco da fóvea.

8. D) Fotocoagulação focal a *laser*.

Para o edema macular diabético, a eficácia da fotocoagulação focal a *laser* foi demonstrada pelo *Early Treatment Diabetic Retinopathy Study* (ETDRS). Os pacientes tratados tinham apenas a metade da propensão para a perda visual moderada em comparação com os olhos não-tratados. Foi observado que a FCPR exacerba o edema macular.

9. D) Um gato em casa.

O quadro mostrado na Figura 12-4 e a história do caso são sugestivos da neurorretinite estrelada idiopática de Leber. A etiologia exata da neurorretinite é desconhecida, porém tem sido descrita em associação com doenças virais (caxumba, influenza, varicela) e com outras doenças (febre de arranhadura de gato, leptospirose).

10. B) HMC, VDRL, título de toxoplasma, triagem de títulos virais.

O diagnóstico diferencial deve incluir sífilis, toxoplasmose do nervo óptico, neurorretinite unilateral difusa, trauma, hipertensão sistêmica e diabetes melito.

11. C) Observação.

A evolução natural da neurorretinite estrelada de Leber é a resolução espontânea durante vários meses. O prognóstico é excelente e mais de 80% dos pacientes obtêm uma acuidade visual melhor que 20/40.

12. C) Tem distribuição etária bimodal.

A doença de Coat (telangiectasias retinianas congênitas) tende a ocorrer unilateralmente em meninos sadios sob outros aspectos. A maioria dos meninos tem a forma juvenil, com o pico de incidência dentro do fim da primeira década. Depois dos 16 anos de idade ocorre a forma de adulto, que poderá estar associada à hipercolesterolemia.

13. B) Quando existir desenvolvimento de neovascularização de qualquer tipo.

O *Central Retinal Vein Occlusion Study* investigou o papel da FCPR na prevenção do desenvolvimento de neovascularização da íris ou do ângulo. O estudo não observou qualquer significante benefício da FCPR como profilaxia de neovascularização do segmento anterior. Os pacientes que receberam FCPR no início da rubeose apresentaram maior rapidez de regressão do que os que fizeram tratamento anterior. Para o edema macular na OVCR, a fotocoagulação não foi considerada eficaz.

14. D) Válvulas cardíacas protéticas.

A OVCR ocorre histologicamente em resultado a trombose da lâmina cribrosa. Os fatores de risco para a OVCR incluem hipertensão, glaucoma, diabetes, hiperopia, estados hipercoaguláveis, e idade avançada. Os êmbolos são associados à oclusão arterial e não à obstrução venosa.

15. B) Aniridia.

A hipoplasia da fóvea tem se mostrado associada com aniridia e albinismo. A coroideremia mostra uma distrofia de coróide generalizada. Os pacientes com retinosquise juvenil ligada ao X podem ter esquise foveal, e a doença de Tay-Sachs pode apresentar uma mancha vermelho-cereja.

16. C) Neurorretinopatia subaguda unilateral difusa.

Embora as etiologias exatas da AMPPE, da SPBEM, e da neurorretinite estrelada da Leber não tenham sido determinadas, todas têm mostrado ligação com doenças virais. É admitido que a NSUD seja causada por migração de um nematódio sob a retina.

17. C) Camada plexiforme externa.

As fibras radiantes de Henle na camada plexiforme externa induz espaços císticos no EMC

18. B) Buraco macular.

Esta paciente tem um buraco macular no Estágio IV. As margens do orifício macular podem desenvolver um manguito de fluido sub-retiniano. Dentro do defeito podem existir depósitos pontilhados amarelos. É admitido que esses furos maculares idiopáticos derivem da tração tangencial sobre a região da fóvea pelo vítreo cortical posterior.

19. C) Defeito em janela central.

O EPR abaixo do buraco poderá empreender atrofia, induzindo hiperfluorescência durante o enchimento coroidal na angiografia fluoresceínica.

20. A) Vitrectomia com injeção intra-ocular de gás.

A vitrectomia com descolamento da hialóide posterior poderá ajudar a aliviar a tração tangencial sobre a retina e fazer o buraco fechar. Os adesivos teciduais, tais como o soro autólogo, o TGF-β, ou o plasmino/fibrinogênio, têm manifestado variado sucesso no aumento da rapidez do fechamento do buraco.

21. C) Carcinoma de células renais.

A Figura 12-6 demonstra um macroaneurisma da artéria renal. Os macroaneurismas tendem a ocorrer na população idosa e têm mostrado relação com hipertensão sistêmica e aterosclerose. As complicações que podem resultar incluem hemorragia do vítreo, edema macular e exsudatos. Os carcinomas de células renais podem ser encontrados em até 25% dos pacientes com a doença de von Hippel-Lindau. Essas pacientes apresentam hemangioblastomas em vez de microaneurismas. Outras manifestações sistêmicas desta facomatose incluem feocromocitomas, cistos pancreáticos e renais, e hemangioblastomas do SNC e de órgãos viscerais.

22. A) 1 DA isolado NVE.

A presença de 3 ou mais das características seguintes indicam alto risco de RDP conforme delineado pelo *Diabetic Retinopathy Study*:
1. qualquer NV
2. NV no ou dentro de 1 DD do disco óptico
3. NVD maior que 1/3 da área do disco
4. NVE maior que 1/2 da área do disco
5. hemorragia do vítreo ou da pré-retina

23. B) Edema macular.

A telangiectasia justafoveal idiopática pode se apresentar de duas formas. Uma forma congênita pode ser um subtipo da doença de Coat. As formas adquiridas podem ser encontradas em pacientes de meia-idade. As telangiectasias podem ser uni ou bilaterais. Às vezes são localizadas em posição temporal à fóvea. As complicações que podem se desenvolver incluem edema macular, exsudatos, e neovascularização coroidal.

24. B) Mancha quente exsudativa focal.

A Figura 12-37 mostra um caso de coroidopatia serosa central idiopática (CSCI) demonstrando a clássica elevação serosa da retina neurossensitiva sobre a fóvea. Note-se as múltiplas placas hipopigmentadas de EPR, indicativas de episódios anteriores.

A angiografia fluoresceínica da CSCI mostra caracteristicamente um sítio focal de exsudação da coróide para dentro do espaço retiniano subsensorial. Esta "chaminé" coletando-se sob a retina (Fig. 12-37) é a descrição clássica (realmente observada em <20% dos casos).

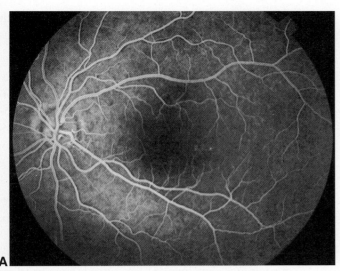

FIGURA 12-37. Segundo Wright K. Textbook of ophtalmology. Baltimore: Williams & Wilkins, 1997.

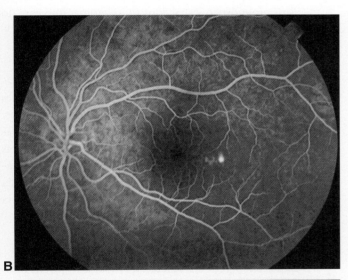

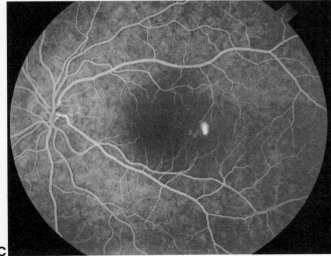

FIGURA 12-37. *(Continuação)*

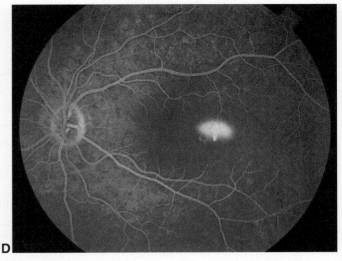

FIGURA 12-37. *(Continuação)*

Outras possíveis causas de elevação serosa da retina incluem as excrescências ópticas (o descolamento seroso poderá ser adjacente ao nervo óptico), membranas neovasculares coroidais (membranas sub-retinianas cinza-esverdeadas, lipídios e hemorragia), e descolamentos serosos sobre nevos ou melanoma (o nevo/tumor coroidal poderá ser visível na oftalmoscopia).

25. A) Observação.

Em muitos casos de CSCI o descolamento seroso poderá curar espontaneamente durante 3 a 4 meses. A fotocoagulação a *laser* acelera a reabsorção; entretanto, não há diferença na acuidade visual final em comparação com a simples observação. A elevação da retina causa um desvio hiperópico, e uma nova refração poder, temporariamente ajudar até que o fluido se reabsorva. A fotocoagulação panretiniana a *laser* ou a retração escleral não estão indicadas.

26. D) Cicatrizes coriorretinianas em saca-bocado.

Este paciente tem uma membrana neovascular coroidal justapapilar secundária à PSHO. Os sinais clínicos da PSHO podem incluir um anel de pigmentação peripapilar e atrofia EPR, cicatrizes coriorretinianas em saca-bocado na periferia e no pólo posterior, e cicatrizas coriorretinianas lineares. Na retinite pigmentar podem ser observadas espículas ósseas, na retinopatia de células falciformes pode ser observada neovascularização em brisa do mar e na *pars* plana podem ser notados bancos de neve.

27. B) Vale do rio Ohio-Mississippi.

É admitido que a PSHO seja mais prevalente no vale do rio Ohio-Mississippi do que no resto dos Estados Unidos. No vale do San Joaquin tem prevalecido a coccidiomicose, e a doença de Lyme e a febre maculosa das Montanhas Rochosas predominam nas Montanhas Rochosas.

28. B) Fotocoagulação a *laser.*

O *Macular Photocoagulation Study* demonstrou o benefício do tratamento a *laser* para a MNVC justafoveal e extrafoveal em pacientes com PSHO. A cirurgia submacular para esta condição é promissora, porém ainda investigacional. As terapias para a toxoplasmose são os esteróides e as sulfas-tríplices.

29. C) Amaurose.

Um bloqueio temporário de uma arteríola retiniana pode causar obscurecimento da visão durante segundos ou minutos, conhecido como *amaurose.* Na Figura 12-12 está presente um êmbolo de colesterol (placa Hollenhorst) na bifurcação de uma arteríola retiniana. A presença de escotomas e de fachos de luz pode indicar tração do vítreo ou formação de uma fissura retiniana. A metamorfopsia é mais típica de estados que causam distorção da fóvea.

30. D) Atrofia geográfica (degeneração macular relacionada à idade [DMRI]).

Na DMRI, como neste caso, há uma atrofia e perda de EPR. As áreas podem ficar confluentes, produzindo regiões geográficas de atrofia.

31. B) Aconselhar e monitorizar com a grade de Amsler.

Para a DMRI seca não foi ainda encontrado nenhum tratamento eficaz. As vitaminas antioxidantes e os suplementos nutricionais poderão exercer algum papel na prevenção da DMRI, porém, desde que tenha ocorrido perda de EPR e de fotorreceptores, esses recursos não auferem qualquer benefício. Os olhos com a forma seca da DMRI podem raramente manifestar alterações exsudativas, e é apropriada a monitorização com a grade Amsler. Se existir membrana vascular coroidal, poderão estar indicados o *laser* e a cirurgia sub-retiniana; entretanto, não são apropriados para a forma não exsudativa da DMRI.

32. A) Sangue sub-retiniano.

A hemorragia sub-retiniana, em conjunto a um crescente cinza-esverdeado, exsudatos sub-retinianos, e um descolamento seroso localizado da retina, podem ser indicativos da presença de membrana neovascular coroidal ativa. Cicatrizes de fotocoagulação indicam tratamento anterior para DMRI exsudativa, predispondo este olho a um mais alto risco de recidiva de MNVC. Aproximadamente 10% dos pacientes com DMRI poderão progredir para a forma seca.

33. C) A biopsia do vítreo e a injeção de antibióticos intravítreos em pacientes com visão melhor do que a dos movimentos das mãos são igualmente tão boas quanto a dos pacientes que tiveram vitrectomia imediata e injeção de antibióticos intravítreos no que se refere ao prognóstico visual final.

O *Endophtalmitis Vitrectomy Study* investigou especificamente o tratamento de pacientes com endoftalmite ocorrida dentro de 6 semanas da cirurgia de catarata. Os pacientes foram randomizados para receber ou não antibióticos IV e a empreender vitrectomia/injeção de antibióticos intravítreos ou só injeção de antibióticos intravítreos. Os resultados do estudo indicaram o seguinte:

1. Não houve diferença na acuidade visual/claridade média entre os pacientes que receberam ou não antibióticos sistêmicos.

2. Os movimentos das mãos ou melhor acuidade visual mostraram-se igualmente bem com a biopsia imediata do vítreo ou com a vitrectomia.

3. O olhos como somente percepção da luz tiveram melhor prognóstico visual com a vitrectomia imediata do que com a biopsia do vítreo.

34. A) Incontinência pigmentar.

A incontinência pigmentar apresenta-se com anormalidades vasculares na periferia da retina; essas anormalidades consistem em não-perfusão capilar, shunts arteriovenosos, proliferação fibrovascular e neovascularização. Miopia patológica e coriorretinite esclopetária apresentam quebras na membrana de Bruch, predispondo esses olhos à formação de membranas neovasculares coroidais. Telangiectasia justafoveal, miopia patológica e coriorretinite esclopetária são associadas à neovascularização do pólo posterior.

35. D) Aterosclerose.

As causas da OACR em crianças e em adultos jovens diferem das que são observadas na população mais velha. Em um estudo, 1/3 dos pacientes tinham história de enxaqueca. Outros fatores incluem trauma (especialmente em homens), estados hipercoaguláveis (anticoncepcionais orais, gravidez), êmbolos cardíacos, doenças colágeno-vasculares, e abuso de drogas IV. Na população idosa é muito mais comum a doença aterosclerótica.

36. A) Nódulos de Dalen-Fuchs.

A retinopatia de células falciformes pode apresentar os seguintes sinais retinianos: *sunbursts* (cicatrizes coriorretinianas negras por hipertrofia e hiperplasia da EPR), hemorragias *salmon patch* (sangue sub-retiniano), neovascularização EPR), hemorragias *salmon patch* (sangue sub-retiniano), neovascularização brisa do mar periférica, hemorragia do vítreo, e descolamento tracional da retina. A presença de estrias angióides pode estar associada à doença de células falciformes. Os nódulos de

Dalen-Fuchs são excrescências encontradas ao nível da membrana de Bruch observadas na oftalmia simpática.

37. B) Bastonetes.

    A retinite pigmentar representa uma coleção de degenerações retinianas, tendo a degeneração dos bastonetes como sinal principal. Secundariamente poderá ocorrer uma degeneração do cone.

38. D) O único tratamento eficaz é a enucleação do olho traumatizado.

    Depois de um trauma penetrante em um olho, poderá ocorrer inflamação granulomatosa bilateral e pan-uveíte, conhecida como *oftalmia simpática*. O olho lesado é designado *olho excitante*, e o outro é o *olho simpatizante*. A oftalmia simpática poderá ocorrer dentro de semanas a muitos anos depois da lesão, embora na maioria das vezes ocorra dentro do primeiro ano. O tratamento com esteróides ou com imunossupressores pode ser eficaz na supressão da inflamação. Ao contrário da doença de Vogt-Koyanagi-Harada, na oftalmia simpática, os coriocapilares não são envolvidos na inflamação.

39. D) Nanoftalmia.

    PSOH, estrias angióides, e miopia patológica podem induzir ao desenvolvimento de membranas neovasculares coroidais. A nanoftalmia é relacionada com efusões foveais e descolamentos serosos da retina.

40. B) Furo retiniano.

    Em todos os pacientes que desenvolvem uma dobra macular, a retina periférica precisa ser examinada cuidadosamente para ter certeza de que não existe ruptura ou furos na retina. As lesões podem permitir migrações de células EPR, consideradas como sendo capazes de se transformarem em células semelhantes a fibroblastos e induzindo formação de membrana epirretiniana.

41. D) 25%.

    Em 15% a 25% dos pacientes deverá estar presente uma artéria ciliorretiniana para perfundir a mácula. Nessas artérias poderá ser observado o fluxo pulsátil de sangue em cada batimento cardíaco. No caso de uma OACR, a artéria ciliorretiniana poderá assegurar a preservação da acuidade central. A angiografia com fluoresceína de um paciente com OACR (Fig. 12-38) mostra a extensa não-perfusão arterial, exceto na distribuição da artéria ciliorretiniana.

42. C) Rubeose da íris.

    A incidência da rubeose pode se elevar até 15% a 20% depois de uma OACR. Esses pacientes também podem desenvolver neovascularização do disco e da retina.

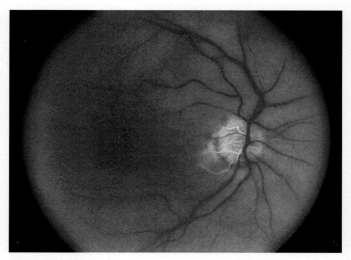

FIGURA 12-38.

43. D) Membrana epirretiniana.

    As patologias que podem apresentar CME sem exsudação de fluoresceína incluem Goldmann-Favre, retinite pigmentar e maculopatia por ácido nicotínico. As membranas epirretinianas podem causar uma CME que exsuda por tração e distorção dos capilares paramaculares.

44. A) Neovascularização coroidal.

    Uma membrana neovascular coroidal poderá causar hemorragia sub-retiniana ou hemorragia intra-retiniana. A hemorragia pré-retiniana é muito incomum. A retinopatia por células falciformes, por trauma (p. ex., síndrome do bebê sacudido), e os macroaneurismas podem causar hemorragias em todos os níveis da retina.

45. C) Lavagem da câmara anterior.

    A Figura 12-14 apresenta um paciente com um hifema depois de trauma difuso no globo. Os ERTr de pacientes com doença de células falciformes são muitas vezes rijos e de forma irregular e não passam facilmente através da malha trabecular. O aumento da PIO pode ser inicialmente tratado com supressores do aquoso; entretanto, os inibidores da anidrase carbônica podem exacerbar o afoiçamento por provocar uma acidose metabólica. Uma lavagem da câmara anterior remove os ERTs inflexíveis e podem ajudar a PIO a retornar ao normal. A vasoconstrição com fenilefrina pode também aumentar a possibilidade de uma trombose e de um comprometimento vascular. A criopexia deve ser usada com cautela na vasculatura tênue. A criopexia não é usada para tratar o hifema *per se*, mas pode ser indicada para a isquemia e a neovascularização da retina.

46. D) Cefaléias e náuseas.

47. A) Drusas do nervo óptico.

48. B) Sangramento gastrointestinal.

49. A) Neovascularização coroidal.

    Na Figura 12-15 são mostradas estrias angióides em um paciente com pseudoxantoma elástico. As linhas hiperfluorescentes irradiantes são defeitos em janela por uma quebra na membrana de Bruch. Os estados predominantes acompanhados de estrias angióides incluem a doença de Paget dos ossos, pseudoxantoma elástico, síndrome Ehlers-Danlos, e doença de células falciformes.
    A doença de Paget é um espectro de sinais que incluem hiperatividade osteoclástica, especialmente na base do crânio e nos ossos longos. Esses pacientes estão predispostos a fraturas patológicas.
    Os pacientes de células falciformes apresentam certo número de sinais retinianos incluindo *salmon patch*, vascularização brisa do mar, manchas negras e estrias angióides. Podem ter uma incidência mais elevada de episódios trombóticos e apresentar auto-infarto do baço.
    A síndrome de Ehlers-Danlos é um distúrbio genético causado por um defeito na síntese do colágeno. Os pacientes podem ter articulações hiperextensíveis e pele elástica. Os sinais oculares incluem deslocamento do cristalino, descolamento da retina e escleróticas azuis.
    O pseudoxantoma elástico apresenta, classicamente, os sinais de estrias angióides, drusas na cabeça do nervo óptico, e uma aparência de "casca de laranja" da retina. Esses pacientes têm manifestações cutâneas com aparência de "galinha depenada", conforme mostrado na Figura 12-39. São predispostos à malformações vasculares disseminadas. As anormalidades na vasculatura da mucosa do estômago e do intestino podem induzir hemorragias recidivantes.

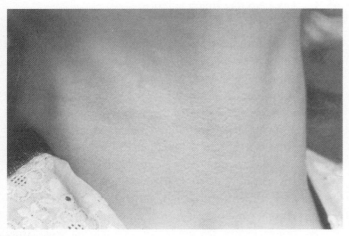

FIGURA 12-39

50. B) Criptônio vermelho.

    Em um paciente com hemorragia do vítreo, o *laser* de argônio permite a colocação de excelentes queimaduras. O comprimento de onda do criptônio vermelho (647 nm) é capaz de penetrar mais em hemorragias do vítreo e liberar a energia necessária para criar cicatrizes de fotocoagulação. Este *laser* também penetra melhor do que o argônio nas cataratas nucleares. O arco xenônio emite um grande espectro de ondas longas e tem sido substituído pelos *lasers* monocromáticos. O *laser* CO_2 é bem absorvido pela água e é usado para ablação de tecido de superfície.

51. D) Podem ocorrer em menos de 1% das autópsias de olhos.

    Os cistos da *pars* plana são comuns e ocorrem em 16% a 18% dos olhos autopsiados. Na histopatologia mostram mucopolissacarídeos e podem ser observados em olhos normais sob outros aspectos. Os pacientes com mieloma múltiplo podem apresentar, na *pars* plana, vários cistos grandes que encerram proteínas do mieloma.

52. C) Maroteaux-Lamy.

    Degenerações do EPR têm sido identificadas em pacientes com as mucopolissacaridoses de Hunter, de Hurler, de Sanfilippo, e de Scheie. A síndrome de Maroteaux-Lamy geralmente não é acompanhada de degeneração EPR.

53. D) Cloroquina.

    Cristais retinianos têm sido observados em pacientes que usam tamoxifeno, cantaxantina, ou metoxiflurano. São também observados em pacientes que têm retinopatia por talco. A injeção IV de cristais de talco resulta na sua distribuição via circulação retiniana. A cloroquina e a hidroxicloroquina podem resultar em maculopatia *bull's-eye* em resultado do distúrbio do EPR, porém não existem cristais.

54. C) Doença de Stargardt.

    A verdadeira *coróide silenciosa* é definida como um bloqueio da fluorescência coroidal subjacente durante a angiografia fluoresceinada, devido a material de células RPR. O acúmulo de lipofuscina dentro das células do EPR resulta em bloqueio da fluorescência coroidal subjacente e confere a aparência de uma coróide muito escura ou silenciosa. A argirose sistêmica, que ocorre em pacientes que estão se tratando com prata sistêmica (p. ex., por agentes de curtição), pode também produzir uma coróide angiograficamente escura.

55. D) Vitrectomia e tamponamento com óleo de silicone.

    Dentre os pacientes com retinite por CMV, em até 25% ocorrem descolamentos regmatógenos. São geralmente associados a uma retina periférica difusamente necrótica com numerosos pequenos orifícios na retina. Esses descolamentos não podem ser reparados pela cirurgia e redução escleral convencional e requerem vitrectomia da *pars* plana com tamponamento interno com óleo de silicone e *endolaser.*

56. B) Miopia.

Na retinite por CMV, não obstante possa ocorrer descolamento exsudativo da retina é, entretanto, muito raro. A miopia não é associada a tais descolamentos.

57. D) ERG plano irreversível.

Corpos estranhos de cobre intra-oculares podem resultar em 2 processos mórbidos distintos. Um destes é a forma leve chamada *chalcose.* O outro é uma forma supurada mais grave e endoftalmia. A gravidade da inflamação intra-ocular é diretamente proporcional à concentração de cobre dentro do corpo estranho. A chalcose ocorre em amálgamas de cobre que contenham quantidades significantes de níquel ou de outros metais. A chalcose é caracterizada por leve inflamação intra-ocular, desenvolvimento de catarata em girassol, e anéis Kayser-Fleischer. Na chalcose, a remoção precoce do corpo estranho intra-ocular poderá caracteristicamente aumentar as amplitudes do ERG, que foram suprimidas pela presença dos íons de cobre intra-oculares.

58. D) Cumadinização.

Para as OACRs têm sido postuladas várias modalidades de tratamento, incluindo métodos para fornecer mais oxigênio à retina isquêmica (oxigênio hiperbárico, carbogênio), aumento da perfusão da retina (drogas vasodilatadoras, abaixamento da PIO por paracentese da câmara anterior ou administração de acetazolamida ou de manitol), e agentes fibrinolíticos (t-PA intra-arterial). Estudos em animais têm demonstrado que dentro de 90 minutos da obstrução arterial ocorrem danos irreversíveis. A cumadina requer vários dias para alcançar seus efeitos máximos e não poderá ser útil em uma situação aguda.

59. A) Ocorre em olhos com comprimento axial anormalmente curto.

A síndrome da efusão uveal ocorre geralmente em olhos com comprimento axial anormalmente curto. Esses olhos têm freqüentemente uma esclera espessada, considerada como capaz de impedir o efluxo da veia vórtice, o que resulta em efusões coroidais recidivantes. O tratamento é muitas vezes não-gratificante, porém consiste na colocação de janelas esclerais de espessura parcial próxima dos sítios de saída da veia vórtice em pelo menos três dos quatro quadrantes do olho. Durante ou depois da cirurgia intra-ocular podem ocorrer efusões ou hemorragia coroidal, admitidas como causadas pelas rápidas alterações da PIO pelo cisalhamento das artérias que perfuram a coróide. A hipertensão e a aterosclerose são fatores de risco para efusões coroidais.

60. B) Observação.

Os buracos maculares traumáticos geralmente resultam de preexistente concussão na região da mácula. São caracterizados por ruptura e necrose dos fotorreceptores retinianos e subseqüente perda de tecido da retina. Diferentemente dos buracos maculares idiopáticos, que são causados por tração tangencial sobre a mácula na qual a vitrectomia e troca hidrogasosa tiveram sucesso ao fechar o buraco, a cirurgia não é em geral o tratamento para os buracos traumáticos. Há vários relatos de melhora da visão nestes casos, pelo uso de vitrectomia, troca hidrogasosa e pela aplicação de TGF-β.

61. A) Areia.

Os corpos estranhos inertes, tais como vidro, plástico, areia, pedra, ou cerâmica, são bem tolerados no olho. A madeira incita uma viva reação inflamatória e poderá portar microrganismos nocivos. O latão contém cobre, que pode induzir chalcose e degeneração da retina. O ferro é mal tolerado dentro do olho. O ferro intra-ocular causa siderose, resultando em degeneração dos fotorreceptores e do EPR.

62. C) Ruptura de elementos fotorreceptores e lesão das células fotorreceptoras.

A concussão representa uma ruptura ou destruição real dos elementos fotorreceptores da retina e de células fotorreceptoras nas camadas mais externas da retina. Não representa edema da retina.

63. C) 3 > 4 > 2 > 5 > 1

A ruptura traumática mais comum da retina é uma diálise ínfero-temporal. A vasta maioria das diálises retinianas ocorre neste quadrante. Depois do trauma, a ruptura retiniana mais comum é a diálise súpero-nasal, seguida pelas rupturas gigantes e pelas rupturas periféricas em treliça. Essas estatísticas são somente verdadeiras para o trauma ocular difuso.

64. B) Tem um bom prognóstico visual com cicatrização completa das lesões da retina.

A síndrome do bebê sacudido pode estar acompanhada de hemorragias retinianas e de manchas em lã de algodão, que têm a aparência de uma oclusão da veia central da retina ou da retinopatia de Purtscher. Esta lesão da retina tem, freqüentemente, um prognóstico ruim devido à associação de retração macular, de hemorragia do vítreo, e de descolamento da retina. É comum a associação de lesão neurológica.

65. C) Tanto A quanto B.

A descrição original de Terson consistiu de hemorragias tanto da retina quanto do vítreo em pacientes portadores de hemorragias subaracnóides e subdurais. Cerca de 20%

dos pacientes com hemorragia subaracnóide espontânea ou traumática poderá apresentar hemorragia intra-ocular.

66. D) Coagulação intravascular disseminada.

A retinopatia de Purtscher não ocorre na coagulação intravascular disseminada. A coagulação intravascular disseminada pode resultar em necrose fibrinóide dos coriocapilares, de descolamentos serosos da retina, e de múltiplas áreas de alterações do EPR. Entretanto, numerosas manchas em lã de algodão, hemorragias da membrana limitante subinterna e hemorragias da retina são incomuns nesta patologia.

67. D) Nem A nem B.

O escape da fluoresceína não é uma característica da maculopatia solar nem da lesão fótica. Ambas podem estar acompanhadas de intensa impregnação do EPR danificado, particularmente nas fases agudas da lesão. À medida que a lesão do EPR vai curando, o angiograma fluoresceinado poderá ser caracterizado por defeitos em janelas persistentes.

68. A) No início, o cristalino é claro ou minimamente opaco e pode, mais tarde, formar uma densa catarata.

PVHP é um distúrbio unilateral com microftalmia, e tem uma variável intensidade de apresentação. Alguns casos de PVHP devem ser simplesmente observados, ou tratados somente por lensectomia.

69. A) São encontrados precipitados ceráticos granulomatosos em ambos os olhos.

Os precipitados ceráticos granulomatosos constituem uma apresentação característica da oftalmia simpática. A oftalmia simpática ocorre em menos de 0,1% dos casos de lesão ocular penetrante. É ainda menos comum depois de cirurgia intra-ocular. É considerada como resultado de sensibilização imune à melanina ou de proteínas associadas à melanina nos tecidos uveais que, por sua vez, resulta em pan-uveíte granulomatosa bilateral. Uma vez iniciada a inflamação no olho contralateral, o papel da enucleação para incitar a reduzir a esta inflamação é muito controvertido e poderá não ser benéfico.

70. C) Corticosteróides tópicos e sistêmicos.

A oftalmia simpática responde muitas vezes aos corticosteróides, fazendo ceder a inflamação e melhorar a visão. Se os esteróides não forem tolerados ou se mostrarem ineficazes, poderão ser necessárias drogas imunossupressoras. A vitrectomia ou a injeção de antibióticos intravítreos podem ser indicadas na endoftalmite, porém não para a oftalmia simpática.

71. C) Sarampo.

Hemorragias com centro branco podem ser encontradas em estados com êmbolos sépticos (endocardite, bacte-

mia por *Candida*), leucemia e doenças colágeno-vasculares. O sarampo provoca hemorragias com centro branco (manchas de Koplik) na mucosa bucal, porém não exibe hemorragias retinianas.

72. C) Pródromo viral.

PIC é uma entidade um pouco mais comum em mulheres míopes na terceira ou quarta décadas de vida. Poderá estar acompanhada de membranas neovasculares coroidais. Entretanto, não apresenta um pródromo viral como ocorre na epiteliopatia pigmentar placóide multifocal posterior aguda.

73. C) Pródromo viral.

AMPPE é observada entre a segunda e a quarta décadas de vida. Muitas vezes é precedida por uma doença viral. Homens e mulheres são afetados igualmente. No início, a perda visual pode ser grave, porém, na maioria dos pacientes, a acuidade visual melhora no decorrer de 4 a 6 semanas. Lesões placóides brancas ao nível do EPR e dos coriocapilares são características das fases agudas desta doença. Não existe vitrite, ou é mínima. As lesões, subseqüentemente, esmaecem dentro de 4 semanas e resultam em alterações do EPR.

74. B) Hiperfluorescência tardia das lesões.

Na APMPPE, a angiografia fluoresceínica é caracterizada pela hiperfluorescência inicial das lesões, seguida de hiperfluorescência tardia de todas as lesões. Mais raramente, poderá ser observada uma coloração perivascular, Em razão dos distúrbios pigmentares que ocorrem nos casos curados, podem se desenvolver membranas neovasculares coroidais, embora sejam extremamente raras.

75. A) Hipofluorescência precoce dos pontos brancos.

Na SPBEM, a angiografia fluoresceínica é caracterizada por hiperfluorescência pontilhada precoce, muitas vezes com uma configuração semelhante à de uma grinalda, que é seguida por uma impregnação tardia das mesmas áreas pontilhadas da hiperfluorescência. Essas áreas de hiperfluorescência correspondem às manchas brancas observadas clinicamente. Um aspecto também característico é a coloração tardia do disco.

76. C) Neovascularização coroidal.

A neovascularização coroidal é, sem dúvida, a complicação macular mais comum da coroidite multifocal. É a causa principal de perda da visão na maioria dos pacientes com coroidite multifocal.

77. C) Distrofia viteliforme foveomacular de início adulto.

Nos pacientes que têm a doença de Best e nos que são apenas portadores da doença, o EOG mostra uma diminuição da relação do pico luminoso para o escuro caracteristicamente abaixo de 1,7. A distrofia viteliforme foveomacular de início adulto não mostra anormalidade no EOG. Os pacientes com este distúrbio particular poderão mostrar, nas fases iniciais, uma área anelóide de aglomerado de EPR. No decorrer de muitos anos esta área poderá evoluir para uma lesão amarelada ocupando o centro da fóvea, e que tipicamente tem a metade ou menos do diâmetro do disco. Essas lesões são muito menores do que as observadas na doença de Best. Este distúrbio é mais comumente associado à neovascularização coroidal do que a doença de Best.

78. A) Amaurose congênita de Leber.

A amaurose congênita de Leber é uma cegueira congênita que muitas vezes se apresenta com um fundus de aparência normal no período neonatal. Entretanto, um ERG feito neste tempo é caracteristicamente plano e diagnóstico.

79. A) Camada de fibras nervosas.

80. A) Camada de fibras nervosas.

81. C) Camada plexiforme externa.

Retinosquise é uma real divisão das camadas celulares da retina. A retinosquise juvenil ligada ao X é tipicamente associada a uma fenda ao nível da camada das fibras nervosas. As alterações maculares mais precoces podem incluir uma aparência foveal como de raios de roda a essas deiscências da camada de fibras do nervo. À medida que o distúrbio progride, desenvolvem-se cavidades bolhosas com obliteração final desta camada mais fina de tecido interno. Subseqüentemente, as únicas coisas que podem permanecer dentro deste tecido interno são os vasos retinianos. Esses vasos sanguíneos têm propensão para sangrar e produzir hemorragias do vítreo. Uma vez que fiquem escleróticos, podem assumir a aparência de "véu de vítreo". Subseqüentemente, os furos na camada mais externa da retina podem predispor o paciente com retinosquise ao desenvolvimento de descolamento regmatógeno da retina.

A retinosquise reticular é caracterizada por uma cisão involutiva da retina na camada de fibras nervosas. Esta alteração pode ser vista como um espectro de mudanças que começam como uma degeneração retiniana microcistóide periférica. A retinosquise reticular pode ser também vista como a retinosquise involutiva mais comum que é acompanhada de separação da camada plexiforme mais externa. A retinosquise involutiva típica está localizada mais comumente nos quadrantes ínfero-temporais da retina periférica. Muitas vezes pode ser confundida com um descolamento retiniano regmatógeno. Os descolamentos regmatógenos da retina podem ocorrer em presença de furos retinianos externos.

82. B) Retinopatia induzida por tioridazina

A tioridazina pode induzir significante atrofia do EPR alternando com áreas de aglomerados, porém, caracteristicamente não produz maculopatia com *bull's-eye*.

83. B) Hemorragia do vítreo.

A retinosquise juvenil ligada ao X pode estar acompanhada de hemorragia do vítreo e descolamento regmatógeno da retina. Embora possam ocorrer alterações maculares por divisão das camadas de fibras nervosas do tipo raios de roda, não constitui verdadeiro EMC.

84. A) Fenômeno Mizuo-Nakamura.

A *doença de Oguchi* é uma forma recessiva ligada ao X da cegueira noturna estacionária congênita. É acompanhada do fenômeno Mizuo-Nakamura, que é a aparência de um *fundus* ouro-pardo no estado de adaptação à luz, com a normalização da cor do *fundus* na adaptação ao escuro.

85. A) Deficiência de ornitina transcarbamilase.

Atrofia do giro é um distúrbio metabólico observado principalmente nos lapões escandinavos. É devida a uma deficiência da enzima ornitina-aminotransferase, que é essencial para o ciclo da uréia. Isto resulta em um acúmulo de ornitina no soro. O resultado final é uma degeneração do EPR que começa na periferia e é caracterizada por áreas de EPR em forma de leque, com perda final dos coriocapilares e dos vasos coroidais de tamanho médio. Pesquisas recentes sugeriram que o gene da ornitina-aminotransferase está localizado no cromossoma 10; por isso, as anormalidades no cromossoma 10 podem resultar de atrofia do giro.

86. B) Nos portadores de coroideremia, as amplitudes do ERG estão reduzidas.

Nos portadores de coroideremia, as amplitudes do ERG estão tipicamente normais, diferentemente do que ocorre nos portadores da retinite pigmentar juvenil ligada ao X. Por outra parte, as mulheres portadoras de coroideremia mostram alterações pigmentares mesoperiféricas e atrofia coroidal.

87. C) Tanto A quanto B.

As gangliosidoses podem estar acompanhadas de uma mancha vermelho-cereja na mácula. Ocorre porque as células ganglionares da retina acumulam gangliosídeos, que caracteristicamente opacificam a retina normalmente clara. Esta opacificação é ampla, particularmente na mácula, porque a mácula tem a mais alta concentração de células ganglionares da retina. O pigmento básico que está presente na fóvea é contrastado contra a retina opacificada e resulta no aparecimento da mancha vermelho-cereja. As gangliosidoses generalizadas dos tipos GM1 e GM2 tipo I

(Tay-Sachs) e tipo II (Sandhoff) podem exibir manchas vermelho-cereja. A doença de Niemann-Pick é uma lipidose esfingomielínica, e nas suas formas neonatal (Tipo A) e infantil (Tipo B) manifestam mancha vermelho-cereja.

88. A) O albinismo oculocutâneo tem, geralmente, herança autossômico-dominante.

O albinismo oculocutâneo é herdado tipicamente de modo autossômico-recessivo. Outras manifestações oculares incluem defeitos de transiluminação da íris e nistagmo secundário à má visão por hipoplasia da fóvea.

89. B) Disfunção reticuloendotelial.

90. A) Disfunção plaquetar.

A síndrome de Hermansky-Pudlak e a síndrome de Chediak-Higashi são doenças autossômico-recessivas potencialmente letais que se apresentam com albinismo. A síndrome de Hermansky-Pudlak apresenta plaquetas anormais que podem induzir a uma diátese hemorrágica. Na síndrome de Chediak-Higashi, um distúrbio na formação de microtúbulos resulta em leucócitos que não podem liberar enzimas dos lisossomas. Este distúrbio aumenta o risco de infecções piogênicas recidivantes.

91. A) 90%.

A presença de uma hemorragia do vítreo em associação a um descolamento posterior do vítreo é altamente sugestiva de uma ruptura da retina. Nesses casos, se não for encontrada, inicialmente, a ruptura da retina, é aconselhável repetir o exame nas 2 primeiras semanas depois do início do descolamento posterior do vítreo. A avaliação pela ultra-sonografia poderá também ser útil.

92. B) Descolamento da retina no outro olho.

Apesar de que a miopia, a degeneração em treliça, e a história familiar de descolamentos da retina sejam fatores importantes e associados a um risco maior do que o normal quanto ao descolamento da retina, o descolamento anterior da retina do outro olho aumenta a chance de descolamento em 10% a 15%. A miopia, especialmente de grau moderado, é o próximo mais alto fator de risco (7% a 8%), seguido pela história familiar e pela degeneração em treliça.

93. A) 50%.

Os pacientes com uma ruptura gigante em um olho estão em risco muito maior de descolamento da retina no outro olho. Entretanto, este risco não chega a 100%.

94. A) 10-2 horas meridianas.

As rupturas da retina, quando associadas a um descolamento posterior do vítreo, estão muito mais freqüentemente localizadas entre 10-2 horas meridianas. Quase 70% dessas rupturas ocorrem dentro desses meridianos.

95. D) Inserção da mácula.

O fator mais importante para determinar o prognóstico visual em presença de um descolamento da retina é o de se, no momento da apresentação, a mácula está inserida ou deslocada. A duração do descolamento macular pode também exercer algum papel na determinação final do prognóstico, principalmente se a mácula ficou descolada por menos de 24 horas. A hemorragia do vítreo e a presença de células pigmentadas neste aumentam o risco de vitreorretinopatia proliferativa, porém esses não representam fatores na determinação do prognóstico visual.

96. D) Vitreorretinopatia proliferativa.

A razão mais comum para a falha da cirurgia da redução escleral é a vitreorretinopatia proliferativa. Nos casos de descolamento regmatogênico da retina existe uma probabilidade de 5% a 10% de falha da redução escleral primária.

97. D) 6 horas.

A Figura 12-17 mostra um descolamento inferior da retina com um nível igual de progressão do fluido sub-retiniano nasalmente e temporalmente, sugerindo que a ruptura está provavelmente na proximidade da posição das 6 horas.

98. C) 3 horas.

A Figura 12-19 mostra um descolamento inferior. Entretanto, o nível líquido é mais alto no lado nasal do que no lado temporal. Nesta situação, a posição mais provável da fenda é do lado onde o nível do fluido sub-retiniano é mais elevado.

99. A) 12 horas.

Na Figura 12-19 a ruptura pode estar localizada em qualquer parte entre 10-2 horas meridianas, porém está mais provavelmente situada entre 10-12 horas.

100. D) 9 horas.

Na Figura 12-20 o nível fluido é mais alto na parte temporal (9 horas) e a fenda é mais provavelmente temporal. O fluido não alcançou 12 horas. Deve ser também examinada a área entre 3-12 horas quanto á presença de fendas.

101. C) Deve ser tratado com redução escleral e vitrectomia, com drenagem interna do fluido sub-retiniano.

Os descolamentos exsudativos da retina não são tratados por redução escleral, por vitrectomia, nem por drenagem escleral do fluido sub-retiniano. Deve ser determinada a etiologia desse descolamento. Os descolamentos exsudativos da retina são caracterizados, tipicamente, por desvio

RESPOSTAS

321

do líquido sub-retiniano, que pode ser muito bolhosos. Na base dos descolamentos serosos da retina podem estar vários tipos de tumores, incluindo os melanomas e hemangiomas de coróide.

102. D) Retinosquise juvenil ligada ao X.

Todas as condições listadas nesta questão podem causar descolamentos tracionais da retina, com exceção da retinosquise juvenil ligada ao X, que é tipicamente associada aos descolamentos retinianos regmatogênicos e hemorragias do vítreo.

103. D) Hipercalcemia sistêmica.

A hialose asteróide é um sinal unilateral comum que representa condensações de cálcio suspensos no gel do vítreo. Os pacientes são notavelmente assintomáticos e não se queixam de baixa da visão nem de escotomas. Não existe associação com qualquer anormalidade sistêmica.

104. A) Trauma difuso com hifema.

Sínquise cintilante pode ser observada em pacientes depois da resolução de uma hemorragia do vítreo. Nesses casos, geralmente no vítreo liquefeito flutuam livremente cristais de colesterol, amarelos e refratários que, com o decorrer do tempo, poderão se depositar inferiormente. Não é necessário um estado hiperlipidêmico sistêmico.

105. B) Perfluoropropano (C_3F_8).

Os gases intra-oculares podem proporcionar tamponamento para as fendas retinianas. O que persiste mais tempo é o C_3F_8, no qual mais de 50% poderá estar ainda presente dentro de três semanas. A duração é menor para o C_2F_6, o SF_6 e ainda mais curta para o ar.

106. C) SF_6 a 100%.

O SF_6 tem a mais alta velocidade de expansão do que qualquer outro gás intra-ocular. Poderá causar dramáticos aumentos da PIO no período pós-operatório imediato.

107. C) Menor do que a do SF_6 contra a retina.

A tensão superficial do óleo de silicone é significativamente menor do que a tensão superficial de todos os gases, incluindo a do ar.

108. B) Menor do que o da água.

O óleo de silicone fica boiando quando colocado em um olho cheio de líquido. O peso específico dos gases, tais como o perfluoro-octano, é muito menor do que o da água ou de qualquer líquido.

109. C) Velocidade de sedimentação das hemácias (VHS).

110. A) Decréscimo de amplitude da onda-b.

111. A) Corticosteróides sistêmicos e biopsia da artéria temporal.

A Figura 12-21 representa a fase arteriovenosa do angiograma fluoresceinado revelando não-perfusão da coróide nasal. Este aspecto é mais consistente com o de um evento isquêmico que envolve as artérias ciliares curtas nasais posteriores. Este resultou em uma neuropatia óptica isquêmica não só anterior como também posterior no olho esquerdo. Esta é a apresentação característica de pacientes com arterite temporal. A velocidade de sedimentação das hemácias é freqüentemente elevada de modo dramático. É indicado o tratamento imediato com corticosteróides e, para confirmar o diagnóstico, uma biopsia da artéria temporal.

O ERG mede a resposta de massa da retina a um estímulo luminoso. A onda *a* mede a despolarização dos fotorreceptores. A onda *b* registra a função dos elementos mais internos da retina (células Müller e bipolares). Esta onda poderá ser afetada mais profundamente por uma OACR. O tempo implícito é o que decorre entre a depressão da onda *a* e o pico da onda *b*. Aumentos do tempo implícito podem ser observados em várias doenças hereditárias. O estímulo de luz bruxuleante é usado para medir seletivamente a resposta do cone, porque os bastonetes são incapazes de fazer rapidamente o ciclo.

112. B) Fotopsia com luz fraca unilateral.

113. A) Mais comum em mulheres.

114. B) Aumento do ponto cego no teste do campo visual.

O paciente da Figura 12-22 tem caracteristicamente a síndrome dos múltiplos pontos brancos evanescentes. Este distúrbio ocorre tipicamente em mulheres na terceira ou quarta décadas da vida. É muitas vezes acompanhado de sintomas de fotopsia bruxuleante e de escotomas paracentrais. Alguns pacientes podem apresentar doença de tipo resfriado precedendo aos sintomas. Os escotomas correspondem muitas vezes a um aumento fisiológico do ponto cego no teste da acuidade visual. O distúrbio é tipicamente autolimitado, a resolução ocorrendo entre 3 e 10 semanas depois do início. Geralmente não é necessário tratamento. Entretanto, os pacientes poderão manter um decréscimo da visão apesar da resolução da síndrome, como resultado de alterações pigmentares na fóvea, que apresenta um aspecto granuloso característico. Além disso, 10% a 15% dos pacientes podem ter episódios recidivantes no mesmo olho ou no contralateral.

Em muitos pacientes com CIP tem sido observada miopia entre leve e moderada.

115. D) Herança autossômico-recessiva.

116. C) Acúmulo de grânulos de lipofuscina no EPR.

117. D) As amplitudes do ERG estão freqüentemente normais.

O angiograma fluoresceinado da Figura 12-23 revela a característica coróide silenciosa deste paciente com a doença de Stargardt. Esta doença é herdada de modo autossômico-recessivo. Os pacientes são, muitas vezes, assintomáticos. No momento da apresentação, a visão pode estar boa. O exame clínico poderá revelar salpicos amarelos situados no pólo posterior e alterações pigmentares na mácula. Na angiografia com fluoresceína, essas alterações pigmentares mostram-se como defeitos de janela e existe defeito da fluorescência coroidal subjacente e aparecimento do clássico coróide escuro ou silencioso. Os salpicos amarelos na retina não são hiperfluorescentes. Esses salpicos representam grânulos de lipofuscina que se acumularam no EPR, bloqueando a fluorescência coroidal subjacente. Os testes eletrofisiológicos desses pacientes não são úteis. O exame dos membros da família poderá ser esclarecedor.

118. C) Distrofia do cone.
119. C) Cloroquina.
120. A) ERG fotópico anormal.

O angiograma fluoresceinado da Figura 12-24 é característico da maculopatia *bull's-eye*. Poderá ser observada na distrofia de cones, na toxicidade pela cloroquina, na doença de Batten e, raramente, na retinite pigmentar. Outras epiteliopatias pigmentares retinianas tóxicas podem produzir uma aparência semelhante à da maculopatia *bull's-eye*, porém a verdadeira maculopatia *bull's-eye* é rara. Nos casos de distrofia de cones, os sinais eletrofisiológicos sugerem uma diminuição da resposta do ERG do cone.

121. B) Inicialmente arterial.
122. A) Coroidal.
123. B) Inicialmente arterial.
124. A) Coroidal.

A cronologia do enchimento de uma lesão com a fluoresceína depende da sua fonte de sangue. As lesões coroidais (p. ex., melanoma maligno, hemangioma cavernoso) poderão encher na fase coroidal inicial do angiograma. A artéria ciliorretiniana também enche com a coróide porque é um ramo da artéria ciliar posterior e não da artéria oftálmica. O hemangioma capilar e o NVD poderão se encher com a circulação retiniana.

125. C) Fotorreceptores, células bipolares, EPR.

As células ganglionares não contribuem para a resposta no ERG. Em presença de uma escavação total do disco, o ERG pode ser normal. Uma onda *a* negativa (potencial receptor tardio) origina-se nos fotorreceptores. As ondas *b* positivas originam-se nas células bipolares, possivelmente em resposta ao aumento da concentração do potássio no espaço extracelular das células bipolares. A onda *c* positiva origina-se no EPR.

126. D) Tem um prognóstico visual ruim.

A doença tem um bom prognóstico visual. A maioria dos pacientes conserva a visão para a leitura por toda a vida, pelo menos em um dos olhos. A progressão da perda visual é lenta e, na sua maior parte, ocorre acima dos 40 anos.

127. A) 40% combina-se à proteína do plasma.

A fluoresceína é ligada à proteína do plasma na proporção de 80%. A luz azul entre 465 a 490 nm excita a molécula da fluoresceína, induzindo-a a emitir luz verde a 520-530 nm. Filtros especiais na câmara bloqueiam seletivamente a luz azul, enquanto permitem a transmissão da luz verde para o filme.

128. A) O corante entra na circulação coroidal pelas artérias ciliares posteriores curtas em 10 a 15 segundos depois da injeção.

O fluxo coroidal é extremamente rápido. A fase arteriovenosa ocorre em 1 a 2 segundos depois da fase arterial. O enchimento dos coriocapilares é geralmente completado na fase arteriovenosa ou na fase venosa inicial.

129. B) Uma hiperfluorescência salpicada tardia.

A Figura 12-40 é de uma membrana neovascular coroidal demonstrando o tipo hiperfluorescente rendilhado na fase de trânsito. O arcabouço mais tardio poderá mostrar exsudação. A hiperfluorescência tardia é o aspecto angiográfico de alguns MNVCs ocultos.

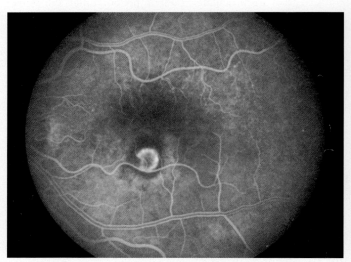

FIGURA 12-40.

130. B) Hipofluorescência causada por um defeito de bloqueio.

A Figura 12-25 demonstra aspectos da RDP, com um amplo vazamento de NVD e de NVEs (ao longo das arcadas e ínfero-nasais do disco). O leito capilar está dilatado com exsudação difusa e existe hiperfluorescência pontilhada (por microaneurismas na mácula). Na margem direita inferior da estrutura, a cunha hiperfluorescente representa uma área de não-perfusão capilar. Não existem defeitos de bloqueio em resultado das hemorragias pré-retinianas observadas nesta estrutura.

131. C) Tratamento combinado de FCPR e focal/gride macular

Este paciente tem RDP com características de alto risco, e o *Diabetic Retinopathy Study* demonstrou que a FCPR decresce em 50% o risco de perda visual grave. Como este paciente tem mais de três características de alto risco, o *Diabetic Retinopathy Study* mostra que existe um risco significativo de perda visual grave. Entretanto, como se observa uma evidência angiográfica de edema macular (clinicamente significante) e a FCPR poderá exacerbar o edema, nesses casos é conveniente combinar o tratamento pela FCPR com o do focal/grade macular.

Nota: As características de alto risco incluem 3 ou mais das seguintes:
1. Qualquer neovascularização do fundus
2. Neovascularização no/ou dentro de 1 diâmetro do disco óptico
3. Hemorragia pré-retiniana ou do vítreo
4. Neovascularização de extensão moderada a grave

132. C) Figura 12-30

Macroaneurismas NÃO são associados a MNVCs. São excrescências anormais da vasculatura retiniana, freqüentemente observadas em mulheres idosas hipertensas. As outras três condições mencionadas — coriorretinopatia serosa central idiopática, degeneração macular miópica, e DMRI exsudativa — podem estar associadas a MNVCs.

133. C) Doppler da carótida e ecocardiografia

A Figura 12-28 mostra uma placa Hollenhorst e oclusão do ramo ínfero-temporal da artéria retiniana. Deve ser pesquisada a fonte do êmbolo. A fonte mais comum é a partir do coração ou de uma placa aterosclerótica nas artérias carótidas, especialmente na junção das artérias carótidas externa e interna.

134. A) Figura 12-26

A Figura 12-26 mostra um buraco macular idiopático no estágio IV. O diagnóstico de um buraco macular de espessura total pode, geralmente, ser feito em bases clínicas e biomicroscópicas. O tratamento (cirurgia de vitrectomia) depende de fatores tais como o estágio do buraco, a acuidade visual, e a duração do tempo em que o buraco está presente. Nesta patologia não existe lugar para a fotocoagulação.

135. B) hipertensão sistêmica

O macroaneurisma da artéria retiniana é mais comumente encontrado em mulheres idosas hipertensas.

136. A) Estágio I

O estágio I corresponde a um iminente buraco macular. Em uma experiência randomizada controlada, a vitrectomia NÃO se mostrou indicada na prevenção de buracos maculares, porque a observação da história natural resultou em um melhor prognóstico do que em pacientes que empreenderam vitrectomia. A vitrectomia resulta em melhora da acuidade visual em pacientes com furos maculares nos estágios II, III, e IV.

137. D) Estágio IV

O *buraco macular no estágio IV* é definido como um orifício de espessura total em presença de separação do vítreo posterior. Nos *buracos maculares no estágio I,* há uma separação da fóvea, porém não há uma ruptura da retina. Nos *estágios maculares II e III*, por definição, o hialóide posterior está ainda inserido.

138. B) Figura 12-28

Não existe lugar para a terapia *laser* no tratamento das oclusões dos ramos da artéria retiniana. O risco de neovascularização retiniana nas oclusões dos ramos da artéria da retina é quase inexistente. O edema macular diabético, os macroaneurismas da artéria da retina, e a DMRI exsudativa podem ser tratados pela fotocoagulação *laser.*

139. D) Figura 12-33

Na DMRI exsudativa e no descolamento do epitélio pigmentar. Se o angiograma fluoresceinado evidenciar um MNVC oculto, em até 40% dos pacientes com DMRI e descolamento do epitélio pigmentar fibrovascular, o ICV demonstra uma lesão tratável.

140. C) vitreorretinopatia proliferativa

A vitreorretinopatia proliferativa resulta em proliferação celular na superfície da retina e não em uma maculopatia exsudativa com edema, como pode ser vista nas outras três condições.

141. B) descolamento da retina tracional extramacular

Se existir um descolamento tracional da retina sem um componente regmatogênico, e se a mácula ainda estiver colada, o paciente deverá ser estritamente monitorizado. Se a mácula descolou, ou se existe possibilidade de descolamento e a mácula estiver ameaçada, deve ser considerada a cirurgia de vitrectomia.

142. C) MNVC

Raramente é vista Uma MNVC acompanhando uma dobra macular. Entretanto, sua presença não é uma indicação para a cirurgia.

143. C) Síndrome Kearns-Sayre

As síndromes de Jansen e a de Wagner são caracterizadas por liquefação do vítreo sem associação de manifestações sistêmicas. A síndrome de Stickler é relacionada a essas com a adição de um fácies achatado e as anormalidades da seqüência Pierre-Robin. A síndrome de Kearns-Sayre é acompanhada de alterações pigmentares retinianas, de OEPC, e de anormalidades cardíacas.

144. C) Mancha quente.

Uma *mancha quente* é uma pequena área brilhante bem definida que aparece dentro de 3 a 5 minutos e persiste por 20 minutos e perde a definição tardiamente. Hiperfluorescência pontilhada é um termo usado para descrever um aspecto do MNVC oculto observado na angiografia fluoresceinada e NÃO pela ICV. *Hiperfluorescência bem definida* é uma área de fluorescência bem definida, com margens facilmente determinadas, que aparece dentro de 5 minutos, permanece 15 minutos e, em seguida esmaece. A hipofluorescência representa áreas de diminuição da fluorescência que pode ser causada por um defeito de bloqueio ou por algum insulto à integridade dos coriocapilares naquela área.

145. C) PSOH.

DMRI é em geral observada em pacientes com mais de 50 anos. Eles apresentam drusas e alterações do EPR na mácula.

A toxoplasmose é em geral acompanhada de lesões da câmara anterior, das células do vítreo, e de retinite focal, que muitas vezes ocorrem nas margens de uma cicatriz preexistente. A coroidite focal e a pan-uveíte podem se apresentar como uma PSOH, porém podem ter as seguintes diferenças: (1) inflamação do vítreo; (2) as lesões inativas são em geral menores do que as da PSOH; (3) em 50% dos casos ocorre uveíte anterior; (4) a maioria dos pacientes é originária não-endêmicas de histoplasmose e apresentam um teste cutâneo de histoplasmina negativo; (5) cerca de 50% demonstram um ERG subnormal; (6) predileção pelo sexo feminino; e (7) é mais freqüente em crianças.

146. C) Cicatriz coriorretiniana.

Embora uma MNVC possa se originar em uma cicatriz coriorretiniana, a própria cicatriz não é um sinal clínico, como são os outros sinais citados.

147. C) Subfoveal.

De acordo com os resultados do *Macular Photocoagulation Study*, os olhos com PSOH e com bem definidos MNVC extrafoveal ou justafoveal que não foram tratados, estavam em muito maior risco de um decréscimo de 6 linhas na acuidade visual a partir e 1 ano até 5 anos do exame em comparação com os olhos tratados pela fotocoagulação a *laser*.

148. D) Buracos operculados secundários à tração do vítreo.

Os pacientes com degeneração da retina em treliça apresentam alto risco de descolamento da retina, que é devido às fortes inserções do vítreo nas margens dessas lesões. A tração causa rupturas em ferradura. Os buracos encontrados na treliça são mais atróficos, sem associação de nenhum componente tracional.

149. A) Louis-Bar.

A facomatose Wyburn-Mason apresenta alterações arteriovenosas, a de von Hippel-Lindau mostra hemangioblastomas na retina, e a síndrome de Bourneville (esclerose tuberosa) pode ter hamartomas astrocíticos. A forma Louis-Bar, ou ataxia-telangiectasia, não tem alterações retinianas características.

150. D) Retração sub-retiniana.

A retração sub-retiniana é uma complicação incomum da retinite pigmentar. Os distúrbios do pigmento, que podem ser perivasculares e aparecem como espículas ósseas na mesoperiferia, são comuns. EMC e formação de membrana epirretiniana ocorrem também comumente. Têm sido também descritas grandes áreas de atrofia macular. Em pacientes com retinite pigmentar podem ocorrer drusas do disco óptico.

Anotações

Índice Remissivo

Absorção
do colírio, 4, 8
maior como pomada, 4, 8
Acanthamoeba
tratamento da, 5, 10
Acomodação
na refração cicloplégica, 32, 38
amplitude de, 32, 38
com ponto distante 20 cm atrás do olho, 32, 38
uso de metade da, 32, 38
para visualizar objeto a 1 m, 32, 39
esotropia de, 93, 110, 111
Acuidade
visual, 4, 8, 35, 44, 53, 61, 65, 75, 88, 104, 155, 166, 167, 246, 263
de 20/160, 35, 44
de 20/80 OU, 53, 65
de 20/20 OD, 61, 75
de 20/200 OE, 61, 75
de 20/50 OD, 88, 104
de 20/40 OE, 88, 104
decréscimo progressivo da, 155, 166
diminuição da, 246, 263
monocular de 20/20, 56, 68
por meio da sensibilidade de contraste, 276, 283
Adaptação
em K's, 34, 43
lente de contato para, 34, 43
Adie
pupila de, 61, 75
Adulto
com diplopia, 31, 36
e hipertropia, 31, 36
Agente(s)
infecciosos, 5, 10
hiperosmóticos, 208, 221
antifibróticos, 209, 224
Agonista
colinérgico, 4, 8
alfa$_2$-adrenérgico, 208, 222
AIDS
achado retiniano na, 183, 195
e infecções oportunísticas, 187, 198
no segmento posterior, 187, 198
e retinite por CMV, 187, 198
toxoplasmose ocular na, 187, 198
contagem de CD4 inferior a 50, 187, 198
doença acompanhada de, 187, 198
elevação da pressão intracraniana, 187, 198
e ganciclovir intravenoso, 188, 198
e alterações do segmento anterior, 188, 198
e lesões do zoster cutâneo, 188, 198
e descolamento da retina, 188, 198
em paciente gravemente suprimido, 188, 199

e uveíte anterior com hipópio, 189, 199
AINE (Antiinflamatórios Não-Esteróides)
uso de, 4, 8
e produção de mediador inflamatório, 4, 8
diclofenaco, 4, 8
cetorolaco, 4, 8
Albinismo, 302, 320
Alergia
contra-indicação na, 5, 10
do inibidor da anidrase carbônica, 5, 10
Ambliopia
e neuropatia óptica, 51, 64
Amostra
histológica, 164, 170
Ampliação
de 2x, 32, 39
transversa, 36
angular, 36
de telescópio, 36
Análise
gráfico de, 3, 7
dos dados evolutivos, 3, 7
Análogo
de prostaglandina, 4, 9, 208, 213, 214, 222, 227, 228
abaixam a PIO, 208, 222
Anatomia, 15-28
Anel
tendíneo comum, 19, 24
de Zinn, 19, 24
pardo perto do limbo, 242, 260
Anestesia
geral, 4, 8, 203, 217
succinicolina e, 4, 8
droga usada na, 203, 217
córnea, 249, 265
Anidrase
carbônica, 5, 10, 208, 222
inibidor da, 5, 10, 208, 222
Aniridia, 90, 105
Anisocoria, 59, 71
etiologia da, 60, 71
Anomalia
de Rieger, 236, 256
Antagonista(s)
beta-adrenérgicos, 208, 221
tópicos, 208, 221
Antígeno
HLA-B27, 181, 193
Antiinflamatórios
não-esteróides, ver *AINE*
Aplasia
do timo, 62, 76
facomatose e, 62, 76
Apraclonidina
efeitos colaterais da, 4, 9, 208, 222

ARMD
e fotocoagulação, 3, 7
Artéria
etmoidal posterior, 18, 22
oftálmica, 18, 22
suprimento sangüíneo da, 18, 22
retiniana central
oclusão da, ver *OACR*
ciliorretiniana, 306, 322
Artrite
reumatóide juvenil, 86, 100
nos joelhos, 181, 193
nos punhos, 181, 193
Assoalho
orbital, 17, 22
orbitário, 129, 145
fraturas do, 129, 145
Astigmatismo
ceratotomia astigmática para, 254, 270
incisões arqueadas superiores, 254, 270
direto, 279, 285
Ataxia
hipertropia e, 63, 77
Atrofia
da íris, 249, 265
setorial, 249, 265
do giro, 302, 319

Barreira
hematoaquosa, 6, 11
rompimento da, 6, 11
Bastão(ões)
de Maddox, 35, 46
vermelhos, 35, 46
Best
doença de, 306, 322
Betabloqueador(es)
tópicos, 4, 9
na doença broncoconstritiva moderada, 4, 9
Blefarofimose
síndrome de, 123, 138
Blefaroplastia, 124, 139
dor após, 123, 138
edema súbito após, 123, 138
visão reduzida após, 123, 138
Blefaroptose
abaulamento e, 123, 138
forma de, 124, 138
Bolha
falha da, 208, 222
exsudações da, 208, 222
intra-ocular, 304, 321
Bomba
lacrimal, 18, 22
Botão
corneano, 155, 166
por ceratoplastia penetrante, 155, 166
Botox
tratamento com, 56, 68
injeção de, 95, 114

Buracos
maculares traumáticos, 300, 317

Cabeça
do nervo óptico, 61, 75, 161, 169, 203, 217
edema na, 61, 75
fibras nervosas da, 203, 217
Cálculo
de poder, 36
da lente, 36
IOL, 36
Camada
não-pigmentada do corpo ciliar, 17, 21
interna, 19, 25
da lâmina coróide coriocapilar, 19, 25
plexiforme interna, 19, 26
aquosa, 123, 137
da película lacrimal, 123, 137
Câmara
posterior, 177, 190
colocação de LIO na, 177, 190
anterior, 177, 178, 179, 190, 192
inflamação da, 177, 179, 190, 192
exame da, 178, 190
Campo
visual, 52, 63, 64, 77, 203, 204, 205, 214, 218, 229
defeito em, 52, 64
perda progressiva do, 63, 77
confiabilidade do teste do, 203, 218
e diâmetro da pupila, 203, 218
por lesão retiniana, 204, 218
alterações do, 205, 218
nervo óptico, 214, 216, 229
Canal
de Schlemm, 17, 21
óptico, 17, 21
Canaliculite
organismos associados à, 125, 143
diagnóstico de, 125, 144
tratamento da, 127, 144
Canalículo(s)
epitélio do, 18, 23
de revestimento, 18, 23
Câncer(es)
cutâneos, 122, 136
Canto
medial, 121, 134
Cápsula
de cristalino removida, 160, 168
na cirurgia de catarata, 160, 168
posterior do cristalino, 177, 190
Capsulotomia
por *laser* YAG, 279, 285
Carbono
dióxido de, 121, 135
laser de, 121, 135

Carcinoma
basocelular, 122, 136
mucoepidermóide da conjuntiva, 239, 258
Carótida
dissecção da, 60, 72
Cartilagem
intraocular, 162, 170
Carúncula
vermelhidão próximo da, 239, 258
Catarata(s), 273-290
extração de, 4, 157, 167, 280, 281, 287, 288
sob anestesia geral, 4
intracapsular, 157, 167
anteriormente submetida à vitrectomia, 280, 287
por facoemulsificação, 281, 288
extracapsular, 281, 288
castanha, 6, 11
formação da, 6, 11
cirurgia de, 34, 43, 160, 168, 211, 212, 226, 247, 264, 278, 280, 284, 286, 287
aos 65 anos, 34, 43
na nanoftalmia, 280, 286
na uveíte, 280, 287
remoção na, 160, 168
com implantação de LIO, 211, 226
extracapsular, 212, 226
complicações, 278, 284
nuclear bilateral, 85, 99
congênita, 85, 100
bilateral densa, 85, 100
na criança de 1 mês, 85, 100
por uso prolongado, 276, 283
de corticosteróides, 276, 283
e distrofia miotônica, 276, 283
em lactente, 276, 277, 283, 284
de 1 mês, 276, 283
de 6 meses, 277, 284
induzida por drogas, 277, 283
relacionadas à idade, 278, 284
polares, 278, 284
remoção de, 278, 285
escleróticas nucleares, 280, 287
Cefaléia
e visão dupla, 55, 67
crises de, 60, 71
Cefalosporina(s)
reatividade cruzada às, 5, 9
na sensibilidade à penicilina, 5, 9
Célula(s)
de Müller, 19, 25
fantasmas, 165, 172
epitelióides, 182, 194
B, 182, 194
proliferação monótona de, 182, 194
encontradas, 189, 199
nos espécimes aquosos, 189, 199
na toxocaríase ocular, 189, 199
retinianas, 207, 220, 298, 314
lesão de, 207, 220
degeneração de, 298, 315
falciformes, 298, 314
doença de, 298, 314
Célula(s)-Tronco
do limbo, 253, 269
proliferação das, 253, 269
Ceratectomia
por leve miopia, 249, 265
fototerapêutica superficial, 252, 268
Ceratite
agente etiológico da, 160, 168
do HSV, 189, 199
infiltrado estromal anular na, 189, 199

fúngica filamentosa, 235, 255
por *Fusarium* esp, 235, 255
epitelial primária por HSV, 235, 249, 255, 265
bacteriana, 248, 265
por herpes zoster, 249, 265
intersticial bilateral, 250, 267
Ceratoacantoma, 122, 136
Ceratocone
posterior circunscrito, 244, 262
Ceratometria
medida de, 34, 42
Ceratopatia
em faixa, 158, 167
de Thygeson, 242, 260
Ceratoplastia
penetrante, 155, 159, 165, 166, 168, 171, 212, 227, 253, 269
botão corneano por, 155, 166
na inflamação corneana recidivante, 159, 168
eletiva, 253, 269
em adultos, 253, 269
em crianças, 253, 269
pediátrica, 253, 269
Ceratotomia
radial, 254, 270
efeito dióptrico na, 254, 270
paquimetria intra-operatória, 254, 270
astigmática, 254, 270
para astigmatismo, 254, 270
Cetorolaco, 4, 8
CHED (Distrofia Endotelial Hereditária Congênita), 84, 99, 244, 262
Chediak-Higashi
síndrome de, 302, 320
Cicatrização
de ferimento do estroma, 6, 11
pós-cirúrgica do glaucoma, 209, 224
conjuntival, 236, 256
Ciclofosfamida
oral, 183, 194
Ciclopegia
criança com, 34, 42
retinoscopia em, 34, 42
não corrigida, 34, 42
grade de Amsler, 34, 42
Ciclosporina, 183, 195
tópica, 4, 9
CIGTS (*Collaborative Initial Glaucoma Treatment Study*), 212, 227
Cilindro(s)
orientados horizontalmente, 35, 46
bastões de Maddox com, 35, 46
CIP (Coroidopatia Interna Pontilhada), 301, 318
Ciprofloxacina
penetração antibacteriana da, 5, 9
Cirurgia
de X(T) , 94, 111
plástica, 119-152
de pálpebra, 121, 134
gordura na, 121, 134
de anastomose, 180, 193
da artéria coronária, 180, 193
do glaucoma, 208, 209, 216, 222, 224, 229
interromper medicação antes da, 208, 222
não-penetrante, 209, 224
de implante, 216, 229
da filtração, 208, 210, 222, 225
uso do 5-FU após, 208, 222
por GAAP, 210, 225

de catarata, 34, 43, 160, 168, 211, 212, 226, 247, 264, 278, 280, 281, 284, 286, 287
aos 65 anos, 34, 43
na nanoftalmia, 280, 286
na uveíte, 280, 287
remoção na, 160, 168
da cápsula do cristalino, 160, 168
com implantação de LIO, 211, 226, 281, 287
extracapsular, 212, 226
complicações, 278, 284
refrativa, 253, 254, 270
maus candidatos, 253, 270
interrupção do uso de lentes rígidas, 254, 270
Cistinose, 242, 260
Citomegalovírus, *ver CMV*
Citoplasma
das células, 159, 168
aspecto granuloso do, 159, 168
CMV (Citomegalovírus)
retinite por, 187, 198
em pacientes com AIDS, 187, 198
opções terapêuticas, 187, 198
terapia de indução antiviral, 187, 198
descolamento da retina por, 300, 316
CNVM
pacientes com, 3, 7
com fotocoagulação, 3, 7
Coats
doença de, 87, 103, 295, 311
Cocaína
10%, 60, 72
instilação de, 60, 72
mecanismo de ação da, 61, 74
Colírio
maior absorção do, 4, 8
Collaborative
corneal transplant study, 253, 270
Coloração
de Gram, 177, 190
do fluido vítreo, 177, 190
Complicação(ões)
oculares, 178, 190
por tratamento com esteróide, 178, 190
da *pars planitis*, 184, 196
Concussão
da retina, 300, 317
Cone(s)
sensibilidade à luz e, 6, 12
distrofias de, 88, 104
Congestão
conjuntival acentuada, 180, 193
Conjuntiva, 4, 9
depósitos negros na, 4, 9
infecção bilateral da, 86, 101
bulbar, 159, 168
lesão vermelho-cereja na, 159, 168
tumor maligno na, 239, 258
Conjuntivite
no neonato, 83, 98
alérgica em paciente de glaucoma, 208, 221
cicatrizante, 251, 267
Contraste
com uso da mitomicina, 209, 223
intra-operatoriamente, 209, 223
sensibilidade de, 276, 283
acuidade por meio da, 276, 283
Controle
do lacrimejamento, 58, 69
fibras eferentes de, 58, 69

Convulsão(ões)
facomatose e, 62, 76
Corante(s), 164, 170, 245, 262
primário, 124, 140
fluoresceína, 306, 322
Coristoma
representação de, 236, 257
Córnea, 5, 233-272
endotélio da, 17, 20
epitélio da, 17, 21
adaptação adequada à, 34, 44
de lente de contato dura, 34, 44
sensação na, 57, 69
anestesia da, 59, 70
botão da, 165, 171
porção central do, 165, 171
opacidade acentuada, 207, 220
glaucoma congênito primário com, 207, 220
opaca por edema epitelial, 211, 225
aspecto do infiltrado da, 235, 255
coloração da, 241, 260
em paciente com doença ocular, 241, 260
padrão típico, 242, 260
camada da, 242, 260
degeneração esferoidal da, 243, 261
topografia da, 244, 261
característica mostrada na, 244, 261
exame histopatológico da, 245, 262
biopsia da, 250, 266
com decréscimo de sensação, 251, 267
enxerto de, 253, 269
claros com mais de 1 ano, 253, 269
por ceratite de HSV, 253, 269
laceração, 279, 286
edema de, 280, 287
Corneto
inferior, 125, 143
fratura incompleta do, 125, 143
Coróide
origem do, 17, 21
lesão de, 156, 166
corte histológico da, 156, 166
biópsia da, 157, 167
com nevo flâmeo, 157, 167
com convulsões, 157, 167
autograficamente, 300, 316
silenciosa, 300, 316
ou negra, 300, 316
Coroidite
multifocal, 301, 318
Coroidopatia
serpiginosa, 180, 192
interna pontilhada, *ver CIP*
Corpo(s)
ciliar, 17, 21
camada não-pigmentada do, 17, 21
psamomatosos, 51, 64
celular do neurônio, 60, 72
de Dutcher, 132, 147
estranho, 245, 262, 300, 316, 317
irritação ocular e, 245, 262
nos olhos, 245, 262
de cobre intra-ocular, 300, 316
oculares, 300, 317
Corticosteróide(s)
sistêmicos, 183, 194
glaucoma e, 207, 220
uso prolongado de, 276, 283
catarata por, 276, 283
Craniocinostose, 90, 106
Crioterapia
protocolo de, 87, 102
Cristalino, 273-290
acumulo no, 6, 11
e catarata castanha, 6, 11

oxidação do, 6, 11
    proteção contra, 6, 11
origem do, 17, 20
estrutura do, 19, 25
luxação do, 85, 99
opacidade posterior do, 90, 105
cápsula de, 160, 168, 177, 190
    removida, 160, 168
    posterior, 177, 190
sinal no, 276, 283
núcleo do, 276, 283
remoção do, 280, 286
Curva
    tencional diária, 3,7

Dacriocistite
    aguda, 125, 126, 142, 143
        etiologia bacteriana na, 125, 143
Dacriocistograma, *ver DCG*
Dacriocistorrinostomia, *ver DCR*
Dado(s)
    evolutivos, 3, 7
        de doença específica, 3, 7
Dano
    glaucomatoso, 205, 218
DCG (Dacriocistograma)
DCR (Dacriocistorrinostomia)
    momento da, 124, 140
        local de osteotomia no, 124, 140
    falência da, 124, 140
Defeito(s)
    em campo visual, 52, 54, 64, 65, 214,
        229
        por lesão, 52, 54, 64, 65
        dano no nervo óptico, 214, 229
    aferentes da pupila, 59, 71
    pupilar aferente, 60, 61, 73, 74, 75
    na pálpebra, 122, 137
        por procedimento cirúrgico de
            Mohs, 122, 137
    corneano periférico, 180, 192
    de transiluminação da íris, 205, 219
    cardíacos congênitos, 235, 256
Degeneração
    granulomatosa, 160, 168
        da membrana de Descemet, 160,
            168
        e presença de tecido retrocórneo,
            160, 168
    esferoidal da córnea, 243, 261
    marginal pelúcida, 244, 261, 262
    de células retinianas, 298, 315
    da retina em treliça, 310, 324
Depósito(s)
    negros, 4, 9
        na conjuntiva, 4, 9
Descamação
    periungueal, 86, 101
Descemet
    membrana de, 160, 168
Descolamento
    da retina, 62, 76, 155, 156, 166, 188,
        198, 212, 226, 300, 302, 303, 304,
        316, 320, 321
        facomatose e, 62, 76
        decréscimo da acuidade visual, 155,
            166
        na AIDS, 188, 198
        em paciente diabético, 212, 226
        por CMV, 300, 316
        recidivante, 303, 320
        tradicional, 304, 321
    seroso da mácula, 90, 105
Descompressão
    na neuropatia óptica isquêmica
        estudo de, *ver EDNOI*

Desinserção
    dos retratores, 127, 144
        da pálpebra inferior, 127, 144
Desordem(ns)
    do movimento facial, 122, 136
        toxina botulínica nas, 122, 136
Desvio
    vertical associado, *ver DVD*
Dexametasona
    tópica, 5, 9
        terapia com, 5, 9
Diabetes
    melito, *ver DM*
Diclofenaco, 4, 8
Dificuldade
    para ler, 58, 70
        e fraqueza no braço esquerdo, 58,
            70
    de enxergar quadro-negro, 276, 283
Dióxido
    de carbono, 121, 135
        laser de, 121, 135
Diplopia
    e hipertropia, 31, 36
        esquerda de 6Δ, 31, 36
    intermitente, 54, 67
    vertical intermitente, 56, 68
    na supraversão, 61, 75
    início insidioso de, 92, 109
    exotropia consecutiva e, 93, 111
Dislexia, 97, 114
Dissecção
    da carótida, 60, 72
Distribuição
    Gaussiana, 3, 7
Distrofia(s)
    endotelial hereditária congênita, *ver
        CHED*
    de cones, 88, 104
    estromal hereditária congênita, 244,
        262
    corneanas ligadas ao cromossoma,
        244, 247, 262, 264
    córnea, 245, 249, 263, 266
        granulomatosa, 245, 263
        cristalina de Schnyder, 249, 266
    miotônica, 276, 283
        cataratas associadas a, 276, 283
    macular viteliforme, 306, 322
DM (Diabetes Melito)
    juvenil, 88, 103
    insulino-dependente, 213, 228
        com hemorragia do vítreo, 213, 228
Dobra
    macular, 298, 315
Dobramento
    da retina, 88, 105
Doença(s)
    específica, 3, 7
        dados evolutivos de, 3, 7
    broncoconstritiva moderada, 4
        betabloqueadores tópicos na, 4
    ocular, 63, 77, 184, 196
        associada à tireóide, 63, 77
        associação HLA com, 184, 196
    de Coats, 87, 103, 295, 311
    infecciosa da órbita, 128, 145
    que afetam os olhos, 179, 192
        reações de hipersensibilidade imune
            na, 179, 192
    com contagem de CD4 inferior a 50,
        187, 198
    com neovascularização coroidal, 189,
        199
    por *Chlamydia trachomatis*, 235, 255
    sistêmica, 240, 259
    metabólica, 242, 260

progressiva, 246, 263
    em enxertos, 246, 263
concomitante, 248, 265
de células falciformes, 298, 314
de Oguchi, 302, 319
de Best, 306, 322
Dor(es)
    no movimento ocular, 61, 75
    após blefaroplastia, 123, 138
    periocular aguda, 127, 128, 145
    intensas na órbita esquerda, 132, 148
    queixa de, 177, 190
        com diminuição da visão, 177, 190
    ocular, 178, 191
    aguda súbita, 180, 193
        com diminuição da visão, 180, 193
    localizada, 182, 194
Dorzolamida
    efeitos da, 4, 9
    decresce a PIO, 208, 222
Drenagem
    lacrimal, 18, 22
    linfática, 123, 137
    venosa, 123, 137
    implante de, 212, 227
    no olho, 212, 227
Duane
    retração de, 94, 111, 112
    síndrome de, 94, 111, 112
Dução(ões)
    positivas forçadas, 58, 69
Ducto
    epitélio de revestimento do, 18, 23
    nasolacrimal, 18, 23, 83, 98
        abertura no nariz do, 18, 23
        sondagem do, 83, 98
Dutcher
    corpos de, 132, 147
DVD (Desvio Vertical Associado), 92
    quadro de, 95, 112

Eaton-Lambert
    síndrome de, 58, 69
Ectopia
    lentis, 85, 99
        quadros associados à, 85, 99
Ectrópio
    formas de, 127, 144
Edema
    na cabeça do nervo óptico, 61, 75
    das palmas das mãos, 86, 101
    das solas dos pés, 86, 101
    súbito, 123, 138
        após blefaroplastia, 123, 138
    das pálpebras, 123, 138
        blefaroptose e, 123, 138
    macular, 294, 311
        cistóide, *ver EMC*
        diabético, 294, 311
    epitelial em olho doloroso, 211, 225
    mínimo de córnea, 280, 287
EDNOI (Estudo de Descompressão na
    Neuropatia Óptica Isquêmica), 63,
    77
Edrefônio
    mecanismo de ação do, 60, 74
    crise por *overdose* de, 61, 75
Efeito(s)
    por agonista colinérgico, 4, 8
    colaterais, 4, 9, 183, 194, 208, 214,
        221, 222, 228
        da apraclonidina, 4, 9
        de análogo de prostaglandina, 4, 9,
            214, 228
        da ciclofosfamida oral, 183, 194
        dos corticosteróides sistêmicos, 183,
            194

dos antagonistas beta-adrenérgicos,
    208, 221
oculares da pilocarpina, 208, 221
de agentes hiperosmóticos, 208,
    221
da apraclonidina, 208, 222
da iopidina, 208, 222
do agonista alfa$_2$-adrenérgico, 208,
    222
da dorzolamida, 4, 9
anestésico da proparacaína tópica, 5,
    10
Efusão
    uveal, 300, 317
    síndrome da, 300, 317
Eletrólito(s)
    no humor aquoso, 6, 11
Eletromiografia
    padrões de atividade elétrica na, 94,
        111
    na esotropia, 94, 111
Eletrorretinograma, 184, 196
Embrião
    desenvolvimento do, 17, 20
    fossas ópticas no, 17, 20
Embriologia, 15-28
EMC (Edema Macular Cistóide)
    perda visual por, 184, 196
    clínico, 282, 288
    aparência do, 295, 312
Emetropia
    paciente portadora de, 94, 111
Endoftalmite
    endógena, 180, 193
    facoanafilática, 183, 195
Endotélio
    da córnea, 17, 20
Enoftalmo
    presença de, 130, 146
        sem lesão anterior, 130, 146
Entrópio
    de involução, 127, 144
        mecanismo de, 127, 144
    da pálpebra inferior, 127, 144
Enxaqueca
    com visão periférica afetada, 62, 76
        por episódios de *flashes* luminosos,
            62, 76
    clássica, 63, 77
Enxerto(s)
    recidiva de doença em, 246, 263
    risco de rejeição de, 253, 269
Epífora, 124, 125, 140, 142, 143
    crônica, 126, 143
Epitélio
    pigmentar da retina, *ver EPR*
    da córnea, 17, 20
    de revestimento, 18, 23
        do saco nasolacrimal, 18, 23
        do ducto, 18, 23
        dos canalículos, 18, 23
    corneano íntegro, 248, 265
        microrganismo capaz de atravessar
            o, 248, 265
        e estabelecer ceratite bacteriana,
            248, 265
EPR (Epitélio Pigmentar da Retina), 19,
    25
    característica do, 6, 11
    origem do, 17, 20
    plano do, 156, 166
        tecido calcificado no, 156, 166
        tecido fibroso denso recobrindo,
            156, 166
    degeneração, 299, 316
Equimose
    periorbital, 91, 106, 128, 145

Índice (continuação)

Eritema
das palmas das mãos, 86, 101
das solas dos pés, 86, 101
multiforme major, 237, 257
Erosão(ões)
epiteliais, 246, 263
Erupção
cutânea polimorfa, 86, 101
Escleras
azuis, 236, 256
Esclerite
formas destrutiva de, 253, 269
doenças associadas, 253, 269
terapias para, 253, 269
Esclerocórnea, 236, 256
Esclerose
múltipla, 58, 62, 69, 76
tuberosa, 165, 172
tumor em associação à, 165, 172
Escotoma(s)
e visão nublada, 177, 190
biópsia da glândula lacrimal, 177, 190
queixa de, 178, 190
e diminuição da visão, 178, 190
e exame de *fundus*, 293, 311
Esfíncter
da pupila, 17, 21
Esodesvio
de distância, 32, 39
Esotropia
para longe de 8Δ, 31, 37
de 30Δ, 32, 39
desde o nascimento, 93, 110
maior do ângulo, 93, 110
e fixação cruzada, 93, 110
de acomodação, 93, 110, 111
avaliação com abdução limitada de, 94, 111
na posição primária, 94, 111
de 25 DP para perto, 94, 112
abordagem cirúrgica, 94, 112
Espasmo
hemifacial, 59, 71
de nutação, 96, 114
Espelho
esférico, 36
poder de reflexão de, 36
côncavo, 33, 40
plano, 33, 41
Estenose
canicular, 125, 142
Estrabismo, 81-118
Estroma
cicatrização de ferimento do, 6, 11
Estrutura(s)
do mecanismo reflexo, 5, 10
do lacrimejamento, 5, 10
da porção oftálmica, 18, 23
do nervo trigêmeo, 18, 23
ósseas, 18, 23
com saco nasolacrimal, 18, 23
do cristalino, 19, 25
da camada interna plexiforme, 19, 26
e relação óssea, 121, 135
oculares, 189, 199
danos das, 189, 199
na infecção por *Onchocerca*, 189, 199
Estudo(s)
prospectivo, 3, 8
na ARMD, 3, 8
na CNVM, 3, 8
valor de *p* no, 3, 8
de descompressão na neuropatia óptica isquêmica, *ver EDNOI*
da neurite óptica, 63, 77

neurológicos por imagem, 90, 105
e avaliação endócrina, 90, 105
ETDRS (*Early Treatment of Diabetic Retinopathy Study*)
edema macular diabético por, 294, 311
Exantema
cutâneo vesicular, 249, 265
Exodesvio
no teste de cobertura alternada, 95, 112
Exoftalmia
unilateral infantil, 130, 146
Exotropia
intermitente, 93, 111
consecutiva, 93, 111
e diplopia, 93, 111
residual de ângulo pequeno, 96, 114
Exposição
solar, 164, 170
lesão por, 164, 170
Exsudação(ões)
da bolha, 208, 222
Extração
de catarata, 4, 8

Facoemulsificação
viscoelástico dispersivo na, 278, 285
opacificação após, 279, 285
capsular posterior, 279, 285
máquinas de, 279, 286
diferentes modelos de, 279, 286
de catarata nuclear, 281, 287
Facomatose
e convulsões, 62, 76
e glaucoma, 62, 76
e descolamento da retina, 62, 76
e hamartomas, 62, 76
astrocíticos, 62, 76
e incidência aumentada, 62, 76
de feocromocitomas, 62, 76
e aplasia do timo, 62, 76
não hereditárias, 91, 107
Falha
da bolha, 208, 222
Faringe
infecção da, 86, 101
Febre
de etiologia desconhecida, 86, 101
Fechamento
da fissura, 17, 20, 90, 105
embriônica, 17, 20
fetal, 90, 105
Feocromocitoma(s)
incidência aumentada de, 62, 76
facomatose e, 62, 76
Ferimento
do estroma, 6, 11
cicatrização de, 6, 11
Fibra(s)
eferentes, 57, 58, 68, 69
do músculo constritor da pupila, 57, 68
de controle do lacrimejamento, 58, 69
parassimpáticas, 60, 71
sinapse das, 60, 71
nervosas, 203, 217
da cabeça do nervo óptico, 203, 217
Filme
lacrimal, 5
Fissura(s)
embriônica, 17, 20
falha de fechamento da, 17, 20
orbital inferior, 58, 69
penetra na órbita pela, 58, 69

labiais, 86, 101
fetal, 90, 105
fechamento defeituoso da, 90, 105
Fixação
cruzada, 93, 110
esotropia e, 93, 110
de perto, 94, 111
distância na, 94, 111
Fluido
vítreo, 33, 40
substituição de, 33, 40
escoar de, 180, 192
pelo defeito corneano periférico, 180, 192
Fluoresceína
solução de, 83, 98
irrigação de, 83, 98
Fluxo
de saída, 125, 142
sistema lacrimal de, 125, 142
Foco
luminoso, 92, 108
reflexo ao, 92, 108
Fórmula
de vergência, 36
de eficiência da lente, 36
Fossa(s)
ópticas, 17, 20
no desenvolvimento do embrião, 17, 20
Fotocoagulação
e não fotocoagulação, 3, 7
na retinopatia diabética, 3, 7
pan-retiniana, *ver FPR*
Fotofobia
e lacrimejamento, 248, 264
e vermelhidão, 249, 266
Fotorreceptor
segmento externo do, 6, 11
renovação do, 6, 11
Fóvea
deslocamento da, 19, 26
do nervo óptico, 19, 26
localização de lesão em relação à, 35, 45
supratemporal, 35, 45
hipoplasia da, 87, 101
com diminuição da visão, 87, 101
FPR (Fotocoagulação Pan-Retiniana)
após OVCR, 208, 221
tipo de *laser*, 299, 316
para paciente com RDP, 299, 316
Fraqueza
muscular, 58, 69
sítio causador da, 58, 69
orbicular, 59, 70
Fratura(s)
incompleta do corneto inferior, 125, 143
na obstrução congênita, 125, 143
do sistema nasolacrimal, 125, 143
do assoalho orbitário, 129, 145
Freqüência
bilateral, 240, 259
Fuchs
iridociclite de, 182, 183, 194, 195
Fundamento(s), 1-14
Fundo
da neuropatia óptica, 54, 65
hereditária de Leber, 54, 65
do olho, 87, 101, 178, 190
hipopigmentação do, 87, 101
com diminuição da visão, 87, 101
exame do, 178, 190

Fusarium esp
ceratite filamentosa fúngica por, 235, 255

GAAP (Glaucoma de Ângulo Aberto Primário)
trabeculectomia por, 177, 190
fator de risco, 203, 217
não-controlado, 210, 225
trabeculectomia por, 210, 225
cirurgia de filtração por, 210, 225
em câmaras anteriores rasas, 211, 226
Galactosemia, 98
Ganciclovir
intravenoso, 188, 198
AIDS e, 188, 198
Gaussiana
distribuição, 3, 7
Gene
PAX6, 235, 256
mutação no, 235, 256
Glândula(s)
lacrimal, 17, 19, 21, 24, 60, 71, 124, 129, 140, 146, 177, 190
origem da, 17, 21
divisão da, 19, 24
sinapse em direção à, 60, 71
descrição da, 124, 140
inchaço indolor da, 129, 146
biópsia da, 177, 190
e secreção, 123, 137
e camada aquosa, 123, 137
da película lacrimal, 123, 137
Glaucoma, 201-232
facomatose e, 62, 76
de ângulo aberto primário, *ver GAAP*
facolítico, 183, 195
congênito primário, 206, 207, 219, 220
uveítico, 206, 219
com tensão normal, 206, 220
neuropatia óptica e, 206, 220
patogenia do, 206, 220
causa comum de, 207, 220
e corticosteróides, 207, 220
maligno, 207, 220
terapia inicial do, 207, 220
neovascular diabético, 207, 221
e boa visão, 207, 221
tipos de, 207, 221
cirurgia do, 208, 209, 216, 222, 224, 229
interromper medicação antes da, 208, 222
não-penetrante, 209, 224
de implante, 216, 229
não-controlado, 209, 223
trabeculoplastia a *laser* no, 209, 223
cicatrização pós-cirúrgica do, 209, 224
drogas para controle da, 209, 224
laser trial, *ver GLT*
de fechamento secundário, 211, 226
por tumores oculares, 214, 228
por melanomas malignos, 214, 228
do trato uveal, 214, 228
fatores de risco, 214, 228
pelo OHTS, 214, 228
associadas a, 236, 256
GLT (Glaucoma *Laser* Trial), 211, 225
Goldenhar
síndrome de, 133, 148, 237, 257
Goniolente(s)
indiretas, 206, 219
Gonioscopia, 85, 100
de Zeiss, 35, 45
aumento da pigmentação à, 205, 218
da malha trabecular, 205, 218

lentes de contato para, 206, 219
ângulo pequeno na, 212, 227
pequeno hifema na, 212, 227
Gordura
na cirurgia da pálpebra, 121, 134
Grade
de Amsler, 34, 42
ciclopegia não corrigida e, 34, 42
Gráfico(s)
de análise, 3, 7
dos dados evolutivos, 3, 7
Gram
coloração de, 177, 190
do fluido vítreo, 177, 190
Grupo(s)
musculares, 121, 135

Harmatoma(s)
astrocíticos, 62, 76
facomatose e, 62, 76
Hemangioma
capilar, 306, 322
Hemocistenúria, 83, 98
Hemorragia
do vítreo, 86, 101, 213, 228
diagnóstico diferencial da, 86, 101
em DM insulino-dependente, 213, 228
coroidal expulsiva, 280, 286
após cirurgia de catarata, 280, 286
sub-retiniana, 299, 315
intra-retiniana, 299, 315
pré-retiniana, 299, 315
Herança
autossômico-recessiva, 246, 263
Hermansky-Pudlak
síndrome de, 302, 320
Herpervírus
humano 8, ver HHV-8
Herpes
simples
vírus, ver HSV
HHV-8 (Herpesvírus Humano 8)
na etiologia, 182, 194
Hialose
asteproide, 304, 321
Hidroxianfetamina
mecanismo de ação da, 61, 75
Hifema
causas, 91, 106
de 20% na câmara anterior, 210, 224
traumático, 210, 225
total, 251, 267
Hiperemia
com secreção, 248, 265
com prurido, 248, 265
com diminuição da visão, 248, 265
com infecção respiratória superior, 248, 265
Hipermetropia
paciente com, 34, 43
submetido a cirurgia de catarata, 34, 43
Hiperopia
estrias na retina e, 132, 147
por lesão, 132, 147
Hipertensão
intracraniana idiopática, 63, 77
Hipertermia
maligna, ver MH
Hipertireoidismo
tratada com iodo radioativo, 61, 75
Hipertropia
esquerda, 31, 36, 63, 77
de 6Δ, 31, 36
de 10D, 63, 77

com 30DP de exotropia intermitente, 95, 113
com acuidade de 40 segundos, 95, 113
Hipopigmentação
do fundo do olho, 87, 101
com diminuição da visão, 87, 101
Hipópio
pequeno, 177, 190
inflamação granulomatosa com, 177, 190
da irite aguda, 181, 193
não-infecciosa, 181, 193
uveíte anterior com, 189, 199
nos pacientes com AIDS, 189, 199
Hipoplasia
da fóvea, 87, 101, 295, 312
com diminuição da visão, 87, 101
associação com, 295, 312
Hipotireoidismo
tratada com levotiroxina sódica, 61, 75
Hipotonia
alta incidência de, 209, 224
pós-operatória, 216, 229
Hirschberg
teste de, 92, 108
Histiocitose
X, 165, 172
História
patológica pregressa, ver HPP
Homer-Wright
rosetas, 162, 169
Homocistinúria
pacientes com, 203, 217
maior risco dos, 203, 217
Hormônio(s)
da pituitária, 53, 64
suplementação de, 53, 64
HPP (História Patológica Pregressa), 61, 75
HSV (Vírus do Herpes Simples)
ceratite por, 189, 199, 235, 255
infiltrado estromal anular na, 189, 199
epitelial primária, 235, 255
Humor
aquoso, 6, 11, 203, 217
volume de produção de, 6, 11
eletrólitos no, 6, 11
maior concentração no, 203, 217
Humphrey
perímetro automatizado de, 203, 218

Imagem
tipo de, 31, 37
orientação da, 31, 37
Implante
de drenagem no olho, 212, 226
cirurgia de, 216, 229
no glaucoma, 216, 229
Imunossupressor(es)
ciclosporina, 183, 195
prednisona, 183, 195
metotrexato, 183, 195
Incisão
de espessura total, 18, 24
na pálpebra superior, 18, 24
Indução
antiviral intravítrea, 187, 198
na retinite por CMV, 187, 198
Inervação
corneana, 6, 11
nervos principais da, 6, 11
dos músculos extra-oculares, 56, 68
Infecção(ões)
bilateral da conjuntiva, 86, 101
da língua, 86, 101
da faringe, 86, 101

oportunísticas, 187, 198
em pacientes com AIDS, 187, 198
por Onchocerca, 189, 199
dano das estruturas oculares na, 189, 199
Infiltrado
estromal anular, 189, 199
na ceratite do HSV, 189, 199
da córnea, 235, 255
aspecto do, 235, 255
Inflamação
periorbital unilateral, 91, 106
das pálpebras, 123, 138
blefaroptose e, 123, 138
corneana recidivante, 159, 168
da câmara anterior, 177, 179, 190, 191
granulomatosa, 177, 190
crônica, 179, 191
unilateral da câmara anterior, 179, 192
e precipitados ceráticos, 179, 192
ocular associada, 181, 193
estimulação da, 183, 195
pelo Toxoplasma gondii, 183, 195
tipo de, 183, 195
e entidades mórbidas, 183, 195
Inibidor(es)
da anidrase carbônica, 5, 10, 208, 222
alergia do, 5, 10
Intubação
com stent de silicone, 125, 143
Iopidina
efeitos colaterais da, 208, 222
Iridectomia
periférica a laser, 209, 223
Iridociclite
e artrite reumatóide juvenil, 86, 100, 183, 195
heterocromática de Fuchs, 182, 183, 194, 195
Iridodiálise, 280, 286
Íris
lesões da, 52, 64, 158, 167
heterocrômica, 84, 99
translúcida com diminuição da visão, 87, 101
melanoma maligno na, 165, 171
nódulos na, 182, 194
defeitos de transiluminação da, 205, 219
atrofia setorial da, 249, 265
prolapso excessivo da, 279, 286
na extração de catarata extracapsular, 279, 286
angiograma da, 293, 311
com enchimento ipsilateral retardado, 293, 311
Irite
aguda, 178, 181, 191, 193
ligada à HLA-B27, 178, 191
não-infecciosa, 181, 193
Irrigação
de solução de fluoresceína, 83, 98
em ponto lacrimal canulado, 83, 98
do sistema lacrimal, 125, 142
de fluxo de saída, 125, 142
Irritação
conjuntival, 59, 70
e injeção conjuntival, 59, 70
ocular, 245, 262
sensação de corpo estranho, 245, 262
baixa visão, 245, 262
exame histopatológico da córnea, 245, 262

Jones
teste I de, 124, 140

Kearns-Sayre
síndrome de, 58, 69

Lacrimejamento
mecanismo reflexo do, 5, 10
estruturas do, 5, 10
controle do, 58, 69
fibras eferentes de, 58, 69
intermitente, 125, 144
excessivo, 210, 224
de ambos os olhos, 210, 224
início súbito de, 252, 268
Lactente
catarata em, 276, 277, 283, 274
Lágrima
humana, 179, 192
imunoglobulinas na, 179, 192
Lâmina
coróide coriocapilar, 19, 25
camada interna da, 19, 25
Laser
de dióxido de carbono, 121, 135
de argônio
trabeculoplastia a, ver TLA
seletivo
trabeculoplastia a, ver TSL
iridectomia a, 209, 223
periférica, 209, 223
Nd:YAG, 209, 223
e argônio, 209, 223
comparação entre, 209, 223
LASIK
bilateral, 35, 45
Latanoproste
paciente alérgico ao, 5
reação alérgica cruzada no, 5
Leber
neuropatia de, 53, 54, 65
óptica hereditária, 53, 65
achado de fundo da, 54, 65
Lei
de Sherrington, 94, 111
Lente(s)
poder da, 36
cálculo de, 36
+10,00 D, 31, 32, 37, 39
e +20 D, 32, 39
-2,00 D, 31, 32, 37, 38
distância da, 31, 37
e círculo visto, 31, 37
prescrição da, 31, 37
+2,00 D, 31, 38
+12,00 D, 32, 38
plásticas, 33, 40
plano-côncavas, 33, 40
intra-ocular, ver LIO
+3D, 33, 41
+1,00 D, 33, 41
de contato, 34, 35, 43, 44, 206, 219, 250, 266
para adaptação em K's, 34, 43
plana dura, 34, 43
dura adaptada à córnea, 34, 44
bifocais esféricas, 35, 44
para gonioscopia, 206, 219
usuária de, 250, 266
gelatinosa, 250, 267
mais poderosa, 34, 44
seleção de, 34, 44
potência de, 35, 44
na acuidade visual de 20/160, 35, 44
polarizada, 35, 44
para eliminar componente vertical da luz banca, 35, 44
azul-escuro, 35, 45
óculos de sol com, 35, 45

ÍNDICE REMISSIVO **331**

de gonioscopia de Zeiss, 35, 45
pan-retinal de Rodenstock, 35, 45
bifocais, 93, 110
secundária, 212, 227
  na câmara anterior, 212, 227
Lesão(ões)
localização supratemporal de, 35, 45
  em relação à fóvea, 35, 45
em associação, 52, 64, 164, 170
  ao nervo óptico, 52, 64
  a reação conjuntival, 164, 170
defeito de campo visual por, 52, 54, 64, 65
da íris, 52, 64, 158, 167
diplopia por, 58, 69
  em paciente diabético, 58, 69
ao nervo oculomotor, 58, 70
  regeneração aberrante após, 58, 70
em menina de 3 anos, 84, 99
macular cística amarelo-alaranjado, 88, 105
na face, 91, 107
maligna, 122, 136
  da pálpebra, 122, 136
cutânea, 122, 133, 137, 148, 299, 315
  com 5 mm de elevação, 122, 137
  condição sistêmica, 133, 148
  papulosas amareladas, 299, 315
proptose indolor crescente, 128, 145
  remoção cirúrgica da, 129, 145
anterior em olho, 130, 146
  presença de enoftalmo em, 130, 146
estrias na retina por, 132, 147
  e hiperopia, 132, 147
de cor laranja, 155, 166
  decréscimo da acuidade visual e, 155, 166
de coróide, 156, 166
coroidal branca, 157, 166, 180, 193
no olho direito, 159, 168
  na conjuntiva bulbar, 159, 168
na pálpebra, 161, 169
conjuntival, 161, 169
que desaparece espontaneamente, 162, 170
por exposição solar, 164, 170
localmente invasiva, 164, 170
  com pouco potencial para metástase, 164, 170
ultra-sonografia da, 164, 170
peculiar na pele, 178, 191
  em mulher com dor ocular, 178, 191
dolorosas, 180, 193
  na boca, 180, 193
  em volta dos genitais, 180, 193
nas extremidades inferiores, 180, 193
com proliferação, 182, 194
  monótona de células B, 182, 194
do zoster cutâneo, 188, 198
  na AIDS, 188, 198
retiniana, 204, 218, 296, 313
  campo visual por, 204, 218
  periféricas, 296, 313
em fazendeiro de 47 anos, 240, 259
recidivante, 240, 259
epitelial, 249, 265
  replicação viral nas, 249, 265
  ulcerada, 249, 265
por salpico de solvente químico, 252, 268
Lester-Jones
tubo de, 125, 142
Leucocoria
bilateral, 164, 170

Ligamento
de Whitnall, 121, 134
transverso superior, 121, 134
Limbo
em relação ao, 19, 24
  inserção mais posterior possível, 19, 24
células-tronco do, 253, 269
  proliferação das, 253, 269
Linfadenopatia
cervical, 86, 101
Linfoma
conjuntival, 239, 258
Língua
infecção da, 86, 101
Linha
cinzenta da pálpebra, 18, 24
20/60, 31, 36
LIO (Lente Intra-Ocular)
de PMMA, 33, 40
colocação de, 177, 190
  após extração de catarata, 177, 190
implante de, 279, 285
  opacificação capsular após, 279, 285
irrigação antes da inserção das, 280, 286
  com polimetilmetacrilato, 280, 286
remoção da, 281, 288
  da câmara anterior, 281, 288
Lowe
síndrome de, 83, 98
Luxação
do cristalino, 85, 99
Luz
sensibilidade à, 6, 12
  bastonetes e, 6, 12
  cones e, 6, 12
branca, 35, 44
  componente vertical da, 35, 44
pupila sem reação à, 60, 71

Mácula
descolamento seroso da, 90, 105
Maculopatia
bull's-eye, 302, 319
Maddox
bastões vermelhos de, 35, 46
  com cilindros orientados horizontalmente, 35, 46
Malha
trabecular, 205, 218
Mancha
vermelho-cereja, 302, 319
Manobra
de Valsalva, 132, 148
  aumento da proptose com, 132, 148
Massa
súpero-nasal, 128, 145
  de progressão rápida, 128, 145
dura e indolente, 159, 168
Mecanismo(s)
de ação, 4, 5, 9, 10, 60, 61, 74, 75
  da ciclosporina tópica, 4, 9
  medicamento e, 5, 10
  do edrefônio, 60, 74
  do Tensilon®, 60, 74
  da cocaína, 60, 75
  da hidroxianfetamina, 61, 75
  da paredrine, 61, 75
reflexo do lacrimejamento, 5, 10
de drenagem lacrimal, 18, 22
de entrópio de involução, 127, 144
  com reparo cirúrgico, 127, 144
Mediador
inflamatório, 4, 8

produção de, 4, 8
  AINE e, 4, 8
Medicamento(s)
em pomada, 4, 8
  absorção maior de, 4, 8
alergia a, 5, 10
  contra-indicação na, 5, 10
e efeito colateral, 5, 10
e mecanismo de ação, 5, 10
estenose canicular por, 125, 142
Megalocórnea, 84, 98, 235, 256
Melanoma(s)
maligno, 155, 165, 166, 171, 214, 228, 306, 322
  da coróide, 155, 166
  na íris, 165, 171
  do trato uveal, 214, 228
Melanose
conjuntival, 239, 259
Membrana
basal verdadeira, 18, 24
de Bruch, 156, 166
de Descemet, 160, 168
  degeneração granulomatosa da, 160, 168
Metástase
pouco potencial para, 164, 170
  lesão localmente invasiva com, 164, 170
Metotrexato, 183, 195
MH (Hipertermia Maligna), 97, 114
Miastenia, 63, 77
Microesferofacia, 279, 285
Microrganismo
associação entre, 235, 248, 255, 265
  e meio de crescimento, 235, 255
nas pálpebras, 237, 257
nos supercílios, 237, 257
Mielinização
do nervo óptico, 17, 21
Miopia
leve, 249, 265
  ceratectomia por, 249, 265
Mitomicina
C, 4, 8
uso intra-operatoriamente da, 209, 223
  na trabeculoplastia, 209, 223
Mohs
procedimento cirúrgico de, 122, 137
  defeito na pálpebra por, 122, 137
Motilidade
diagrama da, 56, 68
ocular, 95, 113
Movimentação
ocular, 87, 102
Movimento(s)
oculares, 55, 56, 61, 67, 75
  anormais, 55, 67
  normais, 55, 56, 63, 67, 78
    verticais, 56, 67
dor no, 61, 75
facial, 122, 136
  desordens do, 122, 136
Mucormicose
condições predisponentes à, 130, 146
orbitária, 130, 146
Müller
células de, 19, 25
Músculo(s)
extra-oculares, 17, 18, 20, 22, 56, 68
  com origem, 19, 24
    no anel tendíneo comum, 19, 24
  com inserção em relação ao limbo, 19, 24
    mais posterior possível, 19, 24
paralisado, 56, 68

na diplopia vertical intermitente, 56, 68
abdutor primário no olho, 57, 68
constritor da pupila, 57, 68
  fibras eferentes do, 57, 68
oblíquo inferior, 58, 69
com sinergia, 92, 107
  com o reto lateral, 92, 107
depressor do olho, 92, 107
reto lateral, 93, 110
  paralisia do, 93, 110
orbicular, 121, 135
levantador, 124, 139
  complexo do, 124, 139
  frontal da pálpebra, 124, 140
  suspensão do, 124, 140
Mutação
no gene PAX6, 235, 256

Nanoftalmia
cirurgia de catarata em, 280, 286
Nariz
abertura no, 18, 23
  do ducto nasolacrimal, 18, 23
Natamicina
no combate, 5, 10
  a agentes infecciosos, 5, 10
Necrose
retiniana aguda, 183, 195
Nefrite
hemorrágica, 276, 283
Nematódeo, 87, 102
Neonato
conjuntivite no, 83, 98
de 1 semana, 279, 285
  com reflexo vermelho anormal, 279, 285
Neoplasia
epitelial conjuntival, 239, 259
Neovascularização
coroidal, 189, 199
  doenças com, 189, 199
retiniana periférica, 298, 314
do disco, 306, 322
Nervo(s)
da inervação corneana, 6, 11
óptico, 17, 19, 21, 26, 52, 53, 61, 64, 75, 161, 169, 203, 206, 217, 219
  mielinização do, 17, 21
  fóvea e, 19, 26
  lesão em associação ao, 52, 64
  alterações do, 53, 64
  cabeça do, 61, 75, 161, 169, 203, 217
    edema na cabeça do, 61, 75
    exame histológico da, 161, 169
    vaso que fornece a suplência predominante, 203, 217
  glaucomatoso, 206, 219
troclear, 18, 22
maxilar, 18, 22
trigêmeo, 18, 23
  ramo da porção oftálmica do, 18, 23
VI craniano, 31, 37
  paralisia do, 31, 37
oculomotor, 58, 70
  lesão ao, 58, 70
corneano, 237, 257
  aumento dos, 237, 257
Neurite
óptica, 63, 77
Neuroblastoma, 91, 106
Neurofibromatose, 91, 107
Neuroftalmologia, 49-79
Neuroinvestigação, 62, 76

332 ÍNDICE REMISSIVO

Neuropatia
óptica, 51, 53, 64, 65, 132, 148, 205, 206, 207, 218, 220
e ambliopia, 51, 64
hereditária de Leber, 53, 65
por ingestão, 54, 65
isquêmica
estudo de descompressão na, *ver EDNOI*
compressiva, 132, 148
glaucomatosa, 205, 207, 218, 220
e glaucoma com tensão normal, 206, 220

Neurorretinite
subaguda unilateral, 184, 196

Nevo
flâmeo, 157, 167
e convulsões, 157, 167

Nistagmo
involuntário no olhar forçado, 55, 67
para baixo, 59, 70
fase lenta do, 60, 74
de busca, 87, 102
optocinético, *ver NO*
latente, 96, 114
congênito, 96, 114
motor, 96, 114
sensorial, 96, 114

NO (Nistagmo Optocinético), 92, 109

Nódulo(s)
firme e elevado, 122, 136
na íris, 182, 194

Nutação
espasmo de, 96, 114

OACR (Oclusão da Artéria Central da Retina)
camada da retina afetada após, 165, 172
etiologia da, 298, 314

Obscurecimento
indolente, 296, 312
fundus, 296, 312

Obstrução
na junção saco-ducto, 124, 140
do sistema nasolacrimal, 126, 143

Oclusão
da veia central da retina, *ver OVCR*
da artéria central da retina, *ver OACR*

Óculos
para natação com prescrição, 33, 40
de sol azul-escuro, 35, 45

Oftalmia
simpática, 298, 315

Oftalmologia
avaliação pediátrica em, 92, 108

Oguchi
doença de, 302, 319

OHTS (*Ocular Hypertension Treatment Study*), 214, 228

Olhar
forçado, 55, 67
nistagmo involuntário no, 55, 67
vertical supranuclear, 59, 70

Olho(s)
cego, 3, 7, 158, 167
paciente com, 3, 7
teste da visão do, 3, 7
e doloroso, 158, 167
absorção maior como pomada no, 4, 8
fóvea do, 35, 45
defeito pupilar no, 60, 73
ponto no, 238, 257
vermelhidão no, 239, 249, 258, 266
fotofobia no, 249, 266
perda de visão por trauma no, 51, 64
músculo do, 57, 68, 92, 107
abdutor primário, 57, 68

depressor do, 92, 107
incapacidade do, 58, 70
de abduzir, 58, 70
de aduzir, 58, 70
movimentos verticais do, 63, 78
fundo do, 87, 101
hipopigmentação do, 87, 101
cruzados, 92, 108
aduzidos, 93, 110
por paralisia bilateral, 93, 110
presença de enoftalmo em, 130, 146
enucleado, 155, 156, 164, 166, 170
por melanoma maligno, 155, 166
corte histológico do, 156, 166
subseqüentemente, 164, 170
banco de, 157, 167
vermelhidão dos, 177, 190
vermelhos, 189, 199
pan-uveíte aguda bilateral com, 189, 199
golpe por bola de golfe no, 210, 224
hifema de 20% na câmara anterior, 210, 224
traumatizado, 210, 224
risco de desenvolver glaucoma, 210, 224
PIO elevada no, 210, 224
doloroso, 211, 225
corpo estranho no, 245, 262

Onchocerca
infecção por, 189, 199
dano das estruturas oculares na, 189, 199

Opacidade
posterior do cristalino, 90, 105

Óptica, 29-48

Órbita
parede medial da, 17, 22
em adultos, 18, 23
penetrar na, 58, 69
pela fissura orbital inferior, 58, 69
doença infecciosa da, 128, 145
ultra-som da, 129, 145
malignidade primária da, 129, 146
inchaço indolor da anterior, 129, 146
dores intensas na esquerda, 132, 148

Orbitopatia
associada à tireóide, 130, 147

Osso(s)
que não fazem parte, 17, 22
do assoalho orbital, 17, 22

Osteotomia
no momento da DCR, 124, 140

OVCR (Oclusão da Veia Central da Retina)
não-perfundida, 295, 312
FPR na, 295, 312

Overdose
crise por, 61, 75

Pálpebra(s)
linha cinzenta da, 18, 24
superior, 18, 24, 123, 127, 138, 145
incisão de espessura total na, 18, 24
ptótica, 123, 138
retração da, 127, 145
fecha a, 58, 69
gordura na cirurgia de, 121, 134
anatomia da, 121, 135
lesão maligna da, 122, 136, 161, 169
inferior, 122, 127, 136, 144, 159, 168
nódulo firme na, 122, 136
desinserção dos retratores da, 127, 144
entrópio de involução da, 127, 144
massa dura e indolente na, 159, 168

defeito por procedimento cirúrgico de Mohs na, 122, 137
xantelasma da, 123, 137
anormalidades da, 123, 138
inflamação das, 123, 138
blefaroptose e, 123, 138
edema das, 123, 138
blefaroptose e, 123, 138
suspensão do músculo frontal da, 124, 140
microrganismo comensal nas, 237, 257

Pancoast
tumor de, 60, 72

Pan-Uveíte
aguda bilateral, 189, 199

Par Craniano
III, 58, 69, 70, 94, 112
paralisia do, 58, 69, 70, 94, 112
lesão no, 58, 70

Paralisia
do III par craniano, 58, 69, 70, 94, 112
síndrome com, 58, 69
dolorosa, 58, 70
congênita, 94, 112
bilateral, 93, 110
do músculo reto lateral, 93, 110

Paredrine
mecanismo de ação da, 61, 75

Pars
planitis, 184, 196
complicações da, 184, 196
plana, 299, 316
cistos da, 299, 316

Patologia, 153-174

Pediatria, 81-118

Película
lacrimal, 123, 137
glândulas e camada aquosa da, 123, 137

Penfigóide
cicatricial ocular, 239, 258

Penicilina
pacientes sensíveis à, 5, 9

Perda
de visão, 51, 64
após trauma, 51, 64
visual, 61, 75, 184, 196, 298, 315
permanente, 61, 75
por edema macular cistóide, 184, 196
central, 298, 315

Perimetria
Goldmann, 205, 218
alterações do campo visual na, 205, 218

Pigmentação
da malha trabecular, 205, 218
aumento à gonioscopia da, 205, 218

Pilocarpina
efeitos colaterais oculares da, 208, 221

PIO (Pressão Intra-Ocular)
média, 3, 7
moda, 3, 7
mediana, 3, 7
aumento na, 5, 9, 157, 167, 203, 217
elevada, 5, 9, 210, 224
elevação da, 207, 212, 220, 227
aguda, 207, 220
queimadura química e, 207, 220
unilateral da, 212, 227
decresce a, 208, 222
dorzolamida, 208, 222
trusopt, 208, 222
baixar a, 208, 222

combinação para, 208, 222
com análogos da prostaglandina, 208, 222
mecanismos, 208, 222

Pituitária
hormônios da, 53, 64
suplementação de, 53, 64

Placa
branca, 177, 190
na cápsula posterior do cristalino, 177, 190

Plasma
maior concentração no, 203, 217
comparado ao humor aquoso, 203, 217

Poder
cálculo de, 36
da lente, 36
do IOL, 36
de refração, 36
de superfície esférica, 36
de reflexão, 36
de espelho esférico, 36

Pomada
medicamentos em, 4, 8
absorção maior no olho de, 4, 8

Ponto
lacrimal canulado, 83, 98
para irrigação de solução de fluoresceína, 83, 98

Posner-Schlossman
síndrome de, 183, 195

Potencial
neoplásico, 240, 259

Precipitado(s)
ceráticos, 178, 191

Prednisona, 183, 195

Prentice
regra de, 36

Pressão
intra-ocular, *ver PIO*
intracraniana, 187, 198
elevação da, 187, 198
positiva do vítreo, 253, 269
redução na cirurgia ocular, 253, 269

Prisma(s)
combinação de, 31, 36
na diplopia, 31, 36
de 6Δ base para fora, 31, 37
e de 8Δ base para baixo, 31, 37
de 10Δ, 32, 39
plástico, 32, 39
de vidro, 32, 39
relativo, 34, 43
inferior da lente, 35, 45
de gonioscopia de Zeiss, 35, 45
de 12D, 57, 68
desvio neutralizado com, 57, 68

Procedimento
cirúrgico de Mohs, 122, 137
defeito na pálpebra por, 122, 137
de conjuntivodacriocistorrinostomia, 125, 142
de colocação, 125, 142
do tubo de Lester-Jones, 125, 142

Processo(s)
orbitários de origem vascular, 132, 147
mórbido, 243, 261

Pródomo
viral, 295, 312

Proliferação
glial, 88, 105

Proparacaína
tópica, 5, 10
efeito anestésico da, 5, 10

ÍNDICE REMISSIVO

Proptose
dor periocular aguda e, 127, 145
e unilateral, 127, 145
empurrando olho direito, 128, 145
para baixo e para fora, 128, 145
indolor, 128, 132, 145, 147
bilateral, 130, 147
com visão dupla e quemose, 130, 147
leve, 132, 147
acelerada na gravidez, 132, 147
extrema, 132, 148
descompressão orbitária na, 132, 148
aumento da, 132, 148
com manobra de Valsalva, 132, 148
Prostaglandina
análogo de, 4, 9, 208, 213, 214, 222, 227, 228
efeitos colaterais do, 4, 9, 214, 228
abaixam a PIO, 208, 222
Pseudotumor
cerebral, 63, 77
Ptose
avaliação de, 55, 67
miogênica congênita, 124, 139
teste com cloridrato de fenilefrina na, 124, 139
unilateral, 129, 146
início súbito de, 129, 146
Pulsação(ões)
oculares, 62, 76
Pupila
esfíncter da, 17, 21
incisão de espessura total sobre, 18, 24
na pálpebra superior, 18, 24
músculo constritor da, 57, 68
fibras eferentes do, 57, 68
envolvimento da, 58, 70
defeitos aferentes da, 59, 71
direita, 60, 71
maior que esquerda, 60, 71
sem reação à luz, 60, 71
ausência de dilatação da, 60, 72
afetada de tamanho menor, 60, 72
de Adie, 61, 75
diâmetro da, 203, 218
e confiabilidade do teste de campo visual, 203, 218
Purtscher
retinopatia de, 301, 318
PVHP (Persistência do Vítreo Hiperplásico Primário), 301, 318

Queimadura
química, 207, 220
e elevação aguda da PIO, 207, 220
Quemose
visão dupla e, 130, 147
proptose bilateral com, 130, 147

Rabdomiossarcoma, 129, 146, 155, 166
RDP (Retinopatia Diabética Proliferativa)
hipótese nula na, 3, 7
perda visual motivada pela, 296, 312
paciente com, 299, 316
FPR em, 299, 316
Reabilitação
visual, 244, 262
Reagina
plasmática rápida, ver RPR
Recuo
bilateral do reto lateral, 95, 113
Recuperação
midriática, 4, 8
ordem decrescente em relação à, 4, 8

Refração
poder de, 36
da superfície esférica, 36
cicloplégica, 32, 38
Regeneração
aberrante, 58, 70
Regra
de Prentice, 36
Reparo
cirúrgico, 127, 144
do entrópio de involução, 127, 144
Resolução
espontânea, 58, 70
Resposta
térmica na orelha esquerda, 60, 74
Ressonância
magnética, ver RM
Retina, 291-326
epitélio pigmentar da, ver EPR
veia da, 19, 26
informações visuais a partir da, 57, 69
descolamento da, 62, 76, 155, 156, 166, 188, 198, 212, 226, 300, 302, 303, 304, 316, 320, 321
alterações degenerativas na, 88, 104
visão reduzida e, 88, 104
dobramento da, 89, 105
estrias por lesão na, 132, 147
e hiperopia, 132, 147
camada da, 165, 171, 172
núcleos de tipo celular encontrado na, 165, 171
mais afetada pela oclusão, 165, 172
da artéria retiniana central, 165, 172
Retinite
por CMV, 187, 198
em pacientes com AIDS, 187, 198
opções terapêuticas, 187, 198
terapia intravítrea de indução antiviral, 187, 198
pigmentar, 298, 310, 315, 324
por degeneração de células retinianas, 298, 315
complicações maculares da, 310, 324
Retinoblastoma, 90, 105
Retinopatia
diabética, 3, 7, 309, 324
hipótese nula na, 3, 7
proliferativa, ver RDP
indicação de vitrectomia na, 309, 324
da prematuridade, ver RP
de Purtscher, 301, 318
Retinoscopia
visualização de reflexo em, 33, 41
em criança com ciclopegia, 34, 42
Retinose
pigmentar, 88, 104
Retinosquise
juvenil, 301, 302, 318, 319
reticular, 302, 319
involutiva, 302, 319
senil, 302, 319
Reto
lateral, 92, 93, 95, 107, 110, 113
sinergia do músculo com, 92, 107
paralisia do músculo, 93, 110
recuo bilateral do, 95, 113
Retração
de Duane, 94, 111, 112
síndrome de, 94, 111, 112
da pálpebra superior, 127, 145
Retrator(es)
da pálpebra inferior, 127, 144
desinserção dos, 127, 144

Revestimento
epitélio de, 18, 23
do saco nasolacrimal, 18, 23
do ducto, 18, 23
dos canalículos, 18, 23
anti-reflexo, 35, 44
base para, 35, 44
Rieger
anomalia de, 236, 256
RM (Ressonância Magnética)
ponderada em T2, 51, 64
Rodenstock
lente pan-retinal de, 35, 45
Rompimento
da barreira hematoaquosa, 6, 11
Roseta(s)
Homer-Wright, 162, 169
RP (Retinopatia da Prematuridade)
Cooperative Study, 87, 102
protocolo de crioterapia, 87, 102
desenvolvimento da, 87, 103
fatores de risco, 87, 103
RPR (Reagina Plasmática Rápida)
para sífilis, 235, 255

Saco
nasolacrimal, 18, 23, 125, 141
lacrimal, 124, 140
tumor maligno primário no, 124, 140
Sarcoidose, 184, 196
ocular, 181, 194
uveíte na, 181, 194
Schlemm
canal de, 17, 21
Schnyder
distrofia de, 249, 266
córnea cristalina, 249, 266
Schwartz
síndrome de, 183, 195
Secreção
glândulas e, 123, 137
Segmento
bifocal, 34, 43
anterior, 188, 198
AIDS e alterações do, 188, 198
Sensação
na córnea, 57, 69
contralateral reduzida, 58, 69
síndrome com, 58, 69
Sensibilidade
à luz, 6, 12
localizada, 182, 194
Septo
orbitário, 121, 134
Sherrington
lei de, 94, 111
Sífilis
falso-positivos para, 235, 255
VDRL, 235, 255
RPR para, 235, 255
Sinapse
das fibras parassimpáticas, 60, 71
em direção à glândula lacrimal, 60, 71
Síndrome
de Eaton-Lambert, 58, 69
de Kearns-Sayre, 58, 69
com paralisia do III par craniano, 58, 69
com sensação contralateral reduzida, 58, 69
com tremor contralateral nas extremidades, 58, 69
congênita de Horner, 60, 72, 73
de Lowe, 83, 98
de retração de Duane, 94, 111, 112

de blefarofimose, 123, 138
de sinostrose craniofacial, 133, 148
de Goldenhar, 133, 148, 237, 257
de Schwartz, 183, 195
de Posner-Schlossman, 183, 195
de Vogt-Koyanagi-Harada, 185, 197
de má direção, 207, 221
condição ocular associada a, 207, 221
endotelial iridocorneano, 236, 256
de Stevens-Johnson, 237, 257
da efusão uveal, 300, 317
do bebê sacudido, 300, 317
retina na, 300, 317
de Terson, 301, 317
de Hermansky-Pudlak, 302, 320
de Chediak-Higashi, 302, 320
Sinostrose
craniofacial, 133, 148
síndrome de, 133, 148
Sínquise
cintilante, 304, 321
Sintoma
de Uhthoff, 62, 76
Sistema
nasolacrimal, 17, 21, 124, 126, 140, 143
sondagem do, 124, 140
obstrução adquirida do, 126, 143
hialóide vascular, 17, 21
estruturas remanescentes do, 17, 21
canalicular, 125, 142
lacrimal de fluxo de saída, 125, 142
irrigação do, 125, 142
Slide
histopatológico, 131, 147
do tumor orbitário, 131, 147
Snowbank
exame patológico do, 178, 191
Solução
de fluoresceína, 83, 98
irrigação de, 83, 98
em ponto lacrimal canulado, 83, 98
Sondagem
do ducto nasolacrimal, 83, 98
do sistema nasolacrimal, 124, 140
Staphylococus aureus, 132, 147
Stent
de silicone, 125, 143
intubação com, 125, 143
Stevens-Johnson
síndrome de, 237, 257
Succinicolina
na anestesia geral, 4, 8
para trabeculectomia, 4, 8
para extração de catarata, 4, 8
Supercílio(s)
microrganismo comensal encontrado no, 237, 257
Superfície
esférica, 36
poder de refração da, 36
Suplementação
de hormônios da pituitária, 53, 64
Suprimento
sangüíneo, 18, 22
da artéria oftálmica, 18, 22
Surdez
hemorrágica, 276, 283

TC (Tomografia Computadorizada)
exame por, 122, 137
processos orbitários na, 132, 147
de origem vascular, 132, 147
Tecido
fibroso denso, 156, 166

recobrindo área, 156, 166
   de tecido calcificado, 156, 166
preparação do, 157, 167
   para exame histológico, 157, 167
retrocórneo, 160, 168
escleral, 162, 169
Telescópio
   de Galileu, 32, 39
   ampliação de, 36
Tensilon®
   mecanismo de ação do, 60, 74
   crise por *overdose* de, 61, 75
Terson
   síndrome de, 301, 317
Teste(s)
   da visão, 3, 7
     do paciente com um olho cego, 3, 7
   duocromo, 33, 41
     para refinar refração, 33, 41
   cobrir-descobrir, 57, 68
     sem desvio, 57, 68
   de cobertura alternada, 57, 68, 94, 95, 111, 112
     desvio neutralizado, 57, 68
     exodesvio no, 95, 112
   de Hirschberg, 92, 108
   do reflexo corneano, 92, 108
     ao foco luminoso, 92, 108
   das 3 etapas, 92, 110
   de contato, 95, 113
   I de Jones, 124, 140
   de corante primário, 124, 140
   sorológicos, 187, 197
   do campo visual, 203, 218
Thygeson
   ceratopatia de, 242, 260
Timo
   aplasia do, 62, 76
     facomatose e, 62, 76
Tireóide
   doença ocular associada à, 63, 77
   orbitopatia associada à, 130, 147
TLA (Trabeculoplastia a *Laser* de Argônio)
   vantagens da TSL sobre, 209, 223
Tomografia
   computadorizada, *ver TC*
Tonometria
   indentada, 203, 217
Torção
   intensidade da, 57, 68
     na diplopia vertical intermitente, 57, 68
Toxina
   botulínica, 56, 68, 95, 113, 114, 122, 136
     tratamento com, 56, 68
     injeção de, 95, 114
     tipo A, 122, 136
Toxocaríase
   ocular, 189, 199
Toxoplasma gondii
   forma viva do, 183, 195
     estímulo da inflamação por, 183, 195
Toxoplasmose
   ocular, 87, 102, 187, 198
     e AIDS, 187, 198
   drogas para tratamento da, 183, 195

Trabeculectomia
   sob anestesia geral, 4, 8
     succinicolina e, 4, 8
   por GAAP, 177, 190
Trabeculoplastia
   a *laser*, 209, 223
     de argônio, *ver TLA*
     no glaucoma não-controlado, 209, 223
     seletivo, *ver TSL*
   sem mitomicina, 209, 223
   uso adjuvante na, 209, 224
     de agentes antifibróticos, 209, 224
Tracoma
   alterações provocadas por, 127, 144
Trato
   uveal, 214, 228
     glaucoma por melanoma maligno do, 214, 228
Trauma
   no olho esquerdo, 51, 64
   canalicular, 125, 141
   ocular difuso, 300, 317
     ruptura de retina após, 300, 317
Traumatismo
   craniano fechado, 58, 70
     lesão no par craniano por, 58, 70
Tremor(es)
   contralateral nas extremidades, 58, 69
     síndrome com, 58, 69
   musculares, 242, 260
     e anel pardo perto do limbo, 242, 260
Trusopt
   decresce a PIO, 208, 222
TSL (Trabeculoplastia a *Laser* Seletivo)
   vantagens sobre TLA da, 209, 223
Tubérculo
   orbitário lateral, 18, 22
Tubo(s)
   de Lester-Jones, 125, 142
     colocação do, 125, 142
   de *shunt*, 216, 229
     complicações potenciais dos, 216, 229
Tumor(es)
   de Pancoast, 60, 72
   maligno, 124, 140, 239, 258
     primário no saco lacrimal, 124, 140
     epitelial na conjuntiva, 239, 258
   do saco nasolacrimal, 125, 141
   orbitário, 131, 147
     slide histopatológico do, 131, 147
   secundários, 165, 171
   em associação à esclerose tuberosa, 165, 172
   oculares, 214, 228
     glaucoma por, 214, 228

Uhthoff
   sintoma de, 62, 76
Úlcera(s)
   aftosas, 178, 191
     em mulher com dor ocular, 178, 191
Ulceração
   central, 122, 137
     lesão cutânea e, 122, 137

Ultra-Sonografia
   da lesão do olho esquerdo, 164, 170
Úvea, 19, 26
Uveíte, 175-200
   anterior, 86, 101, 189, 199
     bilateral leve, 86, 101
     com hipópio, 189, 199
       nos pacientes com AIDS, 189, 199
   na sarcoidose ocular, 181, 194
   intermediária, 184, 196
   granulomatosa, 185, 197
     com múltiplos descolamentos retinianos serosos, 185, 197
   recidivante, 212, 227
   cirurgia de catarata na, 280, 287

Valsalva
   manobra de, 132, 148
     aumento da proptose com, 132, 148
VDRL (*Venereal Disease Laboratories*)
   falso-positivos para sífilis, 235, 255
Veia
   orbitária superior, 18, 22
   da retina, 19, 26
     diâmetro da, 19, 26
     central
       oclusão da, *ver OVCR*
Vergência(s)
   positivas forçadas, 58, 69
   completas em paciente diabético, 58, 69
     com diplopia, 58, 69
Via
   do mecanismo de ação, 4, 9
     da ciclosporina tópica, 4, 9
   simpática, 60, 72
     para pupila, 60, 72
Vírus
   do herpes simples, *ver HSV*
   patologia causada por, 237, 257
Visão
   teste da, 3, 7
     do paciente com um olho cego, 3, 7
   perda de, 51, 64
     após trauma no olho esquerdo, 51, 64
   20/30 OD, 51, 64
   dupla, 55, 67, 127, 128, 130, 145, 167
   turva, 61, 75
   periférica afetada por *flashes* luminosos, 62, 76
     em paciente com enxaqueca, 62, 76
   20/60, 86, 101
     achado macular, 86, 101
   diminuição da, 87, 101, 177, 180, 193, 190
   subnormal, 87, 102
     avaliação em criança de, 87, 102
   reduzida, 88, 104, 123, 138
   baixa no olho esquerdo, 88, 105
   nublada, 177, 190, 246, 263, 296, 313
   decréscimo indolente da, 187, 197
   gravemente afetada, 246, 263

Viscoelástico
   elaboração do, 5, 10
   dispersivo, 278, 285
     na facoemulsificação, 278, 285
Vitrectomia
   em paciente fácico, 33, 40
     com substituição de fluido vítreo, 33, 40
       por óleo de silicone, 33, 40
   em DM insulino-dependente, 213, 228
     com hemorragia do vítreo, 213, 228
   remoção da, 280, 286
   indicações para, 309, 324
     na retinopatia diabética, 309, 324
Vitreíte
   anterior, 177, 190
     inflamação granulomatosa com, 177, 190
Vítreo
   concentração de hialuronato no, 6, 11
   estruturas embriônicas do, 17 , 21
     primário, 17, 21
     secundário, 17, 21
     terciário, 17, 21
   fluido, 33, 40, 177, 190
     substituição por óleo de silicone de, 33, 40
     coloração de Gram do, 177, 190
   alterações degenerativas no, 88, 104
     na visão reduzida, 88, 104
   translúcido, 88, 104
     na visão reduzida, 88, 104
   opacidade densa do, 180, 193
     congestão conjuntival e, 180, 193
   pressão redução da positiva do, 253, 269
     durante cirurgia ocular, 253, 269
   hiperplásico primário
     persistência do, *ver PVHP*
Vogt-Koyanagi-Harada
   síndrome de, 185, 197
Volume
   de absorção do colírio, 4, 8
     meios de aumentar o, 4, 8
   de produção normal, 6, 11
     do humor aquoso, 6, 11

Whitnall
   ligamento de, 121, 134

Xalatan
   paciente alérgico ao, 5
     reação alérgica cruzada no, 5
Xantelasma
   da pálpebra, 123, 137
     características, 123, 137

Zeiss
   gonioscopia de, 35, 45
     lente de, 35, 45
Zinn
   anel de, 19, 24
Zoster
   cutâneo, 188, 198
     lesões na AIDS do, 188, 198